中西医结合防治阿尔茨海默病

陈云波 ◎ 主编

广东高等教育出版社
Guangdong Higher Education Press

· 广州 ·

内容简介

阿尔茨海默病（AD）是最常见的老年痴呆症，其防治研究多年来一直都是基础医学与临床医学研究领域申报各类科研课题和发表高水平论文的热点。本书以 AD 及相关疾病防治的现代研究为核心，结合"中医药防治脑病"研究团队 30 多年防治老年脑病的科研工作经历，从流行病学调查、发病机制、临床诊治、实验研究、新技术和新方法等方面，系统讲述了中西医结合防治 AD 及相关疾病研究的最新进展，突出了中医药防治的特色和优势。以提升学生用正确的科研思维和方法开展防治老年脑病研究的能力，开拓科研思路。本书分上、中、下三编，上编主要涉及 AD 的基础研究，中编包括 AD 的临床研究及中西医结合治疗，下编主要介绍 AD 研究的最新进展。本书的读者对象为基础医学和临床医学在读的本科生和研究生，也供从事衰老研究、神经病学、精神病学等相关学科领域的医学同行参考，对 AD 患者的护理人员（尤其是家属）也能提供一定的帮助。

图书在版编目（CIP）数据

中西医结合防治阿尔茨海默病/陈云波主编. —广州：广东高等教育出版社，2024.8
ISBN 978 - 7 - 5361 - 7622 - 5

Ⅰ．①中…　Ⅱ．①陈…　Ⅲ．①阿尔茨海默病 – 中西医结合 – 防治
Ⅳ．①R749.1

中国国家版本馆 CIP 数据核字（2024）第 032917 号

中西医结合防治阿尔茨海默病
ZHONGXIYIJIEHE FANGZHI A'ERCIHAIMOBING

出版发行	广东高等教育出版社	
	社址：广州市天河区林和西横路	
	邮编：510500　营销电话：（020）87554153	
	http://www.gdgjs.com.cn	
印　　刷	广东虎彩云印刷有限公司	
开　　本	787 毫米×1 092 毫米　1/16	
印　　张	27.25	
插　　页	2	
字　　数	652 千	
版　　次	2024 年 8 月第 1 版	
印　　次	2024 年 8 月第 1 次印刷	
定　　价	89.00 元	

编 委 会

本书受广州中医药历史文化研究基地后期资助项目（Z202302）资助

作者简介

陈云波，研究员，中医内科学博士生导师，中国药理学会抗衰老与老年痴呆专业委员会理事和中国老年学学会老年医学委员会认知障碍专家委员会委员。主持和参与国家重大科技专项、国家自然科学基金与广东省自然科学基金等 30 多项国家、省部级课题。发表中医药防治老年脑病相关领域的论文 100 多篇（SCI 收录 30 多篇）。参与中国大陆最早的老年性痴呆中医保健流行病学调查和国内第一个国家级中医药防治老年性痴呆课题研究工作，曾赴美国加州大学圣迭戈分校医学院阿尔茨海默病（Alzheimer's disease，AD）研究中心，参与本研究团队与美国神经病学协会主席、AD 临床研究领域的权威专家 Robert Katzman 教授团队的合作研究工作。

李伟荣，研究员，博士生导师，美国宾夕法尼亚大学访问学者，国家自然科学基金函审专家，广东省药理学会中药药理专业委员会副主任委员，广东省药理学会神经药理专业委员会委员，广东省中医药学会网络药理专业委员会委员，中国民族医药学会药理与毒理学分会理事，《中药新药与临床药理》杂志编委。主要从事中医药防治脑病研究，先后主持国家自然科学基金 4 项、广东省自然科学基金 3 项，参与省部级以上项目 10 余项，获广东省科学技术奖励一等奖 1 项、国家教育部科技进步一等奖 1 项。发表论文 80 余篇，其中 SCI 收录 20 余篇。

方坚松，研究员，博士生导师，美国克利夫兰医学中心博士后，2019 年中国药理学会青年药理学家奖获得者，入选 2020—2022 年度药理和药学领域全球前 2% 顶尖科学家榜单。主要从事老年痴呆及相关疾病的中医药学新技术新方法研究。现任中国药理学会网络药理学委员会委员、世界中医药学会联合会网络药理学理事、中国药理学会中药与天然产物青年委员会常务委员、中国药理学会临床药理学专业委员会青年委员、中国抗癌协会肿瘤标志专业委员会肿瘤测序及大数据分析专家委员会委员、广东省药理学会中药药理专业委员会常务委员、广东省药理学会神经与精神药理委员会委员。发表 SCI 论文 100 余篇，其中通讯及第一作者 SCI 55 篇。主持国家自然基金项目、广东省教育厅生物医药与健康重点领域专项及高水平大学特色创新团队项目及双一流学科协同创新团队培育项目等 10 余项课题。

序

阿尔茨海默病（Alzeimer's disease，AD）是发生在老年及老年前期，以进行性认知功能障碍和行为损害为特征的中枢神经退行性病变。目前全球约有 5 000 万痴呆患者；据预测，到 2030 年，患者数将增至约 8 200 万，至 2050 年，患者数将达到 1.52 亿。但是 AD 的病因尚不清楚，发病机制非常复杂，临床缺乏能够减少神经元死亡和延缓疾病进程的药物。因此，形势是严峻的，全球都面临着巨大的挑战。

中医药学博大精深，历史悠久，其独特的理论体系和临床疗效为中华民族的繁衍昌盛及人类文明做出了巨大贡献；其辨证论治体系充分体现了中医认识人体健康与疾病的整体观，体现了重视人体自身功能调节以及对环境适应能力个体化治疗的科学内涵。近代中西医结合研究在发展中医的探索过程中，积累了丰富的学术资源，展现了该学科发展的特色与优势，也对中医药学的学术发展产生了深远的影响。面对 AD 这类病因不明、多靶点、复杂性疾病，中医学可以发挥重要作用，体现出比西药很大的优势，甚至可以说是"治本"。如何从实验研究角度证实中医药在治疗 AD 中的作用，阐明其现代生物学基础，成为目前中医药防治 AD 研究的关键点。

本书以 AD 及相关疾病防治的现代研究为核心，结合作者所在的赖世隆教授、王奇教授领衔的"中医药防治脑病"研究团队 30 多年防治老年脑病的科研工作经历，从流行病学调查、发病机制、临床诊治、实验研究、新技术和新方法等方面，系统讲述了中西医结合防治 AD 及相关疾病研究的最新进展，突出了中医药防治的特色和优势。本书对于从事衰老研究、神经病学、精神病学等相关学科领域的医学同行及学生，全新认识 AD 发病机制及中西医结合的诊治提供了前沿参考。

张兰

首都医科大学宣武医院

2024 年 1 月

前　言

时间回到 20 世纪 90 年代中期。1994 年，我从华南师范大学生物系毕业来到广州中医学院（后改名为"广州中医药大学"）工作已快 8 年了，这期间我主要跟随临床药理研究所的赖世隆教授从事中药复方防治脑病的基础研究工作。赖教授是我国临床流行病学研究的先驱之一，曾任中华医学会临床流行病学分会副主任委员，是广州中医药大学国家新药（中药）临床试验研究（GCP）中心和临床科研设计、衡量、评价（DME）中心的首任主任。当时广州中医学院 DME 中心是我国 3 个 DME 培训中心之一，也是中医药界唯一的 DME 培训中心。赖教授最早在国内引进、推广、应用临床流行病学/DME 方法于中医药领域，他带领我们积极开展中医证候研究、倡导中医药临床疗效评价研究、积极推动中药临床试验的规范化，将流行病学—临床—基础多层次相结合开展中医药防治脑病的研究。

1994 年初，经香港科技大学的 William T. Liu 教授和美国加州圣迭戈州立大学的 Elena Yu 教授夫妇的牵线介绍，赖教授结识了美国加州大学圣迭戈分校阿尔茨海默病（Alzheimer's disease，AD）研究中心的 Robert Katzman 教授。美国加州大学圣迭戈分校在 20 世纪 90 年代成为美国神经科学研究中心，是美国第一个成立神经科学系的大学，其神经科学系主任 Robert Katzman 教授（1925—2008）是把 AD 从默默无闻带入医学科学研究前沿的先驱，1985—1986 年任美国神经病学协会主席。同样在加州大学圣迭戈分校神经科学系的另外两位科学家 Robert Terry 教授（1924—2017）和 George Glenner 教授（1927—1995）则是世界 AD 领域研究的病理学权威，他们三人是当时世界上 AD 研究领域的三巨头。

1994 年春的某一天，应赖教授的邀请，Katzman 教授从美国来到了广州中医学院 DME 中心，双方讨论了在广州开展 AD 流行病学调查研究的可行性。当时我有幸见到了 Katzman 教授，也是第一次全面了解了 AD 这种疾病。在这之前，Katzman 教授和上海精神卫生中心的张明园教授已经在上海合作开展了 AD 的流行病学调查研究，所以广州的 AD 流调是国内继北京、上海后关于 AD 的大样本人群的第三次流行病学调查。广州的 AD 流调有两个特点，一是由于美国杜克大学的科学家 Roses 等于前一年（1993）刚刚发现了载脂蛋白 E（ApoE）基因是 AD 的重要遗传性危险因素，二是首次由中医药领域的专家牵头开展 AD 的大样本流调，所以广州的 AD 流调既是国内首次开展 AD 和 ApoE 遗传关系的大样本调查之一，也是首次开展痴呆与中医药保健关系的临床流行病学研究课题。该项流调工作当时得到了广州市和荔湾区两级政府、广州中医学院、广东省中医院等机构的大力支持，并在荔湾区卫生局、相关街道居委会的协调下进行，也得到了受访居民的配合。在接下来的几年时间，我们团队在赖教授的带领下，和 Katzman 教授及其团队紧密合作，克服了流调工作遇到的各种困难，顺利完成了广州的 AD 流调任务。期间我和团队的王奇老师曾赴美国加州大学圣迭戈分校 Katzman 教授的实验室，与他们团队合作开展了 AD 和 ApoE 遗传关系的研究工作，并得到了 Katzman 教授的殷切教诲和悉心指导，我们团队对 AD 的研究水平也获得了全面提高。记得当时我们团体的成员还有谢红、梁伟雄、温泽淮、侯孟君和程淑意等老师，1994 年因工作调动离开我们团体的谭芬来和秦莉莉老师也参与了项目的启动工作。另外，上海精神卫生中心的张明园教授、中国科学院系统科学研究所的冯士雍教授和北京大学医学部的孙尚拱教授也给予大力支持和协作。

时间来到 1995 年。前面提到，在我参与 AD 的流调工作之前，我一直在赖教授团队从事中药复方防治脑病的基础研究工作。团队成员王奇老师（是我国中西医结合的先驱之一侯灿教授的学生，1988 年从中山医科大学毕业后来到赖教授团队）于 1991 年获得了国家自然科学基金，记得当年他是广州中医学院历史上最年轻的国家自然科学基金面上项目获得者，题目是"血瘀证血管内皮细胞内分泌功能的实验研究"，除了负责人王奇老师外，我是标书中的唯一成员。随着该课题的实施，我根据研究进展也向国家中医药管理局申报了青年基金"血瘀证血管内皮细胞损伤的抗凝与纤溶机理的研究"，获得了国家中医药管理局的答辩通知，当时全国有 50 名青年基金申报者获得去北京答辩资格。广州中医学院除了我，还有王新华老师（多年后任广州医科大学校长）。我和王新华老师到北京进入答辩现场时，才发现答辩专家组组长竟然是我国中西医结合学会会长陈可冀院士。我当时非常紧张，以为陈院士肯定是要问我血瘀证方面的问题，谁知陈院士简单问了课题相关的问题后，便很和蔼地让我介绍 AD 的流调工作以及在美国参与合作的进展情况（在我申报的背景材料有简要提到），陈院士还特别肯定了我们团队开展的痴呆与中医药保健关系流调的意义，这让我很快轻松下来，顺利完成了答辩，之后课题也获批了。后来我才知道，我国中西医结合的先驱陈可冀院士不仅是血瘀证与活血化瘀研究领域的权威，也是中西医结合防治痴呆工作的倡导者之一。

1996 年 8 月，在国内开展痴呆与中医药保健关系的临床流行病学研究取得了一定进展的基础上，赖教授向国家科技部申报了国家"九五"攻关有关中医药防治老年性痴呆的项目并获得批准。赖教授团队负责从肾论治痴呆研究，上海中医学院的林水淼教授团队负责从心论治痴呆研究，并分别研制开发了治疗 AD 的自拟方补肾益智方和调心方。这也标志着国内中西医结合防治 AD 研究国家级项目的首次运作。

1998 年 1 月，陈可冀院士作为执行主席之一，领衔组织召开了香山科学会议第 91 次学术讨论会，会议主题为"跨世纪脑科学——老年性痴呆致病机理与防治"，这是我国召开的有关 AD 防治的最高规格的学术大会。会议反映了国内外 AD 研究方面的现状和最新进展，探讨了我国在 AD 研究中存在的问题，提出了今后在该领域研究中的设想和对策。陈可冀院士在主旨演讲中，专门就中医药防治 AD 方面做了概括总结。从中医药对痴呆的古典文献摘录；到 20 世纪 80 年代日本研究人员对 AD 应用当归芍药散、钩藤散及黄连解毒汤等名方从郁、风、热、毒等角度进行实验及临床研究；结合我国中医药防治 AD 的情况，认为益气活血、调心补肾及化痰开窍等是主要治则，在对当归芍药散、清宫长春丹、清开灵、温胆汤、人参皂式、灵芝、鹿茸水提物、红景天素、酸枣仁总式、知母水提物、芍药苷、丹参酚酸 A、石菖蒲水提物、天麻活性成分之一对羟基苄醇、厚朴酚、银杏内酯及黄酮、石杉碱甲、芹菜甲素、钩藤碱等的实验或临床研究中，认为具有一定的开发前景。另外还强调了针灸疗法防治 AD 也值得探索。

1998 年 11 月，由中华医学会老年医学分会主办，首都医科大学宣武医院和中华老年医学杂志承办的全国老年人痴呆和抑郁症学术会议在北京召开。会议邀请了美国的世界老年性痴呆科学家协会主席 Khalid Iqbal 博士，瑞典卡罗琳斯卡研究所老年医学研究中心主任、诺贝尔生理和医学奖评委 Bengt Winblad 博士和荷兰脑研究所所长 Dick Swaab 博士等国外专家做专题报告。会议主要反映了 AD 的流行病学调查、神经心理学、影像学研究、基础研究及中医药防治等方面的研究进展。其中涉及中医药防治的内容有：首都医科大学宣武医院和天津中医学院附属医院分别用中药复方 962（含何首乌等 6 味中药）对老年大鼠、胆碱能损伤大鼠模型及双侧颈总动脉结扎大鼠模型进行研究，结果表明，其对大鼠的学习记忆障碍具有改善作用；针刺快速老化小鼠（SAM）的人中、内关等穴位能改善 SAM 的多种生化指标异常，对神经元可能有保护作用，这种作用似有穴位特异性。中山医科大学第一附属医院报告了四氢小檗碱在体外能对抗 β – 淀粉样蛋白（Aβ）诱导的细胞凋亡。

这是首次由首都医科大学宣武医院承办的全国性 AD 防治领域的学术大会，从此以后，平均 1～2 年召开 1 次，至 2022 年一共开了 17 次，地点遍及北京、安徽、湖北、广东、上海、香港、辽宁、福建、山东、江苏、青海、贵州等省市。主办的学会包括中华医学会老年医学分会、中国药理学会抗衰老与老年痴呆专业委员会、中国老年学会老年医学委员会认知障碍专家委员会、中国中西医结合学会神经科专业委员会以及国际老年痴呆协会中国理事会、阿尔茨海默病防治协会等，几乎囊括了国内 AD 防治领域最重要的学会。作为全国老年痴呆与认知障碍相关疾病学术大会一直以来的组织单位，首都医科大学宣武医院把它办成了国内影响大、参加的跨专业专家覆盖领域广泛、反映 AD 防治水平较高、信息较新的 AD 防治学术大会。20 多年间，大会的首席领衔专家也由中国老年性痴呆专家委员会首任主席盛树力教授过渡到北京药理学会理事长李林教授，再到中国药理学会抗衰老与老年痴呆专业委员会现任主任委员张兰教授。他们都是首都医科大学宣武医院的知名专家。

除了 1998 年 11 月的首届 AD 学术大会，我还有幸参加了后来的 16 次大会（其中 2021 年的第 16 次大会是由我们广州中医药大学参与承办的，张兰教授和王奇教授共同主持了该次大会），见证了国内 AD 防治发展的辉煌历程，也获得了丰硕的收获。以下我简要小结一下历次大会中反映的有关中西医结合防治 AD 的进展情况［主要参阅：李林.中国阿尔茨海默病研究进展. 中国药理学与毒理学杂志，2015，29（5）：765 – 783］.

在国内中西医结合防治 AD 领域，首都医科大学宣武医院李林教授和张兰教授的团队做了十分出色的工作。从 1998 年 11 月首先报告中药复方 962 能改善大鼠的学习记忆障碍开始，李林教授和张兰教授的团队自主研制了治疗 AD 的中药复方新药参乌胶囊，以及单味中药提取物新药二苯乙烯苷（TSG，泰思胶囊）、山茱萸环烯醚萜苷（CIG，思吉胶囊）。其中参乌胶囊已获得中国发明专利，转让给华北制药集团，完成了Ⅲ期临床研究；泰思胶囊也获得国家发明专利 3 项，转让给北京双鹭药业公司，完成Ⅱ期临床研究。另外首次提出了中医"肾生髓、脑为髓海"的现代生物学基础的新观点，促进了中医理论的发展，对补肾中药治疗神经系统疾病的临床应用具有重要意义。以上研究成果获国家科技进步二等奖和北京市科学技术一等奖。

北京中医药大学东直门医院田金洲教授团队在王永炎院士的指导下，先后研发了痴呆筛查、诊断、分型、疗法和评价等46项技术，包括北京版AD操作性诊断标准、中药新药治疗痴呆临床试验指导原则和《中国痴呆诊疗指南》等，并对轻度认知障碍（MCI）筛查量表进行了大量研究。推动了我国痴呆诊断标准中国化、分期分型中医化、治疗方案中药化、临床评价规范化和临床实践指南化，大幅提高了我国痴呆的诊疗水平和服务能力。田金洲院士是第一个把我国老年痴呆症的诊断和治疗与国际标准接轨的学者。同时，田金洲院士还进行了补肾化痰法治疗AD的研究，探索复方中药金思维从脑微循环治疗AD的途径，挖掘AD的中医药治疗理论和方法。金思维是在明代清代验方基础上，经过该团队反复研究筛选而成。在一项多中心随机双盲平行对照临床试验中证明，金思维胶囊治疗6个月能够明显改善AD患者的认知功能，与胆碱酯酶抑制剂等效，在疗效持续时间和不良反应方面更具优势。以上研究成果获国家科技进步二等奖。

中国科学院上海药物研究所唐希灿院士和章海燕教授的团队首先报道了中草药"蛇足石杉"的活性成分石杉碱甲具有高效、高选择性抑制乙酰胆碱酯酶作用，能明显改善学习记忆障碍，已成功开发应用于国内临床治疗AD及改善良性记忆障碍，并对它的作用机制开展了较深入的研究。

军事医学科学院的张永祥教授（中国药理学会理事长）和周文霞教授的团队主要以AD多系统、多环节、多因素的复杂病理机制为基础，从神经内分泌免疫调节网络失衡的角度探讨AD发病机制，提出了基于"组合靶标"的抗AD药物靶标发现和新药研究新思路，并以传统中药复方六味地黄汤、八味地黄汤、黄连解毒汤、当归芍药散和调心方为工具，结合探针筛选和发现药物"反应分子"，进一步将网络药理学的思想引入AD发病机制及药物发现研究，并探索建立了基于"生物网络"及"组合靶标"的AD生物标志物及药物发现和验证体系，取得了一定进展。

南京中医药大学战丽彬教授的团队运用滋补脾阴法对AD、糖尿病认知功能障碍进行了多年的基础与临床研究，建立了脾阴虚证治规律的数据库，确立了脾阴虚及滋补脾阴法在中枢神经系统损伤修复中的重要地位，并从网络药理学角度阐释了滋补脾阴方药多层次、多通路、多靶点、多途径整合调节机制。

北京师范大学张占军教授的团队应用影像学技术结合临床进行研究。在北京社区建立了认知老化与认知障碍研究基地，通过对1 321位老年人3次纵向追踪，建成了集认知行为、神经影像、中医证型为一体的认知障碍与中药干预的大样本多维度的数据库。该研究利用fMRI技术从大脑整体水平对药物临床疗效进行了定量化描述，精确刻画了药物作用的关键脑区和功能响应活动，拓展了治疗痴呆的传统中医药疗效评价的新途径。

天津中医药大学第一附属医院韩景献教授的团队对针刺治疗痴呆进行了大量研究，首次提出基于中医整体观念的"三焦气化失常导致痴呆"的创新病机理论，并在这一理论指导下创立"三焦针法"（原益气调血、扶本培元）。临床研究证实，该针法治疗老年期痴呆具有确切的疗效，可显著改善痴呆患者的认知能力、生活自理能力和精神行为异常。

此外，中国医学科学院药物研究所的杜冠华教授（中国药理学会名誉理事长）、张均田教授、陈乃宏教授和王晓良教授，沈阳药科大学的吴春福教授、杨静玉教授和邹莉波教授、福建医科大学的陈晓春教授、遵义医科大学的石京山教授、青海省人民医院的朱爱琴教授、暨南大学的陈刚教授等，分别从不同的中药及天然药物中提取或发现了抗AD 的有效成分，都有开发成新药的可能。

1994 年起我们团队在赖世隆教授的带领下，开展了国际合作课题有关"痴呆与中医药保健关系的调查研究"和国家"九五"攻关"补肾法为主治疗 Alzheimer 氏病的研究"。其中，以温泽淮老师为主的部分团队成员开展了"广州老年人群中中医保健与 AD 关系"的调查研究，发现中医保健观念和措施与 AD 有显著性关联。其中，"睡眠时间充足有规律"，"经常与他人联系、串门或与不住一起的亲戚相聚"，"饮食有关，起居有常，劳逸适度，情志调节"以及"经常做体育锻炼，每次锻炼时间超过 20 分钟，并坚持 3 年以上"等中医保健观念和措施对于阻止 AD 有保护因素，而"养生重清静"和"生活应顺其自然"则可能存在发生 AD 的危险因素。另外，在广东省中医院和广州市老人院的大力支持和协作下，团队的其他成员（包括饶燕等）以及赖教授指导的研究生们（包括胡镜清、高洁、周杰明、孙景波、于涛等）和合作的博士后钟振国、王怀星、张魁华等，则开展了自拟方补肾益智方防治 AD 的临床和实验两方面的研究，并取得了一系列成果。赖世隆教授退休后，我们团队由王奇教授负责，继续开展中医药防治 AD 的基础研究工作。近年来，我们团队开展了中药经方当归芍药散、开心散、桃红四物汤、交泰丸等防治 AD 的机制研究，获得了 20 多项国家自然科学基金的资助，其中与当归芍药散抗 AD 相关的就有近 10 项，共发表了 200 多篇论文及多项发明专利，培养了一大批毕业后在就业单位继续从事中西医结合抗 AD 研究的青年人才。

世界卫生组织发布的《2021 年世界阿尔茨海默病报告》指出：目前全球约有 5 000 万痴呆患者，并且每年有超过 10 万新发病例。随着老年化进程加快及环境严重污染，AD 已成为世界范围内最具致残性和负担的健康疾病之一。目前 AD 复杂的发病机制还没有完全阐明，近几年美国食品药品监督管理局（FDA）先后批准了 2 款 AD 新药 Aducanumab 和 Lecanemab，能间接清除 β - 淀粉样斑块，验证了 β - 淀粉样蛋白假说的可靠性，证实了药物对于早期 AD 患者的疗效；2019 年 11 月中国国家药品监督管理局批准了甘露特钠胶囊（GV - 971）用于轻中度 AD 的临床适应证和改善患者认知功能的作用。这些抗 Aβ 的新药和之前几十年一直使用的胆碱酯酶抑制剂都能在一定程度上延缓 AD 发展的进展，但尚无法根治 AD。

中医药在防治痴呆方面则有着丰富的理论和实践经验以及潜在的优势。中医药学是整体医学，以天人相应形神一体的整体观念、重视养生保健心身并调、以辨证论治为核心的个体化诊疗、以中药复方为主体的防治方法，体现了原创思维和原创优势。在防治 AD 时，我们应提倡中西医并重，互补互动，共同攻克难关。从我近 30 年从事中西医结合防治 AD 研究的体会来看，我觉得加强中医药各种手段（包括中药、针灸、推拿、膳食等）对 AD 患者尤其是 MCI 患者的干预，对于提高中西医结合防治 AD 的疗效、减轻患者的经济负担具有重要的现实意义。另外，也希望各级中医药院校能培养出更多掌握 AD 及相关疾病知识、愿意从事中西医结合防治 AD 的研究或 AD 患者康复护理工作的骨干力量。

基于以上的想法，我于前两年开设了"中西医结合防治痴呆与相关疾病研究概况"的研究生课程，受到了相关专业学生的欢迎。以该课程讲义为基础，在我校潘华峰副校长和科技创新中心执行主任王奇教授的支持下，我组织我们团队的全体教师和在读的20多位研究生，共同编撰了本书。希望本书能提升学生用正确的科研思维和方法开展防治老年脑病研究的能力，开拓科研思路；另外，也希望对于开展防治 AD 的普及、宣传、教学和科研工作带来一定的帮助。在此，对引领我走上中西医结合防治 AD 之路的赖世隆教授以及其他关心支持我的专家们表示衷心的感激！对在百忙之中为本书作序的著名的防治 AD 专家张兰教授表示敬意！也对参与本书审阅和编写工作的我校领导、教师和研究生们一并表示诚挚的谢意！由于作者水平有限，本书难免有不足之处，恳请读者给予批评指正，以便在再版时修正。

2024 年是伟大的神经病理学家阿尔茨海默（Alois Alzheimer）先生诞辰 160 周年，也是设立每年的 9 月 21 日为"世界阿尔茨海默病日"30 周年，值得纪念。此时回顾从 1994 年至今 30 年的中西医结合防治 AD 的蓬勃发展历程，作为亲历者和见证者的我感慨万千，也更加缅怀已故的 Robert Katzman 教授和盛树力教授。衷心希望在全世界医学界同仁的共同努力下，AD 的防治能取得新的突破。

陈云波
2024 年 1 月于广州

目 录

上 编

中　　编

下　编

上　编

第一章 概 述

第一节 阿尔茨海默病的历史

一、概念

阿尔茨海默病（Alzheimer's disease，AD）是发生于老年和老年前期，以进行性认知功能障碍和行为损害为特征的中枢神经系统退行性病变。以认知和记忆功能进行性下降，日常生活能力进行性减退，并有各种神经精神症状和行为障碍为主要临床表现。AD 是老年人中最常见的神经系统退行性疾病，其临床特点是隐匿起病，逐渐出现记忆力减退、认知功能障碍、行为异常和社交障碍，通常病情呈进行性加重，逐渐丧失独立生活能力，发病 10～20 年因并发症而死亡。AD 是最常见的老年痴呆症，其发病率随年龄增长急剧增加。在欧美国家，在 65 岁的人群中其发病率为 5% 左右，而在 85 岁老年人中，其发病率则高达 50%。由于 AD 患者伴有不同程度的记忆缺失、认知障碍，生活不能自理，不但严重影响患者生活质量，还给家庭和社会带来沉重的负担，因此 AD 是当今公认的医学和社会学难题，已引起各国政府和许多研究人员的广泛重视。目前全球有 5 000 万痴呆患者；据预测，到 2030 年，患者数将增至 8 200 万，至本世纪中叶，患者数将达到 1.52 亿。仅 2018 年一年，即有约 1 000 万新增痴呆患者。据估算，2018 年全球因痴呆症产生的社会经济负担约为 1 万亿美元，到 2030 年，该数字将增至 2 万亿美元。

回顾 AD 研究百余年的历史，其从简单到复杂，从单一到全面。早期是简单的临床观察配合单一的病理染色，现在针对其病因、病理学特征、发病机制、临床表现、生物学标志及治疗等，全方位运用包括分子神经病理学、神经生物学、分子遗传学、神经影像学、神经流行病学等在内的各种研究手段，并且取得了重要的研究成果，推进了对 AD 发病机制的认识，提高了临床诊断与治疗水平。

二、发现及命名

在精神病学诞生之前，包括老年痴呆症患者在内的精神病患者，不仅面临着身体上的折磨，同时也面临道德上的污名。人们将这些"疯子"囚禁在牲口棚里，有些地方还专门修建了疯人院。直到法国医师、现代精神医学之父菲利普·皮内尔（Philippe Pinel）出现，精神疾病患者的境况才开始有所好转。

1785 年，皮内尔受一位患有精神疾病的朋友自杀的影响，决心从事精神病学研究，他主张用人道主义态度对待精神疾病患者，并认为精神病不是魔鬼附体，而是由情绪障碍所致。1801 年，皮内尔接诊了一位 34 岁的女性患者，与其他患者不同，这名患者存在记忆力严重减退、言语功能丧失以及不能行走等症状。这些奇怪的症状引起了皮内尔的注意。患者死亡后，皮内尔通过尸检发现，患者的脑组织中充满液体，大脑明显萎缩。之后，他在描述患者病情时，将其称为"痴呆"（demence），现代医学中的"痴呆症"（dementia）一词由此出现。

1817 年，皮内尔的学生埃斯基罗尔（Esquirol）出版《精神疾病》一书，对痴呆症的分类做了改进，对痴呆和智力缺陷也进行了区分。他将痴呆症定义为"因病导致的智力丧失"，而老年痴呆症是"由年龄增长引起的，是在达到极度衰老状态之前的知觉和认知能力的丧失；老年痴呆症是从记忆衰退开始，尤其是近期记忆；注意力变得不集中；意图不确定，行动缓慢……"。

1901 年，德国精神科医师 Alois Alzheimer（1864—1915）在德国法兰克福精神病院接诊了 1 例 51 岁的女性患者 Auguste D. 夫人，这个患者有奇怪的行为症状，表现为进行性加重的遗忘症状，在以后的数年，该患者的临床表现一直困扰着他。直至 1906 年 4 月，Auguste D. 夫人去世，Alzheimer 将其病历和脑组织标本送到德国慕尼黑的 Kraepelin 实验室进行病理学检查，发现该患者脑组织中脑皮质 1/4 ~ 1/3 的神经元丢失，老年斑形成，残留神经元内纤维缠结形成。

1906 年 11 月 3 日，Alzheimer 在德国图宾根市召开的第 37 届德国西南部精神科医师会议上进行了关于上述病症的首次病理学和临床症状演说。1910 年，德国精神病学家 Emil Kraepelin 在《精神病学》教材中将 Alzheimer 医生发现的这种疾病命名为"阿尔茨海默病"。

在 20 世纪 60 年代，美国神经科医生 Robert Katzman 研究了许多痴呆症患者（特别是老年人）之后得出结论，认为他们大都患有阿尔茨海默病。1976 年 4 月，Katzman 在《神经病学档案》[1976（33）：217 – 218] 上发表社论，呼吁全世界认识阿尔茨海默病的负担，其中他将神经退行性疾病列为世界上最严重的疾病之一。

三、主要研究历史轨迹和事件

1906 年，Alois Alzheimer 首次在一例女性患者的脑组织中发现大量老年斑和神经原纤维缠结。

1910 年，Emil Kraepelin 正式命名"阿尔茨海默病"。

1932 年，Schottky 首次报告常染色体显性遗传性阿尔茨海默病（AD）病例。

1940 年，Van Bogaert 首次报告家族性阿尔茨海默病（FAD）病例。

1963 年，Michael Kidd 使用电子显微镜观察发现双螺旋细丝样物质组成神经原纤维缠结。

1964 年，Robert Terry 使用电子显微镜观察发现淀粉样蛋白纤维组成的老年斑。

1968 年，Blessed 确认 AD 为老年人群常见疾病。

1976 年，Robert Katzman 在 *Archives of Neurology* 上发表社论，让世界意识到 AD 实际上是老年人痴呆症的主要原因，并且是一个重大的公共卫生问题。

1976 年，Davies 和 Maloney 提出胆碱能缺陷学说。

1977 年，Robert Katzman 和 Robert Terry 等在美国组织召开了第一届阿尔茨海默病研讨会。

1980 年，Robert Katzman 和 Robert Terry 共同组织创立了阿尔茨海默病和相关疾病协会，该协会后来成为阿尔茨海默病协会。

1984 年，George Glenner 和 Caine Wang 命名 β - 淀粉样蛋白（Aβ）并发现相关序列；George Glenner 等发现 AD 患者脑内 Aβ 沉积，这一临床证据是对 "Aβ 级联假说" 的有力支持。

1984 年，美国国立神经病学、语言障碍和卒中 - 老年性疾呆和相关疾病学会（NINCDS-ADRDA）公布了首个国际公认的 AD 诊断标准。

1986 年，Robert Terry 分离并命名 AD 的另一病理标志物磷酸化 tau 蛋白。

1989 年，Goate 等克隆 β - 淀粉样前体蛋白（APP）基因并定位于第 21 号染色体。

1990 年，St George-Hyslop 等发现 AD 的遗传异质性。

1991 年，Goate 等在 FAD 病例中发现 APP 基因错义突变。

1993 年，首个胆碱酯酶抑制剂他克林（Tacrine）被批准用于治疗 AD；Roses 和 Stritmatter 等发现 AD 相关基因载脂蛋白 ApoE ε4。

1994 年，国际阿尔茨海默病协会（Alzheimer's Disease International，ADI）十周年年会在英国爱丁堡召开，ADI 和世界卫生组织共同将 9 月 21 日设立为 "世界阿尔茨海默病日"。

1994 年，我国研究人员从石杉科石杉属植物蛇足石杉（千层塔）中分离得到的 1 种新生物碱——石杉碱甲（huperzine A，Hup A），其是一种选择性的胆碱酯酶抑制剂，获批生产。

1995 年，Games 等建立 APP 转基因小鼠模型。

1996 年，胆碱酯酶抑制剂多奈哌齐（Aricept）被批准用于治疗 AD。

1996 年，中国中西医结合防治 AD 国家级项目首次运作。

1998 年，中国香山科学会议第 91 次学术讨论会在北京召开，会议主题为 "跨世纪脑科学——老年性痴呆致病机理与防治"。

1999 年，Vassar 等定位克隆 β - 分泌酶；Schenk 等 Aβ 主动免疫治疗在动物实验中成功；Aβ 疫苗研究在小鼠体内获得成功。

2000 年，胆碱酯酶抑制剂利斯的明（Rivastigmine）被批准用于治疗 AD。

2001 年，胆碱酯酶抑制剂加兰他敏（Galantamine）被批准用于治疗 AD。

2003 年，NMDA 受体激动剂美金刚（Memantine）被批准用于治疗中重度 AD；Aβ 主动免疫治疗的临床试验因出现无菌性脑膜炎而终止；美国国立阿尔茨海默病基因研究协会成立。

2007 年，国际老年痴呆协会中国委员会设立每年的 9 月 17 日为我国的 "中华老年痴呆防治日"。

2008 年，国际阿尔茨海默病研究和治疗协会成立。

2010 年，AD 临床研究数据库成立，包括 4 000 例患者和 11 项药物研究。

2011 年，美国修订 1984 版 AD 临床诊断标准。

2012 年，ADI 倡议设立世界阿尔茨海默病月，旨在使其分布于各个国家和地区的 100 多个分组织有更长的时间（一个完整的 9 月）扩大相关活动的影响，增加公众对疾病的了解。

2012 年，蓓萨罗丁——一种用于治疗癌症的药物——在小鼠体内可用于逆转 AD。在基因鼠中进行的试验显示，该药物可以很快清除脑内的 β - 淀粉样斑块。

2014 年，美金刚/多奈哌齐复方制剂获美国食品药品监督管理局（FDA）批准上市。

2019 年，甘露特钠胶囊（GV－971）——中国原创、国际首个靶向脑—肠轴的 AD 治疗新药经国家药品监督管理局批准上市。

2021 年，Aducanumab——首个 AD 靶向 Aβ 的抗体药物获 FDA 批准上市。

2023 年，卫材（Eisai）和渤健（Biogen）联合开发的 Aβ 的抗体药物 Lecanemab 通过 FDA 的批准。

第二节　阿尔茨海默病及痴呆相关疾病分类

一、痴呆的分类

第一个国际公认的 AD 诊断标准是 1984 年发表于 Neurology 的 NINCDS-ADRDA 标准。2000 年更新的 DSM-IV-R 标准也广为使用。2007 年国际工作组（International Working Group，IWG）在 Lancet Neurology 发表了 NINCDS-ADRDA 诊断标准的修订版，即 IWG－1 诊断标准，这次新标准中首次将生物标志物纳入 AD 诊断，并提出 AD 是一个连续的过程，强调情景记忆损害是 AD 的核心症状。2011 年美国国家老龄化研究所和阿尔茨海默病协会（NIA-AA）发布了 AD 诊断标准指南，即 NIA-AA 诊断标准。该诊断标准中将 AD 分为 3 个阶段，将 AD 的临床前无症状阶段也纳入了 AD，将 AD 的诊断时间大大前移了。2014 年，IWG 发表了 2007 年标准的修订版，即 IWG－2 标准。首次将 AD 生物标志物分为诊断标志物和进展标志物。依据《2018 中国痴呆与认知障碍诊治指南（二）：阿尔茨海默病诊治指南》建议，推荐临床诊断 AD 依据 1984 年 NINCDS-ADRDA 或 2011 年 NIA-AA 提出的标准。这两个标准都将 AD 的诊断分为两步：首先，符合"痴呆"的诊断标准；其次，根据 AD 的临床发病、客观认知障碍评定结果特征、生物标志物、合并/排除其他可能导致认知障碍疾病的情况，对由 AD 导致痴呆的可能性进行分级。

在美国精神医学学会《精神障碍诊断与统计手册》第 5 版（DSM－5）中痴呆被描述为"神经认知障碍"。世界卫生组织的《国际疾病分类》第 11 版（ICD－11）中痴呆的诊断需根据病史询问及神经心理检查证实智能衰退。

临床上引起痴呆的疾病种类繁多，其分类方法主要有以下几种。

（一）按是否为变性病分类

可分为变性病和非变性病痴呆。前者主要包括阿尔茨海默病（Alzheimer's disease，AD）、路易体痴呆（dementia with Lewy body，DLB）、帕金森病痴呆（Parkinson disease with dementia，PDD）和额颞叶变性（frontotemporal lobar degeneration，FTLD）等；后者包括血管性痴呆（vascular dementia，VD）、正常压力性脑积水以及其他疾病如颅脑损伤、感染、免疫、肿瘤、中毒和代谢性疾病等引起的痴呆。AD 占所有类型痴呆的 50% ~ 70%，DLB 发病仅次于 AD，占痴呆的 5% ~10%，PDD 约占痴呆的 3.6%，FTLD 占痴呆的 5% ~10%；VD 是最常见的非变性病痴呆，占痴呆的 15% ~20%，继发的痴呆患病率尚无准确的统计。

（二）按病变部位分类

可分为皮质性痴呆、皮质下痴呆、皮质和皮质下混合性痴呆以及其他痴呆。皮质性痴呆包括 AD 和 FTLD；皮质下痴呆类型较多，包括 VD、锥体外系病变、脑积水、脑白质病变等；皮质和皮质下混合性痴呆包括多发梗死性痴呆、感染性痴呆、中毒和代谢性脑病，也见于 DLB；其他痴呆包括脑外伤后和硬膜下血肿痴呆等。

（三）按发病及进展速度分类

近年来病情发展较快的快速进展性痴呆（rapidly progressive dementias，RPD）备受关注，RPD 通常指在数天、数周（急性）或数月（亚急性）发展为痴呆的情况，可能的病因归结为"VITAMINS"，依次序分别代表血管性（vascular）、感染性（infectious）、中毒和代谢性（toxic-metabolic）、自身免疫性（autoimmune）、转移癌/肿瘤（metastases/neoplasm）、医源性/先天性代谢缺陷（iatrogenic/inborn error of metabolism）、神经变性（neurodegenerative）以及系统性/癫痫（systemic/seizures）引起的痴呆。另外，人类免疫缺陷病毒（HIV）和克-雅病（CJD）也可引起发病较快的痴呆。

（四）AD 及老年痴呆

人们常说的"老年痴呆"其实包含多种疾病和概念。老年前期（通常指 65 岁以前）或老年期痴呆（65 岁以后）泛指发生于这个年龄阶段的各种痴呆。老年痴呆包括 AD、VD 和混合性痴呆（mixed dementia，MD）等多种类型。其中 AD 是老年痴呆的一种最常见的类型，患者约占痴呆总人数的 55%。

1. 老年性痴呆

老年性或早老性痴呆特指 AD。AD 是一种中枢神经系统原发性退行性疾病，以不断进展的记忆障碍、全面智能减退、个性改变及精神行为异常为主要临床表现，患者的海马体及新皮层乙酰胆碱转移酶及乙酰胆碱显著减少，引起皮层胆碱能神经元递质功能紊乱，并以老年斑、神经原纤维缠结、颗粒细胞变性及 Aβ 沉积为主要病理改变，目前该病病因尚不明确，普遍认为是一种与遗传、环境等多种因素相关的神经系统变性疾病。

1906年德国精神科医生Alois Alzheimer首次描述并报告了临床和病理特点后，以其名字为该病命名。随着对AD的认识不断深入，相继产生了轻度认知障碍（mild cognitive impairment，MCI）和血管性认知障碍（vascular cognitive impairment，VCI）的概念。MCI是介于正常衰老与AD之间的认知损害状态，是老年痴呆的临床前驱期，平均每年有10%~15%的MCI发展为痴呆，其中绝大部分为AD正日益受到关注，现已作为老年痴呆早期诊断与干预的重要研究对象；VCI在1990年首次提出，2006年9月 *Stroke* 杂志报道了由美国神经病协会和加拿大脑卒中网（NINDS-CSN）统一的VCI概念。VCI指由血管因素导致与之相关的认知功能损害，即由血管动脉粥样硬化及血管淀粉样变、脑血管病事件、脑血管病危险因素（高血压、糖尿病、高脂血症）所致的脑卒中、脑白质病变、脑萎缩，最终导致的包括痴呆在内的认知功能障碍。

与AD相关的危险因素很多，既有遗传及基因突变的因素，更有同样重要的后天因素。老年性痴呆的发病危险因子主要分三类——衰老、基因和环境因素，其中有确切相关性的危险因素有年龄和家族史。其他一些危险因素尚在研究阶段，如受教育程度、头部外伤史、高血压、热量摄取量和高胆固醇血症等。而对于遗传因素来讲，β-淀粉样前体蛋白（APP）的基因突变、早老素1（PSEN1）、早老素2（PSEN2）均已被证实是早发性痴呆的决定因素。

AD的主要病理特征是淀粉样斑块和神经原纤维缠结（NFT）。淀粉样斑块主要由异常折叠的含有40或42个氨基酸的Aβ（$Aβ_{40}$和$Aβ_{42}$）组成，目前最广为接受的AD发病机制是淀粉样蛋白假说，近年来认为，炎症免疫反应可能与AD关系密切，慢性炎症会导致tau病理恶化并促进突触丢失。

2. 血管性痴呆

血管性痴呆（VD）是由一系列脑血管因素（缺血或出血或急慢性缺氧性脑血管病等）导致脑组织损害引起的以认知功能障碍为特征的综合征，大致可分为5种临床类型，即多发梗死性痴呆（multi-infarct dementia，MID）、大面积脑梗死性痴呆、关键部位单一梗死性痴呆、皮层下动脉硬化性脑病（现通称Binswanger病）和出血性痴呆（指脑出血后造成的痴呆）。

目前VD的发病机制并未完全阐明，对VD发病的研究主要集中在分子机制和遗传机制上，胆碱能通路障碍、突触及突触可塑性的改变、钙离子及钙调素依赖性蛋白激酶、锌离子神经毒性作用、氨基酸神经递质、氧化应激和炎症等均属于分子免疫与细胞学方面，遗传机制包括Notch3基因和载脂蛋白E、CST3基因、脂质代谢基因SAR1等均与VD存在一定关联。

VD临床表现标准中，临床特征需要符合下列之一：①认知障碍的发生与1个或多个脑血管事件具有时间相关性（认知损害的发生应在脑血管事件后6个月以内，并且认知损害不可逆转，认知障碍往往是突发的，并随着多次类似脑血管事件的发生而表现为阶梯式进展或波动性，持续3个月以上）。②若无脑血管事件，患者应具备信息处理速度、复杂注意/额叶执行功能显著受损的证据，以下特征可作为支持点：早期出现的步态异常，包括行走不平衡感或反复的跌倒；早期出现尿频、尿急或其他不能用泌尿系统疾病解释的症状；人格或情绪改变，如意志力丧失、抑郁或情绪失禁。

诱发 VD 的危险因素有许多，包括不良生活习惯、患者基本信息和基础类疾病等，长期吸烟、酗酒可增加 VD 的患病风险，而受教育程度与 VD 发病率呈负相关，文化程度越高患 VD 可能越低；高血压、2 型糖尿病及胰岛素抵抗、高脂血症、高同型半胱氨酸血症、颈动脉粥样硬化、高甲状旁腺素、心血管疾病、慢性肾脏疾病、抑郁症等均为 VD 的危险因素，不同种族的脑血管疾病发病率存在较大差异，可能与其颅内动脉粥样硬化高患病率有关，同时异常的血糖低下或急性低血糖发作也会造成认知功能损伤。国外研究发现既往有子痫前期病史的老年女性易患 VD。在年龄、性别、种族等个人基本情况方面，关于 VD 流行病学的研究认为北方、城市、老年、男性群体为 VD 高发人群，但亦有研究发现并不尽然。VD 被认为是仅次于 AD 的第二大最常见的痴呆类型，且 VD 的生存率、预后比 AD 差，预期寿命在 3～5 年之间。其中，男性的预后比女性差，男性为 5.1年，女性为 6.7 年。

目前西医在 VD 的药物治疗上并没有明确的指南推荐，临床多使用胆碱酯酶抑制剂、NMDA 受体拮抗剂、钙离子拮抗剂等缓解症状，一些如美金刚、加兰他明、卡巴拉汀等抗 AD 的药物被用于抗 VD 的临床治疗中，但延缓认知功能衰退疗效并不显著。若 VD 患者兼有脑卒中、高血压、高脂血症等其他疾病，单用抗血小板药物、降压药、他汀类药对 VD 并无有效的预防或治疗作用。因此，在西医治疗基础上配合中医的辨证施治就非常有临床意义。

3. 混合性痴呆

混合性痴呆（MD）是指成人获得性、进展性认知损害中的一种双重状态，即血管性损伤导致的认知损害与 AD 联合存在，MD 同时患有 AD 和 VD。1962 年 DeLay 和 Brion 等首次描述了 1 例痴呆患者同时存在两种损害（变性和血管）的情况，称之为 MD。Tomlinson 等进一步指出，当变性和血管损害同时存在并且均可导致痴呆时，这种 MD 即具有动脉粥样硬化和老龄化两种病因。也有研究以"联合性痴呆"来解释 AD 病理与各种程度的缺血性损害同时存在。Roman 等则认为，在"具有脑血管病的 AD"中，血管因素只是在 AD 病理的基础上促进了痴呆的进展。

MD 患者同时具备上述两种痴呆的特点：例如起病十分隐匿，认知功能缓慢地、渐进性地减退，但患者同时又有高血压、高脂血症、糖尿病等多种疾病，在某一段时间里又多次发生脑血管意外，使智力衰退在缓慢进展的基础上，又出现阶梯式的下降，并出现神经系统的局灶性症状和体征，同时逐步丧失自知力；核磁共振成像（MRI）或计算机断层扫描（CT），除了发现大脑弥漫性萎缩以外，还有多发性的梗死病灶。MD 的特殊危险因素可能包括了 AD 和 VD 的共同危险因素，其中血管危险因素似乎尤为重要。标准MD 的病理学标准为：脑部同时具有两种类型的病理改变，即所谓 AD 型脑损害、细胞外淀粉样蛋白沉积、细胞内神经原纤维缠结与所谓 VD 型损害脑梗死、多发腔隙性梗死及缺血性脑室周围白质疏松同时发生，MD 的影像学特征尚未能完全阐明，最常用的标准是典型 AD 患者脑部 CT 或 MRI 发现缺血性改变。NINCDS-ADRDA 的标准提示了 MD 概念中的争论，一些诊断标准诊断 AD 跟 VD 的准确率都非常高，但诊断 MD 的准确率却不高，其中 NINDS-MREN 能较敏感地鉴别 MD，但是尚未被神经病理学研究所确认。

MD 无特殊治疗，但有证据表明对血管病进行治疗可以影响 MD 患者痴呆的临床表现，该治疗包括两个方面：对脑血管病的危险因素进行预防性治疗，如使用降压药、他汀类调脂药，以及锻炼、戒烟等，可降低患者的病死率；应用丙戊茶碱、奥拉西坦、丁咯地尔和尼莫地平治疗 AD 和（或）VD，临床症状可获不同程度的改善；此外，收缩压得到控制的患者与安慰剂对照组比较，其各类痴呆的发生率降低；目前正在进行其他抗高血压药物（如坎地沙坦和培哚普利）的进一步试验研究，胆碱酯酶抑制剂有可能改善认知功能，从而提高患者的生活质量。目前 MD 的概念及诊断标准尚未完全明确，相关神经心理学、功能评价、神经影像学和临床病理学研究亦需深入。

（五）其他病因的痴呆

1. 特发性正常颅压脑积水

特发性正常颅压脑积水（idiopathic normal pressure hydrocephalus，iNPH）是由不明原因脑脊液循环障碍引起的脑积水，是可治性痴呆，其典型表现为步态障碍、认知障碍和尿失禁三联征，影像学上可见非梗阻性脑室扩大，而脑脊液压力正常。诊断主要依据典型的临床表现和特征性 CT/MRI 改变。iNPH 诊断标准最早于 2004 年由日本 iNPH 协会提出，并于 2012 年更新。

2. 人类免疫缺陷病毒相关认知障碍

1991 年美国神经病学分会获得性免疫缺陷综合征（acquired immunodeficiency syndrome，AIDS）工作组将人类免疫缺陷病毒（human immunodeficiency virus，HIV）相关认知障碍分为 HIV 相关的痴呆与轻度认知和运动功能障碍，并提出了相应的诊断标准。2006 年美国加州大学圣迭戈分校 HIV 神经行为研究中心制定了 HIV 相关神经认知障碍的研究标准，将 HIV 相关认知障碍分为三型：无症状性神经认知损害、轻度神经认知损害和 HIV 相关的痴呆。2007 年美国神经病学分会 AIDS 工作组重新修订 HIV 相关神经认知障碍的诊断标准。研究证明，该诊断标准具有更好的敏感度和特异度（I 级证据）。DSM－5 关于 HIV 相关神经认知障碍的诊断标准尚需临床评价。在多种 HIV 相关认知损害筛查工具中，许多研究支持使用 HIV 痴呆评分，具有较高的特异度和敏感度。

3. 亨廷顿病

亨廷顿病是一种常染色体显性遗传性疾病，由 4 号染色体 Huntington 基因 CAG 三核苷酸异常重复引起，其临床特征为进行性加重的舞蹈样不自主运动、精神异常和痴呆三联征。亨廷顿病引起的痴呆以信息处理速度减慢、启动迟缓、注意缺陷为主要表现，而早期记忆减退不一定明显。为了提高亨廷顿病的早期诊断，2014 年 Reilmann 等提出了亨廷顿病新的诊断分类，包括症状前期、前驱期和临床期，并结合了基因诊断，以满足不同的临床需要。

4. 克－雅病

克－雅病（Creutzfeldt-Jakob disease，CJD）是由朊病毒引起的人类中枢神经系统的感染性、可传播性、退行性疾病，俗称"疯牛病"。散发型约 85%，家族型 15%，变异型 <1%。CJD 常见发病年龄在 55～75 岁之间，平均病程约 5 个月，85% 的患者 1 年内死亡。CJD 在我国现阶段多为临床诊断，确诊需病理。临床上散发性 CJD（sCJD）可根据

国家疾控中心推荐的诊断标准进行临床诊断：具有进行性痴呆，临床病程短于 2 年。常规检查未提示其他诊断。具备以下 4 种临床表现中的至少 2 种：①肌阵挛；②视觉或小脑障碍；③锥体/锥体外系功能障碍；④无运动型缄默症。并且以下辅助检查至少一项阳性：①在病程中的任何时期出现的典型的周期性尖慢复合波脑电图改变；②脑脊液检查 14 - 3 - 3 蛋白阳性；③MRI-DWI 像或 FLAIR 像上存在两个以上皮质异常高信号"缎带征"和（或）尾状核/壳核异常高信号。

5. 脑外伤相关认知损害

脑外伤是认知损害的重要原因。除了广泛脑挫裂伤、弥漫性轴索损伤、慢性硬膜下血肿、继发性脑积水等引起认知损害外，慢性创伤性脑病（chronic traumatic encephalopathy，CTE）也是引起认知障碍的重要原因。2013 年 Jordan 和 Victoroff 分别提出了 CTE 的诊断标准。Jordan 标准主要聚焦于 CTE 的神经病理改变，诊断的特异度较高。Victoroff 标准主要依据临床症状和体征出现的频率，虽然敏感度较高，但是存在诸多缺陷，如要求外伤后至少两年后发病、无临床分型、未推荐辅助检查等（Ⅱ级证据）。2014 年 Montenigro 等将 CTE 的概念扩大为创伤性脑病综合征（traumatic encephalopathy syndrome，TES），并分为四个亚型：行为/情绪变异型、认知变异型、混合变异型和 TES 痴呆，并提出了很可能 CTE 和可能 CTE 的研究性诊断标准，但其时间较短，临床应用价值尚待验证。

二、AD 的分期

AD 的发展分为三个阶段：临床前 AD（preclinical AD）、AD 源性 MCI（MCI due to AD）和 AD 源性痴呆（dementia due to AD）。2011 年 NIA-AA 制定的 AD 新的诊断标准中明确提出了 AD 发展的三个阶段及临床前阶段的概念，AD 痴呆阶段是指 AD 病理生理发展到一定程度而出现临床症状的时期，相当于传统意义上的 AD，而 AD 痴呆前阶段（pre-dementia stage）是一个新的概念，此阶段可有 AD 病理生理改变，无或有临床症状，包括临床前 AD 和 AD 源性 MCI。

（一）临床前 AD

临床前 AD 是 AD 发生的最早期，此期没有认知障碍的临床表现或者仅有极轻微的记忆力减退主诉，部分患者有家族遗传史，可通过脑脊液或影像学检查如 PET 淀粉样蛋白成像来诊断。需要指出的是，目前临床前 AD 的概念和框架主要用于科研和药物临床试验，不宜用于临床诊断，一方面是目前临床前 AD 的诊断方法仍不成熟，另一方面临床前 AD 的患者只是进入了 AD 病理生理进程的早期，在患者的有生之年并不一定会发展为 AD，如果冠以临床前 AD 的诊断，会引起不必要的压力和恐慌。临床前 AD 诊断：神经生物学和分子影像学等研究领域的最新进展提供了在活体体内检测 AD 病理生理过程的方法，这包括 Aβ 在脑内的沉积、脑脊液中 Aβ 和 tau 蛋白含量与修饰的动态变化等。这些变化已被证实出现于认知正常的老年人，并且表现出与轻度认知障碍和 AD 痴呆患者相同的模式。

2011 年，NIA-AA 正式对临床前 AD 进行了分期。而其 2018 年发布的 NIA-AA 研究框架延续了之前的分期，但由于此框架还未进入临床，临床上仍旧以 NIA-AA 2011 诊断标准为主：第一阶段，无症状脑淀粉样变的阶段；第二阶段，淀粉样蛋白阳性 + 突触功能障碍和（或）早期神经退行性变阶段；第三阶段，淀粉样蛋白阳性 + 神经退行性变的证据 + 极轻微的认知下降（见表 1 - 1）。该标准强调了生物标志物在临床前 AD 早期诊断中的价值，通过 PET 淀粉样蛋白显像上示踪剂保留增多和（或）脑脊液中 Aβ$_{42}$ 含量下降来追踪脑内淀粉样变，通过脑脊液 tau 或磷酸化 tau 水平增高、FDG-PET 脑内 AD 样代谢减低以及特定解剖分布（顶叶后部和中部、后扣带回和后颞叶）的灰质丢失、海马萎缩来追踪早期神经退行性变。

表 1 - 1　临床前阿尔茨海默病的分期

分期	描述	Aβ（PET 或脑脊液）	神经元损伤的标志物（tau，FDG-PET，结构，核磁）	轻微认知改变的证据
正常	无脑淀粉样变或神经退行性变	阴性	阴性	阴性
第一阶段	脑淀粉样变	阳性	阴性	阴性
第二阶段	脑淀粉样变 + "下游"神经退行性变	阳性	阳性	阴性
第三阶段	脑淀粉样变 + 神经元损伤 + 轻微认知功能或行为学下降	阳性	阳性	阳性

IWG - 1 诊断标准和 2014 年的 IWG - 2 诊断标准对临床前 AD 也做了详细描述，IWG - 2 首次将 AD 生物标志物分为诊断标志物和进展标志物。该标准将临床前 AD 分为两种亚型，即 AD 无症状风险期（asymptomatic at-risk state for AD）和 AD 症状前期（presymptomatic AD）。

AD 无症状风险期是指已经有了脑淀粉样变和神经退行性变的影像学或生物标志物的客观证据，但患者的临床表现和神经心理学检查仍未达到 MCI 的标准。这部分患者尽管脑内已经开始了 AD 的病理生理进程，但在有生之年并不一定会进展为 AD，所以称为 AD 无症状风险期。而 AD 症状前期特指携带了 PSEN1、PSEN2、APP 等常染色体显性遗传致病基因突变或其他致病遗传基因（包括 21 三体综合征），但未达到 MCI 诊断标准的患者。由于这部分患者必定会发展为 AD，所以称之为 AD 症状前期。两个诊断标准对临床前 AD 的分类和描述方法尽管存在差异，但都同样强调了 AD 存在一个临床无症状，但脑内已经开始了 AD 病理生理进程的阶段，这一阶段在临床症状出现前的 20 ~ 25 年就已经开始。

近年来，来自携带遗传风险的人群和临床认知正常的老年人的多项证据表明，AD 的发生是一个连续的病理过程，这一进程在临床诊断为痴呆的多年前就已经开始，另外，由于针对 AD 痴呆期的新药临床试验屡屡失败，研究人员逐渐认识到 AD 研究的重点应该转移到 AD 痴呆前阶段。一方面，AD 痴呆前阶段的早期识别为 AD 的早期干预提供了可能，目前国际上已经启动了多个针对 AD 痴呆前阶段的早期药物干预研究，这些研究大部分是使用无症状的 AD 高遗传风险的个体作为研究对象，如美国的 DIAN-TU 研究正在验证两种不同的 Aβ 单克隆抗体，solanezumab 和 gantenerumab，对携带有 PSEN1、PSEN2 和 APP 致病基因突变的个体的早期干预效果。

另一方面，尽管我们目前还没有能够改变 AD 疾病进程的药物，我们仍可通过指导患者早期控制胆固醇、血压、糖尿病等与 AD 发生发展密切相关的血管性危险因素，健康饮食，早期开展认知功能和体力锻炼，来延缓 AD 的发生和发展。除了血管性危险因素，生活方式的调整也是 AD 痴呆前阶段早期干预的重要途径。

（二）AD 源性轻度认知障碍

1997 年，Petersen 等人将 AD 源性轻度认知障碍（MCI）定义为一种临床和神经心理综合征，其特征是新出现的认知障碍，即中间状态介于 MCI，生理衰老和痴呆（Petersen et al.，1997）。DSM－5，"痴呆" 被重新归类为 "主要神经认知障碍" 的美国精神医学学会（APA）和 "轻度神经认知障碍" 概念化为早期或严重的认知下降状态密切相关的 MCI。世界卫生组织（WHO）在《国际疾病分类》第 10 版（ICD－10）中采用了 "轻度神经认知障碍" 的定义，这与 DSM－5 诊断指南相一致，并考虑到了 MCI 的病理特征，ICD－11 延续了这个定义。

MCI 是一种介于正常认知和痴呆之间的状态，其功能能力基本保留，DSM－5 对主要神经认知障碍的诊断，与痴呆相对应，需要在一个或（通常）更多的认知领域存在重大损伤，这些损害必须足以干扰日常活动中的独立性，轻度神经认知障碍的诊断，对应于 MCI，是当在一个或多个认知领域的适度损害，个人在日常活动中仍然独立，尽管需要更大的努力，损伤必须代表从以前较高的水平下降，并应通过历史和客观评估进行记录。此外，认知缺陷不能只发生在精神错乱的背景下，也不能用另一种精神障碍更好地解释。值得注意的是，MCI 的常见定义都没有以老年人作为标准，尽管在这一领域进行的大多数研究都发生在老年人群中。

NIA-AA 2011 发表了几组诊断标准在不同阶段，即在临床前阶段，在 MCI 阶段和痴呆阶段这一事实的病理过程影响大脑多年之前，最后，痴呆综合征出现，MCI 患者的表型进一步分为遗忘性（aMCI）和非遗忘性 MCI（naMCI），在多个或单一认知领域有损害。在 naMCI 中，记忆丧失占主导地位，并与进一步发展为 AD 的相当大风险相关，而 naMCI 性表现可能经常进展为非 AD 痴呆，通过操作使用淀粉样蛋白病理和神经元损伤的生物标志物证据，可以差异评估 MCI 阶段进展为 AD 痴呆的可能性。这些核心 AD 生物标志物包括：脑脊液（脑脊液）浓度的 $A\beta_{42}$、总蛋白、MRI 中颞叶萎缩、氟［18F］－氟代脱氧葡萄糖正电子发射断层扫描（^{18}F－FDG-PET）和淀粉样 PET 评估纤维抗体负担增加。为了在认知障碍的不同阶段诊断 AD，如轻度认知障碍和痴呆，基于同一组生物标志物的变化反映了 AD 概念的巨大转变，基于差异生物标志物排列的 MCI 患者的个性化风险预测可能在未来成为可能；此外，生物和流行病学的风险因素疾病进展从 MCI 痴呆，包括载脂蛋白 ε4（ApoE ε4）、抑郁、孤独、听力障碍、糖尿病、高血压、老年、女性和更强的认知障碍反映在简易智能精神状态检查（MMSE）得分或更高阿尔茨海默病评定量表——认知（ADAS-Cog）得分，特别是，诸如敏感的神经心理测试等行为标志物有可能在初级保健中早期识别轻度认知障碍。

MCI 患者的治疗目标是有效缓解症状（认知、精神和行为症状），改善生活质量。MCI 治疗干预可能有两个目标：①症状改善，即改善认知功能和非认知症状；②疾病矫正，即预防或延迟进一步的认知能力下降到临床表现的痴呆。对于痴呆预防，文献证据不支持使用任何研究干预措施。

药物方面，由于许多 MCI 患者，特别是 aMCI 患者，已经有潜在的 AD 病理，研究 AD 的药物治疗策略是否对 MCI 有效是合乎逻辑的，MCI 治疗的潜在药物包括乙酰胆碱酯酶-I（AChE-I）、谷氨酸受体调节剂、抗氧化剂、抗炎药物、益智药、免疫调节剂，主要是淀粉样抗体、分泌酶抑制剂和银杏叶提取物，通常对于 AD，根据迄今为止的证据，AChE-I 和银杏叶提取物被推荐用于轻度至中度痴呆的对症治疗，美金刚被推荐用于中度至重度痴呆。

2018 年，美国神经病学学会（AAN）发表了关于 MCI 的实践指南更新总结，该总结不建议对 MCI 进行任何药物治疗，但提到可以考虑胆碱酯酶抑制剂，胆碱能缺陷已被确定为 AD 患者认知功能缺陷的主要下游病理生理原因，胆碱酯酶抑制剂仍然是由 AD 引起的痴呆的症状治疗的标准药物。然而，在 MCI 阶段的 AD 中，乙酰胆碱转移酶在人体内上调，导致正常的乙酰胆碱水平，因此，由于这种对疾病过程的代偿和（或）神经可塑性反应，使用 AChE-I 是不合理的，AChE-I 对神经退行性疾病认知衰退的其他病理生理机制，如能量代谢和线粒体功能，或对神经元可塑性没有一般影响，目前具有单一作用模式的症状性药物可能对混合病理的影响有限，而具有多因素作用模式的治疗（例如 EGb 761VR）承诺在此背景下是一个更理性的选择。

由于与痴呆干预相比，MCI 干预的时间框架更长，它们应该包括对症药物治疗、营养改变和生活方式的改变，包括精神、身体和社会活动，此外，考虑与改善生活质量相关的症状治疗效果也是很重要的。

（三） AD 源性痴呆

AD 源性痴呆最常见的患者是老年人，他们有以情景记忆为中心的隐性、进行性问题，在这个阶段，患者可能符合失忆性轻度认知障碍（MCI）的标准，迷路、走失随后经常出现，以及多任务处理的困难和丧失信心，随着病情的发展，认知困难变得更加深刻和广泛，从而干扰了日常生活的活动，在这个阶段，患者可以被诊断为 AD 源性痴呆。增加依赖是 AD 源性痴呆的发展规则，在疾病后期出现行为改变，可能出现行动受损、幻觉和癫痫发作，发病后的平均死亡率为 8.5 年。

AD 源性痴呆是一种临床诊断而非病理学诊断，诊断的主要方法仍然是临床评估，特别是与患者和知情者的临床面谈，以及认知和集中的体格检查，神经心理学允许对与年龄相关的认知缺陷的模式和严重程度进行量化，目前主要的诊断标准包括 NIA-AA 2011 标准和 DSM－5 标准（见表1－2）等。

表1－2 在 DSM－5 中诊断的 MCI 和 AD 的比较

诊断标准	轻度神经认知障碍/轻度认知障碍（MCI）	主要的神经认知障碍/老年痴呆症（AD）
A	在一个或多个认知领域的适度认知能力下降，基于： 1. 对轻度下降的担忧，由个人或可靠的他人表达，或由临床医生观察到； 2. 适度的损伤，通过客观的认知评估来记录	在一个或多个认知领域的认知能力显著下降，基于： 1. 对显著下降的担忧，由个人或可靠的他人表达，或由临床医生观察到的； 2. 严重损伤，通过客观认知评估记录
B	不干扰日常活动中的独立性，尽管这些活动可能需要更多的时间和精力、住宿或补偿策略	干扰人在日常活动中的独立性
C	不仅仅是在精神错乱期间	
D	用另一种精神障碍也不能更好地解释它	
E	通过以下疾病指定一个或多个因果亚型： ●阿尔茨海默病 ●脑血管疾病（血管神经认知障碍） ●额颞叶变性（额颞叶神经认知障碍） ●痴呆与路易体（路易体神经认知障碍） ●帕金森病 ●亨廷顿病 ●创伤性脑损伤 ●人类免疫缺陷病毒感染 ●朊病毒病 ●另一个疾病 ●多种原因	

注：改编自 American Psychiatric Association. Diagnostic and statistical manual of mental disorders. 5th ed. Washington DC：American Psychiatric Association Publishing，2013.

患者出现与 AD 相关的表现时，评估流程包括：①识别和分类整体认知受损水平；②定义认知行为症状；③使用多层次、结构化和个性化的测试方法确定可能的原因，包括一般实验室检查，生物标志物检查，核心的 AD 脑脊液生物标志物，如 tau 蛋白总量（T-tau）、磷酸化 tau 蛋白（P-tau）和 $A\beta_{42}$ 以及 $A\beta_{42}/A\beta_{40}$ 比率，对 AD 和前驱期 AD 的诊断具有较高准确性，新型生物标志物突触蛋白 neurogranin 除了对 AD 诊断的特异性外，其对预测认知能力下降的速度也有价值；④MRI 是首选影像学检查，尤其是冠状位内侧颞叶扫描或海马体成像，其他神经影像学检查中，FDG-PET 或单光子发射 CT（SPECT）不能直接提示 AD 相关的病理学改变，但可以提示神经退行性变；⑤基因检测，APP、PSEN1 和 PSEN2 基因突变占家族性常染色体显性 AD 病例超六成。

AD 源性痴呆的治疗应遵循药物和非药物干预结合的原则，AD 药物治疗目标的是抑制症状进展，将认知和功能下降以及行为心理症状的致残影响降至最低。常见药物包括胆碱酯酶抑制剂（Ch EIs）多奈哌齐、加兰他明和利凡斯汀，以及 N－甲基－d－天冬氨酸（NMDA）拮抗剂美金刚。Aducanumab 是针对 Aβ 低聚物和原纤维的人类 Ig G1 抗 Aβ 单克隆抗体，作为 2003 年来的首个 AD 新药，Aducanumab 广受关注。中医药在我国有一定地位，中医治疗多采取药物、针灸等方法结合，其中灵芝多糖肽、绞股蓝皂苷等新型中药具有相当广阔的前景。

第三节　阿尔茨海默病的流行病学研究

患病率，定义为在某一特定时间内患有某一疾病的患者的比例，是总人口中疾病负担的一个指数。发病率是指在某一特定人群中发生新疾病的比率（即在一段特定时间内该人群中新病例的比例）。因此，发病率是该人群中患病风险的一个指标。患病率是发病率和持续时间的函数。因为大多数痴呆症是无法治愈的，它们的持续时间反映了个体与痴呆症一起生活的时间。因此，痴呆症的公共卫生负担既取决于新病例的发展，也取决于这些病例在发病后的生存率；保持发病率不变，预期寿命较长的群体的患病率较高。

一、患病率

（一）农村和城市影响痴呆症的发病率

目前，中国国内已经做了两项大样本、多地区的研究，第一次在 2014 年，第二次在 2019 年，这些研究显示，2014 年和 2019 年，65 岁或以上个体的痴呆症患病率分别为 5.14%、5.60%。2018 年发表的一项对 96 项观察性研究的分析报告称，中国 60 岁及以上人群的痴呆症总体患病率为 5.30%。农村人口的痴呆症和阿尔茨海默病（AD）的患病率大大高于城市人口（痴呆症为 6.05% 对 4.40%，AD 为 4.25% 对 2.44%），这可能是由于农村地区的教育水平较低。

（二）年龄和性别影响痴呆症的发病率

在过去的几十年中，在日本和中国的社区调查中发现 AD 患病率明显增加，特别是女性的年龄特异性全球患病率是男性的 1.17 倍，女性的年龄标准化死亡率也高于男性，这表明寿命较长不是女性优势的唯一决定因素，较高的患病率在很大程度上可能是妇女预期寿命较长的结果。

（三）不同地域的痴呆患者数量不尽相同

根据 2018 年发表的一项分析，调整方法学差异后，中国北方的痴呆症患病率为 5.50%，中国中部为 5.20%，中国南方为 4.80%，中国西部为 7.20%。此外，《世界阿尔茨海默报告》（2015）指出，中国的痴呆症患病率（估计为 6.19%）与世界大部分地区的患病率（5.50% ~ 7.00%）相似，但高于撒哈拉以南非洲（5.47%）和中欧（5.18%）的患病率，而低于拉丁美洲（8.41%）和东南亚（7.64%）60 岁及以上患者的报告。

（四）人种不同痴呆患者发病率不相同

2020 年美国人口普查调整后的临床 AD 总体患病率为 11.3%，在这三个年龄组中，AD 的患病率在黑人中最高，黑人的患病率几乎是白人的两倍，在白人中最低，在西班牙裔中处于中等，西班牙裔的患病率为 14.0%。在 65 ~ 74 岁的成年人中，临床 AD 的年龄特异性患病率为 5.3%，在 75 ~ 84 岁的成年人中为 13.8%，在 85 岁及以上的成年人中增加到 34.6%。临床 AD 的年龄和种族/民族特定流行率的总体模式将延续到由年龄和种族/民族共同定义的群体中。到 2050 年，美国的 AD 患者（≥65 岁）的数量可能会从 580 万大幅增加到 1 380 万。在每个种族/民族中，AD 的患病率随着年龄类别的逐渐增长而更高。全球患病率的差异可能是由不同的痴呆症生存时间、环境风险因素和遗传因素以及痴呆症发病前的死亡率所造成的。

二、发病率和死亡率

痴呆症的发病率稳步增长，直到 85 岁或 90 岁，然后继续增长，但速度较慢。男性和女性明显不同，女性比率略高。年龄特定比率从 60 ~ 64 岁时的 0.1% 到 95 岁时的 8.6% 不等。年龄的增长不仅是痴呆症的最强危险因素，也是 80 岁后持续确定的唯一危险因素。2018 年，国际阿尔茨海默病组织估计，全球痴呆症发病率约为 5 000 万人，预计到 2050 年将增加 3 倍，其中 2/3 的人居住在低收入和中等收入国家。最近的数据估计，到 2050 年，欧洲的痴呆症患病率将翻一番，越来越多的证据表明，高收入国家的痴呆症发病率正在下降，尽管患病率下降的证据并不那么令人信服，尽管发病率下降，但发病率相对稳定，可以解释为病程长。

一项基于美国的研究评估了近 6 万人在痴呆症诊断后的生存率，报告的生存时间为 3 ~ 4 年。在欧洲，临床 AD 的记录显示，平均生存时间是诊断 AD 痴呆 6 年后 [平均 6.2 年（范围 6.0 ~ 6.5）]，这个估计与多中心研究提供的估计时间不仅包括痴呆阶段，而且包括前驱症状（轻度认知障碍）和 AD 的临床前疾病阶段，对于 70 岁的患者，临床前期为 10 年，前驱期为 4 年，AD 痴呆期为 6 年，共 20 年。此外，从 2000 年到 2018 年，美国 AD 死亡人数增加了 146.2%，AD 成为美国老年人死亡的第五大原因。

三、病因学

AD 是一种多因素疾病，危险因素包括年龄、性别、遗传、创伤性脑损伤、糖尿病、睡眠障碍、高胆固醇血症、病毒感染、免疫功能障碍、铝中毒、胆碱能神经功能缺陷、细胞骨架异常、肠道菌群的失调及其他环境因素等，其中最主要的风险因素是遗传、年龄和性别。

（一）遗传因素

患 AD 的风险有 60%～80% 依赖于遗传因素，ApoE 基因有 $\varepsilon2$、$\varepsilon3$ 和 $\varepsilon4$ 三个变异，是最大的单一风险；对于散发性 AD，与非 $\varepsilon4$ 携带者相比，$\varepsilon4$ 杂合子对 $\varepsilon3$ 的 AD 有一个比值比（OR），在纯合子中上升到 12，使用数千个样本进行的全基因组关联研究已经确定了 20 多个遗传风险因素，涉及炎症、胆固醇代谢和小体内囊泡循环途径，特别是，小胶质细胞对淀粉样蛋白沉积的激活现在被认为在 AD 发病机制中起着关键作用，这些相对常见的风险基因每个都只提供了很小的风险增加，但当结合多基因风险评分时，几乎可以使偶然的病例预测增加两倍；集中的遗传学方法和使用下一代测序的研究也揭示了一些其他的导致 AD 相对高风险的低频基因，这反过来又为其发病机制提供了见解。尽管在不同的全基因组关联研究中，常见的 ApoE $\varepsilon4$ 风险等位基因估计与 AD 风险增加 3～4 倍相关，其他 AD 风险等位基因对总疾病风险的贡献要小得多。

虽然绝大多数 AD 发生在明显的散发性基础上，但三个基因——APP、早老素 1（PSEN1）和早老素 2（PSEN2）的突变导致了一种罕见的（<0.5%）的家族型 AD（FAD）。而在 2023 年，我国首都医科大学宣武医院贾建平教授及其团队，报道了 FAD 一种新的候选致病基因突变 ZDHHC21 p. T2095，揭示了 ZDHHC21 突变介导的蛋白异常棕榈化引起的 AD 病理改变的分子机制，这是中国人首次发现的除了三大已知致病基因之外的新的致病基因，对 AD 的致病机制和药物开发具有里程碑意义。

（二）年龄因素

流行病学研究表明，在年龄、性别、种族和社会阶层等各种人口统计学因素中，年龄是 AD 认知能力下降最重要的危险因素之一。AD 最主要的危险因素就是衰老，随着预期寿命的增加，痴呆患者的人数每 20 年翻一番。美国曾做过一项流行病学的调查显示，在 60～64 岁之间，AD 的患病率低 1%，但随着年龄的增加患病率呈指数上升。西方国家 85 岁以上的老年人当中，患病率在 24%～33%，而发展中国家这方面的流行病学资料还比较少。但是大约 60% 的痴呆患者生活的一些国家当中，对于 65 岁以上老人发生的 AD，遗传学仍然发挥着作用，直到 85 岁以上，而环境因素对 85 岁以上老人的影响越来越重要。

（三）性别因素

在 AD 患者中性别差距非常显著，女性患病率高于男性，患病比为 3∶1，多达 10.4%。通常情况下，女性的 AD 患病率高于男性。造成这样差异的原因可能与女性绝经后雌激素水平的降低有关，体内雌孕激素水平下降的围绝经期女性应用激素替代疗法可降低 AD 的发病率。80 岁之后女性也更有可能有更高的 tau 蛋白负荷，尽管有类似的 Aβ 负荷。

（四）血管因素

血管危险因素可能影响 AD 的机制尚不清楚，尤其是少数流行病学研究有病理确认诊断，血管危险因素可能通过叠加脑血管损伤的"双击"增加临床 AD 的风险，或血管损伤可能直接影响 AD 病理的发展。

（五）肥胖及不健康生活方式

流行病学证据表明，教育和体育锻炼可以预防 AD，而中年高血压和糖尿病则会对风险产生不利影响；长期以来，肥胖一直被认为是痴呆和 AD 的风险，不健康的生活方式与患痴呆症的风险增加有关。

（六）受教育程度

受教育程度与 AD 有关，受教育程度低是老年痴呆症的危险因素之一。教育程度可能对患 AD 有着一定影响。受教育年限少于 10 年的人群中，上年纪后患该病的风险要大很多。

（七）颅脑外伤

创伤性脑损伤（traumatic brain injury，TBI）与神经退行性变和痴呆有关。对损伤后急性期死亡的相对年轻的 TBI 患者的尸检显示，弥漫性 Aβ 斑块与灰质和白质周围的 Aβ 斑块相似，TBI 诱导的神经血管损伤加速 Aβ 的产生和血管周围积累、动脉僵硬、tau 蛋白过度磷酸化和 tau/Aβ 诱导的血脑屏障损伤，导致有害的前馈回路。

（八）其他因素

糖尿病是 AD 的可变风险因素，是 AD 的诱发因素之一。高糖状态作为一个重要的危险因素，在触发 AD 过程中起到了关键作用。糖尿病人群比非糖尿病人群更容易出现与衰老相关的认知能力下降。在糖尿病患者中，40% 的患者存在 MCI，且痴呆的发病率是非糖尿病患者的一倍以上；在 AD 患者中，80% 的患者存在血糖异常。

另外血液中胆固醇水平增高与 AD 发生有密切联系。高水平的血清胆固醇已经被发现与 AD 的风险增加呈正相关，其可能是因为胆固醇不同的氧化代谢物能够通过血脑屏障从血液循环进入大脑从而引起 AD。

此外，《柳叶刀》痴呆预防委员会估计，12 个可改变的风险因素合计约占全球任何类型痴呆风险的40%，这些估计表明，通过干预可改变的风险因素来预防是非常重要的，即使大多数痴呆症负担不能通过生活方式干预方法来预防。

第四节　中西医结合防治痴呆概述

老年性痴呆是西医学的病名，在中医学中尚无相同病名，但在中医文献中，早在先秦时期，即有类似的记载，如《左传》中曰："不慧，盖世所谓白痴。"虞抟《医学正传》谓之"愚痴"；《资生经》谓之"痴证"；皇甫谧《针灸甲乙经》名曰"呆痴"。明朝张景岳在《景岳全书·杂证谟》中首次对其病因、病机和证治做了较为详细的论述，第一次提出痴呆是独立性疾病："痴呆证，凡平素无痰，而或以郁结，或以不遂，或以思虑，或以惊恐而渐至痴呆。"清朝陈士铎《辨证录》立有"呆"门，对呆病症状描述甚详，认为其主要病机在于肝郁乘脾，胃衰痰生，积于胸中，盘踞心窍，使神明不清而成。王清任在《医林改错》中提出"灵机记性不在心在脑"，"小儿无记性者，髓海未满；高年无记性者，髓海渐空"，"脑气虚，脑缩小……"等，首次将该病归于神经功能障碍。因此，AD 可归于中医痴呆和呆病的范畴。

从中药方剂防治痴呆来看，唐代孙思邈《备急千金要方》："开心散，治好忘。远志、人参各四分，石菖蒲一两，茯苓二两。右四味，治下筛。饮服方寸匕，日三。"开心散益气养心，安神益智，主治好忘。宋代《太平圣惠方》记载朱砂散方可治疗伤寒伏热在脾而见的"其状如痴人"。元代《世医得效方》记载加味茯苓汤可治疗"痰迷心胞，健忘失事，言语如痴"。《慎柔五书》中记载一痰证病痴和一悲郁得痴症者，分别给予归脾汤加减、二陈汤加减后痊愈。《古今医鉴》中牛黄清心丸可治疗"健忘、言语错乱、神不守舍、或痴或呆"者。《惠直堂经验方》中记载醒迷至宝丹可从根本上治疗痰迷心窍所见的呆痴，至效如神。《杂病源流犀烛》中记载了归脾汤可治疗心脾两虚的痴呆，而对于痰邪所致的痴呆，则采用了导痰汤送下寿星丸进行治疗。《医学见能》中对于痰邪入心所致的"出言颠倒、痴不识人"，治以朱砂丹矾丸。

20 世纪 80 年代，日本研究人员对老年性痴呆应用当归芍药散、钩藤散及黄连解毒汤等名方从郁、风、热、毒等角度进行实验及临床研究，认为对 AD 及 VD 均有一定改善学习记忆力功效。当归芍药散出自张仲景所著《金匮要略》，主要应用于妇科痛证的治疗。1989 年，水岛宣昭等首次报道了当归芍药散改善痴呆（包括 AD 和 VD）的临床观察，并受到了国内外学者的广泛关注。他们观察了 42 名（平均年龄 80.3 岁）的痴呆住院患者（其中 AD 14 人，VD 21 人，MD 7 人），给予口服当归芍药散每次 25 g、每日 3 次。于 4 周和 8 周后进行观察。运动机能方面，摄食障碍改善 74%，失禁改善 68%，智能方面，对识别场地、时间、方位及远期记忆的改善率达 30.6%，给药组有效率达 73.8%。表明当归芍药散确实能有效改善痴呆患者的临床症状及提高患者的生存质量。

20 世纪我国学者从事 VD 治疗工作较多，有关 AD 的辨证分型标准目前尚不统一，1990 年北京全国老年痴呆专题学术研讨会所定的辨证分型标准，将 AD 分为虚、实两大类：虚证分为髓海不足、肝肾亏虚和脾肾两虚 3 种；实证则分为心肝火盛、痰浊阻窍和气滞血瘀。国家卫生部于 1995 年制定颁布的《中药新药临床研究指导原则》中的"中药新药治疗痴呆的临床研究指导原则"就采用了上述分型标准。对以上痴呆治疗，可分别采用补肾填精，滋补肝肾，益气健脾，养心安神，健脾化痰，醒神开窍，活血化瘀和清热泻火等法。代表方剂有七福饮（《景岳全书》）、还少丹（《医方集解》）、孔圣枕中丹（《备急千金要方》）、转呆丹（《辨证录》）、洗心汤（《辨证录》）、通活血汤（《医林改错》）等。

AD 研究自"九五"（1996—2000）列入国家科委攻关项目时开始运作。广州中医药大学的赖世隆教授和上海中医药大学的林水淼教授共同牵头负责有关中医药防治老年性痴呆的国家"九五"攻关研究项目，赖世隆教授团队开展从肾论治痴呆研究，林水淼教授团队负责从心论治痴呆研究，并分别研制开发了治疗 AD 的自拟方补肾益智方和调心方。此后，国内外防治 AD 的中药方剂被不断地开发研制出来。如首都医科大学宣武医院李林教授和张兰教授带领的团队开发了国内第一个完成Ⅲ期临床试验治疗 AD 的中药复方制剂——参乌胶囊；广州白云山制药厂对治疗心血管疾病的复方丹参片进行了治疗 AD 的二次开发，也取得了明显疗效。

在对治疗 AD 有效的中药单体及成分的筛选研究中，目前已成功提取开发了作为中药新药的石杉碱甲、二苯乙烯苷、山茱萸环烯醚萜苷等活性物质。另外对人参皂式、灵芝、鹿茸水提物、红景天素、酸枣仁总式、知母水提物、芍药苷、丹参酚酸 A、石菖蒲水提物、天麻活性成分之一对羟基苄醇、厚朴酚、银杏内酯及黄酮、石杉碱甲、芹菜甲素、钩藤碱等的实验或临床研究中，都取得了进展，具有一定的开发前景。

针灸疗法治疗 AD 也取得进展，头针取双侧语言区、晕听区；耳针取心、脑、皮质下及内分泌穴；体针取丰隆、间使、大椎、肾俞、人中、内关、风池穴等，一般强调辨证选穴，特异性如何有待探索。

参考文献

[1] HENDERSON A S. The risk factors for Alzheimer's disease：a review and a hypothesis. Acta Psychiatrica Scandinavica, 1988, 78（3）：257 – 275.

[2] GBD 2016 Dementia Collaborators. Global, regional, and national burden of Alzheimer's disease and other dementias, 1990 – 2016：a systematic analysis for the Global Burden of Disease Study 2016. Lancet Neurology, 2019, 18（1）：88 – 106.

[3] MAKI P M, HENDERSON V W. Hormone therapy, dementia, and cognition：the Women's Health Initiative 10 years on. Climacteric, 2012, 15（3）：256 – 262.

[4] 李晶，周仁华，侍永伟，等. 阿尔茨海默病可控性危险因素的临床研究. 中国现代医药杂志，2023, 25（4）：26 – 31.

[5] GREN M, SHAHIM P, LAUTNER R, et al. Blood biomarkers indicate mild neuroaxonal injury and increased amyloid β production after transient hypoxia during breath-hold diving. Brain Injury, 2016, 30（10）：1226 – 1230.

[6] VIOLA K L, KLEIN W L. Amyloid β oligomers in Alzheimer's disease pathogenesis, treatment, and diagnosis. Acta Neuropathologica, 2015, 129（2）：183 – 206.

[7] ALBERT M S, DEKOSKY S T, DICKSON D, et al. The diagnosis of mild cognitive impairment due to Alzheimer's disease：recommendations from the National Institute on Aging-Alzheimer's Association workgroups on diagnostic guidelines for Alzheimer's disease. Alzheimers & Dementia, 2011, 7（3）：270 – 279.

[8] HUGO J, GANGULI M. Dementia and cognitive impairment：epidemiology, diagnosis, and treatment. Clinics in Geratric Medicine, 2014, 30（3）：421 – 442.

[9] KASPER S, BANCHER C, ECKERT A, et al. Management of mild cognitive impairment（MCI）：The

need for national and international guidelines. The World Journal of Biological Psychiatry, 2020, 21 (8): 579 – 594.

[10] LANE C A, HARDY J, SCHOTT J M. Alzheimer's disease. European Journal of Neurology, 2018, 25 (1): 59 – 70.

[11] RAJAN K B, WEUVE J, BARNES L L, et al. Population estimate of people with clinical Alzheimer's disease and mild cognitive impairment in the United States (2020—2060). Alzheimers & Dementia, 2021, 17 (12): 1966 – 1975.

[12] SCHELTENS P, De STROOPER B, KIVIPELTO M, et al. Alzheimer's disease. Lancet, 2021, 397 (10284): 1577 – 1590.

[13] 郭峰, 张振馨. 痴呆的流行病学研究现状. 中华神经科杂志, 2007, 40 (5): 343 – 346.

[14] 张振馨, ZAHNER G E, ROMAN G, 等. 中国北京、西安、上海和成都地区痴呆亚型患病率的研究. 中国现代神经疾病杂志, 2005 (3): 156 – 157.

[15] 潘哲拓, 郑旭杰, 邵学克, 等. 浙江地区 60 ~ 85 岁人群阿尔茨海默病流行病学特征分析. 实用预防医学, 2022, 29 (12): 1525 – 1528.

[16] PATTERSON C. World Alzheimer report 2018. London: Alzheimer's Disease International, 2018.

[17] ZHANG X X, TIAN Y, WANG Z T, et al. The epidemiology of Alzheimer's disease modifiable risk factors and prevention. The Journal of Prevention of Alzheimer's Disease, 2021, 8 (3): 313 – 321.

[18] JIA L, QUAN M, FU Y, et al; Group for the Project of Dementia Situation in China. Dementia in China: epidemiology, clinical management, and research advances. Lancet Neurology, 2020, 19 (1): 81 – 92.

[19] 中国痴呆与认知障碍诊治指南（一）：痴呆及其分类诊断标准. 中华医学杂志, 2018, 98 (13): 965 – 970.

[20] 李峥. 老年痴呆相关概念辨析. 中华护理杂志, 2011, 46 (10): 1045.

[21] 刘爽, 张玉莲, 周震. 老年性痴呆流行病学研究现况. 中国老年学杂志, 2010, 30 (10): 1455 – 1457.

[22] 刘海燕, 赵超蓉. 血管性痴呆的中西医研究进展. 现代中西医结合杂志, 2021, 30 (3): 334 – 338.

[23] 宋题, 孙冬, 章军建.《2019 年中国血管性认知障碍诊治指南》解读. 中国临床医生杂志, 2021, 49 (6): 655 – 657, 661.

[24] 刘赛男, 王鲁宁. 混合性痴呆的研究进展. 中华老年心脑血管病杂志, 2006 (5): 359 – 360.

[25] 汤韫钰, 刘如恩. 阿尔兹海默病的诊断与综合治疗进展. 中国实用神经疾病杂志, 2022, 25 (8): 996 – 1000.

[26] 2018 中国痴呆与认知障碍诊治指南（六）：阿尔茨海默病痴呆前阶段. 中华医学杂志, 2018, 98 (19): 1457 – 1460.

[27] 赵斌, 蔡志友. 阿尔茨海默病. 北京：科学出版社, 2015.

[28] 水島宣昭, 池下照彦. 老年痴呆に対する当帰芍薬散の効能. 和漢医薬学会誌, 1989, 6 (3): 456 – 457.

[29] 中华人民共和国卫生部, 中药新药治疗痴呆的临床研究指导原则. 中药新药临床研究指导原则. 北京：1995；（下集）：206 – 209.

[30] 陈可冀. 跨世纪脑科学：老年性痴呆致病机理与防治. 北京：北京医科大学、中国协和医科大学联合出版社, 1998.

（张妙娜、曹婷、陈云波）

第二章 阿尔茨海默病研究相关的神经生物学基础

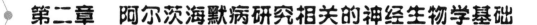

第一节 阿尔茨海默病相关解剖学基础

阿尔茨海默病（AD）是一种最常见的神经退行性疾病，随病情进展大脑发生了一系列的形态和结构变化。该疾病首先侵犯内嗅皮质和海马，然后蔓延至顶叶内侧皮质、颞叶外侧皮质和额区，最终可波及整个大脑皮质。随着病情进展，AD 患者的大脑明显萎缩，沟回增宽，脑室扩大，重量减轻，并出现神经细胞死亡。本节重点介绍与 AD 相关的脑结构和病变分布。

一、脑的正常结构与生理功能

脑（英文 brain，拉丁文 encephalon）位于颅腔内，包括大脑、间脑、小脑、脑干（包括中脑、脑桥和延髓），是中枢神经系统的最高级部位。成人脑的平均重量约为 1.4 kg。脑内存在许多由神经细胞聚集形成的神经核或神经中枢，并有大量的上行和下行神经纤维束通过，连接大脑、小脑和脊髓，将中枢神经系统的各个部分在形态和功能上联系为一个整体。脑内的腔隙被称为脑室，充满着脑脊液。脑脊液在脑室系统中循环，为大脑提供营养，起到保护和支撑脑组织的作用。

（一）大脑

脑部最顶层，体积最大的部分叫作大脑（cerebrum），被大脑纵裂分为左、右大脑半球（cerebral hemisphere）（见图 2-1、图 2-2）。纵裂底部有连接两半球的横行纤维，其中最大的神经纤维束称为胼胝体（corpus callosum）。大脑半球表面的一层灰质，称大脑皮质（cerebral cortex），其总面积约为 2 200 cm²，主要由神经元胞体及其树突组成，因大脑皮质各部发育的不平衡，形成许多隆起的脑沟和凹陷的脑回；内部为白质，称大脑髓质（cerebral medulla），主要由大量神经纤维组成；埋在髓质内的灰质核团，称基底核（basal nuclei）。左右大脑半球内部各有一腔隙，称侧脑室（lateral ventricle）。

大脑半球内有 3 条恒定的沟，分别为外侧沟、中央沟、顶枕沟，以上 3 条沟可将每侧大脑分为额叶、顶叶、颞叶、枕叶和岛叶。此外，还包括位于半球内侧面的由边缘叶（见图 2-3）、杏仁核、丘脑前核、下丘脑等组成的边缘系统。

两侧大脑半球虽在外观上相似，但其功能执行和控制并不完全对称，在高级功能方面占优势的一侧半球称为优势半球，另一侧为非优势半球。

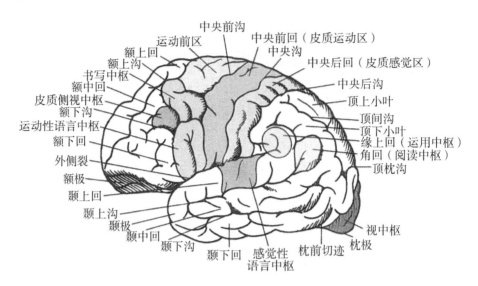

图 2-1 左侧大脑半球外侧面结构及功能区

（引自：贾建平，陈生弟. 神经病学. 8 版. 北京：人民卫生出版社，2018）

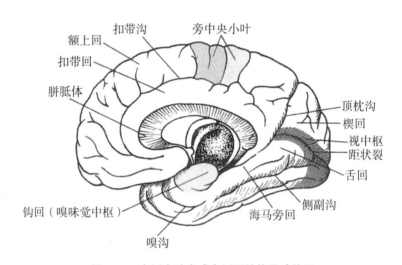

图 2-2 右侧大脑半球内侧面结构及功能区

（引自：贾建平，陈生弟. 神经病学. 8 版. 北京：人民卫生出版社，2018）

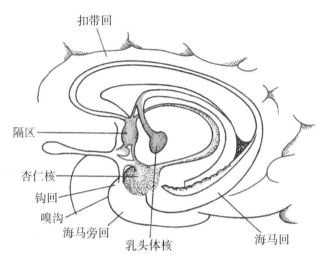

扣带回

隔区

杏仁核

钩回

嗅沟

海马旁回

乳头体核

海马回

图 2 - 3 边缘叶构成

（引自：贾建平，陈生弟. 神经病学. 8 版. 北京：人民卫生出版社，2018）

1. 额叶

额叶（frontal lobe）是大脑皮层最前部的一个区域，占据大脑半球表面的前 1/3。它包括额极、额上回、额中回和额下回等多个次区域。额极位于额叶的前端，外侧面以中央沟与顶叶分界，底面以外侧裂与颞叶分界，内侧面以扣带沟与扣带回分界。

额叶功能与精神、语言和随意运动有关，其主要功能区包括：①皮质运动区。支配对侧半身的随意运动。②运动前区。与联合运动和姿势调节有关；发出额桥小脑束，与共济运动有关；此外，此区也是自主神经皮质中枢的一部分，还包括肌张力的抑制区。③皮质侧视中枢。主持双眼同向侧视运动。④书写中枢。负责协调手的运动、处理与书写相关的信息。⑤运动性语言中枢。管理语言运动。⑥额叶前部。有广泛联络纤维，与记忆、判断、抽象思维、情感和冲动行为有关。

2. 顶叶

顶叶（parietal lobe）位于大脑的外侧面，中央沟后方和外侧沟上方的区域。它包括中央后沟、中央后回、顶内沟以及顶上小叶和顶下小叶。

顶叶主要功能区包括：①皮质感觉区。中央后回为深浅感觉的皮质中枢，接受对侧肢体的深浅感觉信息。②运用中枢。与复杂动作和劳动技能有关。③视觉性语言中枢。又称阅读中枢，靠近视觉中枢，负责理解看到的文字和符号。

3. 颞叶

颞叶（temporal lobe）位于外侧裂下方，顶枕沟前方，与额、顶叶分界，后面与枕叶相邻，包含颞上回、颞中回和颞下回，以及颞极、颞横回等区域。

颞叶主要功能区包括：①感觉性语言中枢（Wernicke 区）。为语言理解的区域。②听觉中枢。负责处理和解释声音和听觉信息。③嗅觉中枢。接受双侧嗅觉纤维的传入。④颞叶前部。与记忆、联想和比较等高级神经活动有关。⑤颞叶内侧面。属于边缘系统，海马是其中的重要结构，与记忆、精神、行为和内脏功能有关。

4. 枕叶

枕叶（occipital lobe）位于大脑半球后部，在内侧面为顶枕沟以后的部分。其后端为枕极，内侧面以距状裂分成楔回和舌回。围绕距状裂的皮质称为视中枢，也称纹状区，接受外侧膝状体传来的视网膜视觉冲动。枕叶在视觉信息处理中发挥重要作用，包括视觉感知、识别、空间定位和视觉记忆。

5. 岛叶

岛叶（insular lobe）又称脑岛（insula），藏于外侧沟的深部，被额、顶、颞叶覆盖，其功能与内脏感觉和运动有关。

6. 边缘叶

边缘叶（limbic lobe）由胼胝体周围和侧脑室下角底壁的一圆弧形结构组成，分为隔区、扣带回、海马回、海马旁回和钩回。边缘系统系由边缘叶，加上与它联系紧密的皮质下结构，如杏仁核、丘脑前核、下丘脑、中脑被盖等结构组成。其与网状结构和大脑皮质联系广泛，参与高级神经、精神（情绪和记忆等）、内脏调节和性生活等生理活动。

（二）间脑

间脑（diencephalon）位于两侧大脑半球之间，包括丘脑、下丘脑、上丘脑和底丘脑。

1. 丘脑

丘脑（thalamus）位于大脑中间，与皮质相互连接，是间脑中最大的卵圆形灰质团块。丘脑是各种感觉（嗅觉除外）传导到皮质下的中枢和中继站，它在感觉信息传递中扮演了关键角色，接收来自脊髓和脑干的感觉信号，并将其传递给大脑皮质的相应区域进行加工和处理。丘脑内部被 Y 形的内髓板分隔成 3 个核群，即前核群、内侧核群、外侧核群。①前核群位于丘脑内髓板分叉部的前上方，与内脏活动有关。②内侧核群位于丘脑内髓板的内侧，与躯体和内脏感觉的整合、记忆功能和情感调节有关。③外侧核群位于丘脑内髓板的外侧，传递头面部、上肢、躯干和下肢感觉纤维。

2. 下丘脑

下丘脑（hypothalamus）位于丘脑的下方，组成第三脑室侧壁的下部和底壁。下丘脑体积小，重量也只占全脑的 0.3% 左右，但其纤维联系广泛而复杂，与脑干、基底核、丘脑、边缘系统及大脑皮质之间联系紧密。下丘脑从前向后可分为 4 个区：①视前区。包括视前内侧核和视前外侧核，与体温调节有关。②视上区。包括视上核和室旁核，分别与水代谢和糖代谢有关。③结节区。包括腹内侧核、背内侧核和漏斗核，腹内侧核与性功能有关，背内侧核与脂肪代谢有关。④乳头体区。包括下丘脑后核和乳头体核，下丘脑后核与产热保温有关。

下丘脑是神经内分泌中心，与垂体联系密切，将神经调节和体液调节融为一体；同时它还参与内脏活动、情绪行为以及机体昼夜节律功能的调节。

3. 上丘脑

上丘脑（epithalamus）位于丘脑内侧，第三脑室室顶部周围，主要包括松果体、缰连合和后连合。上丘脑在视觉和运动调节方面发挥重要作用。

4. 底丘脑

底丘脑（subthalamus）位于下丘脑前内侧，是位于中脑被盖和背侧丘脑的过渡区域，参与锥体外系的功能。

（三）小脑

小脑（cerebellum）位于颅后窝，上方借小脑幕与枕叶隔开，下方为小脑延髓池，腹侧为脑桥和延髓。小脑的中央为小脑蚓部，两侧为小脑半球。小脑分为三个主叶，即绒球小结叶、前叶和后叶。小脑表面覆以灰质（小脑皮质），由分子层、浦肯野（Purkinje）细胞层和颗粒层三层组成。皮质下为白质（小脑髓质）。在两侧小脑半球白质内各有四个小脑核，由内向外依次为顶核、球状核、栓状核和齿状核。小脑主要维持躯体平衡，控制姿势和步态，调节肌张力和协调随意运动的准确性。小脑的传出纤维在传导过程中有两次交叉，使得小脑对同侧躯体活动发挥协调作用。

（四）脑干

脑干（brain stem）上与间脑，下与脊髓相连，由延髓、脑桥和中脑组成。脑干的内部结构主要有神经核、上下行传导束和网状结构。

1. 脑干神经核

为脑干内的灰质核团。包括中脑、脑桥和延髓部分的神经核。这些神经核负责控制和调节各种生理功能，如眼球运动、面部肌肉的控制、听觉和平衡功能、呼吸和心血管功能等。

2. 脑干传导束

为脑干内的白质，包括深浅感觉传导束、锥体束、锥体外通路及内侧纵束等。这些传导束负责传递感觉和运动信号，将信号从大脑传输到脊髓和反向从脊髓传输回大脑。

3. 脑干网状结构

脑干网状结构包含多个核团，其中的一些核团起着重要的调节功能，如控制心血管运动、血压调节、呼吸调节和呕吐反射等。此外，脑干网状结构还参与维持意识清醒的上行激活系统。

二、AD 脑部病变分布

AD 患者大脑可见明显萎缩、沟回增宽、脑室扩大和重量减轻。脑萎缩始于内嗅皮层，随病情进展逐渐扩展至海马、内侧颞叶、额顶区，而初级感觉和运动皮层（枕叶视皮层、中央前回和中央后回）相对保留。AD 患者脑中存在严重的神经元丢失，伴随部分脑皮质的萎缩，这是被大家公认的脑萎缩的过程。其主要是额叶、颞叶和顶叶中神经元和突触数量的减少。除了皮层神经元萎缩，许多研究人员认为，损失的突触与神经元树突萎缩是 AD 的关键病理基础（见图 2-4）。

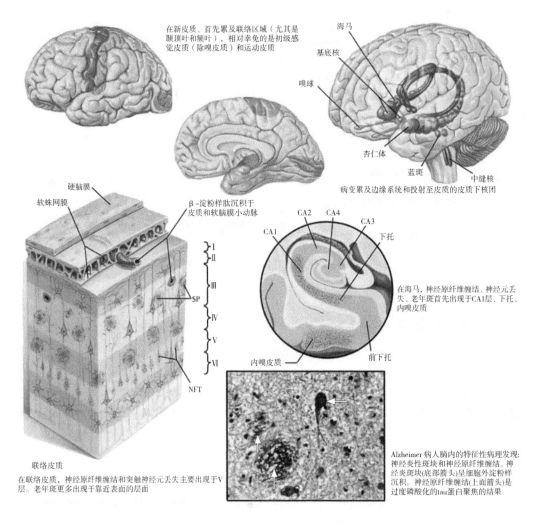

在新皮质、首先累及联络区域（尤其是颞顶叶和额叶），相对幸免的是初级感觉皮质（除嗅皮质）和运动皮质

病变累及边缘系统和投射至皮质的皮质下核团

在海马、神经原纤维缠结、神经元丢失、老年斑首先出现于CA1层、下托、内嗅皮质

Alzheimer病人脑内的特征性病理发现：神经炎性斑块和神经原纤维缠结。神经炎斑块(底部箭头)呈细胞外淀粉样沉积。神经原纤维缠结(上面箭头)是过度磷酸化的tau蛋白聚焦的结果

在联络皮质，神经原纤维缠结和突触神经元丢失主要出现于V层。老年斑更多出现于靠近表面的层面

图 2-4　阿尔茨海默病脑部病变分布

（引自：费尔顿，欧班宁，梅达. 奈特神经科学彩色图谱. 3 版. 李安然，译. 北京：北京大学医学出版社，2018）

（一）脑室扩大与白质改变

　　脑室扩大是 AD 比较一致的发现，由于 AD 患者大脑的萎缩，尤其是颞叶和顶叶的萎缩，导致脑室的容积增大。这是 AD 的典型特征之一，通常可通过核磁共振成像（MRI）或计算机断层扫描（CT）观察到。AD 患者常有白质结构和功能损害。白质改变与神经元退化和炎症反应有关，导致神经纤维受损、血流减少等。这些变化进一步导致了白质的异常信号和结构改变。白质改变在 AD 的进展和认知功能衰退中起着重要的作用。它与 AD 的临床症状和认知损害相关，并可作为一种影像学标志，用于 AD 的诊断和评估。

（二）海马萎缩

海马是大脑边缘系统的一部分，它在学习、记忆和空间导航等高级脑活动中发挥着重要的作用。AD 患者认知功能障碍出现较早的是情景记忆的损害，这提示了海马功能的障碍。AD 患者的海马萎缩主要表现为海马体积缩小、脑回变窄，并伴有邻近的侧脑室扩大。在镜下病理上，可以观察到大量神经元和突触的丧失，残存的神经细胞胞体萎缩，突起减少。此外，还可以观察到 β-淀粉样蛋白（Aβ）沉积、胶质炎性反应和脑微血管损伤等变化。

海马神经元和突触的丢失是 AD 患者认知功能损害的病理基础，而海马萎缩被认为是与记忆损害相关的重要指标。一些长期追踪研究表明，海马萎缩越明显的轻度认知障碍（MCI）患者，发展为 AD 的风险越高。尸检研究进一步发现，在 AD 进程中，海马尤其是内嗅皮质是最早出现病变的脑区之一，甚至在 Aβ 斑块沉积出现之前，该区域就已经发生神经元变性和丧失。这些研究结果支持了 AD 发病起始点可能在海马，并且海马萎缩在整个疾病发展中具有关键的作用，因此在临床上具有重要的预警价值。

海马萎缩原因有：①Aβ。AD 患者大脑中会积聚异常的 Aβ，并聚集成淀粉样斑块，导致神经元受损并最终导致海马萎缩。②tau 蛋白异常代谢。在 AD 患者中，tau 蛋白过度磷酸化形成与脑细胞骨架错乱有关的神经原纤维缠结，这可能导致神经元功能和连接失调，进而引发海马萎缩。③炎症反应。炎症反应在 AD 的发展中可能也扮演着重要角色。炎症反应可能导致神经元损伤和氧化应激，促进 Aβ 形成，导致海马组织的损伤和萎缩。④神经递质不平衡。AD 患者中的神经递质不平衡，尤其是乙酰胆碱的减少，已经与海马功能失调和萎缩有关。

另外，高血压、糖尿病和高脂血症等也被认为是导致海马萎缩的高危因素。高血压本身可破坏血脑屏障，血压调节紊乱可导致皮质下血管透明变性及神经病变。此外，高血压会增加动脉硬化和血管病变的风险，降低大脑血流灌注，从而导致海马受损。糖尿病则可能通过影响微血管结构和营养物质转运，加剧海马损伤的程度。另外，胰岛素具有营养和修复神经的作用，糖尿病患者胰岛素及其受体异常将造成海马等脑区神经元凋亡、变性和坏死，进而影响学习和记忆功能。

（三）皮质损害

人类的大脑皮质高度分化，是机体各种功能包括运动、一般感觉、视觉、听觉以及意识、思维、学习、记忆和语言等调控中枢。大脑皮质的损害是 AD 患者认知功能障碍逐渐加重的病理基础。在 AD 的病程中，内嗅皮质和海马是最早受到损害的区域，然后逐渐扩散至顶叶内侧皮质、颞叶外侧皮质和额区，最终可能波及整个大脑皮质。在大体病理方面，表现为脑回缩窄、脑沟增宽、皮质变薄，白质的体积也有不同程度的缩小，并且伴随着侧脑室的扩大。在镜下病理方面，皮质区域除了有 Aβ 沉积在神经元细胞外、tau 蛋白的聚集在神经元胞体外，还表现为神经元细胞数量和密度的下降，细胞结构的失去和胶质炎性反应以及脑微血管的损害等。这些脑区的病理生理变化主要表现为脑血流低灌注、代谢降低以及神经电活动的减少。

1. **AD 进程内侧损害特征变化**

AD 进程中内侧损害特征的变化主要集中在内侧颞叶皮质和海马结构。内侧颞叶皮质与海马结构之间存在密集的神经纤维联系，对基本的记忆功能起着重要作用，并且在 AD 的早期阶段首先受到影响。在 MCI 的早期阶段，内侧颞叶皮质表现出神经活动的异常增高。随着病情的恶化，记忆缺失的症状加重，内侧颞叶皮质的神经活动明显低于正常状态，并且出现了神经原纤维缠结、神经原元丢失以及海马结构与新皮层之间神经传递的正常纤维联系受损等病理变化。在临床痴呆诊断阶段，内侧颞叶皮质呈现明显的萎缩和神经活动性下降。

尽管内侧颞叶皮质的萎缩是 AD 早期病理变化的特征，但其作为判断 MCI 是否转变为 AD 的有效指标，缺乏特异性。因为其他类型的神经退行性疾病如路易体痴呆或帕金森病以及抑郁症，甚至在健康老年人中也可能出现内侧颞叶皮质的萎缩。此外，颞区脑白质组织的损伤，包括颞叶癫痫的反复发作，也可能导致内侧颞叶皮质的萎缩。

近年的研究表明，顶叶特别是内侧顶叶皮质的结构和功能变化在早期 AD 的诊断中起着重要作用。内侧顶叶皮质负责多种认知功能，如注意力、定向力、计算能力、执行能力、空间工作记忆以及情景记忆等。在早期 MCI 患者中，楔前叶的神经活动性在视觉—语言情景性记忆、视觉—语言工作记忆、自传式叙述、语义记忆和视觉—空间记忆等多种记忆测试中显示出增加。而在多种记忆缺失的晚期 MCI 患者中，顶叶内侧区域（如顶上小叶、顶下小叶、楔前叶、扣带回后部、压后皮质、缘上回和中央旁小叶后部等）的皮质变薄、灌注减少和神经活动性降低，并且伴随不同程度的联络纤维束如扣带束、上纵束、下纵束和枕额束等结构完整性受损。在临床痴呆诊断阶段，上述内侧顶叶区域的结构、功能和代谢异常进一步加剧，尤其是楔前叶和扣带回后部呈现明显的萎缩。

2. **皮质损害的可能原因及机制**

认知功能相关脑区的大脑皮质萎缩是 AD 特征性病理变化，但是其发生机制并未完全明了，推测可能是以下多种因素综合作用的结果。

（1）年龄因素：衰老是 AD 发生的最主要危险因素，随着年龄增长，大脑总体积每年以一定速率下降，而不同脑区的萎缩程度存在差异。额叶皮质在增龄性萎缩变化中最为明显，但最新研究表明，颞叶皮质、海马和内嗅皮质在中年阶段就已出现体积缩小，年萎缩率较高。此外，顶叶内侧皮质，包括楔前叶和扣带回后部等区域也发生年龄相关的脑结构变化。

（2）脑活动和代谢特异性因素：AD 易受损的区域属于脑默认模式网络（default mode network，DMN），该网络的脑区在静息状态下表现出自发持续激活的特性。最近的研究发现，脑内 Aβ 的产生与神经活动性相关，DMN 区域的神经活动性较高，在静息状态下细胞外间隙中的可溶性 Aβ 含量也较高。因此，DMN 特有的脑功能活动和高 Aβ 负荷使得这些区域在增龄过程中更容易发生退行性变。

（3）形态结构特异性因素：顶叶内侧皮质的楔前叶和扣带回后部作为多种认知功能相关信息的处理中心，具有复杂的突触连接，更容易受到氧化应激损害的影响。此外，顶叶内侧皮质位于脑动脉终末分支分界区，相对于其他脑区，处于血流灌注较低的状态，对脑缺血和梗死等病理损伤尤为敏感。顶叶内侧皮质的白质结构包括多个联络纤维束，髓鞘形成较晚，同时存在各种连合纤维如胼胝体。这些特点使得该区域的有髓纤维更容易发生脱髓鞘，从而影响到各认知相关脑区之间的信息传递和整合。

　　总之，认知功能相关脑区结构的复杂性和神经电活动特异性与 Aβ 高负荷，导致其在增龄性变化过程中，更容易受 Aβ 及其他各种因素包括脑缺血、缺氧以及代谢性炎性反应的损害，从而导致神经元丢失、脱髓鞘，进而出现大脑萎缩和认知障碍。

　　利用多种影像学技术，包括功能磁共振、脑磁图、弥散张量成像以及脑内 Aβ 显像等，并结合电生理、脑血流代谢测定等手段进一步明确正常衰老、MCI 和 AD 进程中皮质结构、代谢和功能变化的各自特征，对于 AD 早期诊断以及疗效评价和预后判断有重要价值。

第二节　阿尔茨海默病相关细胞学基础

神经组织主要包含神经元（neuron）和神经胶质细胞（neuroglial cell）两大类细胞，神经胶质细胞与细胞间液共同构成神经元生存的内环境（见图 2-5）。本节着重讨论这两类细胞的结构和功能。

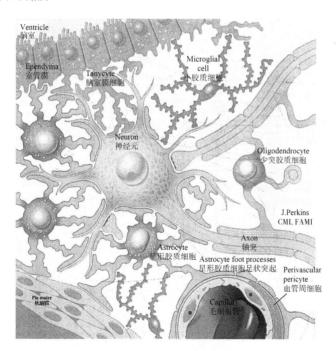

图 2-5　神经细胞模式图

（引自：费尔顿，欧班宁，梅达. 奈特神经科学彩色图谱. 3 版. 李安然，译. 北京：北京大学医学出版社，2018）

一、神经元及其一般生理功能

神经元是神经系统的基本单位，是脑内生物信息处理的主要部位。人脑中含有上千亿个神经元。典型的神经元由胞体和突起组成。胞体由细胞核、细胞膜和细胞质组成，主要负责联络、整合输入信息并传出信息。突起分为树突和轴突。树突短而分支多，直接由细胞体扩展，并形成树状结构，主要接收其他神经元轴突传递的冲动并传递给细胞体。轴突长且少分支，是一种粗细均匀的细长突起，通常起源于轴丘（axon hillock），主要接收外部刺激并由细胞体传递出去。

（一）神经元胞体的结构与功能

在中枢神经系统，神经元胞体聚集形成脑的灰质或皮质，不同部位的神经元形态各异，如锥体形、卵圆形、纺锤形和星形等。神经元胞体是神经元代谢及营养中心，也是其功能活动中枢。神经元胞体由细胞膜、细胞质和细胞核组成，位于核周围的胞质为核周体（perikaryon），位于轴突内的胞质为轴质（axoplasm）（见图2-6）。核周体与轴突及树突内的细胞质不完全相同。核周体除含一般细胞所具有的细胞器外，还有其特殊结构如尼氏体等。

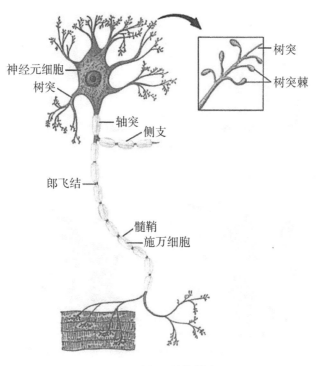

图2-6 神经元结构模式图

（引自：丁文龙，刘学政. 系统解剖学. 9版. 北京：人民卫生出版社，2018）

1. 神经元膜的结构和功能

神经元膜同其他细胞一样，是指细胞外表面的质膜。除突触部位的胞膜有特殊的结构外，神经元膜与其他细胞膜相似，以脂质双层为骨架，其中镶嵌着既有亲水部分又有亲脂部分的兼容性蛋白质。这些蛋白质参与信息的识别和结合、跨膜物质转运、能量转换、神经冲动的产生与传导以及跨膜信息传递等多种生理活动。形成突触部分的细胞膜较厚，膜上受体可与相应的神经递质结合，膜的离子通透性及膜内外电位发生改变，从而产生相应的生理活动。

2. 神经元的细胞质

神经元细胞质中的线粒体（mitochondria）、核糖体（ribosme）、高尔基体（Golgi apparatus）、溶酶体（lysosome）等细胞器的功能与其他细胞相同。所不同的是神经元胞浆中尚含一些致密小体和色素颗粒如脂褐素等物质，其出现于成年期，随年龄增长而增加。此外，神经元细胞质中还有由微丝（microfilament）、微管（microtuble）、神经细丝（neurofilament）等丝状结构组成的细胞骨架（cytoskeleton）。

（1）细胞器。

a. 线粒体。神经元内的线粒体多呈细长的棒状，分布于胞体、树突及轴突，在尼氏体区域和轴突末梢聚集较多。线粒体是为神经元提供能量的氧化供能中心，进行着三羧酸循环、呼吸链的电子传递及氧化磷酸化反应。此外，神经元中的线粒体还有储存钙的作用，是调节细胞内钙浓度的重要因素之一。AD 患者在出现神经元丢失、认知功能明显减退等临床病理症状之前，海马和大脑顶颞叶皮层的糖代谢已出现异常，氧化磷酸化系统遭到破坏，因此认为线粒体损伤是 AD 潜在的发病原因之一。AD 线粒体损伤最主要表现为电子传递链（ETC）的损伤，而 ETC 损伤主要是电子传递酶——细胞色素 C 氧化酶（cytochrome C oxidase，COX）的缺陷，该缺陷在受神经原纤维缠结影响的神经元中表现尤为突出。

b. 核糖体。神经元内含大量核糖体，远超神经胶质细胞和其他非神经细胞，它们附着在滑面内质网上，形成粗面内质网，是蛋白质合成和转运的重要场所。神经元内较为特殊的是尼氏体（Nissl body）（见图 2 - 7）。尼氏体在光学显微镜下为嗜碱性深染的颗粒或小块，仅存在于胞体和树突中。电镜下可见尼氏体由许多平行排列并互相沟通的粗面内质网和游离核糖体（free ribosome）组成，没有明显边界。神经活动所需的大量结构蛋白与分泌蛋白主要在尼氏体合成，尼氏体合成的蛋白质通过轴浆输送至轴丘及轴突，以补充神经元本身的消耗。正常状态下，不同部位的尼氏体一般都有各自固定的形状、排列和数量。当神经元受损或轴突被切断后，尼氏体会逐渐溶解，甚至消失，这种现象称为染色质溶解（chromatolysis），可作为神经元受损的标志。如果神经元不因损伤而死亡，染色质溶解可以逆转，尼氏体又可以在核周体重现，神经元也逐渐恢复至原来的状态。

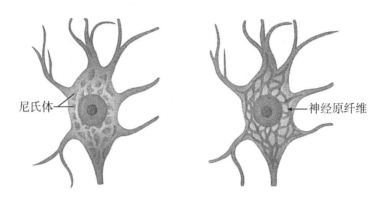

图 2-7　尼氏体和神经原纤维模式图
（引自：丁文龙，刘学政. 系统解剖学. 9 版. 北京：人民卫生出版社，2018）

c. 内质网。内质网（endoplasmic reticulum，ER）是扁平囊状或管泡状膜性结构，它们以分支互相吻合为网，其表面有附着核糖核蛋白体者称为粗面内质网，膜表面不附着核糖核蛋白体者称为滑面内质网，两者有通连。内质网主要功能是调节神经元内钙信号。

d. 溶酶体。溶酶体为有膜包裹的小体，内含多种酸性水解酶，可分解各种内源性或外源性物质。在神经末梢，溶酶体可以摄取和运送突触小泡（synaptic vesicles）到细胞体内进行分解和再利用，这一过程有助于维持神经末梢的正常功能。溶酶体可保持细胞内环境的平衡，清除细胞内废弃物和损伤的组分，以及参与细胞自噬。在病理状态下，溶酶体功能异常可能导致蛋白质聚集和细胞代谢紊乱，影响细胞的正常功能。

e. 高尔基体。神经元的高尔基体发达，位于核周体中部，并伸入树突的分支内，它参与多肽类激素、肽类递质或其他神经分泌颗粒合成过程。高尔基体对于维持神经系统正常的传导和信号传递至关重要，当神经元轴突断裂时，高尔基器分散在细胞周边，随后断裂消失，这种现象称为高尔基网溶解。

（2）细胞骨架。

神经元胞质中除了各种细胞器外，还富含细胞骨架。光镜下用重金属银染色，在神经元的胞体和突起内观察到的棕黑色丝状结构，为神经原纤维（neurofibrils）。在胞体内，神经原纤维交织成网，在突起中，神经原纤维与轴突和树突的长轴平行。电镜下可见神经原纤维多数集合成束状，由微管（microtubule，MT）、神经丝（neurofilament，NF）和微丝（microfilament，MF）组成，三者构成神经元的细胞骨架。细胞骨架是动态可塑的，处于不断聚合和解聚、组装和去组装的调节循环过程。此外，近年来还发现一种更为细小的纤维结构，名为微细丝。

3. 神经元的细胞核

大部分神经元只有一个细胞核，位于神经元细胞体中央，呈圆形或椭圆形，由核膜、染色质和核仁组成。细胞核被双层膜所包围，称为核膜。核膜具有许多核孔，允许物质在核内和细胞质之间进行传输。染色质由 DNA、蛋白质和 RNA 组成，包含细胞遗传信息的大部分内容。通常核中央有一个大而圆的核仁，有时可见 2～3 个核仁。核仁由 RNA

和蛋白质组成，是蛋白质合成的重要场所，参与细胞的代谢和生物合成过程。细胞变性时，细胞核多移向周边而偏位。

（二）神经元的树突与轴突

1. 树突

树突是胞体向外生长的树状突起，一般较短，并反复出现锐角分支，形成树枝状，终端构成了突触的突触后部分。神经元有一至多个树突。电镜下，树突的小分支表面有大量细刺状突起，为树突棘（dendritic spine）（见图 2-8），是和其他神经元机能性连接的部位，其主要功能为接受、处理和整合突触传入的信号。神经元树突棘的密度、形状随神经元的活动状态而变化，如去神经支配或老年时树突棘可减少或消失；当神经支配恢复时，树突棘又可出现。树突棘在学习、记忆以及神经元可塑性方面也有重要作用，研究发现，适量增加海马神经元兴奋性突触活动，如在培养基中加入少量的谷氨酸或缓慢增加 Ca^{2+} 浓度，可使棘伸长，并产生新树突棘。

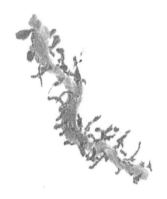

图 2-8　电镜下神经元树突棘

（引自：丁斐. 神经生物学. 3 版. 北京：科学出版社，2016）

2. 轴突

通常神经元胞体只发出一根轴突，呈细长形，其长度可以延伸数毫米或数米之远，轴突末端分支形成多个突触结构。胞体发出轴突的部位称为轴丘，是动作电位产生的部位。轴突内的胞浆称为轴浆，与胞体内的神经浆相连，存在着双向流动，轴突内物质运输称为轴浆运输（见图 2-9）。轴突是神经元内电信号传递的主要通路，负责将胞体产生的电信号传递到与其他神经元或靶细胞相连接的位置。神经冲动的传递需通过轴突内产生的动作电位或神经冲动波来实现。在轴突末端的突触结构上，神经元通过释放化学信号物质（神经递质），将电信号转化为化学信号，以实现与目标细胞的信息传递。

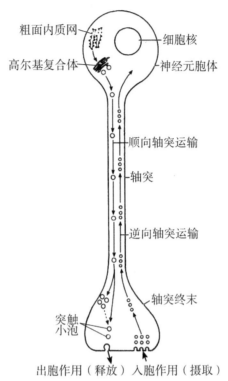

粗面内质网 — 细胞核
高尔基复合体 — 神经元胞体
顺向轴突运输
轴突
逆向轴突运输
轴突终末
突触小泡
出胞作用（释放）入胞作用（摄取）

图2-9 双向轴突运输示意图

（引自：芮德源，朱雨岚，陈立杰. 临床神经解剖学. 2版. 北京：人民卫生出版社，2015）

细胞骨架，尤其是微管，对于调控神经元轴突形成和生长至关重要。微管不仅维持轴突结构的稳定性，还可供应轴突末端所需的物质。此外，微管还参与轴突的定位和极性化过程。在神经元细胞体以及轴突和树突膜上存在APP，是一种受体样结构的膜整合糖蛋白，具有维持和保护轴突结构的重要作用。病理状况下APP分解过程发生异常时，生成β-淀粉样蛋白（amyloid β-protein，Aβ）在轴突内积聚，使细胞骨架受损，而影响突触传递功能，最终可引起神经元变性、死亡，突触丢失等。

二、突触与突触传递

神经系统由大量的神经元构成，神经元之间在结构上并没有原生质相连，仅互相接触，其接触的部位称为突触（synapse）（见图2-10）。根据信息传递媒介物的不同，突触主要分为化学性突触和电突触两大类型，前者的传递媒介物是神经递质，后者则是局部电流。

（一）突触的形态结构

1. 化学性突触

化学性突触由突触前膜、突触间隙（synaptic cleft）和突触后膜组成。突触前膜和突触后膜比一般神经元膜稍厚，突触间隙宽 20～40 nm，间隙内有粘多糖和糖蛋白。突触小体（synaptic knob）是突触前神经元轴突末端膨大的结构，通过与突触后神经元的胞体或突起相接触实现信息传递。突触小体轴浆内含有较多线粒体和大量聚集的囊泡，后者为突触小泡（synaptic vesicle）。突触小泡直径为 20～80 nm，内含高浓度的神经递质（neurotransmitters）。突触小泡一般分为三类：①小而清亮透明的小泡，内含乙酰胆碱、甘氨酸、γ-氨基丁酸或谷氨酸等；②小而具有致密中心的小泡，内含儿茶酚胺类；③大而具有致密中心的小泡，内含神经肽类。

大部分突触小泡不能在轴浆内自由移动，而是通过突触蛋白（synapsin）被锚定于细胞骨架丝的网络上。突触蛋白是一组具有神经元特异性的磷酸蛋白，分布于神经终末处，位于突触前轴浆内的突触小泡膜表面。突触蛋白在调节神经递质的释放和神经元的早期发育、再生等方面起重要作用。近年来，突触蛋白在神经系统疾病的研究中得以广泛应用。

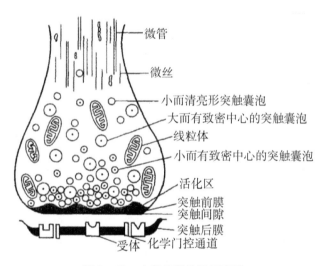

图 2-10　突触细微结构示意图

（引自：韩恩吉，王翠兰. 实用痴呆学. 济南：山东科学技术出版社，2011）

2. 电突触

电突触（electrical synapse）是一种特殊突触连接方式，其基础是缝隙连接（gap junction），两个神经元膜仅间隔 2～4 nm，两侧膜上对称的六聚体水相通道蛋白两两对接，形成沟通两细胞胞质的亲水性通道，允许带电小离子和小于 1.0～1.5 kDa 或直径小于 1.0 nm 的小分子物质通过，这使电流能以电紧张扩布（electrotonic spread）的形式在两个神经元之间快速传递信息（见图 2-11）。

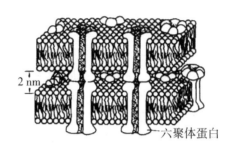

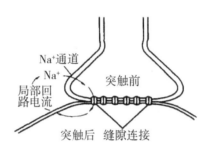

图 2 - 11　电突触示意图

（引自：韩恩吉，王翠兰. 实用痴呆学. 济南：山东科学技术出版社，2011）

（二）突触传递

突触传递（synaptic transmission）是神经系统活动的中心，主要分为化学突触传递和电突触传递（见表 2 -1）。

1. 化学突触传递

化学突触是传递神经信号的基本方式之一，其可概括为电化学相互转化的过程，即经典突触的电—化学—电传递：到达突触前膜的动作电位转变为化学物质的释放，化学物质作用于突触后膜受体，再转化为突触后膜的电变化，完成信息的跨细胞传递。

（1）电传递（pre-synaptic potential transmission）。

当突触前神经元受到刺激时，电信号会在细胞膜上发生去极化。此变化沿着突触前神经元的轴突传播，通过电—电相互作用传递到突触末梢的过程，称为电信号的传导。

（2）化学传递（synaptic chemical transmission）。

突触前膜发生去极化，引起前膜上的电压门控 Ca^{2+} 通道开放，细胞外 Ca^{2+} 顺浓度梯度内流，使得细胞内 Ca^{2+} 浓度瞬间升高，可触发突触小泡向突触前膜靠近并与之融合，导致突触小泡内的神经递质以量子释放至突触间隙，经扩散与突触后膜上的受体特异性结合。

（3）电传递再次发生。

神经递质与受体特异性结合后，会引发突触后膜的某些离子通道打开或关闭，诱发突触后膜发生一定程度的电位变化，称为突触后电位（postsynaptic potential）。根据突触后膜发生去极化或超极化，可分为兴奋性突触后电位（excitatory postsynaptic potential，EPSP）和抑制性突触后电位（inhibitory postsynaptic potential，IPSP）。

突触后电位变化会引起突触后神经元的电信号传递，被称为电—化学耦合。电—化学耦合的传递过程可以形成突触后神经元产生的动作电位（action potential）。

2. 电突触传递

电突触传递（electrical synaptic transmission）不同于上述经典突触传递，它是一种电传递（electrical transmission）。局部电流和 EPSP 也可以通过电紧张扩布的形式从一个细胞传递给另一个细胞。由于无突触前、后膜之分，因而信息传递一般为双向性。电突触因低电阻，传递速度快，几乎没有潜伏期，从前锋开始到兴奋性突触后电位间隔只有 0.1 ms，它是神经元之间信息传递最简单的方式。电突触的结构广泛存在于中枢神经系统和视网膜中，可以在树突与树突、胞体与胞体、轴突与胞体、轴突与树突之间形成连接。电突触传递主要在同类神经元之间发生，具有促进神经元产生同步性放电的功能。

表 2-1　经典化学突触传递与电突触传递的区别

项目	经典化学突触传递	电突触传递
突触前膜与突触后膜特点	不对称	对称
突触间隙	20~40 nm	2~4 nm，低阻抗
前膜对后膜电位的影响	很少有直接影响	能直接影响
递质释放	有自发和动作电位引起的递质释放	无
传递时间	传递有延搁	几乎无延搁，起同步放电作用
传递方向	单向传递	双向传递
递质收温度影响	大	小

三、神经递质和受体

神经元之间、神经元与效应器之间的信息传递，绝大部分是通过神经递质与其相应受体结合而发生兴奋性或抑制性效应。

（一）神经递质

1. 概念

神经递质（neurotransmitter）是指由突触前神经元合成并在末梢处释放，选择性作用于突触后神经元或效应器细胞上的受体，能够引起信息从突触前传递到突触后的一些化学性物质。神经元内存在的化学物质不都是递质，递质应基本符合以下条件：①突触前神经元内含有合成该递质的原料和酶系。②递质合成后必须储存于突触囊泡避免被胞质内其他酶系破坏。③突触前刺激能导致该递质的释放。④递质释出后经突触间隙作用于后膜特异受体，发挥生理作用；向突触后神经元或效应器细胞附近施加相同递质，能引起相同生理效应。⑤突触部位存在使该递质失活的酶或其他失活方式（如重摄取）。⑥每种神经递质有其特异的受体激动剂和拮抗剂，能分别加强或阻断这种递质在突触传递中的作用。

2．神经调质

神经调质由神经元产生，也作用于特定受体，但其作用并不是在神经元间直接传递信息，而是通过增强或抑制递质的效应，以调节信息传递的速度和效果。神经调质可作用于突触前神经元，改变递质合成、释放、摄取或代谢，也可作用于突触后细胞，改变其对特定递质的反应。神经调质分为兴奋性和抑制性两类。兴奋性调质能增强神经传递的效应，使神经元兴奋并产生动作潜能。例如，多巴胺、去甲肾上腺素和谷氨酸等是常见的兴奋性神经调质物质。抑制性调质则具有抑制神经传递的效应，抑制神经元活动。例如，γ-氨基丁酸（GABA）和血清素等是常见的抑制性神经调质物质。神经调质还参与了多种神经功能，如情绪调节、认知功能、运动调节等。一些精神疾病，如抑郁症、焦虑症和精神分裂症等，与神经调质异常有关。

递质与调质并无明确界限。调质所发挥的作用称为调制作用（modulation）。递质在某些情况下也可起到调制作用，而在另一种情况下调质又可发挥递质作用。

3．递质的共存

近年来发现一个神经元内可以存在两种或两种以上的神经递质，称为递质共存，通常是一种经典递质与一种或多种神经肽的共存，以协调某些生理过程。例如，谷氨酸和GABA是中枢神经系统中常见的兴奋性和抑制性递质，它们的共存可以维持神经回路的平衡。另外，多巴胺和血清素等递质在调节情绪和情感方面起着重要作用，它们的共存可以调节神经系统的情绪状态。

表 2-2　哺乳动物神经系统内神经递质和神经调质的分类

分类	家族成员
胆碱类	乙酰胆碱
胺类	多巴胺、去甲肾上腺素、肾上腺素、5-羟色胺、组胺
氨基酸类	谷氨酸、门冬氨酸、甘氨酸、GABA
肽类	下丘脑调节肽、血管升压素、催产素、P物质及其他速激肽、阿片肽、脑—肠肽、血管紧张素Ⅱ、心房钠尿肽、降钙素基因相关肽、神经肽Y等
嘌呤类	腺苷、ATP
气体类	一氧化氮、一氧化碳
脂类	花生四烯酸及其衍生物、神经类固醇

（二）受体

1．概念

受体（receptor）是指能与特定的信号分子（如激素、神经调质、药物等）结合，并能传递信息、引起效应的细胞成分。它是存在于生物体细胞表面、细胞内或细胞器上的蛋白质分子，包含受体激动剂和受体阻断剂。

2．受体的分类

根据受体结构的不同，可分为三类：①递质门控性离子通道受体，基本结构由5个亚基组成，递质与受体结合后，离子通道很快打开，产生快速的生理反应。如乙酰胆碱、GABA、谷氨酸、甘氨酸等可逆的受体。②G 蛋白耦联型受体，与膜外侧递质结合后转化为内侧 G 蛋白的活化，再通过其他第二信使和效应蛋白的磷酸化起作用，传递速度慢。③催化型受体，受体的细胞内有酶活性成分，受体激活不需通过 G 蛋白耦联，如脑钠肽。此外，NO、CO 气体型神经递质不贮存于突触小泡内，释放后不作用于膜受体，可自由穿过膜。

3. 受体的多样性

不同递质有不同的受体，每个递质又有多个受体亚型。这种受体的多样性使相同递质和受体在不同的大脑区域可产生不同的生物学效应，且在同一突触部位也表现出不同的动力学特征，从而使突触具有功能可塑性。

4. 受体的调节

不同生理或病理情况下，膜受体蛋白的数量和递质结合的亲和力均改变。研究发现，递质释放过多或递质作用时间过长，会降低受体的效能。主要原因是受体发生内化导致受体数量减少，且递质与受体间的亲和力降低。内化的受体在细胞内可被分解，也可在内质网中重新组装为功能性的受体通道。此外，受体在突触后膜上可发生侧向运动，改变突触的传递。当递质分泌不足时，受体数量可逐渐增加，结合亲和力也逐渐增强。这种受体的动力学变化是突触可塑性形成的原因之一。

（三）主要的递质和受体系统

1. 乙酰胆碱及其受体

乙酰胆碱（acetylcholine，ACh）及其受体是神经系统中重要的组成部分。在中枢以 ACh 为递质的神经元称为胆碱能神经元（cholinergic neuron），广泛分布于中枢神经系统中的各个区域，如脊髓、丘脑、基底神经核、海马等。具有胆碱能受体的神经元被称为胆碱敏感神经元（cholinoceptive neuron）。中枢胆碱能受体主要包括 M 受体和 N 受体。中枢胆碱能系统在调节学习记忆、觉醒与睡眠、感觉与运动、内脏活动以及情绪等多个方面的神经调节中发挥重要作用。据研究发现，随着机体的衰老，乙酰胆碱转移酶活性衰退。在 AD 患者中，胆碱能神经元和乙酰胆碱转移酶的活性发生异常，导致乙酰胆碱的合成和释放减少，从而影响神经功能和记忆能力。

2. 儿茶酚胺及其受体

外周神经系统中，交感神经节后纤维主要释放去甲肾上腺素，称为肾上腺素能纤维。但中枢神经系统中除了去甲肾上腺素能神经元外，还有释放肾上腺素的肾上腺素能神经元。肾上腺素能神经元主要参与心血管活动、情绪调节、体温控制、摄食和觉醒。肾上腺素能受体分为 β 受体和 α 受体，其中 β 受体有 β_1、β_2 和 β_3 三个亚型，α 受体有 α_1 和 α_2 两个亚型。在中枢神经系统中，α_2 受体减弱交感神经活动，降低血压；而 α_1 受体兴奋神经元产生兴奋效应。动物实验发现，长期使用 β_2 受体激动剂加重 AD 病症，而使用 β_2 受体阻滞剂可减少老年斑数量并延缓病程。

3. 多巴胺及其受体

多巴胺（dopamine，DA）属于儿茶酚胺类物质。它通过与 $D_1 \sim D_5$ 五种类型的 G - 蛋白耦联受体相互作用来传递信号，DA 的产生主要在黑质，然后沿着黑质—纹状体投射系统分布，主要分布在中脑和间脑的不同区域。DA 投射系统包括黑质—纹状体通路、中脑—皮质—边缘系统通路和中脑—边缘 DA 系统及其支配的伏隔核通路。DA 在纹状体内贮存，对纹状体神经元起到抑制作用。破坏黑质或切断黑质—纹状体通路会导致纹状体内的 DA 含量降低，与震颤麻痹的发病有关。

4. 5 - 羟色胺递质及其受体

5 - 羟色胺（5 - hydroxytryptamine，5 - HT）由色氨酸合成，不易透过血脑屏障，因此中枢神经系统和外周神经系统的 5 - HT 被认为是两个独立的系统。中枢神经系统中的 5 - HT 主要集中在位于低位脑干的中缝核内的神经细胞体中。这个系统对痛觉、精神情绪、睡眠、体温、性行为和垂体内分泌功能的调节起着重要的作用。当中枢神经系统的 5 - HT 系统受损时，可能导致痴呆患者的认知功能减退和行为情感异常。在 AD 患者的尸检研究中，发现脑组织内的 5 - HT 代谢失调。

5. 组胺及其受体

组胺受体有 H_1、H_2 和 H_3 三种，多数 H_3 受体为突触前受体，通过 G - 蛋白介导抑制组胺或其他递质释放。

6. 氨基酸类递质及其受体

氨基酸类递质主要存在于中枢神经系统，分为兴奋性递质（谷氨酸、门冬氨酸）和抑制性递质（GABA、甘氨酸）两类，其受体可分为促离子型受体和促代谢型受体。

7. 神经肽及其受体

神经肽以调质、递质或激素的形式发挥作用。主要的神经肽有速激肽、阿片肽、下丘脑调节肽、神经垂体肽、脑—肠肽。

8. 嘌呤类递质及其受体

腺嘌呤递质主要有腺苷和 ATP。腺苷是中枢神经系统中的一种抑制性调质，其受体有 A_1、A_{2A}、A_{2B} 和 A_3 等四种类型，均为 G - 蛋白耦联受体。ATP 在体内具有广泛的受体介导作用，其受体有 P2Y、P2U、P2X 和 P2Z。

9. NO 递质

一氧化氮（NO）是一种气体分子，可自由透过细胞膜并作用于细胞内的靶分子，直接结合并激活鸟苷酸环化酶，还可通过多种非 cGMP 依赖性途径发挥生物效应。NO 因参与突触的可塑性，对长时程增强（LTP）和长时程抑制（LTD）以及学习记忆过程起重要作用。用 NO 合酶抑制剂后，海马的 LTP 被完全阻断。但病理情况下。脑内 NO 过量释放对神经元有毒性作用，产生大量的羟自由基（OH^-）和二氧化氮自由基（NO_2）抑制 LTP，影响学习记忆过程。

四、神经胶质细胞

神经胶质细胞数量为神经元的 10 ~ 50 倍，重量占脑质量的一半。过去认为，神经胶质细胞只提供被动支持作用，但随着研究的进展发现，神经胶质细胞在神经系统发育、突触传递、神经组织修复与再生、神经免疫和神经疾病的病理机制等方面发挥着重要作用。中枢神经系统中有三类神经胶质细胞（neuroglia）：星形胶质细胞、少突胶质细胞和小胶质细胞（见图 2 - 12）。

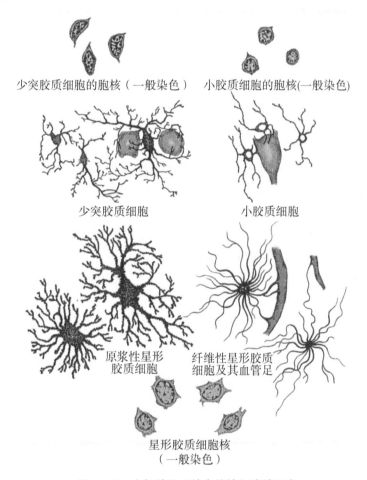

少突胶质细胞的胞核（一般染色）　小胶质细胞的胞核(一般染色)

少突胶质细胞　　　　　　　小胶质细胞

原浆性星形
胶质细胞

纤维性星形胶质
细胞及其血管足

星形胶质细胞核
（一般染色）

图 2 - 12　中枢神经系统内的神经胶质细胞
（引自：芮德源，朱雨岚，陈立杰. 临床神经解剖学. 2 版. 北京：人民卫生出版社，2015）

神经胶质细胞的主要功能有：①支持与引导作用。星形胶质细胞在神经元之间分布，为其提供支架，参与神经元的生存、分化和迁移，并可影响轴突的生长方向。此外，星形胶质细胞分泌神经营养因子、调节细胞凋亡、维持细胞外环境、储存糖原、参与神经递质代谢。②修复填补缺损。小胶质细胞具有增殖能力，当神经元受损或衰老死亡时，它们能够清除细胞碎片并通过增殖填补缺损。然而，过度增殖可能导致胶质瘤的发生。

星形胶质细胞也参与中枢神经系统损伤后的修复过程。③形成髓鞘。少突胶质细胞包绕中枢神经元的轴突，形成神经纤维的髓鞘。髓鞘的存在绝缘神经组织，促进动作电位传导。髓鞘受损可能导致神经传导紊乱。一些神经元虽然没有髓鞘，但它们也被胶质细胞分隔开，以确保彼此之间的神经元活动互不干扰。④摄取与分泌功能。星形胶质细胞能够摄取和转换某些神经递质，如 GABA，并分泌大量神经营养因子、白细胞介素和干扰素等。⑤组成血脑屏障。脉络丛上皮细胞、室管膜细胞和星形胶质细胞共同构成血脑屏障，能够选择性摄取血液中的特定成分并转运给神经元，发挥营养及保护作用。

（一）星形胶质细胞

1. 细胞结构

星形胶质细胞（astrocyte，AC）是体积最大、分布最广的胶质细胞之一，形状呈星形。它的胞核较大，染色较浅，胞质中缺乏尼氏体。最主要的特征是胞质内交错排列的胶质原纤维酸性蛋白（glial fibrillary acidic protein，GFAP）组成的原纤维（胶质丝）。电镜下可见胞核凹陷，胞质清亮，胶质丝丰富。星形胶质细胞的突起伸展充填在神经细胞之间，起到支持和分隔的作用。突起末端通常膨大形成终足（end-feet），对阻断分子或物质入脑具有一定作用；有些连接血管壁形成血管足，包绕85%以上的脑毛细血管表面，其结构被认为是血—脑脊液屏障的结构基础；而靠近脑和脊髓表面的脚板附着在软膜内表面，形成胶质界膜（glia limitan），也称软膜—胶质膜（pia-glia membrane）。

2. 星形胶质细胞特异性标志物

星形胶质细胞已有多种特异性标志物。

（1）胶质原纤维酸性蛋白（GFAP）。星形胶质细胞的典型特异性标志物，仅存在于星形胶质细胞中。

（2）非神经元烯醇化酶（$\alpha\alpha$ - 同工酶，AC 的特异性标志酶）。与此相对，神经元则含有神经元特异性烯醇化酶（neuron-specific enolase，NSE）。由于二者烯醇化酶不同，可将两类细胞加以区别。但是在乳酸增加的微环境中，AC 可将非神经元烯醇化酶（α 型）转变为神经元特异性烯醇化酶（γ 型）。

（3）免疫组化特异性标记物。除 GFAP 外，又发现另外一些特异性标志物，如谷氨酸胺合成酶（GS）、S - 100 蛋白（一种水溶性的钙结合蛋白，也是一种与记忆有关的蛋白质）、Ran - 2（抗原不明的一种单克隆抗体）以及醛缩酶 C 型同工酶（aldolase isoryme type C）等。利用这些标志物不仅可与其他细胞相鉴别，而且还可鉴别出 AC 的不同亚型。

3. 星形胶质细胞与 AD

星形胶质细胞在中枢神经系统中具有多种重要功能，并与神经元之间存在复杂的相互作用。星形胶质细胞合成和分泌多种细胞因子，为神经元提供营养物质，有助于维持神经元的正常功能。通过调节离子浓度和 pH 值来维持神经元内外环境的稳定，从而对神经元的正常电活动起调节作用。和神经元之间通过信息交流，调节神经元的氧化代谢、能量代谢和 ATP 酶活性。还可以产生趋化因子和细胞因子，参与神经疾病的免疫防御。星形胶质细胞具有清除氧自由基的能力，有助于减少氧化应激对神经元的损害。在神经

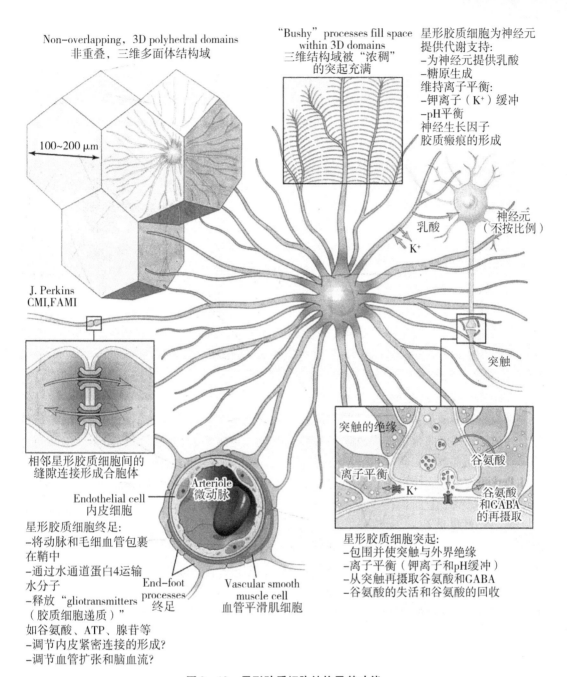

图 2 - 13 星形胶质细胞结构及其功能

（引自：费尔顿，欧班宁，梅达. 奈特神经科学彩色图谱. 3 版. 李安然，译. 北京：北京大学医学出版社，2018）

元缺氧、损伤或发生变性时，星形胶质细胞参与吞噬作用，清除损伤组织，并通过调节神经细胞的突触产生、突触传递和突触可塑性，起到修复和再生的作用。

然而，在病理条件下，星形胶质细胞可从静息状态迅速转变为活化状态，其活化可能对神经元产生保护或毒性作用，这种现象也被称为"双刃效应"。

（二）少突胶质细胞

1. 细胞结构

少突胶质细胞（oligodendrocyte，OLG），也称寡突胶质细胞，在镀银染色标本中的突起较少，但是在特异性识别少突胶质细胞的半乳糖脑苷脂（galactocerebroside，GC）免疫细胞化学染色中，可以观察到少突胶质细胞的突起，并且分支较多。少突胶质细胞的胞体相对较小，细胞核中以异染色质为主。细胞质中含有丰富的游离核糖体、粗面内质网和线粒体，高尔基体发达，还存在大量微管。在中枢神经系统中，少突胶质细胞的位置和分布为：①束间少突胶质细胞分布在神经纤维周围；②神经细胞周围少突胶质细胞分布在灰质区的神经胞体附近；③血管周围少突胶质细胞主要分布在脑血管周围。

少突胶质细胞和星形胶质细胞一起组成大胶质细胞。在电子显微镜下，主要的区别在于：星形胶质细胞含有大量胶质丝，而少突胶质细胞含有大量微管。由于神经元也含有丰富的微管，所以有时很难区分神经元树突和少突胶质细胞的突起。然而，少突胶质细胞不形成突触且其胞质相对较稠密，这是与神经元树突的胞质的区别之一。少突胶质细胞还具备可以被标记的一些物质，如髓鞘碱性蛋白（myelin basic protein，MBP）、髓鞘半乳糖脑苷脂（galactocerebroside，GC）、髓鞘相关糖蛋白（myelin associated glycoprotein，MAG），这些标记物可以帮助检测和识别少突胶质细胞。

2. 少突胶质细胞的主要功能

少突胶质细胞的主要功能是形成神经元轴突的髓鞘。当少突胶质细胞的突起接近神经元轴突时，突起末端会扩展成扁平薄膜，反复包卷神经元轴突，形成髓鞘。髓鞘对神经信号传导非常重要，它提供了轴突的电绝缘层，增加信号传递的效率（见图 2 - 14）。

最近研究发现，少突胶质细胞可抑制神经生长。其含有一些抑制因子，如 NI - 35、NI - 250 和 MAG，能抑制再生神经元突起的生长。

3. 少突胶质细胞与 AD

少突胶质细胞能够传输营养和代谢物质给神经元和轴突，同时具备神经修复功能。病理情况下的少突胶质细胞可能是 AD 等神经系统疾病的病理始动因子。研究证实，AD 发病过程中 β - 淀粉样蛋白（Aβ）对少突胶质细胞具有细胞毒性作用，而 PS 基因突变则增加了 Aβ 对神经胶质细胞的毒性影响。此外，tau 蛋白的异常聚集扰乱了髓磷脂相关基因产物的运输，导致少突胶质细胞和髓磷脂的丢失。少突胶质细胞与脑白质损伤在 AD 中密切相关，髓磷脂的减少增加了神经元丧失。此外，研究还发现 AD 神经元和少突胶质细胞数量的丧失呈平行关系。

（三）小胶质细胞

1. 细胞结构

小胶质细胞（microglia，MG）是脑内的免疫效应细胞，数量较少。它们分布在脑的各个部位，在灰质中的数量是白质中的 5 倍。在海马、嗅叶和基底神经节中，小胶质细胞比丘脑和下丘脑多，而脑干和小脑中最少。小胶质细胞的细胞体形状细长或椭圆，电

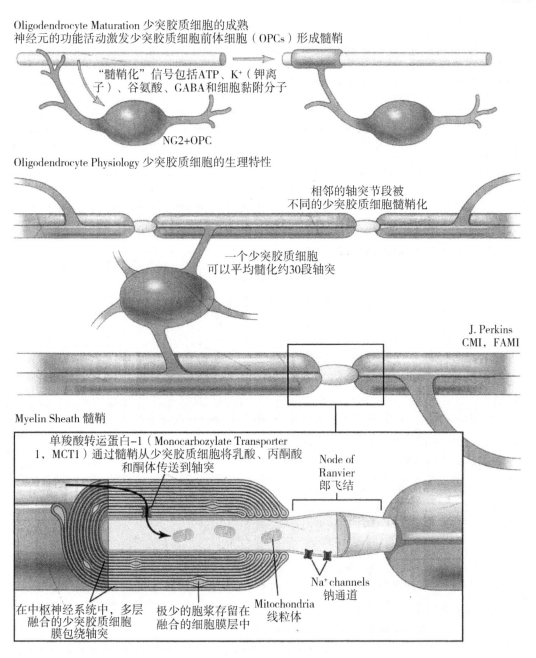

Oligodendrocyte Maturation 少突胶质细胞的成熟
神经元的功能活动激发少突胶质细胞前体细胞（OPCs）形成髓鞘

"髓鞘化"信号包括ATP、K⁺（钾离子）、谷氨酸、GABA和细胞黏附分子

NG2+OPC

Oligodendrocyte Physiology 少突胶质细胞的生理特性

相邻的轴突节段被
不同的少突胶质细胞髓鞘化

一个少突胶质细胞
可以平均髓化约30段轴突

J. Perkins
CMI，FAMI

Myelin Sheath 髓鞘

单羧酸转运蛋白-1（Monocarbozylate Transporter
1，MCT1）通过髓鞘从少突胶质细胞将乳酸、丙酮酸
和酮体传送到轴突

Node of
Ranvier
郎飞结

Na⁺ channels
钠通道

Mitochondria
线粒体

在中枢神经系统中，多层
融合的少突胶质细胞
膜包绕轴突

极少的胞浆存留在
融合的细胞膜层中

图 2-14　少突胶质细胞与髓鞘关系模式图

（引自：费尔顿，欧班宁，梅达. 奈特神经科学彩色图谱. 3 版. 李安然，译. 北京：北京大学医学出版社，2018）

镜下可见细胞核呈异染色质为主，不含胶质纤维，核小且扁平或三角形，染色深。胞质较少且含有较多的溶酶体，高尔基体明显，散在粗面内质网。它们的突出部分细长并且具有分支，表面有许多小棘突，没有血管足。

2. 生理特点

在中枢神经系统发育完成后，小胶质细胞处于静止状态。当中枢神经系统受损时，小胶质细胞会被激活，并转化为具有吞噬能力的小胶质细胞，吞噬细胞碎片和退化变性的髓鞘。同时，血液循环中的单核细胞也会进入受损区域，并转化为巨噬细胞，参与吞噬活动。近年发现，小胶质细胞具有双向作用。它们既可以通过吞噬脑组织中的病原体和有害颗粒来保护神经元，也可以在致炎因子的作用下转化为反应性小胶质细胞，分泌炎性细胞因子对神经元产生毒性作用。在脑缺血时，受损的神经元释放细胞因子可以促进吞噬细胞的生成，而吞噬细胞释放的细胞因子则能刺激细胞修复过程，如生长转化因子1（TGF-1）对脑血管具有保护作用。

大多数学者认为，Aβ的沉积会激活小胶质细胞，引发炎症反应和神经毒性作用，这是AD的核心病理机制。在脑组织老化过程中，星形胶质细胞会有不同程度的肥大，而部分小胶质细胞则从静止状态转化为活化状态（见图2-15）。

第三节　阿尔茨海默病相关的生物化学基础

阿尔茨海默病（AD）主要的病理特征包括大脑的海马、皮层等部位细胞内神经原纤维缠结（neurofibrillarytangles，NFT）和细胞外老年斑（senileplaque，SP）沉淀及易感脑区突触丢失、神经元凋亡、损伤和退行性改变。病理损伤主要集中在海马、内嗅区等以异生皮质为核心的边缘系统。AD的生物化学基础还与炎症和氧化应激有关。在AD大脑中，β-淀粉样蛋白和tau蛋白的异常聚集会激活免疫细胞，如小胶质细胞和巨噬细胞，引发炎症反应。这些免疫细胞会释放炎症细胞因子和氧化应激物质，导致神经元受损并促进病理进展。

一、β-淀粉样蛋白

β-淀粉样蛋白（amyloid β-protein，Aβ）是β-淀粉样前体蛋白（amyloid precursor protein，APP）的降解产物，由β-分泌酶和γ-分泌酶通过对APP的剪切，产生39～43个氨基酸的多肽。Aβ的疏水残基位于C末端，说明C端位于质膜的磷脂双层，而N端位于细胞外。Aβ的C端最后几个氨基酸疏水性都很强，所以Aβ的C端越长，沉积性越强，神经毒性越大。脑内产生的Aβ主要形式是$Aβ_{40}$，部分为$Aβ_{42}$和$Aβ_{43}$，其中$Aβ_{1-42}$比$Aβ_{1-40}$更容易形成Aβ寡聚体。研究显示，用Aβ寡聚体处理体外培养的神经元显示有毒性作用，能引起胶质细胞炎症反应。

正常人的脑脊液中含有Aβ，正常APP通过分泌酶类加工产生可溶性Aβ，部分经细胞内中性内肽酶等降解清除，不会在大脑中沉积。在正常脑组织中，Aβ代谢具有严格的平衡和调控机制，以维持Aβ的稳定水平。以下为正常脑组织中Aβ代谢的一般过程：

①初始合成：在细胞内，APP通过正常合成机制产生。②α分泌途径：主要通过α分泌途径进行代谢。α分泌在APP的β-淀粉样肽结构域之外进行，这样会生成可溶性

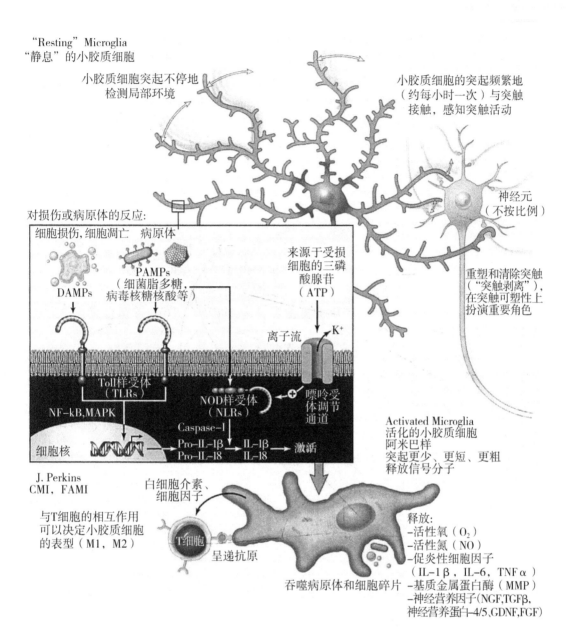

图 2 - 15　小胶质细胞激活模式图

（引自：费尔顿，欧班宁，梅达. 奈特神经科学彩色图谱. 3 版. 李安然，译. 北京：北京大学医学出版社，2018）

分泌形式的 APP（sAPPα）和 α - C 端膜结构域（CTFα）。③γ 分泌途径：γ - 分泌途径是决定 Aβ 生成的主要途径。在正常情况下，γ 分泌酶将 CTFα 有效地降解，从而阻止 Aβ 的生成。$Aβ_{42}$ 和 $Aβ_{40}$ 产物：当 γ 分泌途径正常运作时，Aβ 的产生被有效抑制。部分 $Aβ_{42}$ 和 $Aβ_{40}$ 仍会在正常脑组织中产生，但它们存在于稳定的浓度范围内。④代谢和清除：在正常脑组织中，Aβ 由特定的酶（如酯酶和胶原酶等）和通过淋巴—脑脊液循环途径清除。这有助于维持 Aβ 的稳态水平。

因基因（APP、PSEN1、PSEN2、ApoE ε4）缺陷可能直接或间接增加 APP 表达或改变相应蛋白酶分解过程，可能影响 Aβ 聚集和稳定性，引起 AD 病理综合征。Aβ 产生和清除间的动态平衡发生改变，聚集态的 Aβ 累积又可诱发下游一系列复杂病理反应，包括突触/突起的变化，tau 蛋白过度磷酸化，神经递质损失，神经胶质增生和炎症反应加强，最后引起神经元功能障碍、凋亡，表现出老年斑块和神经原纤维缠结等典型病理特征。

二、淀粉样前体蛋白

APP 是产生 Aβ 的前体蛋白，分子量为 110～135 kDa。APP 由单个基因编码，基因定位于 21 号染色体，包含 19 个外显子：外显子 1～13，13a，14～18。有大的 N 端胞外极性区和短的 C 端胞内区，N 端 17 个氨基酸残基组成信号肽、一个胞外结构域、一个跨膜螺旋区、一个短的胞内区；经不同基因剪接方式可产生含 365、563、695、714、751、770 个氨基酸残基的跨膜糖蛋白。其中含有 Aβ 的四种形式为 APP695、714、751、770。神经元主要表达 APP695，神经胶质细胞主要表达 APP751、770。除整合膜蛋白形式的 APP 外，还有 sAPPα。

APP 在体内广泛表达，并具有重要生物功能：①促进生长或神经营养活性；②促进神经元突起生长和突触发生；③促进神经细胞的黏附；④调节突触的可塑性促进学习、记忆；⑤减少神经元毒性损伤；⑥细胞表面受体样作用。

各种组织细胞都表达 APP，只有脑组织能对 APP 进行特异加工。APP 分子加工有两条途径（非淀粉样肽源性途径、淀粉样肽源性途径），涉及三类分泌酶（α-分泌酶、β-分泌酶、γ-分泌酶）的裂解作用（见图 2-16）。

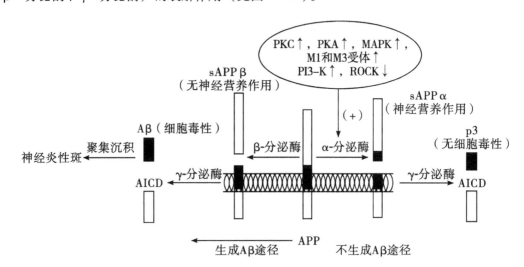

图 2-16　Aβ 三种分泌酶的剪切位点和 APP 翻译后的加工途径
（引自：韩恩吉，王翠兰. 实用痴呆学. 济南：山东科学技术出版社，2011）

非淀粉样肽源性途径又称结构性分泌途径，主要由 α-分泌酶参与。正常代谢时，大多数 APP 在 α-分泌酶的作用下裂解，生成具有神经营养保护作用的可溶性胞外片段——sAPPα，以及一个跨膜片段 C38，后者再经 γ - 分泌酶作用裂解为无细胞毒性的 P3 和相应 APP 胞内片段（APP intracellular domain，AICD）。淀粉样肽源性途径的 Aβ 主要由 β 和 γ 分泌酶共同作用而产生。该途径中，APP 先经 β - 分泌酶水解，产生无神经营养作用的 sAPPβ 和含有完整 Aβ 部分的跨膜片段 C99，后者再受 γ - 分泌酶的作用，产生 AICD 和含有 39 ~ 43 个氨基酸的 Aβ 多肽。

γ - 分泌酶在裂解 Aβ 的过程中起关键作用。它通常在 Aβ 区域的 40 或 42 位点进行裂解，产生 $Aβ_{40}$ 和 $Aβ_{42}$。在正常情况下，$Aβ_{40}$ 是主要存在的形式。然而，当 APP 基因突变时，$Aβ_{42}$ 的产生增加，这可能导致 AD 的发生。在大脑中，斑块主要由 $Aβ_{42}$ 或 $Aβ_{43}$ 组成，而血管基底膜老年斑则主要含有 $Aβ_{40}$。这表明 γ - 分泌酶对 Aβ 的裂解位点受到局部组织因子的影响。家族性 AD 相关的 APP 基因突变可以导致 APP 蛋白质的空间构象改变，进而影响 γ - 分泌酶对 Aβ 的裂解位点和裂解活性。

三、参与 APP 加工的分泌酶类

（一）α - 分泌酶

α - 分泌酶（α-secretase）是一类膜结合蛋白，与 APP 共存于细胞，能分解细胞膜全长 APP，水解 APP 分子内 Aβ 序列的 Lysl6 ~ Leul7 部位。使其细胞表达增高能增加 sAPPα 分泌，反之其表达缺陷使 sAPPα 分泌减少。

1. α - 分泌酶的分子组成

α - 分泌酶是一种异源二聚体蛋白酶，由 α - 分泌酶前体（pro-α-secretase）组成。其中，α - 分泌酶的两个亚基分别由相对分子质量约为 90 kDa 和 50 ~ 60 kDa 的蛋白质组成。有一类属于解聚素和金属蛋白酶（ADAM）家族成员的蛋白质（主要指 ADAM10、ADAM17 和 ADAM9），被认为具有 α - 分泌酶的生物学功能。该家族是具有多个结构域的跨膜蛋白质分子，其中金属蛋白酶结构域是 α - 分泌酶发挥其活性的关键部位，抑制这一部位的药物如 BB94、SB223820、BB3130 等能显著抑制 α - 分泌酶的生物学活性。一般认为，ADAM 分子是以无活性的酶原形式存在，分别切除信号肽和前序列后，成为活性 ADAM 分子。

2. α - 分泌酶的作用特点

α - 分泌酶通过剪切淀粉样肽前体蛋白的特定位置，产生 sAPPα 以及 C 端的膜锚定片段（C83）。其中，sAPPα 具有神经保护和神经营养因子活性，可以促进神经元存活和突触功能的维持。C83 片段则继续被 γ - 分泌酶剪切，产生非 β - 淀粉样肽产物。

3. α - 分泌酶的调控机制

α - 分泌酶活性受到多种因素的调控，包括酶前体的糖基化和磷酸化状态、酶的表达水平以及相关信号通路的激活。炎症因子、神经递质和细胞外基质成分等也可以影响 α - 分泌酶的活性。

（二）β-分泌酶

β-分泌酶（β-secretase）又称 β-位淀粉样裂解酶-1（β-site amyloid cleavage enzyme 1，BACE1）。其基因定位于 11 号染色体上（11q2313），在人体各组织广泛表达，胰腺和大脑神经元表达量最高。AD 患者大脑有 Aβ 沉积的皮质表达比无 Aβ 沉积的小脑高 3 倍。

1. β-分泌酶的分子组成

β-分泌酶是一种单一的膜结合酶，由一种蛋白质编码的酶分子组成。β 分泌酶的分子质量为 70~75 kDa。

2. β-分泌酶的作用特点

β-分泌酶通过在 APP 的特定位置进行切割，产生 sAPPβ 以及 C 端的 β-胶原肽片段（C99）。其中，sAPPβ 在高浓度下具有神经毒性，能够促进神经元的损伤和突触损失。C99 片段则继续被 γ-分泌酶剪切，产生 Aβ。

3. β-分泌酶的调控机制

β-分泌酶的活性受到多种因素的调控，包括 pH、蛋白质的表达水平、细胞内 Ca^{2+} 浓度的变化以及与其他蛋白质的相互作用等。炎症因子、氧化应激和神经递质等也可以影响 β-分泌酶的活性。此外，β-分泌酶的活性受其 N 端糖基化的影响。β-分泌酶的 N 端糖基化可以增加其在细胞膜中的稳定性，并提高其与底物（如 APP）的结合能力，从而增加其催化活性。此外，β-分泌酶的单链跨膜区也发生棕榈酰化。这种棕榈酰化修饰有助于将 β-分泌酶定位于细胞膜的特定部分，即"脂质筏"（lipid raft）。这个定位对 β-分泌酶与其底物 APP 的相互作用以及 β-分泌酶的活性都起到关键作用。脂质筏是细胞膜中具有特殊的脂质组成和蛋白质组分的亚区域，与信号转导、细胞黏附和蛋白质运输等过程密切相关。

β-分泌酶是淀粉样肽代谢途径中一个关键的酶，其异常活性或表达异常与 AD 等神经退行性疾病的发生和发展密切相关。因此，研究 β-分泌酶的分子组成和作用特点，对于理解淀粉样肽代谢的调控机制以及相关疾病的治疗研究具有重要意义。

（三）γ-分泌酶

γ-分泌酶可对多种底物进行代谢，是一组重要的膜整合蛋白酶。γ-分泌酶可催化 APP、Notch 等 I 型跨膜蛋白在延伸细胞膜内序列特异裂解。裂解位点在作用底物的跨膜段，不依赖特定氨基酸序列。γ-分泌酶与 AD 的 Aβ 生成过程中有关键作用。

1. γ-分泌酶的分子组成

γ-分泌酶主要由四个基本组分组成：Presenilin（PS）、Nicastrin（NCT）、Aph-1（APH1）和 Pen-2（PSENEN）。这些组分在膜中组装成复合酶，在胞内负责对许多细胞膜上的底物进行内切（见表 2-3）。γ-分泌酶的蛋白质水解活性位点存在于 PS 中，其他三种蛋白质为 γ-分泌酶的辅因子，PS 的稳定性依赖于四种蛋白组分的同时表达，增加完全糖基化的 NCT 表达，分泌酶的活性才显著增强。γ-分泌酶可能的组装模式为：

组装过程早期，NCT 先与 Aph－1 形成亚复合体，其中的未成熟 NCT 在内质网中进行 N－糖基化，然后部分新生的 PS 全蛋白结合于该亚复合体，形成次级过渡态复合体，随后 Pen－2 加入该复合体水解 PS 全蛋白，形成 PS 异二聚体，最后 γ－分泌酶完全成熟。也有人提出另外的模式。

表 2－3　γ－分泌酶各组分的结构和功能

组分	结构	哺乳动物	氨基酸数目	功能
PS		PSEN1 PSEN2	467 448	有催化亚基，参与 γ－分泌酶的组装，如 NCT 糖基化，Pen－2 表达及 β－catenin 磷酸化
NCT		NCT	709	参与 γ－分泌酶的组装，稳定 PS 和 Pen－2
Aph－1		Aph－1	257	参与 γ－分泌酶的组装，稳定 PS 和 NCT
Pen－2		Pen－2	101	参与 γ－分泌酶的组装，相关 PS 蛋白水解

（引自：韩恩吉，王翠兰. 实用痴呆学. 济南：山东科学技术出版社，2011）

2．γ－分泌酶的作用特点

γ 分泌酶的作用特点主要包括以下几点：①内切底物。γ－分泌酶对多种膜蛋白底物进行内切，包括 APP、Notch（Notch 信号通路的关键蛋白）、ErbB4（ErbB 家族受体蛋白）等。这些底物的内切释放出活性片段，在细胞信号转导和细胞命运决定中发挥重要作用。②调控信号通路。γ－分泌酶参与调控多种信号通路的激活和抑制，如 Notch 信号通路、Wnt 信号通路、NF－κB 信号通路等。通过对信号通路的调节，γ－分泌酶在细胞增殖、分化、凋亡等生命过程中发挥重要作用。③调控 Aβ 的产生。γ－分泌酶的一个重要底物是 APP，通过对 APP 的内切，γ－分泌酶参与调控 Aβ 的产生。在 AD 中，γ－分泌酶的异常活性导致 Aβ 的过度积累，是 AD 病理过程的关键因素之一。

3．γ－分泌酶的调控机制

γ－分泌酶的调控机制由多个层面组成，包括转录调控、翻译后修饰以及与其他蛋白质的相互作用等。转录调控主要通过其组分基因的转录水平来控制 γ－分泌酶的合成。翻译后修饰包括糖基化、磷酸化等修饰方式，可以影响 γ－分泌酶的稳定性和活性。此外，γ－分泌酶与其他蛋白质的相互作用也会影响其功能和调控。对 γ－分泌酶调控机制的深入研究有助于进一步理解其在疾病发生发展中的作用，为相关疾病的治疗和干预提供新的思路。

四、tau 蛋白

tau 蛋白是位于脑组织的磷酸蛋白，是含量最高的微管相关蛋白。微管系统参与多种细胞功能，神经元胞体与轴突间营养物质运输依赖于微管系统的完整性。

tau 蛋白的基因位于 17 号染色体长臂，由 16 个外显子组成。由于 tau 蛋白的 mRNA 剪接方式不同，可以产生含 352~441 个氨基酸的 6 种同工异构体。正常胚胎脑组织中 tau 蛋白有 6~8 个磷酸基，成熟脑中 tau 蛋白有 2~3 个磷酸化位点，在脑发育过程中 tau 蛋白被选择性地去磷酸化。虽然胚胎脑中的 tau 蛋白高度磷酸化，但具有正常的生物功能。然而，在 AD 患者的脑组织中，tau 蛋白呈现过度磷酸化状态，每个 tau 蛋白分子上可含有 5~9 个磷酸化位点，其异常的聚集和糖基化特性导致 tau 蛋白失去了正常的微管结合和装配生物功能。

研究证明，NFT 的形成早期伴有异常磷酸化的 tau 蛋白堆积。与同龄正常人和其他脑神经疾病患者相比，AD 患者的脑内 NFT 数量更多，并且分布遍及整个大脑。实质上，NFT 是由神经元内异常细胞骨架成分组成的包涵体。NFT 的主要成分是成对螺旋丝（paired helical filaments，PHF）。在电子显微镜下观察，PHF 由两条直径为 14~18 nm 的细丝逆时针缠绕而成，形成宽度为 28~36 nm、周期为 70~90 nm 的构象。PHF 以平行束状的方式连接细丝形成混合微丝。PHF 具有独特的不溶性和对蛋白酶降解的抵抗性，这使得其生化分析较晚才得以完成。现在已经明确，tau 蛋白是构成 PHF/NFT 的唯一必需成分。PHF 的亚单位主要是过度磷酸化的 tau 蛋白，少量的微管相关蛋白（如 MAP_2 和 MAPs）也存在其中。当 NFT 过度形成时，泛素蛋白和 Aβ 等物质也会继发性地加入其中。

AD 患者脑中的神经原纤维退行性改变会产生束状 NFT，随着病程的进展，其数量会增加，并且与临床痴呆程度相关。目前的观点认为，AD 的 NFT 和在大脑皮质和海马区的 SP（细胞外老年斑）这两种主要病理改变互相独立发生，但两者之间存在相互作用。例如，单独的 Aβ 沉积而没有神经原纤维退变的情况下，患者并不会出现 AD 的症状，这提示由 NFT 引起的神经原纤维退化在 AD 的发病机制中起着重要作用。

第四节　神经系统高级功能

阿尔茨海默病（AD）起病隐匿，并呈进行性加重，既有认知功能的减退，也可有其他神经精神症状。AD 的核心症状表现为记忆、语言、视空间技能、失认、失用等认知功能损害。AD 的伴随症状为一些精神性疾病症状，包括幻觉、妄想、心境障碍、行为障碍及社会功能存在问题。本节着重介绍与 AD 有关的神经系统高级功能。

一、学习和记忆生理学基础与遗忘

AD 患者的记忆障碍表现为两个方面：记住新知识的能力受损和回忆过去已知信息的困难。作为 AD 的初发症状，记忆障碍既有遗忘——记忆新知识的缺陷，与皮质功能有关；又有健忘——远记忆缺陷，回忆过去已记住的信息能力下降，与皮质下功能障碍有关。即首先是近记忆力受损，随之远记忆力也受损，最终远近记忆力均有障碍，使日常生活受到影响。

（一）学习和记忆

学习和记忆是认知活动的前提和基础。学习（learning）指人和动物从外界环境变化获得新信息的神经活动过程。记忆（memory）指大脑将获得的信息进行储存及读出的神经活动过程。学习是记忆的前提，而记忆是学习发展的结果。

1. 学习的形式

学习分非联合型学习（nonassociative learning）和联合型学习（associative learning）两种形式，前者较简单，后者相对复杂。

（1）非联合型学习：指刺激与反应之间不需建立明确联系的学习形式，只需重复单一的刺激，即可使个体对该刺激的反应增大或减弱。其可分为习惯化和敏感化两类。

（2）联合型学习：指个体能够在事件与事件间建立某种明确联系，需要在相近时间里反复出现两种刺激或一种行为与一种刺激，以此在大脑中建立联系的过程。人类大多数学习方式为联合型学习。其可分为经典条件反射和操作式条件反射两类。

2. 记忆的分类

（1）根据记忆保留时间的长短，可分为短时程记忆和长时程记忆两类。

①短时程记忆（short-term memory）：一般能持续数秒到数分钟，不稳定，易受干扰，记忆容量有限。短时程记忆有多种表现形式，如对影像的视觉瞬间记忆称为影像记忆（iconic memory），对执行某些认知行为过程中的一种暂时的信息储存称为工作记忆（working memory）或操作记忆（operant memory），它需要对时间上分离的信息加以整合。短时程记忆可以通过重复运用和强化，转化为长时程记忆。

②长时程记忆（long-term memory）：一般能持续数小时、数天或数年。有些记忆甚至可保持终生，称为永久记忆（remote memory）。长时程记忆的形成是在海马和其他脑区内对信息进行分级加工处理的动态过程。

（2）根据记忆的储存和回忆方式，可分为陈述性记忆和非陈述性记忆。

①陈述性记忆（declarative memory）：指与特定时间、地点和任务有关的事件的记忆。它能通过意识，用语言表达出来，或作为影像形式保持在记忆中，但容易遗忘。

②非陈述性记忆（nondeclarative memory）：指对一系列规律性操作程序的记忆，需要在长期反复练习中逐渐形成。它不上升到意识，也不能用语言表达，这类记忆一旦获得，不易忘却。

（二）人类的记忆过程和遗忘

1．人类的记忆过程

人类的记忆过程可分为感觉性记忆、第一级记忆、第二级记忆和第三级记忆这四个阶段。前两者属于短时程记忆，后两者属于长时程记忆。感觉性记忆是指外界信息在感觉区域短暂保留的阶段，持续时间通常小于 1 秒。未经加工处理的记忆信息会很快消失而不被察觉，主要涉及视觉和听觉。然而，如果大脑对这些信息进行加工处理，将不连贯的信息整合在一起，那么感觉性记忆将进入第一级记忆阶段。第一级记忆的保存时间仍较短，通常为几秒到几分钟。储存在感觉通路中的信息大部分会迅速衰减，只有经过反复使用和强化的一小部分信息能够循环保存在第一级记忆中，并转化为第二级记忆。在第二级记忆中，存储的信息容易受到前后信息的干扰而导致遗忘。一些记忆通过长时间的使用和强化进入第三级记忆中，形成永久记忆。

2．遗忘

人脑贮存的信息量是巨大的，但记忆是随时间变化的神经过程，随着新的记忆信息不断贮存，有些旧的记忆信息不断遗忘。遗忘（loss of memory）是指部分或完全失去记忆和识别的能力，分为生理性遗忘和病理性遗忘。生理性遗忘和学习一样，是普遍存在、不可避免的生理现象，在学习后即刻开始。在感觉性记忆和第一级记忆阶段，遗忘速率很快，随后逐渐减慢。遗忘的主要原因之一是习得的刺激没有进行持续强化而导致反射衰退，另一个原因是后续信息的干扰。病理性遗忘指某些疾病造成记忆严重丧失，称为遗忘症（amnesia），可表现为逆行性遗忘和顺行性遗忘两种不同的方式，AD 患者多见顺行性遗忘。

（三）学习和记忆的机制

1．参与学习和记忆的脑区

目前已知中枢神经系统由多个脑区参与学习和记忆的过程，且不同类型的记忆有不同的神经结构和回路参与。例如内侧颞叶（medial temporal lobe）和间脑对陈述性记忆的形成至关重要，内侧颞叶中的海马（hippocampus）还参与空间记忆。纹状体（striatum）参与某些操作和技巧的学习。前额叶（prefrontal cortex）协调短期记忆的形成和加工，同时与海马之间建立联系，促进信息转移，对长时程记忆的形成至关重要。杏仁核（amygdala）参与情绪记忆的形成和情感与记忆的关联。丘脑（thalamus）为信息的中继站。脑干网状结构（brainstem reticular formation）参与非陈述性记忆，如运动技能的学习。单一脑区并不能独立完成复杂的记忆功能，各脑区间通过纤维和功能联系综合作用，共同参与学习和记忆的过程。此外，学习和记忆的过程可以改变相关脑区的形态，如在复杂环境中学习的动物，其大脑皮层的厚度比在简单环境中学习的动物更厚，这说明学习和记忆与新的突触连接的建立有关。

2．突触的可塑性

突触不是静止、固定不变的结构，而是在数量、形态结构、功能活动以及生物化学等诸方面进行不断更新和重排。突触的可塑性（synaptic plasticity）是指突触的传递功能可发生较长时程的增强或减弱。这种变化是神经系统适应环境的重要机制，尤其在脑的学习和记忆等高级功能中具有重要意义。

突触可塑性可根据变化维持时间的长短，分为短时程改变和长时程改变。突触效能的短时程改变包括突触易化、突触压抑、强直后增强、增高等形式。长时程改变包括长时程增强（LTP）和长时程压抑（LTD）两种形式。突触可塑性的发生与突触前神经元释放的神经递质、突触后神经元的感受性以及突触结构的变化密切相关。

3. 脑内蛋白质和递质的合成

脑内蛋白质和神经递质的合成对于大脑的正常功能和学习记忆过程至关重要。在学习和记忆过程中，脑内会发生蛋白质的合成，这些新合成的蛋白质在神经元之间形成新的连接或加强已有连接，从而加强学习和记忆的效果。神经递质是一类化学物质，它们在神经元之间传递信号。在学习和记忆过程中，神经递质的合成和释放起着至关重要的作用。不同的神经递质在学习和记忆的不同阶段扮演不同的角色。

二、语言和其他认知功能

语言是人类表达思想和传递信息的重要工具，也是人类认知功能的关键之一。语言的发展和使用与人脑的学习、思维活动密切相关。在脑的层面上，语言能力的实现涉及多个脑区的协同作用。语言功能的改变是 AD 常见的症状之一，通常表现为词汇困难、冗赘或语无伦次。患者可能在命名物品时遇到困难，甚至无法正确命名。随着病情的进展，患者的语言表达能力会逐渐受损，出现词义错误等语言问题。失语症状通常在病情较晚期出现。

（一）大脑皮层语言功能的一侧优势

人类的两侧大脑半球的结构和功能是不完全对称的，语言、逻辑思维、分析综合及计算能力等高级功能向一侧半球集中的现象称为一侧优势现象。多数人的优势半球（dominant hemisphere）位于左侧，只有一小部分右利手和约半数左利手者可能在右侧。一侧优势现象虽与遗传有关，但主要在后天生活中逐渐形成。人类语言左侧优势自 10 ~ 12 岁起逐步建立，若此前左半球受损，尚有可能在右半球建立语言中枢；若成年后左半球受损，将很难在右半球层再建语言中枢。

非优势半球多位于右侧大脑半球，主要在音乐、美术、综合能力、空间、几何图形和人物面容的识别及视觉记忆功能等方面占优势。随着研究的深入发现，人们对于语言优势半球的看法经历了由绝对性到相对性的变化，右侧半球同样具有一定的简单的语词活动功能。总之，语言活动不单是一侧半球的功能，而是两半球协同作用的结果。

（二）大脑皮层的语言中枢

左侧大脑皮层的许多部位与语言功能相关。大脑皮层不同的语言功能区损伤后，可引起相应的语言功能障碍。例如，感觉失语症（sensory aphasia）：颞上回后部受损所致，患者能说话书写，也能够看懂文字，但无法理解别人的谈话。运动失语症（motor aphasia）：Broca 区受损所致，患者能理解书面和口头语言，也能听懂别人说话，与发音有关的肌肉并未受到麻痹，但无法组织和表达出口头语言。失读症（alexia）：角回受损所致，患者无法识认文字，但视觉能力、语言功能仍然正常。失写症（agraphia）：位于额中回后部靠近中央前回手部代表区受损所致，患者能听懂他人说话，也能够听懂文字，能够口头表达，其手部运动功能并没有缺陷但无法书写。流畅失语症（fluent aphasia）：左侧颞叶后部或 Wernicke 区受损所致，患者说话流利，有时过度流畅，但是表达内容缺乏准确性，其中充满杂乱语和自造词，对于别人说的话和书面文字的理解能力也明显受损。传导性失语症（conduction aphasia）：患者对语言的输出和理解正常，但是对部分词汇的组织或回忆存在困难。在临床上，严重的失语症可能会同时出现多种语言功能的障碍。

（三）大脑皮层的其他认知功能

除语言功能外，大脑皮层还有许多其他认知功能。①前额叶皮层与短时程情景式记忆和情绪活动有关。②颞叶联络皮层与听、视觉的记忆有关。右侧颞中叶损伤常引起患者视觉认知障碍，患者不能分辨他人面貌，有的甚至不认识镜子里自己的面容，只能根据语音来辨认熟人，称为面容失认（prosopagnosia）。③顶叶联络皮层与精细躯体感觉和空间深度感觉的学习等有关。右侧顶叶损伤的患者常可见穿衣失用症（apraxia），患者虽无肌肉麻痹，但穿衣困难。此外，右侧大脑皮层顶叶、枕叶及颞叶结合部损伤的患者常分不清左右侧，穿衣困难，不能绘制图表。额顶部损伤的患者常有计算能力缺陷，出现失算症（acalculia）。

（四）两侧大脑皮层功能的相关

人类两侧大脑皮层并不是互相隔绝的，两大脑半球之间通过庞大的连合纤维沟通，实现信息互通，对完成一般感觉、视觉及双侧运动的协调功能起重要作用。通过连合纤维，一侧皮层的学习活动功能可传送到另一侧皮层。例如，右手学会某种技巧动作后，左手虽未经训练，但在一定程度上也能完成该动作。

三、视空间功能与视空间障碍

视空间功能是指人们对物体之间的定位关系、物体与观察者之间的空间关系以及景物之间的方位关系的认知能力。视空间障碍是由于视觉原因导致人们在空间认知方面出现的障碍，可分为定位障碍、深度知觉障碍、线方向判断障碍、形状知觉障碍和空间翻转能力障碍。在临床上超过 15% 的 AD 患者早期并不表现为记忆功能障碍，一些研究人员以往提出在 AD 的轻度认知障碍（mild cognitive impairment，MCI）期，视空间损害可以先于典型的记忆功能障碍出现，研究表明，AD 患者存在不同类型的视空间功能损害模式。检查 AD 患者失认和失用是很困难的。尽管如此，失认和失用仍是 AD 的特征。

空间障碍主要可表现为视觉运动速度变慢、视觉记忆力下降等，具体体现在找不到停车位、回家时因判断错方向而迷路，铺桌布时因不能正确判断桌布及桌角的位置而无法使桌布与桌子对齐，也不能准确地将锅放在炉灶上而将锅摔到地上。患者较难准确地临摹立体图，严重时连简单的平面图也无法画出。在日常生活中，可能出现穿衣困难等情况，不能判断衣服的上下和左右，还可存在衣服及裤子穿反等现象。

大脑颞叶有助于快速的视觉辨认，与视空间整合能力有关。顶叶选择性地注意空间信息，顶叶上部可能与注意范围的缩窄、聚焦有关，顶下区可能和扩大注意范围使之包括黄斑以外的周围视野有关。大脑中相应区域的损伤可以导致患者对空间位置变化的注意、感知、快速辨认、整合和分析均有异于正常，从而出现视空间障碍。

参考文献

[1] HANE F T, LEE B Y, LEONENKO Z. Recent progress in Alzheimer's disease research. Part 1: Pathology. Journal of Alzheimer's Disease, 2017, 57 (1): 1 – 28.

[2] SCHULTZ C, DEL TREDICI K, BRAAK H. Neuropathology of Alzheimer's disease//Alzheimer's disease totowa. Humana Press, 2004.

[3] PERL D P. Neuropathology of Alzheimer's disease. The Mt Sinai Journal of Medicine, 2010, 77: 32 – 42.

[4] RAMI L, SALA-LLONCH R, SOLE-PADULLES C, et al. Distinct functional activity of the precuneus and posterior cingulate cortex during encoding in the preclinical stage of Alzheimer's disease. Journal of Alzheimer's Disease, 2012, 31: 517 – 526.

[5] PIGUET O, DOUBLE K L, KRIL J J, et al. White matter loss in healthy ageing: a postmortem analysis. Neurobiology of Aging, 2009, 30: 1288 – 1295.

[6] APOSTOLOVA L G, GREEN A E, BABAKCHANIAN S, et al. Hippocampal atrophy and ventricular enlargement in normal aging, mild cognitive impairment (MCI), and Alzheimer disease. Alzheimer Disease and Associated Disorders, 2012, 26: 17 – 27.

[7] 贾建平, 陈生弟. 神经病学. 8 版. 北京: 人民卫生出版社, 2018.

[8] 王庭槐. 生理学. 9 版. 北京: 人民卫生出版社, 2018.

[9] 赵斌, 蔡志友. 阿尔兹海默病. 北京: 科学出版社, 2015.

[10] 韩恩吉, 王翠兰. 实用痴呆学. 济南: 山东科学技术出版社, 2011.

[11] 费尔顿, 欧班宁, 梅达. 奈特神经科学彩色图谱. 3 版. 李安然, 译. 北京: 北京大学医学出版社, 2018.

[12] 丁文龙, 刘学政. 系统解剖学. 9 版. 北京: 人民卫生出版社, 2018.

[13] 芮德源, 朱雨岚, 陈立杰. 临床神经解剖学. 2 版. 北京: 人民卫生出版社, 2015.

[14] 丁斐. 神经生物学. 3 版. 北京: 科学出版社, 2016.

[15] 贝尔, 柯勒斯, 帕罗蒂斯. 神经科学: 探索脑. 2 版. 王建军, 译. 北京: 高等教育出版社, 2004.

[16] BUBBER P, HAROUTUMAIN V, FISH G, et al. Mitochondrial abnormalities in Alzheimer brain: mechanistic implications. Annals of Neurology, 2005, 57 (5): 695 – 703.

[17] DIPATRE P L, GELMAN B B. Microglial cell activation in aging and Alzheimer disease: Partial linkage with neurofibrillary tangle burden in the hippocampus. Journal of Neuropathology and Experimental Neurology, 1997, 56: 143 – 149.

［18］GERMAN D C, YAZDANI U, SPECIALE S G, et al. Cholinergic neuropathology in a mouse model of Alzheimer's disease. Journal of Comparative Neurology, 2003, 462 (4): 371 – 381.

［19］ANTEL J. Oligodendrocyte/myelin injury and repair as a function of the central nervous system environment. Clinical Neurology and Neurosurgery, 2006, 108 (3): 245 – 249.

［20］SOFRONIEW M V. Reactive astrocytes in neural repair and protection. Neuroscientist, 2005, 11 (5): 400 – 407.

（林雨、徐翔、陈云波、方淑环）

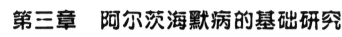

第三章　阿尔茨海默病的基础研究

第一节　阿尔茨海默病的发病机制

一、Aβ 学说

（一）Aβ 的产生及翻译后修饰

1. Aβ 的产生

β–淀粉样蛋白（amyloid β-protein，Aβ）在阿尔茨海默病（AD）的形成和发展中起着重要作用。人类 21 号常染色体含有编码 Aβ 的基因序列，该基因编码 β–淀粉样前体蛋白（β-amyloid precursor protein，APP）。APP 在代谢过程中有四种水解机制，包括非淀粉样蛋白生成途径（α–分泌酶和 γ–分泌酶水解通路）、淀粉样蛋白生成途径（β–分泌酶和 γ–分泌酶水解通路）、η–分泌酶途径（η–分泌酶水解通路）和非经典裂解途径 [α/β–分泌酶，半胱天冬酶（caspase）和 γ–分泌酶水解通路]。Aβ 是由 39～42 个氨基酸组成的多肽，其中 $Aβ_{40}$ 约占 90%，$Aβ_{39}$ 和 $Aβ_{42}$ 占 10%。$Aβ_{42}$ 在老年斑形成中起重要作用，而 $Aβ_{40}$ 是一种非病理性产物，在 AD 患者和正常人群中都存在，它与细胞代谢相关。

2. Aβ 的翻译后修饰

Aβ 单体首先经历吸附、成核和纤维延伸等阶段，形成不同类型的 Aβ 聚集体，包括单体、寡聚体、原纤维、纤维和 Aβ 老年斑。这个过程受到氨基酸序列、金属离子和生物膜性质等多种因素的影响。研究发现，Aβ 的 N 端序列氨基酸（ASP1–GLU11）呈无规则卷曲状态，不易聚集；Aβ 的 C 端序列氨基酸则参与 Aβ 寡聚体的形成；而两个通过氨基酸 Leu17–Phe20 和 Ala30-Met35 之间的氢键相互作用形成的 β 折叠结构对 Aβ 的组装起主要作用。在生理条件下，Zn^{2+}、Cu^{2+}、Al^{3+} 和 Fe^{3+} 等多种金属离子也能影响 Aβ 的组装过程。此外，细胞膜的性质对 Aβ 的状态也起着重要的调节作用。细胞膜中的磷脂双分子层结构和其中的脂筏能够催化无规则卷曲的 Aβ 单体向 α 螺旋的转变，并进一步引发错误折叠，形成具有 β 折叠结构的中间体，最终导致纤维的形成。尽管人们对 Aβ 在生物膜表面上的组装进行了广泛的研究，但是生物膜表面的复杂结构导致了 Aβ 纤维化机制尚不明确。体内丰富的生物膜在蛋白质或多肽的淀粉样变性中扮演着关键角色。

细胞膜与内外环境共同形成了液固界面，细胞膜本身作为生物功能界面，其物理化学性质对蛋白质或多肽在特定区域的富集起着重要的调节作用，这是蛋白质或多肽发生淀粉样变性的前提条件。细胞膜作为一个多因素共存的系统，目前对于多个因素在 Aβ 构象转变和纤维化中的共同作用机制还不清楚。通过探究细胞膜单一明确的物理化学性质，可以更好地研究其对 Aβ 组装的影响。研究表明，界面的亲疏水性质、电荷性质和生物膜的不同组成都对 Aβ 的组装产生影响。细胞膜由手性分子通过化学键、氢键和疏水相互作用等方式组装而成，不同手性分子修饰的界面对 Aβ 多肽在界面上的吸附、成核和聚集成纤维等过程具有不同的作用。此外，界面的手性性质也对 Aβ 的聚集结构具有重要的影响，如 N－异丁酰－L－半胱氨酸（L-NIBC）修饰的界面使得 $Aβ_{40}$ 单体聚集成环状，而 D-NIBC 修饰的界面则使得其聚集成棒状。

（二）Aβ 的神经毒性

Aβ 对 AD 病程进展产生重要影响。体内外实验结果显示，Aβ 聚集体可能通过受体介导或非受体介导途径作用于神经元、小胶质细胞和星形胶质细胞等细胞。这种作用导致了突触损伤、营养功能障碍以及吞噬能力下降等不良影响，最终促成神经退行性病变的发生。Aβ 对神经的毒性影响主要体现在以下几个方面：①端粒缩短。端粒的缩短是由于 Aβ 寡聚体能够与端粒和端粒酶复合物结合，这会抑制端粒酶的活性，进而阻止端粒 DNA 的正常延伸。此外，Aβ 寡聚体还能定位在端粒上，从而诱导细胞衰老和端粒的进一步缩短。②钙稳态的破坏。Aβ 能够与内源性质膜离子通道结合或形成膜孔，这会增强 Ca^{2+} 的通透性，导致大量 Ca^{2+} 内流，从而破坏神经元内 Ca^{2+} 的稳态。当胞内 Ca^{2+} 超载时，会对氧化磷酸化和膜 ATP 酶活性产生损伤，进而促进脂质过氧化和自由基的生成。③氧化应激。Aβ 能够促使细胞生成活性氧（ROS），这会触发膜脂和脂蛋白的过氧化，破坏 DNA 并导致转运酶的失活等一系列反应。④胆碱能神经系统损伤。Aβ 能够引起乙酰辅酶 A 的合成降低，从而导致乙酰胆碱的含量下降。同时，Aβ 还能抑制乙酰胆碱释放到突触间隙，并阻止胆碱重新进入突触前神经元，这些都会对胆碱能神经元造成损害。⑤免疫炎症作用。Aβ 能够触发小胶质细胞和星形胶质细胞的激活，这会导致细胞因子、趋化因子、神经递质和 ROS 的释放。这些炎症介质会引导单核细胞和淋巴细胞进入中枢神经系统，并促使小胶质细胞的激活和增生。激活的小胶质细胞能够产生更多的炎症介质，从而加快 AD 的发展进程。⑥tau 蛋白异常磷酸化。Aβ 能够调节蛋白激酶和蛋白磷酸酯酶活性，从而影响 tau 蛋白磷酸化水平。磷酸化的 tau 蛋白能够调整 Aβ 诱导的长时程增强抑制，以及减少海马神经元细胞突触和树突棘的数量。

二、tau 蛋白学说

（一）tau 蛋白的结构与功能

tau 蛋白的结构和功能主要体现在它作为大脑中与微管相关的主要蛋白质之一的角色。人类的 tau 蛋白是由位于 17q21.31 染色体上的微管相关蛋白 tau（MAPT）基因所编码的。人类 MAPT 基因由 16 个外显子组成。在大脑中，外显子 2、3 和 10 的可变剪接产生了 6 种 τ（tau）亚型。这些亚型包括带有 0（0N）末端插入片段的一种亚型，带有 1 个（1N）或 2 个（2N）N 末端插入片段的亚型，以及带有 3 个（3R-tau）或 4 个（4R-tau）C 末端微管结合重复序列的亚型。人脑 tau 蛋白的最长亚型是由 441 个氨基酸组成（2N4R，tau441），其分子质量为 45.85 ku。tau441 由 4 个结构域组成，按照从 N 端开始的顺序分别为：①从微管表面突出的 N 末端突出结构域；②负责与 SH3 结构域相互作用的脯氨酸富集区；③微管结合结构域，促进微管蛋白组装和 tau 聚集；④C 末端。在正常的大脑中，tau 蛋白的功能是与微管蛋白结合，并促进其聚合形成微管。这种结合有助于维持微管的稳定性，并减少微管蛋白分子的解离，同时也能诱导微管的成束。相比于 3R-tau，4R-tau 具有更强的微管亲和力，在促进微管组装方面更为有效。在 AD 患者的大脑中，病理性 tau 蛋白会从微管上解离，使微管对切割蛋白如 katanin 变得敏感，从而导致微管的稳定性急剧下降。除了与微管相关的功能外，tau 蛋白还具有其他重要的功能。它可以调节沿着轴突的细胞内运输，确保重要的细胞成分能够正确传递到目的地。另外，tau 蛋白也可以存在于细胞核中，在应激反应时可能发挥保护 DNA 完整性的作用。除此之外，tau 蛋白也在少突胶质细胞和星形胶质细胞中表达。然而，在 AD 中，tau 蛋白的异常积聚主要发生在神经元中。

（二）tau 在 AD 中的病理变化

过度磷酸化的 tau 蛋白聚集形成的神经原纤维缠结（NFT）在 AD 病程的进展中呈现出特定的进行性模式，即 Braak 分级。在早期，tau 病理主要出现在脑干蓝斑核和内嗅皮层移行区（Braak Ⅰ～Ⅱ级）。随着病程的进展，它会扩展到包括海马在内的边缘系统（Braak Ⅲ～Ⅳ级），最终蔓延至广泛的新皮层区域（Braak Ⅴ～Ⅵ级）。AD 患者脑内 tau 聚集信号的进展模式基本上与 Braak 分级一致。AD 患者的脑内 tau 病理总是沿着特定的解剖联系路径进行进展，这促使了有关 tau 朊样聚集和传播的假设提出：病理性的 tau 蛋白以自身为模板，诱导改变正常 tau 蛋白的构象，进而使其更容易聚集，并促使周围更多的 tau 蛋白发生病变，导致 tau 病理传播至更广泛的脑区。早在 20 多年前，就有研究表明从 AD 患者的大脑中分离出的寡聚体 tau 能够捕获正常的 tau 蛋白。这种捕获过程依赖于 tau 蛋白的磷酸化，并且呈现出不饱和性。自 2009 年起，研究发现病理性 tau（尤其是寡聚体 tau）作为毒性种子，能够在动物体内外诱导正常的 tau 蛋白聚集成为纤维束，并在大脑中传播。这进一步证实了病理性 tau 具有朊样特性。

（三）tau 翻译后修饰与 tau 病理

1. tau 的过度磷酸化

tau 蛋白是一种磷酸化蛋白。tau441 是其中一种形式，它含有 80 个丝氨酸/苏氨酸残基和 5 个酪氨酸残基。在 AD 中，已至少有 40 个丝氨酸/苏氨酸和 2 个酪氨酸磷酸化位点被鉴定。tau 的磷酸化水平在 AD 脑中增加了 2～3 倍。在 AD 的大脑中，tau 蛋白异常磷酸化的常见位点主要有 Ser195、Ser198、Ser199、Ser202、Ser235、Ser262、Ser353、Ser396、Ser400、Ser404、Ser409、Ser422、Thr181、Thr205、Thr212、Ser214、Thr217 和

Thr231 等。引起 AD 和其他 tau 病变疾病病理的关键因素之一就是 tau 蛋白的异常磷酸化。AD 脑中的 tau 根据其磷酸化状态和溶解度，可分为三种形式：非过度磷酸化的正常功能性 tau（C-tau）、异常过度磷酸化的 tau（AD P-tau，约 40% 以寡聚体形式存在于细胞质）和形成不溶性双螺旋丝的 tau 聚合体（PHF-tau）。正常的 tau 蛋白具有"回形针"结构，在微管结合域上方有 N 末端和 C 末端折叠，可阻止蛋白质的自聚集。此外，过度磷酸化改变了 tau 蛋白的电荷和构象，使其微管结合域暴露出来，也可导致 tau 蛋白的聚集，并破坏其正常的促进微管组装功能。在 AD 中，AD P-tau 可以跟其他与微管相关的蛋白质，如微管相关蛋白 MAP1 和 MAP2 相互作用，破坏微管的组装。不溶性的 PHF-tau 则对微管的组装没有影响，这表明 tau 的细胞毒性是由 AD P-tau 寡聚体而不是 PHF-tau 寡聚体表现出来。通过对 AD P-tau 进行蛋白磷酸酶的去磷酸化处理，可以恢复其在体外促进微管装配的生物活性，并减少体内形成的 tau 病理，这进一步证明了异常过度磷酸化在 tau 病理中的重要性。除了对微管稳定性产生影响外，tau 过度磷酸化还可能对蛋白质的降解、截断和聚集产生影响。tau 在体内可被多种激酶进行磷酸化，如脯氨酸指导的蛋白激酶（例如糖原合酶激酶 -3β，$GSK-3\beta$；细胞周期蛋白依赖性激酶 5，CDK5），以及非脯氨酸指导的蛋白激酶（例如钙离子钙调素依赖性蛋白激酶 Ⅱ，CaMK Ⅱ；蛋白激酶 A，PKA）等，这些激酶的活性或表达在 AD 脑中显著增加。tau 的去磷酸化则受到蛋白磷酸酶的调节，其中主要是蛋白磷酸酶 2A（protein phosphatase 2A，PP2A），它占人脑中 tau 磷酸酶活性的 70% 以上。然而，在 AD 脑中，tau 磷酸酶活性减半，导致了 tau 的异常过度磷酸化加剧。因此，tau 激酶和磷酸酶活性之间的不平衡被认为是导致 tau 过度磷酸化的主要原因。

2. tau 的泛素化

正常的 tau 蛋白作为天然的非折叠蛋白质，可以通过 ATP/泛素非依赖途径进行降解。即便如此，tau 蛋白仍可被多种泛素连接酶泛素化。这些泛素连接酶包括与 Hsc70 相互作用蛋白的 C 端、肿瘤坏死因子（TNF）受体相关因子 6 和促轴蛋白/MARCH7。质谱分析结果表明，AD 脑中分离的可溶性 PHF-tau 在微管结合域的 Lys254、Lys311 和 Lys353 残基处被泛素化。然而，PHF-tau 主要以单一泛素化的形式存在，而不是多重泛素化。这意味着它的泛素化程度不足以诱导泛素—蛋白酶体系统介导的 tau 聚集体的蛋白水解。因此，增强 tau 的多重泛素化和加速其降解可能是应对 tau 病理的一种潜在方法。此外，tau 蛋白还可以经历 SUMO（小分子泛素样修饰蛋白）化、糖基化、硝基化等其他修饰方式。这些修饰与 tau 病理之间的关联仍需要进行更深入的研究。

3. tau 的截断

tau 对蛋白酶的消化极为敏感，无论是在体内还是体外，它都可以由钙蛋白酶和其他蛋白酶进行裂解。截断 tau 蛋白会破坏其"回形针"结构，进而增加其过度磷酸化和聚集体形成的倾向。在 AD 脑中，至少有 3 个特定位置的 tau 蛋白截断被鉴定出来，这些位置分别是 Asn368、Glu391 和 Asp421。这些截断与 AD 病情的进展的 Braak 分级有关联。在不同的 tau 病理小鼠模型中也观察到了类似的 tau 蛋白截断现象。不同于 NFTs 的 C 端截断，tau 蛋白的 N 端截断体与过度磷酸化的高分子量 tau 寡聚体存在关联。研究结果表明，过度磷酸化的高分子量 tau 聚集体缺乏 N 端部分，这提示 AD 脑中 tau 蛋白发生了 N 端截断。在对 tau 蛋白进行 N 端截断的实验中，发现截断其 N 端 150 或 230 个氨基酸可以增强其位点特异性磷酸化、自我聚集以及对 AD P-tau 诱导的聚集的敏感性。相比之下，仅截断前 50 个氨基酸则没有这种效果。同样地，截断 tau 蛋白 C 端的 50 个氨基酸也会增加位点特异性磷酸化，促进 tau 蛋白自身的聚集，并使其易受 AD P-tau 的捕获形成聚集体。然而，仅截断 C 端 20 个氨基酸则无此效果。通过对 tau 蛋白不同截断体进行系统性分析，发现 $tau_{151-391}$ 表现出最强的病理活性。因此，抑制 tau 截断可能是抑制 AD 和其他相关 tau 蛋白病中 tau 病理的一种潜在方法。

4. tau 的糖基化

人脑中的 tau 蛋白可以通过 O–连 N–乙酰氨基葡萄糖（O-GlcNAc）修饰糖基化的酶促过程，将寡糖共价连接到蛋白质侧链上。tau 蛋白可以被多种寡糖修饰，包括半乳糖、甘露糖、N–乙酰氨基葡萄糖和唾液酸等。一般情况下，tau 蛋白会经过 O-GlcNAc 修饰。然而，AD 脑中的 tau 蛋白则经历了异常的 N–键糖基化，即多糖连接到天冬酰胺残基的酰胺基。在 AD 脑中，tau 蛋白的糖基化可能会先于磷酸化发生，并且促进了磷酸化的发生。相反，tau 的 O-GlcNAc 修饰通过竞争 tau 蛋白上的磷酸化位点，降低了 tau 蛋白的磷酸化水平。tau 可以通过组蛋白乙酰转移酶 p300 或 CREB 结合蛋白进行乙酰化修饰，也可以被组蛋白去乙酰化酶和组蛋白脱乙酰基酶 6 进行去乙酰化修饰。此外，tau 蛋白同时还具有内在的乙酰转移酶活性，可以对自身进行乙酰化修饰。不同的乙酰化修饰位点会导致不同的 tau 病理效应。以 Lys274、Lys280、Lys281 和 Lys369 为例，它们的乙酰化会损害 tau 的功能并在 AD 脑中上调。相反，KXGS 模体中的 Lys259、Lys290、Lys321 和 Lys353 通常被乙酰化以预防 tau 的磷酸化和聚集，然而在 AD 脑中，这些位点的乙酰化水平降低。

5. tau 的聚集

正常情况下 tau 蛋白通常呈现无规律的卷曲结构，很少形成聚集体。然而，当部分折叠后，tau 蛋白更倾向于形成 β 折叠结构，促进 tau 单体之间的相互作用。tau 微管结合重复序列上的两个六肽基序（275VQIINK280 和 306VQIVYK311）倾向于促使其蛋白构象向 β 折叠转变。当 tau 单体的部分折叠受到触发，tau 蛋白便由稳定且不活跃的形式转变为具有催化活性的形式，从而引发 tau 逐步聚集形成二聚体、可溶性低聚体、不溶性 PHF 以及最终形成 NTFs。已在 AD 和其他相关的神经退行性疾病中观察到 tau 聚集成 PHF 和 NFT，这些聚集体的六种亚型都可以在 AD 脑中的 PHF 中进行检测。tau 蛋白的过度磷酸化和截断可以影响其聚集过程，过度磷酸化可以通过多种机制促进 tau 的聚集：首先，过度磷酸化的 tau 会从微管中解离出来，会提供更多的游离蛋白质来促进 tau 的聚集。其次，过度磷酸化的 tau 能够以朊样方式招募更多正常的 tau 到聚集体中。此外，过度磷酸化的 tau 还可能改变 tau 的降解和截断过程，从而间接影响 tau 的聚集。仅仅过度磷酸化全长的 tau 蛋白并不足以引发其不溶性聚集物的形成。只有在 tau 蛋白同时受到截断的情况下，过度磷酸化的 tau 才能被诱导形成聚集体。然而，单独的 tau 截断已足以诱导 tau 的过度磷酸化和聚集体形成。以上证据指出，tau 截断在促进 tau 聚集体形成中起关键作用，其原因可能是截断导致微管结合重复序列暴露，从而使 tau 单体之间更易于相互作用和接触。

6. 病理性 tau 的传播

病理性的 tau 传播涉及毒性种子的摄取和释放，主要经历以下步骤：①细胞摄取病理性的 tau 种子；②以种子为模板，诱导细胞内正常 tau 蛋白的聚集；③释放新的病理性 tau 种子；④病理性 tau 种子跨细胞传播。目前认为，细胞摄取病理性 tau 种子的机制可能有以下方式：硫酸乙酰肝素蛋白聚糖（HSPG）介导的内吞作用，外泌体与细胞膜的融合，受体介导的内吞作用，以及通过巨噬细胞的吞噬作用。HSPG 广泛分布在细胞表面，参与调节细胞与其他细胞、信号分子和细胞外基质之间的相互作用。而 tau 单体或聚集体可以直接与细胞表面的 HSPG 进行结合。降低 HSPG 的合成、干扰 HSPG 的硫酸化以及神经元中肝素的裂解可以阻止细胞摄取 tau 单体或聚集体。此外，类似于糖胺聚糖肝素的物质可通过掩盖 tau 与 HSPG 结合部位来阻止其与细胞表面结合，抑制病理性 tau 的细胞摄取和传播。病理性 tau 种子被细胞摄取后，可以自身为模板诱导细胞内正常 tau 蛋白聚集，形成新的病理性 tau，并进一步传播到其他细胞。病理性 tau 聚集体的直接释放或细胞膜微小缺陷可能导致细胞外的 tau 聚集体与相邻细胞表面结合，并引发这些 tau 聚集体的摄取。虽然 tau 蛋白不含有信号肽，但在生理条件下，它可以通过非磷酸化的单体或截短形式被分泌出来，其释放机制和功能仍不清楚。tau 聚集体可以通过细胞膜破裂的方式进行释放，也可以通过胞吐作用、外泌体或者与相邻细胞膜的融合而进行传播。而 tau 蛋白的截断和过度磷酸化有助于其分泌过程。

三、胆碱能学说

乙酰胆碱（ACh）是一种兴奋性神经递质，广泛分布于中枢及外周神经系统，它在人体大脑皮质与海马中的缺失影响了 AD 的痴呆程度。乙酰胆碱转移酶（ChAT）作为 ACh 生物合成的关键酶，存在于胆碱能神经元内，它可以衡量胆碱能神经元功能，ChAT 活性的下降导致 ACh 的减少。过度磷酸化的 tau 蛋白能够损伤胆碱能神经元，当 ChAT 的活性降低时，神经元的功能减弱，引起 AD 的发生。

（一）胆碱能系统的组成

胆碱能神经元分布于中枢神经系统的各个区域。由于 ACh 是该系统的关键神经递质，ACh 相关酶在皮质、基底前脑和基底神经节等区域中均被发现。这些胆碱能神经元参与了大部分脑活动，如注意力、学习记忆、感觉处理和睡眠等功能。胆碱能投射神经元在人体脑内的主要来源包括以下三个方面：①基底前脑胆碱能系统，如伏隔核、Meynert 基底核等。它们的投射纤维形成了多条通路，如隔内侧核、斜角带—海马通路、斜角带—杏仁复合体通路，以及斜角带、Meynert 基底核—大脑皮层通路等。特别是 Meynert 基底核的胆碱能投射到额叶、颞叶、顶叶和视觉皮层，与人体的学习和记忆功能密切相关。②作为脑干的运动中心，脑桥的被盖网状核中约 90% 的胆碱能纤维投射到丘脑，同时还有部分投射到小脑、脑干核、纹状体和脊髓等区域。③还有数量较少的自主胆碱能神经元，1%～2%的胆碱能中间神经元分布在纹状体、皮质、内侧缰核和海马等脑区。由于胆碱能系统的功能与机体的视空间功能、记忆和注意力等认知功能紧密相关，对胆碱能神经元进行深入分析有助于我们理解 AD 患者的病理变化。此外，结合影像学检查可以评估 AD 患者脑部不同区域的病理改变情况。这样的研究可以为我们揭示 AD 的发病机制以及提供治疗该疾病的潜在方向。由于胆碱能系统的功能与机体的视空间功能、记忆以及注意力等认知功能密切相关，这种联系表明对胆碱能神经元进行深入研究对于了解 AD 的病理改变非常重要。此外，通过利用影像学检查，能够评估不同脑部区域的病理改变情况。人脑中的胆碱能系统主要包括乙酰胆碱转移酶（ChAT）和乙酰胆碱酯酶（AChE）。ChAT 的主要生理功能是转运辅酶 A，加速 ACh 的合成，从而促进神经递质 ACh 的形成。在 AD 患者脑中，由于脑内胆碱能神经元的数量减少，ACh 的合成、储存和释放均减少，进而出现学习、记忆和空间等障碍。而 AChE 则负责降解 ACh，其主要作用是通过分解 ACh 来抑制信号传递。ChAT 和 AChE 共同参与调节人脑中 ACh 的水平，保持其稳定状态。中枢胆碱能神经元可以分为两个主要类别。一类是具有重要的神经调节功能的中间神经元，它们主要分布在纹状体、尾状核和嗅结节等脑区。另一类是能连接不同脑区的投射神经元，可在整个中枢神经系统中连接至少两个脑区，并根据不同的投射系统进一步细分成两个亚投射系统，使其系统变得复杂多样。

（二）胆碱能系统在中枢神经系统中的功能

1. 胆碱能系统与神经分化及发育

体外研究发现，皮质前体细胞可表达 M2、M3 和 M4 mAChRs，ACh 激活 mAChRs，通过 G 蛋白、Ca^{2+} 信号通路、蛋白激酶 C、MAPK 磷酸化及 DNA 合成，促进前体细胞的增殖及向神经元分化。进一步的研究显示，M1、M3、M5 激活 Gq/11 蛋白，胞内贮存 Ca^{2+} 释放诱导前体细胞增殖，M2 激活 Gi/o 蛋白调节前体细胞的神经元分化。nAChRs 对神经细胞的分化也有调节作用，在活化 α4β2 nAChR 后，神经前体细胞向神经元方向分化，给予 α4β2 nAChR 拮抗剂，分化被完全阻断，但给予 α7nAChR 拮抗剂，分化仍然继续，分化需要 Math1 的持续表达。而 AChE 则阻止细胞增殖，但促进神经细胞分化及形成神经网络。对于在前体细胞前的神经干细胞，则是通过 M1 受体介导向神经元细胞分化。胆碱能传入支配在神经分化及突触生成中起着重要作用。在突触发生之前，ACh 及 AChR 已经出现在大脑，参与神经元的成熟。在刚出生的大鼠大脑额叶、顶叶及枕叶底部，可以发现一些 ChAT 阳性生长锥的轴突，出生后第 4 天，这些轴突就已经出现在皮质的外层及边缘区，还可以发现一些 ChAT 弱阳性的中间神经元，出生后第 8 天，更多的中间神经元被标记，而且各种末梢的胆碱神经在每一个皮层都已经形成神经网络。ACh 调节皮质神经元的发育及形态的发生，影响皮质的连接。在出生一周的大鼠中，胆碱能神经已经投射到额前皮质的 γ-氨基丁酸能神经元，通过激活 mAChRs 促进断续的梭状波丛 γ 振荡放电，而在幼儿期，则是通过激活 mAChRs 及 nAChRs，产生持续的 δ-γ 节律。在皮层发育时，α4β2 和 α7n AChR 是高表达的。在出生后数月额前皮质 VI 层，ACh 刺激锥体神经元，可产生较明显的电流，然后随着发育逐渐下降。这一层与注意力的产生密切相关。胆碱能中间神经元促进突触修整细化，调节发育中皮质回路的感觉神经输入。ACh 可激活星形胶质细胞 mAChRs，导致纤维连接蛋白、层粘连蛋白等细胞外基质蛋白大量分泌，而加速海马神经元轴突的生成。因此，ACh 刺激还能为神经的发育及成熟提供有利的环境。在去胆碱能支配的皮质，可观察到明显的胞体缩小，树突变短，分支减少，及神经元间的连接改变，皮层变薄，也证明了胆碱能在神经发育中的作用。海马主要负责记忆和学习，胆碱能神经对于成年海马神经的发生有重要作用。在年轻成年及老年小鼠齿状回神经干细胞，激活 mAChRs 可致 Ca^{2+} 浓度迅速增加，神经干细胞明显增殖。支配海马的胆碱能神经主要来自基底前脑，特别是中隔内侧核和 Broca 斜角带核，ACh 由突触末梢及游离神经末梢释放，参与成年海马的可塑性调节。用皂草素注入侧脑室选择性损毁基底前脑来源的胆碱能神经元后，齿状回及嗅球 BrdU 标记的神经发生及 NeuN 阳性神经元核明显减少，颗粒下层凋亡细胞增多，而给予胆碱能激动剂毒扁豆碱后，齿状回神经发生增加。改变基底前脑 ACh 水平，也会影响神经元分化及短期存活。这其中的分子机制还不清楚。当海马新生的神经元与胆碱能神经元产生接触，并表达 M1、M2、α7、β2 等受体，ACh 可能作用于这些受体，通过丝裂原活化蛋白激酶、PI3K/Akt、蛋白激酶 C、Ca^{2+} 信号通路途径，调节神经干细胞及前体细胞。

2. 胆碱能系统与突触可塑性

突触可塑性是学习记忆的分子细胞层面的神经学基础，主要包括短期突触可塑性与长期突触可塑性。短期的主要包括易化、抑制、增强，长期的主要表现形式为长时程增强（longterm potentiation，LTP）和长时程抑制（longterm depression，LDP）。NMDA 受体依赖型 LTP 是 LTP 中研究的最多的类型。突触后膜除极，谷氨酸结合并激活 NMDA 受体，使钙离子通道打开。随后，进入的钙离子激活一系列下游信号通路的酶，包括钙调蛋白依赖性蛋白激酶Ⅱ和蛋白激酶 C，使钙调蛋白依赖性蛋白激酶Ⅱ发生自身磷酸化，钙调蛋白依赖性蛋白激酶Ⅱ可以移位至突触后密集区（postsynaptic density，PSD），与辅肌动蛋白、PSD95、突触黏附分子等 PSD 上的蛋白结合；结合后的复合物促进 α 氨基羟甲基恶唑丙酸（α-amino-3-hydroxy-5-methyl-4-isoxazolepropionicacid，AMPA）受体在突触后膜上的锚定，增强突触后膜受体的敏感性，进而影响 LTP 的产生。胆碱能系统对突触可塑性主要起着调节作用，与 ACh 作用的受体类型及位于突触前或突触后有关，作用机制也有差异。如突触前 mAChRs 减少谷氨酸、GABA 和 ACh 释放，降低海马的反应性，而突触后的 mAChRs 则通过抑制 K^+ 通道而产生相反的结果，突触后 M1 激活增加 NMDA 受体敏感性。在海马，ACh 促进 LTP 的现象可通过胆碱能的激动剂作用或刺激中隔核区而观察到。然而，即使破坏了支配海马的胆碱能神经纤维，对 LTP 形成及维持的影响也不是持续性的。M1 型受体可以促进海马 CA1 LTP 的形成，及调节兴奋阈。而 M1 敲除的小鼠，LTP 形成及能力只有轻度受损。M2/M4 型受体特异性拮抗剂作用于 CA1 突触前自身受体时，也可以诱导 TLP 形成，但是需要 M1/M3 受体激活，且独立于 NMDA 受体及电压依赖的 Ca^{2+} 通道。体外研究中，激活在海马 CA1 区切片的 nAChR，特别是 α2，并联合 α7 失活的情况下，会降低 LTP 的诱导阈，把短时程增强变为 LTP，这种把短时程增强转换成 LTP 可能的机制包括烟碱通过 Ca^{2+} 内流，诱导 CA1 锥体神经元的突触后动作电位，或者调节抑制性中间神经元，导致锥体神经元的脱抑制。然而 α7 受体的激活剂 DMXB 在低剂量时能促进 LTP 的诱导，在高剂量时却是抑制。低剂量的 α7 部分激活剂

S24795 也能易化 LTP 的形成。并且，烟碱或 ACh 激活 α7 能唤醒沉默的突触进入功能状态，从而增强 LTP 的形成。在体内研究中，大多数证据来自在齿状回的研究，快速烟碱处理激活 nAChR 诱导 LTP 形成，这个过程依赖于 α7 及 α4β2 的激活。快速烟碱处理后的 LTP 能持续长达 5 个小时，但是需要多巴胺能的输入。

3. 胆碱能系统与记忆

海马是学习记忆的关键结构，中枢胆碱能神经元从内侧隔核与斜角带通过穹隆投射至海马结构和扣带回皮质。在学习记忆过程中，隔核和斜角带核的 ACh 沿隔—海马胆碱能通路抵达海马，兴奋海马的锥体细胞，完成学习任务及对记忆的储存和再现。研究表明，学习和记忆中，胆碱能系统激活，海马 ACh 的水平上升，并且与学习记忆的类型、时程相关。记忆并不是一个单一的过程，它需要多个大脑结构及系统对认知处理过程的支撑。在记忆过程，胆碱能参与程度取决于海马功能的需求，并且对多个记忆系统有重要的选择/协同作用。

海马 ACh 的释放与任务有关，中隔内侧核—海马胆碱能神经元参与了学习及记忆，ACh 升降的水平取决于具体的任务及学习程度。海马高水平 ACh 有助于处理更复杂的信息。与暗示条件恐惧时比较，处理更复杂的关联条件恐惧时，海马会释放更多 ACh，使用扁豆碱提高胆碱能功能时，小鼠会更多地偏向处理关联条件恐惧，而使用东莨菪碱拮抗时，则会偏向于暗示条件恐惧，而且海马高水平的 ACh 意味着更高学习能力，海马依赖的学习与海马 ACh 水平相关，ACh 升高的浓度及持续时间影响记忆的类型及记忆处理过程。

杏仁核、纹状体分别是处理情感记忆、程序记忆的主要部位，胆碱能协同这些不同的记忆系统，从而选择不同的学习策略。海马高水平的 ACh 与杏仁核依赖的学习表现负相关，提示胆碱能的激活妨碍杏仁核依赖的学习任务，然而当海马在处理记忆时，杏仁核的 ACh 却是增加的。而且，记忆有着动态的处理过程，包含不同的时期（编码、巩固、提取），ACh 的作用也取决于记忆处理过程处于什么时期。研究显示，长期及短时记忆都能马上增加海马的胆碱能活性，但只有长期记忆在早期的反复训练中会导致随后的胆碱能活性下降，而且，胆碱能开始的激活及随后的抑制水平与学习的获得程度相关。来自新皮层的新信息从嗅皮层及齿状回传入海马的胆碱能被激活，高水平 ACh 抑制海马内在的 CA1 及 CA3 神经元，抑制 CA3 贮存的信息流入 CA1，减少对新信息的干扰，有利于新记忆的编码。与清醒期高水平 ACh 不同，在休息期（或慢波睡眠期）却是低水平 ACh。低水平 ACh 减少对海马 CA1、CA3 兴奋性反馈的抑制，有利于海马嗅皮层的信号输出，如慢波睡眠时，EEG 检测到起源于 CA3 的尖涟波，提示通过 CA1 及新皮层神经网络的共激活，促进之前编码的新记忆的巩固。

东莨菪碱抑制胆碱能活性时，会损伤记忆编码，但不会影响记忆提取，而毒扁豆碱增加胆碱能活性时，会破坏记忆提取，不会影响记忆编码。功能磁共振的研究也提示，毒扁豆碱可以增加海马空间语境信息编码的神经活性。因此激活胆碱能促进记忆编码，但记忆的巩固及提取却需要低水平的胆碱能活性。然而研究结果显示，条件及新鲜刺激能使额皮层及海马的 ACh 释放增加，但是习惯性活动刺激并没有这种效果，因为条件及新鲜刺激能引起更多的注意。这提示胆碱能系统可能是通过选择性注意参与学习记忆。

纹状体囊状乙酰胆碱转运蛋白基因敲除小鼠研究也证实，胆碱能系统对空间任务影响不大，但注意力下降明显。

在药物研究中，限制胆碱摄入、长期嗜酒、使用损害记忆力的药物会对记忆产生损害及减少海马 ACh 生成，而使用改善记忆力的药物则会提高海马 ACh 的量。对隔核有影响的药物也同时会对海马 ACh 有一致的影响，然而也有很多研究得出相反的结果，当使用药物提高动物记忆力时，海马的 ACh 量不升反降。因此，记忆的改变不一定有相应的 ACh 变化，调控隔核影响记忆力也不见得一定会影响胆碱能的活性标记物。药物研究还进一步显示，胆碱能激动剂全身用药能逆转隔核及穹隆破坏导致的记忆力下降，提示调节 ACh 改善受损的记忆。这些证据都提示了，海马 ACh 参与了记忆，但没有确定海马 ACh 是否是记忆所必需的。进一步全身性使用东莨菪碱及海马局部注射均会造成明显的海马相关学习记忆受损，这些证据提示海马 ACh 是正常的学习记忆必需的。使用神经毒素破坏隔核及穹隆会损害海马相关的学习记忆，但这种破坏是非选择性的，除了破坏胆碱能神经，还会损伤 GABA 能神经。应用选择性免疫毒素 192-IgG-saporin，可选择性破坏基底前脑的胆碱能神经元，但该区域的其他神经元则未受损害。然而用 192-IgG-saporin 选择性破坏隔核海马胆碱能神经元后，却没观察到非选择性破坏隔核、穹隆出现的记忆受损，在水迷宫实验中没有空间学习受损，放射臂迷宫实验中没有空间工作记忆受损，也没有关联条件恐惧改变，这些新出现的结果则提示海马 ACh 并不是海马依赖的记忆所需的。把 192-IgG-saporin 注射到基底前脑时，也没有出现记忆的改变，然而联合损伤内侧隔核/斜角带核、大细胞基底核的胆碱能神经元时，则会出现单一损伤时没有的记忆行为改变。提示基底皮层及隔核海马胆碱能神经元对记忆损伤的联合作用。

（三）胆碱能系统功能异常

1. 胆碱能系统与 AD 发生的联系

胆碱能系统功能紊乱不仅发生在帕金森病（PD）患者中，同时也会发生在 AD 患者中。Aβ 沉积情况在 AD 患者早期发出的胆碱能纤维的基底前脑胆碱能神经元内已存在，说明在早期 AD 患者中，不仅表现有多巴胺减少，同时还包括胆碱能神经传递方面的变化。在既往研究中，人们已发现伴有认知功能障碍的 AD 患者已出现大脑皮层胆碱能神经纤维减少现象，同时 Meynert 基底核细胞丢失，说明此时期的 AD 患者已出现胆碱能去神经支配和细胞丢失，并且随着认知功能的损害，该现象渐趋严重。后期患者还可能出现记忆力、注意力、视空间等认知领域的损害，这可能与胆碱能神经系统的 Meynert 核基底投射到特定脑区域的胆碱能网络功能紊乱有关。

2. AD 病理过程中胆碱能神经退行性改变

提出胆碱能假说是 AD 研究领域重大突破点，早在 1976 年研究者们在 AD 患者大脑皮层中发现突触前胆碱能表达水平显著降低，而且在合并严重认知功能障碍患者中发生胆碱能神经退行性病变，在后期的研究中人们根据这一发现研制出胆碱酯酶抑制剂疗法，在一定程度上缓解 AD 进行性发展进程，但是早期 AD 患者、晚期 AD 患者是否取得同样疗效还需继续研究验证。Harald Hampel 等研究者认为，AD 患者在无症状或早期阶段

（Ⅰ和Ⅱ期）时出现的胆碱能性病变主要是突触前，而不是突触后，即胆碱能神经退行性病变是基于 NBM（Meynert 基底核）胆碱能神经元及其投射到大脑皮层的轴突变性。如皮层神经元突触后 N 受体——离子通道型受体水平减少，其大脑皮层中该受体同样丢失，继而影响大脑皮质和边缘区的许多功能。随着研究的进展，研究者们意外地发现在突触前成分分析中，M2 受体（主要是突触前）减少，毒蕈碱 M1 受体并未相应减少，推测突触后的 M1 受体可能存在功能失调，同时也间接表明基底胆碱能神经元的进行性丧失导致了机体大脑某区域功能紊乱。在早期 AD 患者中还可见 ChAT 神经元上调，有可能是在弥补基础胆碱能神经元的过度消耗，而在健康者中 α7 烟碱基因表达水平更高，从这个角度来讲，可以将 α7 烟碱基因的相关蛋白纳入 AD 及其他脑病的研究中，但还需从基因组学、表观基因组学、转录组学、蛋白质组学和代谢组学等多个方面进一步分析胆碱能神经退行性改变在 AD 中的关系，不仅进行个体检测，还需分析群体发病现状。

胆碱能系统与 AD 之间的具体关系虽未明确，但是随着研究的深入，人们逐渐研发胆碱酶抑制剂、M1/M4 毒蕈碱受体激动剂、突触前胆碱转运体等，虽部分药品尚在研究阶段，尚未获得临床批准投放于市场，在后期也许有望缓解 AD 疾病发展和认知紊乱、记忆障碍、空间紊乱等临床症状。

四、神经炎症学说

（一）星型胶质细胞与神经炎症

星形胶质细胞是大脑中数量最丰富、功能最广泛的神经胶质细胞。它们能够响应炎症反应并促进其发生，在神经炎症反应中扮演着重要角色，参与调控神经系统的多个生理和病理进程，对于维持神经系统的正常功能和应对病理状态具有重要意义。星形胶质细胞在中枢神经系统受损时被激活，并发生反应性增生，严重损伤时可能形成胶质疤痕，阻碍内源性神经轴突再生。反应性星形胶质细胞可以进一步分为 A1 型和 A2 型，两者对中枢神经系统的炎症反应具有不同的作用。A1 型星形胶质细胞分泌促炎细胞因子，如 TNF $-\alpha$、IL -1α、IL -1β 和 IL -6 等，具有较强的神经毒性作用，加剧神经炎症反应发生。而 A2 型星形胶质细胞则分泌脑源性神经营养因子（BDNF）和转化生长因子 $-\beta$（TGF $-\beta$）等物质，促进神经元的存活，调节髓鞘的再生，并且能够增强细胞外基质对神经炎症（尤其是 IL -1β）做出积极反应，具有抑制神经炎症、支持神经元生长和保护神经元的作用。有研究表明，脂多糖（LPS）激活的小胶质细胞可通过分泌 TNF $-\alpha$、IL -1α 和补体成分 1q（C1q）来刺激静息星形胶质细胞转变为 A1 型星形胶质细胞，导致正常功能的丧失，并产生了未知的神经毒性因子，从而迅速杀死神经元和成熟的分化少突胶质细胞。另有研究证实，小胶质细胞产生的 TNF $-\alpha$ 可通过 SDF1a $-$ CXCR4 信号通路促进星形胶质细胞释放谷氨酸，从而增强对神经元的兴奋性毒性作用。星形胶质细胞活化的关键步骤是 NF $-\kappa$B 异二聚体的核转运，其促进了中枢神经系统（CNS）疾病的发生和发展。TNF $-\alpha$、IL -1β 和 IL -17 等促炎刺激物通过触发星形胶质细胞中 NF $-\kappa$B 的核转运，抑制 NF $-\kappa$B 信号通路的激活，可以有效抑制星形胶质细胞的异常激活。

（二）小胶质细胞与神经炎症

在中枢神经系统的不同发育阶段，小胶质细胞具有不同的生理功能，以调节中枢神经系统的稳定发展。从静息状态转变为反应性状态后，小胶质细胞获得与疾病相关的活化状态。这种状态的发展将受到脑损伤、感染或其他刺激等多种因素的促进。在 AD 脑内，活化的小胶质细胞主要集中分布在淀粉样斑块周围。激活的小胶质细胞可以表现出抗炎表型和促炎表型两种状态。有相关研究表明，小胶质细胞在衰老的环境下更倾向于活化为促炎表型。当小胶质细胞被活化为抗炎表型时，它们释放抗炎因子如 IL - 4、IL - 10、IL - 13 等，有助于抑制脑内炎症反应，维持脑内的稳态，起到维护脑部环境的作用。然而，当小胶质细胞被激活为促炎表型时，它们的吞噬和清除能力降低，无法有效清除沉积的有毒 Aβ 原纤维，同时会释放促炎细胞因子，如 TNF - α、IL - 1、IL - 6 和 IL - 12 等，参与神经炎症的发生，加速了神经变性进程，并对神经元造成损害。由于 AD 患者脑中促炎表型的小胶质细胞清除能力降低，脑内淀粉样斑块和 tau 蛋白缠结积聚。此外，促炎因子的释放也会引发神经炎症反应，导致神经元死亡，进一步加剧了 AD 的发展。同时，β - 淀粉样纤维本身也可以作为刺激物继续激活小胶质细胞，形成恶性循环，进一步加重了 AD 的病情。实验表明，使用非甾体类抗炎药物治疗可以延缓 AD 模型小鼠的疾病发展。这可能是因为非甾体类抗炎药物能够抑制小胶质细胞产生促炎细胞因子，同时增强小胶质细胞对 Aβ 斑块的吞噬和清除作用。这说明小胶质细胞在 AD 的神经炎症过程中发挥着双重作用。

（三）神经炎症与 AD 的关系

脑内神经炎症反应是 AD 的众多病理研究中除 Aβ 沉积和神经原纤维缠结（NFT）之外的另一个重要核心病理改变。AD 的神经炎症主要是由小胶质细胞和星形胶质细胞等脑内免疫细胞介导的中枢神经系统免疫反应过程所引起的。中枢神经系统受损后，往往会导致炎症的发生。脑内急性炎症是一种作为防御机制存在的反应，旨在对抗神经系统损伤、感染和其他刺激。这种炎症反应主要表现为脑内免疫细胞的激活、外周炎症细胞的浸润，以及各种炎症因子和趋化因子的释放，并对机体产生各种反应。脑内的炎症在通常情况下会自行缓解。然而，当脑组织受到超过自身清理能力的持续炎症刺激时，炎症的持续时间就会不断延长，逐渐转化为慢性炎症，不断地刺激神经系统。此时，各种炎症细胞因子被不断释放，导致促炎反应持续强于抗炎反应，进一步加重炎症，并最终对神经元造成损伤，引发机体各种病理改变。AD 相关的病理研究表明，AD 患者的脑实质中趋化因子和炎症细胞因子的水平明显高于正常人群。这表明在 AD 发展过程中，脑内的炎症反应被激活，导致神经系统遭受持续刺激，从而加重了 AD 的病情。研究发现，AD 患者脑内的神经炎斑（SP）和 NFT 等病变可以激活神经胶质细胞释放炎性介质，从而诱导炎症反应及时缩小和修复病变区域，加快神经元的修复过程。如果 AD 的病程加快，SP 和 NFT 的不断增加并持续积累可使患者脑内炎症反应进一步加重，炎症因子大量产生，并对神经元产生细胞毒性作用，从而导致神经元持续受损。此外，随着 SP 和 NFT 的不断沉积，病变区域逐渐扩大，进一步加重了 AD 病程的发展。上述研究结果表明，神经炎症与 AD 的病程发展是相互促进的。随着 AD 病程的加重，神经炎症不断持续发展。相反，神经炎症的持续发展最终导致 SP 和 NFT 不断增加，进而加速了 AD 病程的进展。

五、糖脂代谢异常学说

（一）脑葡萄糖代谢异常

1. 早期糖代谢活跃

颅脑特定区域的葡萄糖代谢率异常和能量产生障碍是 AD 早期的特征性改变之一。研究表明，在 AD 的早期阶段，葡萄糖代谢及其功能增强的现象可能会出现。然而，随着病情的进展，糖代谢异常的区域可能会缩小甚至消失，进而导致大脑功能的下降。到了 AD 的晚期阶段，葡萄糖的代谢率及其功能则会显著降低。

2. 葡萄糖代谢障碍

葡萄糖转运蛋白 1（Glucose transporter1，GLUT1）在人体内广泛分布，它是葡萄糖的转运体，在葡萄糖从血液通过血脑屏障进入脑内的过程中发挥重要作用。研究显示，AD 小鼠的神经元变性可能与其血脑屏障中 GLUT1 的缺失相关。同时，GLUT1 的缺失也可能减少实验性小鼠脑内葡萄糖的含量，进而表现为行为缺失和神经异常。这说明由于葡萄糖转运蛋白的缺失导致的葡萄糖转运障碍可能引发神经元的变性，并促进 AD 的发生。研究还发现，大脑对葡萄糖的摄取能力主要依赖于 GLUT1 的存在。GLUT1 的表达在认知障碍患者的脑内明显降低，这表明葡萄糖的转运能力对患者的认知能力有严重影响，并可能导致 AD 的发生。此外，GLUT1 和 GLUT3 含量的降低均可降低脑内葡萄糖的基础代谢率，并进一步影响糖基化水平，导致 tau 蛋白的过度磷酸化，进而引起 AD 的发生。

3. 细胞内代谢障碍

葡萄糖可以在细胞内被转化成三磷酸腺苷（ATP）及其他代谢产物，从而为大脑的神经活动提供所需的能量。研究结果显示，对 AD 患者脑内丙酮酸脱氢酶复合物（PDHC）的表达和活性进行了检测，发现它们均呈显著下降的趋势。此外，研究还发现 AD 患者脑内的酮戊二酸脱氢酶复合物（KGDHC）的活性也呈下降趋势，说明 PDHC 和 KGDHC 的低表达和活性可能导致 AD 患者葡萄糖代谢的衰退，并且导致其神经元线粒体功能的障碍。AD 患者中常有着线粒体功能障碍的发生，表现为线粒体通透性增强和钙调节能力降低。这种功能障碍导致三羧酸循环（TCA）的受损，进而进一步恶化大脑的糖代谢障碍。因此，线粒体功能的异常也可以通过影响糖代谢途径来促使 AD 的发生。

（二）胰岛素干预糖代谢异常

1. 胰岛素作用异常

在葡萄糖代谢过程中，胰岛素扮演着调节作用。大脑内的胰岛素主要来自外周血液，并且在维持稳定的血糖浓度过程中发挥促进作用。同时，大脑中的胰岛素能够对记忆和认知能力产生良好的改善作用。然而，当胰岛素水平下降或出现胰岛素不敏感时，影响了糖代谢水平，进而导致记忆和认知能力的衰退。研究发现，AD 患者脑脊液中的胰岛素水平以及与之相关的葡萄糖代谢水平比健康人明显减低。此外，AD 患者的大脑以及因AD 死亡的患者大脑的胰岛素表达也减少，表明胰岛素水平降低可能通过糖代谢途径间接导致 AD 的发生。研究还发现，中枢神经系统中胰岛素功能的障碍是散发性 AD 发病和进展的重要因素之一。此外，中枢神经系统中胰岛素功能的障碍可以导致 AD 特征性的病理学改变发生。颅脑注射链脲佐菌素是建立 AD 模型的常用方法，现已得到广泛认可。链脲佐菌素与葡萄糖的结构十分相似。它可以引起胰岛素生成障碍、突触和神经元的退化，并抑制胰岛素的生成，进而影响葡萄糖的代谢，最终导致学习记忆能力的障碍。这些因素最终引发了 AD 的神经退行性病变。由此说明，胰岛素生成障碍也可以通过影响糖代谢过程而导致 AD 的发生。

2. 胰岛素信号通路异常

胰岛素的信号传导途径主要依赖于胰岛素受体的正常功能。然而，胰岛素受体功能异常可能导致胰岛素抵抗的发生，进而阻碍胰岛素信号传导的正常进行。这种胰岛素信号途径的障碍可能导致神经元的死亡和 AD 病情的进展。经研究证实，抑制 PI3K/Akt 信号通路会促使 Aβ 的聚集和 tau 蛋白的磷酸化，从而形成 AD 斑块和 NFT，最终加速突触和神经元的衰退。此外，胰岛素受体在突触和神经元上可与不同的配体反应，并通过突触后膜信号途径进行信号传递。信号通路异常可能导致葡萄糖类结构与突触后膜受体结合，引发突触 ACh 系统的异常，进一步影响认知功能，并最终导致 AD 的发生。研究指出，胰岛素代谢通路 PI3K/Akt 下游的糖合成酶激酶 - 3β 在与激活的 Akt 结合后发挥作用。然而，研究发现，这种结合导致糖合成酶激酶 - 3β 的失活，并导致 tau 蛋白的过度磷酸化，使神经元和突触的障碍加剧，从而促进了 AD 的发生。另有研究表明，中枢神经系统中调控葡萄糖代谢的信号通路胰岛素/IGF 能够影响神经可塑性调节以及学习与记忆能力。PI3K 信号通路是激活后胰岛素/IGF 信号通路的三种方式之一。胰岛素/IGF 信号通路的异常可能导致胰岛素抵抗和缺失，进而引发葡萄糖代谢的异常，促进 Aβ 堆积，最终导致 AD 的发生。

六、其他学说

（一）雌激素与 AD

1990—2014 年，我国老年痴呆患病率为 3.4%，患病率女性高于男性，增长速度也大于男性。调查和研究的结果显示，老年痴呆的重点防治对象为高龄女性。大量流行病学资料表明，女性绝经后患 AD 的风险明显高于男性，提示可能与雌激素水平降低有关。

（二）线粒体与 AD

作为一个高能耗器官，大脑对能量供应和线粒体功能的变化具有高度敏感性。特别是在 AD 等神经退行性疾病中，线粒体功能的障碍已成为一个显著的特征。通过对 AD 患者的脑组织进行活检和对已故 AD 患者脑组织进行病理学研究,发现受影响的脑区的神经元显示出不同程度的线粒体功能损害,电子显微镜照片还显示了胞内线粒体微观结构的改变。近年来的许多研究表明,线粒体可能在多种 AD 病理过程的发生和发展中发挥作用。有数据显示,线粒体功能障碍在 Aβ 沉积和胞内 tau 蛋白(MAPT)过度磷酸化导致的 NFT 形成和积累之间独立存在,并且可能出现得更早。

(三)神经生长因子与 AD

神经生长因子(nerve growth factor,NGF)在中枢神经系统和周围神经系统中发挥着重要的调控作用,可以促进神经元的增殖、分化、生存和死亡等过程。在 AD 的早期发病阶段,病理改变主要集中在海马、大脑皮层和杏仁核等区域。这些病变导致了基底前脑胆碱能系统、去甲肾上腺素系统和 5 - 羟色胺系统神经元的损伤。NGF 通过激活特定的高亲和酪氨酸激酶受体(tyrosine kinase receptor A,Trk A)来发挥作用,进而激活下游的 G 蛋白。这种作用可以维持多种中枢神经系统神经元(如基底前脑系统中的胆碱能神经元、伤害性背根神经节神经元以及部分三级交感神经元等)的生存。由早期和进行性的突触和神经元丢失导致的皮质和海马投射退化可进一步引起认知障碍,并引发 Aβ 和 tau 蛋白的错误折叠和聚集。在 AD 患者和动物模型中,已经充分证明了 NGF 对胆碱能神经元的神经保护和再生作用。

第二节 阿尔茨海默病模型研究

一、阿尔茨海默病模型常用造模试剂

(一)神经毒素和兴奋性毒素造模试剂

与灵长类动物 Meynert 基底核相似,大鼠前脑基底部也富含胆碱能神经元。通过在大鼠苍白球和无名质区等脑室定位注射鹅膏蕈氨酸、红藻氨酸等兴奋性毒素,和 AF64A 等神经毒素,可损毁前脑基底部胆碱能神经元,造成细胞脱落和残存细胞萎缩。这种损害还伴随着学习记忆能力的下降。红藻氨酸是一种可引起惊厥的神经毒素,其损害性较大,因此在应用上相对较少,与之相比,鹅膏蕈氨酸的应用更为广泛。AF64A 是一种胆碱能神经末梢特异性的神经毒素,通过处理小鼠可模拟阿尔茨海默病(AD)中枢胆碱能降低的情况。此类模型在药物研究与开发中得到广泛应用,但也存在缺陷,例如无法展现 AD 的 NFT 等病理学特征,以及对其他影响学习记忆的递质系统的改变不敏感等。

谷氨酸是锥体神经元的关键兴奋性神经递质,在学习和记忆形成机制中扮演着重要角色。然而,当该系统过度激活时,会产生神经毒性损害。谷氨酸的正常认知功能和退行性神经毒素损害可能是 AD 的主要发病机制。

利用鹅膏蕈氨酸(IBO)、使君子酸(quis)、N - 甲基 - d - 天门冬氨酸(NMDA)、红枣氨酸（KA）等神经兴奋性氨基酸可以损毁大鼠基底大细胞核（NBM），从而建立大鼠 AD 模型。通过在大鼠单侧 NBM 注射 IBO 来引发损伤是目前广泛应用的 AD 动物模型之一，该模型表现为大鼠学习和记忆功能的下降。在这个模型中还存在一些与 AD 病理改变相似的变化，如大脑皮层和海马回的 ChAT 活性和 AChE 活性变弱、皮层和海马中 M 受体结合位点的数量减少、细胞数量减少等。有研究人员对四种神经毒性氨基酸进行了比较，并得出以下结论：quis 对 NBM 胆碱能神经元的特异性作用最强，同时对非胆碱性神经元的损伤最小，具有高度的敏感性且动物的死亡率较低，因此在建立模型时成功率较高。quis 和 IBO 都能引起 NBM 胆碱能神经元的退化，但 IBO 的作用持久且稳定。相比之下，KA 对 NBM 细胞的作用最弱，并且对非胆碱能神经元的损伤最为严重，其毒性最强且特异性较差，动物的死亡率较高，因此建立模型的成功率较低。

（二）Aβ 造模试剂

作为 AD 患者老年斑的主要组成成分之一，Aβ 在 AD 发病过程中扮演着重要角色，被许多学者认为是抗 AD 药物的作用靶点。通过在大鼠脑室内注射 Aβ，可以引发动物在水迷宫以及被动回避操作中能力的受损。同时，在前脑皮层和海马中，ChAT 活性明显下降，并伴随着海马神经元的坏死和减少。最近的研究发现，在大鼠海马区注射 $Aβ_{1-40}$ 或 $Aβ_{25-35}$ 片段以及少量鹅膏蕈氨酸，与单独注射相比，神经元缺失显著增加，微管相关蛋白 2 的免疫反应性明显下降，并伴有神经元细胞凋亡等现象，为揭示 AD 的病理机制提供了又一有用的病理模型。

（三）铝造模试剂

研究报道，AD 患者的 NFT 核心区发现存在铝，这表明 AD 与铝沉积可能存在关联。实验证明，将铝注射到动物脑内或皮下、口服三氯化铝或枸橼酸铝均可导致中枢神经系统细胞核附近出现类似 NFT 的结构，并引发记忆障碍。

（四）叠氮钠造模试剂

研究结果显示，AD 患者的血小板和死者脑组织中的线粒体呈细胞色素氧化酶活性明显下降的现象，这提示 AD 与线粒体的功能损伤有关。长期对动物进行皮下注射选择性细胞色素氧化酶抑制剂叠氮钠后，会导致空间分辨表现和水迷宫学习记忆障碍，同时还能抑制长程增效。

二、AD 动物模型研究

（一）老化致 AD 动物模型

1. 自然衰老老鼠模型

（1）原理。

65 岁以上老年人中，患有痴呆的比例在 5% ~ 15% 之间。随着年龄的增长，患病率逐渐增高，特别是在 85 岁以上的老年人中，痴呆的患病率急剧增加，甚至超过 50% 的患病率在 95 岁以上的老人中出现。因此，老化是老年性痴呆最主要的危险因素，但痴呆并非仅仅是生理老化带来的必然结果，而是由病理性改变引起的。根据 AD 病因学的过氧化学说，线粒体在有氧代谢过程中会产生活性氧副产物。当防御功能下降时，活性氧会引发氧化损伤，对神经元和其他细胞的核酸造成破坏。这一过程可能是 AD 发病机制中的原发或继发事件。老年人线粒体功能衰退、代谢紊乱，以及参与氧化代谢和能量代谢的酶类异常，有可能导致体内自由基产生增加。

（2）造模方法。

将 1~2 月龄小鼠或 3~5 月龄大鼠，雌性或雄性，饲养在屏障环境的动物实验室，直至所需的年龄。常用老年动物的年龄为小鼠 12~24 月龄，大鼠衰老早期 21~26 月龄，衰老晚期 30~32 月龄。

（3）评价。

优点：动物脑内的神经递质及形态学改变是自然发生的，与 AD 真实的病理生理改变更为接近，不需要人为损伤、干预。

缺点：只是模拟了部分与人类正常衰老相关的神经改变，缺乏 AD 相关 Aβ 沉积及 NFT，并不能全面模拟 AD 的变化。而且动物饲养周期和实验周期长、人力和物力成本高、感染率高、病死率高。

2. 快速老化小鼠模型

（1）原理。

快速老化小鼠（senescence accelerated mouse，SAM）是由日本京都大学首次培育成功，可分为快速老化亚系（senescence accelerated mouse/prone，SAM-P）和抗快速老化亚系（senescence accelerated mouse/resistance，SAM-R）。起初，SAM 的原始亲本是 AKR/J 小鼠，经过 20 多代兄妹交配近繁，最终获得了符合近交系标准、遗传性与病理表型一致的新系列。目前，SAM 小鼠共有 12 个亚系。在 SAM-P 的不同亚系上，许多人类老年性疾病都有不同程度的表现。而 SAM-R 亚系的生理指标和寿命则与正常的小鼠相似。因此，SAM（包括 SAM-P 和 SAM-R）是衰老以及衰老相关疾病的发生机制、药效评估和作用机制研究一个良好的动物模型。

（2）SAM 鼠模型在行为和脑科学研究中的应用。

①SAM-P/8 小鼠。

SAM-P/8 小鼠的学习和记忆功能在衰老过程中呈现加速退化的特点，表现出中枢神经系统（如皮层和海马等）的病理学改变。据文献报道，在 2 月龄时，SAM-P/8 小鼠就开始出现学习和记忆功能的衰退。这种衰退随着年龄的增长而加重，表现为空间学习和记忆能力下降、昼夜节律紊乱和情感障碍等。该现象可能与以下几个方面有关：

a. 脑内 Aβ 沉积：在增龄过程中，SAM-P/8 脑内积累了大量 Aβ。

b. 脑内神经递质及酶活性的改变：在增龄过程中，SAM-P/8 的大脑皮层和海马区域的 ACh、去甲肾上腺素（NE）和多巴胺（DA）水平降低，而阿片肽和 γ‑氨基丁酸（GABA）水平升高。同时，5‑HT 的水平呈先升高后降低的趋势，谷氨酸以及谷氨酰胺的代谢也出现紊乱。

c. SAM-P/8 小鼠的长时程增强（LTP）效应降低可能与大脑皮层和海马区域一氧化氮合成酶（NOS）和蛋白激酶 C（PKC）的活性下降有关。此外，SAM-P/8 小鼠的大脑皮层中神经营养因子-3（NT-3）的 mRNA 表达水平高于同龄的 SAM-R/1 小鼠，而中脑、海马 CA1 和 CA2 区的 NT-3 mRNA 表达水平则明显低于同龄的 SAM-R/1 小鼠。

d. 脑内氧化应激。

e. 脑内葡萄糖代谢异常。

f. 免疫功能异常：在 2 个月龄时，SAM-P/8 小鼠就出现免疫功能异常，表现为明显降低对绵羊红细胞（SRBC）诱导的脾细胞抗体生成反应、ConA 诱导的淋巴细胞增殖反应和 IL-2 产生能力，以及明显提高反应性小胶质细胞分泌 IL-1、IL-6 的能力与胞表面 MHC-II 和 β2 整合素（CD11b，C3 受体）的表达水平。其中，NK 细胞活性的降低可能与下调 IL-2 的水平有关。这些结果表明 SAM-P/8 小鼠的脑干发生海绵状变性和学习记忆功能障碍可能与反应性小胶质细胞介导的自身免疫机能紊乱有一定的关系。

g. 下丘脑、垂体前叶、肾上腺轴（HPA 轴）及性腺轴（HPG 轴）功能失衡：老年性痴呆患者的特点之一是 HPA 轴功能亢进，导致血浆糖皮质激素水平升高，以及在 HPA 轴中下丘脑的负反馈调节功能降低。在增龄过程中，SAM-P/8 小鼠的血浆和中枢海马、皮层内的皮质酮水平明显高于同龄的 SAM-R/1 小鼠。SAM-P/8 小鼠血浆中皮质酮水平升高可能会降低其海马神经元细胞内的 ATP 水平，并造成兴奋性谷氨酸（Glu）的积累。随着 SAM-P/8 的增龄，血浆睾酮水平明显降低。如果 12 个月龄 SAM-P/8 小鼠外源性给予生理剂量睾酮，可以显著改善它们的被动回避反应。睾酮改善学习和记忆的作用可能与其在脑内经过芳香化酶的作用转化为雌激素，而雌激素又可以促进多巴胺能神经元的功能有关。睾酮在脑内经过芳香化酶作用转化为雌激素，并进一步促进多巴胺能神经元的功能，从而可能改善学习记忆。

②SAM-P/10 小鼠。

SAM-P/10 小鼠是一种与衰老相关的啮齿类动物，在该动物中可观察到自发性且快速发展的广泛性脑萎缩，这种特征呈现遗传性。在 4 月龄时，SAM-P/10 小鼠开始出现脑萎缩，大脑新皮层前部和后部、梨状皮层、鼻内皮层、嗅核、杏仁体等区域最容易受影响，而海马、脑干和间脑的受累较少。除了海马区域外，SAM-P/10 小鼠的脑萎缩部位与 AD 患者相一致。SAM-P/10 小鼠显示与年龄相关的神经元内脂褐质沉积，丘脑神经元的胞浆中存在嗜酸性包涵体，而桥脑和小脑白质则出现空泡形成。4 月龄时，与同龄的 SAM-R/1 小鼠相比，SAM-P/10 小鼠的被动和主动回避反应没有明显差异。然而，在 10~12 个月龄时，其被动和主动回避反应下降严重，甚至比 26~28 月龄的 SAM-R/1 更低。在 8 月龄时，对 SAM-P/8、SAM-P/10 和 SAM-R/1 小鼠进行了尾部悬吊实验，每只小鼠被悬吊 10 分钟，通过计算机记录它们的活动次数和静止不动的时间，结果显示，SAM-P/8 和 SAM-R/1 在悬吊的早期表现出剧烈的反抗行为，活动次数明显增多，随着时间的推移逐渐减少。然而，SAM-P/10 小鼠在整个实验过程中表现出抑郁状态，其固定不动的时间明显长于 SAM-P/8 和 SAM-R/1 小鼠。此外，SAM-P/10 小鼠在被迫游泳实验中仍表现出抑郁行为。进一步研究表明，这种改变与 SAM-P/10 小鼠海马区 β-APPmRNA 表达水平在增龄过程中的升高，以及谷氨酸和甘氨酸的含量较同龄的 SAM-R/1 小鼠明显增加有关。

此外，SAM-P/10小鼠基底前脑皮层（NCF）的水平明显降低，而脑皮层、海马、小脑、脑干、丘脑、中脑神经元胞浆和胞膜内的神经鞘磷脂酶活性都呈现增龄性的升高。

（3）评价。

该模型衰老时间短，出现AD脑内病理变化早，缩短研究周期。但是快速老化小鼠相比其他模型小鼠价格较贵，且SAM动物繁殖能力较弱，来源相对较少，具有一定的局限性。该模型成本较高，小鼠寿命短，不适合用于长周期实验。

SAM-P/8小鼠既具有自然衰老小鼠的特征，又表现出类似AD的脑部病理变化和学习记忆障碍。因此，它是研究衰老和学习记忆功能，以及评估益智药物有效性的理想动物模型。此外，SAM-P/8小鼠也被广泛用于研究神经内分泌免疫调节网络平衡。然而，由于其获取比较困难，研究中可能面临一定的来源困难。

SAM-P/10小鼠也是一个较为理想的动物模型，可用于研究与衰老相关的神经元丢失、脑萎缩以及抑郁症的发生机制。然而，SAM-P/10小鼠的获取也比较困难，研究中也可能面临一定的来源困难。

3．D－半乳糖皮下注射致脑老化小鼠模型

（1）原理。

a．通过在一定时间内连续注射D－半乳糖，可以增高机体细胞内半乳糖浓度。半乳糖在醛糖还原酶的催化下可被还原为半乳糖醇。由于细胞无法进一步代谢半乳糖醇而产生堆积，影响正常的渗透压，造成细胞肿胀、功能障碍和代谢紊乱，最终导致机体衰老。

b．受到半乳糖合成酶的催化，D－半乳糖生成了一些活性氧物质，如O_2^-和H_2O_2等，导致超氧化物歧化酶（SOD）的活性下降，同时引起丙二醛（MDA）和脂褐素水平的升高。这些活性氧物质在D－半乳糖拟老化作用中起到了启动因子的作用，对基因的表达和调控过程也产生了重要的影响。

c．非酶糖基化（NEG）理论认为，D－半乳糖在小鼠体内引发非酶糖基化反应，从而损伤生物大分子的正常生理功能。与此同时，高级糖基化终末产物（AGEs）明显增加，进一步引发自由基损伤的放大效应。这些过程最终导致衰老和脑老化的发生。

（2）实验材料。

a．动物：小鼠。

b．试剂：D－半乳糖，生理盐水。

（3）实验步骤。

每天给小鼠颈部按50 mg/kg的剂量皮下注射D－半乳糖生理盐水溶液，连续注射60天。

（4）检测指标。

主要着重于氧化损伤的检测。

（5）评价。

该动物模型是目前国内被广泛接受的用于研究衰老和脑老化的模型，出现了类似于AD患者脑内的氧化损伤和学习记忆能力的降低。此外，该模型动物中还发现有脑内胆碱能系统功能退化，神经递质代谢异常，皮层和海马神经元损伤，超微结构和突触可塑性的老化性改变，以及神经营养因子表达减少等与AD相似的改变。该模型制作简单、成本较低、操作方便、耗时短、重复性好、可控制性强，并具有广泛的靶点。

（二）转基因 AD 动物模型

由于转基因动物发病原因确定，病理症状已知，有利于 AD 机制研究和防治药物的筛选，是 AD 研究中使用最广泛的动物模型。一般以与 AD 发病有关的 APP、早老素（PSEN）和 tau 等基因突变为主的单转基因、双转基因和多转基因动物模型为主要研究对象。鉴于遗传背景、繁殖能力、基因操作难度和饲养管理的经济角度，目前的基因修饰模型动物主要为小鼠。

1. APP 转基因小鼠

（1）原理。

基于分子遗传学和胚胎学的理论和技术，使用显微注射手段将人类 APP 基因或其片段整合到小鼠的基因组中，使小鼠的脑部能够表达这个基因。通过 APP 蛋白在小鼠脑中的积累，可形成老年斑，从而建立小鼠 AD 的转基因动物模型。

（2）常用的几种 APP 转基因小鼠。

a. APP V717FPDAPP 转基因小鼠。

APP V717FPDAPP 转基因小鼠是通过整合人 APP695 cDNA 到小鼠基因组中获得的。该转基因小鼠在人 APP 基因的 717 位点引入突变，将缬氨酸替代为苯基丙氨酸，形成 APP V717F 突变。此外，该转基因小鼠使用了人血小板趋化生长因子 β（PDGF-B）链基因的启动子来调控转基因 APP 的表达。其背景鼠系为 C57B6 和 DBA2 的杂交鼠。

该转基因鼠的病理表现包括以下方面：在转基因鼠的脑内，APP 水平明显高于正常鼠的水平；皮层和海马中 Aβ 水平显著升高，而且在 4～18 个月时增加了 500 倍。3 个月时已经观察到明显的海马萎缩。此外，转基因鼠对高频突然刺激的反应受损，双脉冲易化效应增强，长时程增强的产生延迟。4～6 月龄的杂合子小鼠没有显示出明显的病理改变，但在 6～9 月龄时，海马和皮层开始出现 Aβ 沉积，并随着年龄的增长而增加。9 个月龄后，Aβ 染色形成斑块，密度逐渐增加。18 个月龄时，出现胶质细胞增生等神经炎样变化。Thioflavin S 染色呈阳性，显示神经炎斑，并出现了突触丢失，星形细胞和小胶质细胞增生。然而，没有观察到 NFT 和双股螺旋丝的出现。在 SP 形成之前，就发现突触前终末和神经元密度的下降，以及神经元结构和功能的损伤。

行为学方面，PDAPP 小鼠的学习记忆功能严重受损。在形成 SP 之前，其放射状水迷宫实验成绩下降。随着年龄增长，目标识别实验成绩逐渐降低，并可能会随着 SP 的沉积增加而进一步恶化。

b. APP 瑞典突变转基因鼠 2576。

APP 瑞典突变转基因鼠 2576 是通过整合人 APP695 cDNA 到小鼠基因组中获得的。该转基因鼠在人 APP 基因的位点 KM670/671NL 引入了突变，形成双突变。此外，该转基因鼠使用了人 prion 蛋白基因的启动子来调控转基因 APP 的表达。其背景鼠系为 C57B6jXSJLF1 杂交产生的 N1 或 N2 代。

该转基因鼠的病理表现包括以下方面：APP 水平比正常鼠增加了 5～6 倍。青年小鼠的

$A\beta_{1-40}$增加了 5 倍，$A\beta_{42-43}$增加了 14 倍。$A\beta$ 斑块刚果红染色呈阳性，并伴有神经炎性反应。此外，还出现了淀粉样血管病变、脂质氧化损伤，以及抗氧化酶血氧酶和超氧化物歧化酶的增加。然而，在 CA1 区域没有观察到神经元丢失和海马齿状回突触密度的降低。

在行为学方面，3 月龄的小鼠的空间识别能力是正常的。然而，9～10 月龄时，N1 小鼠的空间识别能力受损。而在 14～16 月龄的 N2 小鼠中，空间识别能力也受到了损害。

c. APP 伦敦突变转基因鼠。

APP 伦敦突变转基因鼠是通过整合人 APP695 cDNA 到小鼠基因组中获得的。该转基因鼠发生了人 APP V7171 突变，也被称为伦敦突变。其使用了小鼠 tby – 1 基因的启动子，该启动子在神经系统中表现出特异性活性。背景鼠系为 FVB/N。

该转基因鼠在病理学方面表现出以下特点：转基因鼠的 APP 水平是内源性鼠的 3 倍。脑组织中 $A\beta_{1-40}$ 和 $A\beta_{1-42}$ 的浓度分别为 4 ng/g 和 1 ng/g，但尚未观察到早老素和 tau 的异常。在 2 岁之前，HE 染色中未发现异常。10～12 月龄时，出现 SP 和脑血管淀粉样变，Thioflavin S 和 Garvey 银染染色呈阳性。同时，免疫组化染色及各种 APP 和 Aβ 抗体染色呈阳性。斑块区域的免疫染色结果显示泛素、突触体蛋白和组织蛋白酶 D 的阳性反应。与斑块相关的神经元突触营养不良的特征为超磷酸化 tau 蛋白（AT8，AT100）的阳性表达。在 12～15 月龄时，脑血管淀粉样变明显。电生理方面，长时程增强有延迟效应，而双脉冲易化则保持正常。

在行为学和其他实验方面，该转基因鼠表现出以下特点：在 Morris 水迷宫实验中，逃逸潜伏期增加，对于正确象限的停留时间减少。此外，转基因鼠还显示出探索能力降低，雌性鼠的进攻性行为增加，对海人藻酸、NMDA 的敏感性增加，对谷氨酰胺的再摄取能力下降，EAAT1 和 EAAT2 蛋白的表达也降低。

d. APP Flemish/Dutch 突变转基因鼠。

APP Flemish/Dutch 突变转基因鼠是通过将人 APP770 cDNA 整合到小鼠基因组中获得的。该转基因鼠发生了 Flemish 突变（A692G）和 Dutch 突变（E693Q）。其使用了小鼠 thy – 1 启动子来调控转基因 APP 的表达。背景鼠系为 FVB/N，其中将转基因片段通过显微注射技术注射到过度排卵的 FVB/N 雌鼠的 1.5 天胚胎中。

该双转基因鼠在病理学方面表现出以下特点：小鼠的 α – 分泌酶明显下降，而 β – 分泌酶明显增加。然而，Aβ 水平持续低下，即使在 22 月龄时也未观察到 SP 的形成或 tau 蛋白的病理性改变。

在行为学方面，APP Flemish/Dutch 突变转基因鼠的行为变化与 APP 瑞典和 APP 伦敦突变小鼠基本相似。

（3）评价。

APP 转基因动物模型是基于改变小鼠基因的方法，通过转基因表达 APP 蛋白，为研究 APP 的代谢过程、AD 的发生和发展以及药物干预对疾病进程的影响提供了优良的动物模型。随着技术的进步，绝大部分转基因动物模型能够在某种程度上复制类似于 AD 患者脑内的病理变化，并且表现出学习记忆功能障碍。因此，这种模型是一种能在机制、临床和病理表现方面反映 AD 特征的理想动物模型，为研究 AD 的发病机制和新药疗效评估提供了良好的模型基础。目前，它已成为国际上被广泛接受的 AD 动物模型，也是评估 AD 治疗药物的金标准。

然而，AD 通常由一组基因控制，但目前的转基因模型大多只是携带了 1~2 个 APP 基因，与真正由一组基因控制的动物模型相比，仍存在较大差距。因此，建立转基因动物模型仍面临许多问题。尽管如此，转基因动物模型在研究 AD 方面仍具有广阔的发展前景。

2. PSEN1 转基因模型

位于 12 号染色体上的早老素 - 1（PSEN1）基因及位于 1 号染色体上的早老素 - 2（PSEN2）基因发生突变与家族性 AD 发病有着密切关系。PSEN1M146V 小鼠是比较典型的转 PSEN1 基因动物。Catado 等利用血小板源性生长因子 β2 启动子促进神经元的表达，构建了几种过度表达突变型 PSEN1 的转基因鼠，发现可导致选择性增加 $A\beta_{42}$。

3. tau 转基因模型

AD 患者大脑皮质及海马区出现 NFT 的主要原因是 tau 蛋白的过度磷酸化。因此认为 tau 基因突变将直接影响 tau 蛋白的结构和功能，引发神经系统疾病，可能是诱发 AD 的因素之一。JNPL3 小鼠是将人类 FTDP - 17 突变 tau 基因导入 B6D2（F1）小鼠，然后将其下一代小鼠与 C57BL/6 回交而获得。

4. 载脂蛋白 E（ApoE）转基因模型

65 岁以后发病的 AD 主要与 ApoE ε4 有关，ApoE ε4 参与了 β - 淀粉样斑块的形成。含 ApoE ε4 表型的 AD 患者大脑中 $A\beta_{40}$ 和 $A\beta_{42}$ 免疫反应斑的水平比不含 ApoE ε4 表型的 AD 患者水平要高。缺乏 ApoE ε4 的小鼠与 PDAPP 小鼠杂交的后代表现出 Aβ 沉积显著减少。

5. APP 和 PSEN1 双转基因模型

原理：利用基因打靶技术培育出的 APP/PS - 1 转基因鼠，在 3 月龄时出现学习记忆障碍、Aβ 增多和形成 SP，6 月龄时即可出现严重的学习记忆力衰退、认知功能障碍、神经元变性和突触丢失等多种 AD 病理特性。

优点：APP 转基因小鼠及 APP/PS - 1 双转基因小鼠是目前国际最为认可的 AD 动物模型，其病理变化出现较早且明显，模拟了 AD 患者脑内的 Aβ 增多、SP 形成。

缺点：模型小鼠脑内产生的 Aβ 与 AD 患者脑内的 Aβ 存在生化组成的差别，并且这些小鼠脑内没有发现 tau 蛋白磷酸化及 NFT，也没有表现出 AD 患者特有的海马及皮层神经元丢失。这也是多数转基因小鼠模型的缺陷。此外，其外源性基因表达缺乏稳定性，且动物价格高。

6. APP/PSEN1/tau 三转基因模型

原理：APP/PSEN1/tau 三转基因小鼠模型是由 APPSwe、PSEN1、tauP301L 基因系突变建立的，首先在皮质区出现 Aβ 异常沉积、SP 和 NFTs 形成，随后海马区也逐渐出现 Aβ 沉积、SP 和 NFTs，以及突触丢失、神经元变性等 AD 临床病理表现。

优点：APP/PSEN1/tau 三转基因小鼠模型是目前与 AD 病理特征最为接近的转基因动物模型。

缺点：外源性基因表达稳定性较差，造模较困难且造价高。

（三）单因素制备的 AD 动物模型

1. Aβ 海马注射致脑内神经炎性反应大鼠模型

（1）原理。

AD 的发病与脑内的炎症变化密切相关。Aβ 作为 AD 患者脑中老年斑的核心蛋白质，可与前炎性因子 IL－1β、IL－6 以及补体等相互作用，导致脑内炎症反应的发生，进而参与 AD 的发病过程。海马与记忆功能紧密相关，AD 患者通常以记忆障碍为首发症状，这与疾病早期海马受损有关。因此，可通过将 Aβ 肽段注入动物的海马区域来模拟 AD 的发病过程。

（2）实验材料。

a. 动物：200～250 g 的 SD 大鼠。

b. 试剂：$Aβ_{1-40}$ 或 $Aβ_{25-35}$，生理盐水。

c. 仪器：脑立体定位仪。

（3）实验步骤。

$Aβ_{1-40}$ 肽段大鼠海马内注射的操作步骤如下：大鼠在使用 1% 戊巴比妥钠麻醉后，通过脑立体定位仪进行头部固定，头部保持平颅头位。根据大鼠脑定位图谱，在前囟后 3.0 mm、中线右侧 2.0 mm 的位置用牙科钻钻开颅骨，暴露出硬脑膜。接着，使用微量注射器从脑表面垂直进针 2.8 mm，缓慢注入 1 μL 浓度为 10 μg/μL 的 $Aβ_{1-40}$ 的生理盐水溶液。每侧注射时间为 5 分钟，接着留针 5 分钟后缓慢起针。最后，进行局部消毒并缝合皮肤，肌注抗生素以预防感染。对于假手术组，则注射等量的生理盐水。在注射后的 7 天内进行脑部检测。

$Aβ_{25-35}$ 肽段大鼠海马内注射的方法如下：首先，将 1 mg $Aβ_{25-35}$ 肽段溶解于 200 μL 经过灭菌处理的蒸馏水中，浓度为 5 μg/μL。然后，在封口膜密封后，将其置于 37 ℃下孵育 7 天，以促使肽段的聚集和老化。接着，给大鼠施以麻醉，切开头皮，暴露出颅骨及前囟，海马定位于前囟后 3.0 mm、中缝旁开 2.0 mm、硬膜下 2.9 mm 处。钻开颅骨后，使用微量注射器缓慢注入 2 μL $Aβ_{25-35}$ 肽段，注射完留针 5 分钟。

（4）评价。

优点：该类型的动物模型能够较好地反映 AD 的特征性病理改变，尤其是 Aβ 在 AD 发病中的作用，因此被认为是 AD 的主要动物模型之一。由于可溶性寡聚体 Aβ 是引起细胞毒性作用的主要物质，因此推荐使用 $Aβ_{1-40}$ 肽段大鼠海马内注射模型。此外，$Aβ_{25-35}$ 肽段也是导致细胞毒性和神经炎性反应的重要肽段，而且价格便宜且易溶解，因此也可用于制作 Aβ 海马内注射诱导脑内神经炎性反应的大鼠模型。

缺点：影响因素单一，模型形成时间长，有对脑组织造成穿透性损伤的不确定性。另外 Aβ 沉积部位与 AD 患者 Aβ 在脑内多区域分布有所不同。

2. Aβ 脑室注射致 AD 模型

（1）原理。

AD 发病主要是由可溶性寡聚体 Aβ 引起的细胞毒性作用。Aβ 通过多种途径引发细胞毒性反应，包括诱导活性氧（ROS）的生成、促进神经元凋亡、诱发炎症反应、导致突触功能障碍、引起钙超载、促进 tau 蛋白磷酸化和影响 Wnt 信号传导系统等。因此，将 Aβ 注入脑室也可模拟 AD 患者脑内 Aβ 的毒性作用过程。

（2）实验材料。

动物：200～250 g 的 SD 大鼠或 18～20 g 的 ICR 小鼠。

试剂：$Aβ_{1-40}$。

（3）实验步骤。

Aβ 脑室注射大鼠的方法如下：首先，腹腔注射 10% 的水合氯醛（剂量为 0.4 g/kg 体重）将 SD 大鼠麻醉后，使其固定在脑立体定位仪上。然后，向实验组大鼠的第三脑室注射 10 μL 浓度为 1 μg/μL 的 $Aβ_{1-40}$。脑室立体定位的坐标为 AP = −1 mm，VD = 4.5 mm。使用微量注射器垂直自脑表面进针 2.6 mm 进行注射。对于正常对照组，则注射等量的生理盐水。在注射后 2 周进行水迷宫行为测试，并取脑组织进行检测。

Aβ 脑室注射小鼠的方法如下：首先，给予乙醚麻醉 ICR 小鼠。麻醉后，将一侧第三脑室定位于前囟前 2.0 mm、中缝旁开 2.0 mm、硬膜下 4 mm 处。实验者使用左手将小鼠头部固定，并使用 75% 的酒精进行局部消毒。然后，使用微量注射器缓慢地注入浓度为 1 μg/μL 的 $Aβ_{1-40}$ 生理盐水溶液 3 μL。每侧注射 30 秒，注射完毕留针 30 秒，然后缓慢地起针。对于假手术组，则注射等量的生理盐水。在注射后 7 天进行行为学测试，并在 2 周内取脑组织进行检测。

（4）评价。

将可溶性寡聚体 Aβ 注入脑室，使其通过侧脑室扩散到全脑，更加贴近 Aβ 引起细胞毒性作用的实际过程，因此可以作为较好的 AD 动物模型。Aβ 脑室注射大鼠具有定位准确、取材量多等优点，但需要较长的造模时间，方法较为复杂，Aβ 用量较大且造价较高；而 Aβ 脑室注射小鼠的造模过程相对简单，成本较低。根据实验室条件和实验需求，可选择其中之一进行研究。进一步研究表明，通过将 Aβ 注入大鼠的侧脑室，并同时在脑内注射 TGFβ1，可以制作出既有行为学改变（学习和记忆障碍），又有典型病理学特征（Aβ 沉积斑）的实验性 AD 大鼠模型。

3. 东莨菪碱致胆碱能损伤 AD 小鼠模型

（1）原理。

AD 患者基底前脑的胆碱能神经元丧失严重，导致 ACh 的分泌不足。东莨菪碱是 M 受体阻断剂，使用该药物能够阻断 ACh 对 M 受体的激活作用，模拟脑内 ACh 分泌不足的情况，这样的阻断效果会导致动物的学习和记忆功能减退，从而模拟 AD 的特征。

（2）实验材料。

动物：小鼠。

试剂：氢溴酸东莨菪碱注射液。

（3）实验步骤。

实验开始前 20 分钟，向实验组动物按 5 mg/kg 的剂量腹腔注射氢溴酸东莨菪碱溶液，对照组则注射等量的生理盐水。

（4）评价。

优点：简便易行、不需手术、费用较低，是应用广泛的 AD 模型建立方法之一，主要用于考察胆碱能系统与 AD 的关系及相关药物临床前评价。

缺点：只模拟了胆碱能功能减退的特征，缺乏 AD 典型病理特征，如神经元变性、Aβ 沉积等。

4. 侧脑室注射链脲菌素致 AD 大鼠模型

（1）原理。

链脲菌素（streptozotocin，STZ）是一种烷基化物，腹腔注射可通过破坏胰腺 β 细胞引起糖尿病。1998 年 Lannert 和他的同事首次建立侧脑室注射 STZ 动物模型，动物出现类似 AD 的记忆障碍。

（2）实验材料。

动物：大鼠。

试剂：STZ。

（3）实验步骤。

将大鼠固定于脑立体定位仪上，在前卤后 1.5 mm、矢状缝侧方 1.5 mm 处钻孔，微量进样器注射 STZ 3 mg/kg，于手术的第 1 天和第 3 天分别二次向侧脑室注射。小剂量 STZ 侧脑室注射可以制备痴呆模型。

（4）评价。

优点：模拟了散发性老年痴呆病的许多重要的特点。

缺点：操作难度较大，动物的存活率相对较低，时间相对较长。

5. 侧脑室注射冈田酸致 AD 大鼠模型

（1）原理。

tau 蛋白过度磷酸化是引起 AD 病理改变的重要机制。调节 tau 去磷酸化的蛋白磷酸酶主要有蛋白磷酸酶 - 2A（PP2A）、PP2B、PP2C 和蛋白磷酸酶 - 1（PP1）。冈田酸（OA）是一种强聚醚海洋毒素，可以通过抑制 PP1、PP2A 活性达到调控 tau 蛋白磷酸化水平的目的。

（2）实验材料。

动物：大鼠。

试剂：OA。

（3）实验步骤。

大鼠侧脑室注射 OA 0.4 mmol/L，1.5 μL，可引起神经细胞的变性、坏死，同时促进脑内异常磷酸化 tau 蛋白的形成，还能造成 Aβ 聚积，产生类似 AD 样病理特征。

（4）评价。

利用 OA 脑内注射建立的 AD 模型在行为学和形态学上与 AD 临床症状相似，且符合 tau 蛋白磷酸化改变的 AD 发病机制。具有造模操作简单、成本低、造模周期较短等特点。

6. 基底前脑注射鹅膏蕈氨酸致 AD 大鼠模型

（1）原理。

中枢胆碱能系统在学习和记忆中发挥着重要作用。AD 的主要病理特征是基底前脑胆碱能神经元的退化，导致胆碱能功能的原发性缺陷。这种缺陷包括 ChAT 和 AChE 水平降低，以及 ACh 水平的降低。Meynert 基底神经核和其他皮层下的胆碱能细胞群提供了大约 70% 的皮层胆碱能活性。胆碱能功能的缺陷与这些胆碱能细胞群的神经元丧失有关，而在多个新皮层区域观察到的胆碱能功能缺陷与痴呆的严重程度呈相关性。

中枢胆碱能系统与学习记忆密切相关。AD 的突出病理特征是基底前脑胆碱能神经元的退化，导致胆碱能功能的原发性缺陷。这种缺陷涉及 ACh 的合成酶（ChAT）水平下降、ACh 的降解酶（AChE）水平下降以及神经递质乙酰胆碱水平的降低。与其他皮质下胆碱能细胞群相比，Meynert 基底神经核在提供皮层胆碱能活性方面贡献了约 70%。当这些细胞群的神经元丧失时，胆碱能功能缺陷就会出现。在多个新皮层区，胆碱能功能缺陷与痴呆的程度呈正相关。注入兴奋性氨基酸至基底前脑可以特异性地刺激胆碱能神经元，并引发一系列过度兴奋反应，如钙超载，最终导致神经元死亡。鹅膏蕈氨酸（IBO）能对大脑产生毒性作用。特别是对大脑神经元的毒性作用最大，可以导致脑内 SP 沉积，行动呆慢、学习记忆能力衰退等病理表现。

（2）实验材料。

a. 动物：大鼠。

b. 试剂：IBO，生理盐水。

c. 仪器：脑定位仪。

（3）实验步骤。

使用 1% 戊巴比妥钠将大鼠麻醉后，用脑立体定位仪固定头部，使其保持平颅头位。根据大鼠脑定位图谱，在前囟前 $-0.8\ mm$、中线旁 $3.0\ mm$，自脑表面深度 $7.0\ mm$ 处双侧注射浓度为 $10\ \mu g/\mu L$ IBO 生理盐水 $1\ \mu L$。假手术组中则注射等量的生理盐水。

（4）评价。

基底前脑胆碱能神经元损毁模型虽然不能反映 AD 发生的病因，但能代表导致学习记忆功能下降最直接的病理基础——基底前脑胆碱能神经元缺失，因此目前是 AD 的主要动物模型之一。

7. 重金属诱导致 AD 模型

（1）原理。

AD 脑组织内铝的含量明显高于正常人，高浓度铝对神经系统有毒害作用，促进大脑内 NFT 和 Aβ 聚集，使神经元变性或死亡，表现为大脑皮质萎缩，出现记忆、认知功能障碍。

（2）实验材料。

a. 动物：小鼠。

b. 试剂：$AlCl_3$。

（3）实验步骤。

小鼠侧脑室注射 0.5% $AlCl_3$ 2 μL，每天 1 次，连续 5 d，末次注射 15 d 后，小鼠表现出明显的空间学习障碍。此外小鼠连续腹腔注射 $AlCl_3$ 100 mg/kg，周期 50 d，隔日 1 次，也可造成记忆损伤模型。

（4）评价。

优点：该模型表现出铝含量、AChE 活性、APP 蛋白表达和炎症因子水平明显提高，适用于研究铝中毒假说 AD 的研究。

缺点：此模型的诱导周期较长，且给药方法、剂量等不确定因素较多。

8. 叠氮钠诱导致 AD 模型

（1）原理。

研究发现，AD 患者血小板与尸解脑组织线粒体中的细胞色素氧化酶活性明显下降，提示 AD 与线粒体功能受损有关。叠氮钠（NaN_3）通过抑制线粒体呼吸链，产生自由基，抑制能量代谢，造成线粒体损伤，导致一系列类似 AD 的病理改变。

（2）实验材料。

a. 动物：大鼠。

b. 试剂：NaN_3。

（3）实验步骤。

大鼠皮下长期给予 NaN_3 3 mg·kg^{-1}，2 h 皮下间断注射，每天 8 次，连续注射 4 周，可诱导 Aβ 沉积，出现类似 AD 的认知障碍。

（4）评价。

长期皮下注射 NaN_3 是目前制备线粒体损伤所致学习记忆障碍模型的常用方法。研究证明，该模型大鼠存在学习记忆障碍、脑内胆碱能神经元功能损伤、Aβ 水平升高、脂褐素沉积和线粒体超微结构损伤等，可以部分模拟 AD 的病理改变。应用该模型可从线粒体损伤的角度探讨 AD 的发病机理和治疗方法。

9. 谷氨酸损伤致 AD 模型

（1）原理。

过量的谷氨酸可产生严重的神经兴奋毒性，造成神经元损伤或死亡，与 AD 的发生、发展有密切的关系。

（2）实验材料。

a. 动物：小鼠。

b. 试剂：谷氨酸。

（3）实验步骤。

利用新生乳鼠血脑屏障功能不全，外周注射谷氨酸 25 mg/kg，40 d 后小鼠肥胖，基底前脑多处神经元变性，脑内 APP 免疫阳性改变，细胞间隙的 Aβ 大量沉积。

（4）评价。

该模型主要适用于研究神经元损伤所致的 AD 的研究。但是此模型的诱导周期较长，且给药方法、剂量等不确定因素较多。

10. 慢性缺氧动物致 AD 模型

（1）原理。

AD 模型研究发现 AD 患者处于长期慢性缺氧的状态。通过剥夺啮齿类动物的供氧，可诱导与老化脑功能相似的能量代谢障碍。

（2）实验材料。

动物：大鼠。

（3）实验步骤。

麻醉后，将大鼠仰卧固定在平板上。先清理颈部毛发，然后用碘伏进行颈部消毒。在颈部正中进行切口。轻轻分离甲状腺及气管旁的肌肉，使用玻璃分针挑起一侧颈总动脉，将其分离出迷走神经和静脉后，使用两根丝线分别结扎颈总动脉，一根结扎近端，一根结扎远端，然后使用眼科小剪刀在中间剪断该动脉。对侧颈总动脉采用相同的方法进行处理。结扎完成后，在伤口处滴一滴庆大霉素，并缝合伤口。准确记录结扎时间，并计算 24 小时的死亡率。术后，将大鼠分别放置在鼠盒中，等待麻醉解除后，将其送回饲养笼中。

（4）评价。

该模型是 AD 模型的重要补充，更适合 MD 的研究，但缺乏 AD 特异性胆碱神经损伤以及 Aβ 沉积。且由于创伤较大，不相关的干扰因素过多，易引起脑内其他部位的损伤及造模动物的死亡。因此，该模型成功率低，现在已很少使用。

11. 高脂饮食诱导致 AD 模型

（1）原理。

有报道指出动物给予高脂饲料饲养可降低大脑对葡萄糖的摄取，诱导动物模型产生糖耐量降低及胰岛素抵抗，亦可损伤神经元胰岛素受体功能，引起 tau 蛋白过度磷酸化，从而导致 NFT。

（2）实验材料。

动物：大、小鼠。

试剂：高脂饮食。

（3）实验步骤。

给予高脂饮食 2 个月后，即出现胰岛素抵抗，表现出明显的空间学习记忆障碍。

（4）评价。

优点：该模型可以模拟 AD 的一些病理特征，例如认知障碍及 tau 蛋白过度磷酸化。

缺点：造模时间较长。

12. 硫胺素缺乏诱导致 AD 模型

（1）原理。

硫胺素缺乏（thiamine deficiency，TD）诱导的能量代谢下降、糖代谢异常、氧化应激损伤、胶质细胞激活、选择性神经元丢失以及认知功能损害，与 AD 的病理生理过程极为相似。

（2）实验材料。

a. 动物：小鼠。

b. 试剂：硫胺素剥夺饮食结合腹腔注射硫胺素焦磷酸激酶抑制剂——吡啶硫胺。

（3）实验步骤。

8 周龄 C57 小鼠，通过给予硫胺素剥夺饮食结合腹腔注射硫胺素焦磷酸激酶抑制剂——吡啶硫胺制作硫胺素缺乏模型，造模 13 d 后小鼠内侧丘脑出现典型的对称性针尖样出血，小鼠皮质、海马及丘脑均出现 Aβ 沉积、tau 蛋白磷酸化。

（4）评价。

此模型可引起 Aβ 沉积、tau 蛋白磷酸化增加等 AD 的特征性病理改变。较好地反映了 AD 的主要病理改变，是研究 AD 的重要模型。

13. 穹隆—海马伞切断致 AD 大鼠模型

（1）原理。

该模型基于"AD 认知障碍的胆碱能假说"，该假说指出基底前脑中的胆碱能细胞通过广泛的轴突投射到新皮质和海马等高级脑区，这种递质传递与学习记忆和认知功能密切相关。通过利用机械离断损伤隔海马胆碱能投射，可以导致认知功能障碍和学习记忆能力的损害。

（2）实验材料。

a. 动物：大鼠。

b. 仪器：脑立体定位设备，开颅钻，定制刀片，注射器。

（3）实验步骤。

使用 1% 戊巴比妥钠对大鼠进行麻醉，通过脑立体定位仪进行固定，将鼠头置于平颅头位，并沿颅顶中线作长 2 cm 的切口。根据大鼠脑定位图谱，在前囟后 2.0 mm、中线旁 1.0 mm 的位置，使用开颅钻打开颅骨，并切开硬脑膜，暴露大脑皮质。使用特制的宽 2 mm 双刃刀片，在前囟后 2.0 mm、中线左侧 1.0 mm 的位置，自脑表面深度 4.1 mm 开始，向外和向内各移动 1 mm 和 0.5 mm。然后降刀 1 mm，外移 1.5 mm，上下抽动刀片数次，依次切断胼胝体缘、扣带回和背侧穹隆—海马伞。在留刀 3 分钟后，推出刀片。

（4）评价。

该模型不仅可以模拟 AD 前脑胆碱能系统的损伤，还可以引起神经损伤，并观察到神经修复蛋白、神经营养因子、神经网络和突触连接等多种改变。这些改变较好地反映了 AD 的主要病理变化，因此是研究老年性痴呆的重要动物模型。

（四）联合诱导致复合式 AD 模型

1. Aβ 与 D-gal 联合诱导

（1）原理。

在以 D-gal 诱导亚急性衰老模型的基础上，脑内注射 Aβ 的目的在于反映 AD 的主要病理特征——老年斑。

（2）实验材料。

动物：大、小鼠。

（3）实验步骤。

在腹腔注射 D-gal 的基础上，单侧或双侧海马内注射 Aβ 可导致大鼠的学习记忆减退，其中 Aβ 双侧海马注射可导致大鼠神经元丢失、胶质细胞增生、线粒体结构损伤。单侧注射则表现出 Aβ 沉积、神经元死亡及胶质细胞浸润等。

（4）评价。

该模型不仅模拟了 AD 脑内的氧化损伤，脑内胆碱能系统功能衰退，神经递质代谢异常，皮层、海马神经元损伤，超微结构和突触可塑性发生衰老性改变，神经营养因子表达减少等与 AD 类似的改变，还将具有细胞毒性作用的可溶性寡克隆 Aβ 直接注入海马区，更接近 Aβ 引起细胞毒性作用的实际过程，是老年性痴呆较好的动物模型。

2．IBO 与 D-gal 联合诱导

（1）原理。

同时具备衰老和胆碱能损害的 AD 动物模型。IBO 有神经毒性，可导致胆碱能系统受损，学习记忆功能下降。

（2）实验材料。

动物：大、小鼠。

（3）实验步骤。

腹腔注射 D-gal 的基础上，脑内注射 IBO 诱导大鼠学习记忆能力显著下降，大脑皮质各区胆碱酯酶活性降低，tau 蛋白磷酸化水平明显增高。

（4）评价。

该模型不仅模拟了 AD 脑内的氧化损伤，脑内胆碱能系统功能衰退，神经递质代谢异常，皮层、海马神经元损伤，超微结构和突触可塑性发生衰老性改变，神经营养因子表达减少等与 AD 类似的改变，还加重了基底前脑胆碱能神经元缺失，是老年性痴呆较好的动物模型。

3．$AlCl_3$ 与 D-gal 联合诱导

（1）原理。

铝是慢性蓄积性神经毒物，与 AD 的发病率、死亡率有关。铝在大脑神经元内蓄积，导致 NFT 和 SP 生成。

（2）实验材料。

动物：大鼠。

（3）实验步骤。

大鼠腹腔注射 D-gal 和皮下注射 $AlCl_3$ 后学习记忆力明显下降，海马部位 APP 基因表达水平显著提高，SP 数量明显增加。

（4）评价。

该模型在衰老的基础上表现出铝含量、AChE 活性、APP 蛋白表达和炎症因子水平明显提高，适用于老年性痴呆铝中毒的研究。

4. 东莨菪碱、AlCl$_3$与 D-gal 联合诱导

（1）原理。

在具备衰老的基础上，东莨菪碱可导致胆碱能神经系统损伤，同时表现为行为学方面的拟痴呆行为改变。铝是慢性蓄积性神经毒物，与 AD 的发病率、死亡率有关。铝在大脑神经元内蓄积，导致 NFT 和 SP 生成。

（2）实验材料。

动物：大鼠。

（3）实验步骤。

大鼠腹腔注射 D-gal 和皮下注射 AlCl$_3$连续 4 周的基础上，于实验前注射东莨菪碱，可导致大鼠的学习记忆力明显下降，AChE 活性升高，SOD 活性升高。

（4）评价。

此模型拟建立集衰老、铝中毒以及胆碱能系统损害为一体的三因素 AD 动物模型。该模型学习记忆能力显著下降，是老年性痴呆较好的动物模型。

复合式模型还有喹啉酸（QA）与 D-gal 联合诱导，亚硝酸钠（NaNO$_3$）与 D-gal 联合诱导，IBO、Aβ$_{40}$与 D-gal 联合诱导，IBO、醋酸氢化可的松龙与 D-gal 联合诱导等。复合动物模型较单因素模型更能体现 AD 的复杂性和病变的广泛性，故更接近 AD 的病理改变。但存在药物注射的剂量、时间以及脑内单侧注射与双侧注射等很多不规范、不统一之处。另外，复合模型动物的自愈倾向和自愈时限、是否能建立稳定性和重复性好的模型等问题还需开展大样本的模型验证研究，尤其是对 AD 病理特征的研究需进一步加以探索论证。

（五）总结

（1）上述 AD 动物模型各有其优缺点，多数仅能部分模拟 AD 的病理学特征及临床症状，尚无一种公认最理想的模型。即使是目前最为广泛使用并认可的多重转基因动物，也有待于进一步完善。

（2）理想的 AD 动物模型应具备以下 3 个方面的特征：①具有 AD 的主要神经病理学特征——SP 和 NFT；②出现大脑神经元死亡、突触丢失和反应性胶质细胞增生等 AD 的重要病理变化；③出现认知和记忆功能障碍。

三、AD 细胞模型研究

AD 细胞模型是目前研究神经生物学及神经药理学的重要方法，具有来源丰富、干扰因素小、实验条件易控制、评价机制灵活等特点。

AD 细胞模型主要用于以下机制：①细胞凋亡，检测凋亡细胞、凋亡率；②细胞氧化应激损伤，检测 ROS、GSH、GSH-Px、MDA 以及其他氧化指标；③炎症反应，检测细胞炎症因子如 TNFα、IL－1 等。

（一）人神经母细胞瘤细胞系（SH-SY5Y）

（1）来源：人类交感神经系统中未成熟阶段的神经元谱系。

（2）特征：表型上更接近原代神经元，获得成熟的神经元样特征。

（3）造模试剂：Aβ、H_2O_2、AGEs、GA、OA 等。

（4）检测指标：细胞活力、凋亡率、相关凋亡蛋白表达、氧化应激相关指标、tau 磷酸化水平等。

（5）用途：广泛应用于神经科学领域的研究，特别是研究 AD 疾病的细胞凋亡、氧化应激、tau 磷酸化等病理特征，探索神经毒性研究及药物保护机制。

（二）NG108 - 15 细胞系

（1）来源：小鼠 N18TG2 神经母细胞瘤细胞与大鼠 C6BU1 胶质瘤细胞杂交。

（2）特征：呈现神经突延伸，形成突触和正常神经细胞所具有的离子通道及酶等，且发展出释放 ACh 的神经特性、ChAT 和 AChE 的特定活性以及 Ca^{2+} 通道的功能上调。

（3）造模试剂：$Aβ_{25-35}$、OA 等。

（4）检测指标：细胞凋亡率、相关凋亡蛋白表达、tau 磷酸化水平等。

（5）用途：应用于 AD 等与认知、记忆相关的体外研究，如探索胆碱能神经元功能、神经元的电生理动力学和细胞功能、神经细胞在降解 Aβ 过程中诸多关键酶的作用机制等。

（三）小鼠神经母细胞瘤细胞（Neuro - 2a）

（1）来源：一种小鼠神经嵴来源的细胞系。

（2）特征：呈神经元样，具有轴突样结构，部分细胞间可见突起交织成网络样结构。

（3）造模试剂：Glu、FA、SiNPs 等。

（4）检测指标：Aβ 沉积水平、细胞凋亡率、相关凋亡蛋白表达、氧化损伤、tau 磷酸化水平等。

（5）用途：研究 AD 发病机制的常见细胞模型。用于研究 AD 疾病的老年斑、细胞凋亡、氧化损伤、tau 蛋白过度磷酸化等病理特征，用来探索神经毒性研究及药物保护机制。

（四）大鼠肾上腺嗜铬细胞瘤细胞系（PC12）

（1）来源：大鼠肾上腺髓质嗜铬细胞瘤。

（2）特征：具有一定的神经内分泌属性，其细胞能合成多巴胺及去甲肾上腺素等儿茶酚胺类神经递质，并储存于细胞囊泡中通过胞吐作用释放。

（3）造模试剂：$Aβ_{25-35}$、H_2O_2、Glu 等。

（4）检测指标：细胞活力、凋亡率、相关凋亡蛋白表达、氧化应激相关指标等。

（5）用途：广泛应用于神经系统疾病的体外研究，造模后诱导细胞凋亡、氧化损伤等。

（五）小鼠海马神经元细胞系（HT22）

（1）来源：小鼠海马神经元。

（2）特征：具有类似于体内成熟海马神经元的特性，例如神经突的生长、功能性胆碱能标记物和受体的表达，变得更容易接受谷氨酸兴奋。

（3）造模试剂：$A\beta_{25-35}$、Glu、OA 等。

（4）检测指标：细胞凋亡率、相关凋亡蛋白表达、氧化应激相关指标等。

（5）用途：造模后诱导细胞凋亡，用于凋亡机制研究。

（六）BV2 细胞系

（1）来源：用携带癌基因 vraf/vmyc 的反转录病毒 J2 感染原代培养的小鼠小胶质细胞而获得。

（2）特征：具备了原代培养的小胶质细胞的形态学、表型以及各项功能特点。

（3）造模试剂：脂多糖（LPS）、$A\beta$ 等。

（4）检测指标：$A\beta$ 沉积、炎症相关指标等。

（5）用途：造模后诱导细胞炎症，可作为 $A\beta$ 的清除机制和受体或转运蛋白结合能力测定等方面研究的有力工具，从炎症角度研究 AD 的发病机制。

四、其他 AD 模型研究

（一）秀丽线虫

是一种无毒无害、可以独立生存的线虫。其个体小，成体仅 1.5 mm 长。在 20 ℃下平均生活史为 3.5 天。特点是通体透明，体细胞数目恒定，特定细胞位置固定等。

优势：①生活周期短，受精卵到成虫 3 天，寿命 2~3 天，因此可以作为衰老的模型。②遗传资源丰富，大量转基因和突变模型。③易于人工培养，固液培养均可。④遗传信息清晰，首个完成测序的多细胞生物。⑤高通量筛选，如 96/384 孔微板培养方便。

1. $A\beta$ 转基因线虫模型

研究表明，线虫中尽管存在 APP 同源的基因 Apl-1，但因缺少 β-分泌酶而无法产生 $A\beta$。因此转基因线虫 AD 模型主要是通过转入人源 $A\beta$ 使其在特定的神经元或肌肉细胞中表达 $A\beta_{40}$ 和 $A\beta_{42}$，从而来模拟 $A\beta$ 对 AD 患者造成的神经损伤。

$A\beta$ 在线虫体壁肌细胞中的细胞毒性，是通过肌肉特异性启动子 unc-54 在线虫肌肉中渐进性地表达 $A\beta$ 基因，使线虫呈现渐近性瘫痪的表型。$A\beta$ 导致的瘫痪效应与年龄有关且依赖胰岛素信号途径，将 $A\beta$ 表达在特定神经元如谷氨酸神经元中，线虫出现年龄依赖性的谷氨酸神经元退化变性。$A\beta$ 转基因线虫体内的基因、蛋白分子及信号变化与 AD 患者脑内的变化有很多相似之处，对药物筛选特别是有关 $A\beta$ 解聚作用研究有重要意义。

2. tau 转基因线虫模型

研究表明,线虫中存在 ptl-1 的基因来维持细胞结构稳态,与 tau 具有直向同源性,但只在一小部分神经元中表达。因此 tau 转基因线虫 AD 模型用表达人 tau 蛋白突变的线虫来模拟 tau 对 AD 患者造成的神经损伤。

tau 转基因线虫体内表达人的 tau 并出现运动不协调的表型。当模型线虫中的触觉神经元失去其功能时,神经炎症增强、微管损失加重、大部分退化神经元在细胞体和神经元中产生 tau 积累。

3. Aβ 和 tau 双转基因线虫模型

通过遗传杂交获得的双转基因线虫寿命明显缩短,神经系统功能减弱,趋化性联想学习记忆能力降低,5-HT 能受到损伤,同时多巴胺能信号降低,进而丢失多巴胺能神经元。双转基因线虫中有 8 个基因与 AD 患者脑中的基因表达变化重合,这进一步表明双转基因线虫模型更接近 AD 患者神经病变的生物学特征,体现 $Aβ_{1-42}$ 和 tau 呈现相互促进作用,加重毒性。

(二) 斑马鱼

斑马鱼(Danio rerio)属于鲤形目鲤科短担尼鱼属,主要分布于印度半岛的淡水区域。野生斑马鱼与人类基因同源性高达 85%,与果蝇、线虫等模式动物相比,斑马鱼的基本器官模式较为完整,近年来已经成为药学领域研究的热门模式生物之一。斑马鱼在出生 4 天后可在明暗条件下表现出清晰的游泳模式,在神经系统疾病和药物研究方面有独特的优势。斑马鱼的血管结构易观察,基因和药物靶点相对保守,并可以进行高通量表型筛选,在相关研究中起到重要的作用。

1. Aβ 诱导的斑马鱼 AD 模型

将 Aβ 直接加入斑马鱼幼鱼的养殖水中进行造模,或将斑马鱼麻醉后直接向侧脑室注射 Aβ 蛋白。

2. AlCl₃ 诱导的斑马鱼 AD 模型

有研究发现,在酸环境中用 $AlCl_3$ 浸泡斑马鱼 96 h 可表现出明显的 AD 样行为。还有实验用结晶 $AlCl_3$ 配制成 100 μg/mL 的染毒液,持续浸泡斑马鱼 30 天,每日更换一半染毒液,可见斑马鱼端脑神经细胞数量明显减少。

3. OA 诱导的斑马鱼 AD 模型

有实验将 12~15 月龄的斑马鱼在 100 nmol/L OA 的养鱼水中持续暴露 9 d 进行造模;也有实验采用 0.20 μmol/L 的 OA 处理 3 dpf 斑马鱼幼鱼 7 天,得到的斑马鱼 AD 模型存在明显的神经行为功能障碍。虽用 OA 诱导斑马鱼 AD 模型操作便捷且较为有效,但 OA 价格较高,可斟酌使用。

4. 转基因斑马鱼 AD 模型

目前已知的斑马鱼 AD 转基因模型大多仅对单一基因进行突变。

(1) PSEN1 转基因斑马鱼 AD 模型。

PSEN1 被认为是一个家族性 AD 相关的基因,该基因的突变会影响 γ-分泌酶对 APP

的切割和 Aβ 的产生，进而参与 AD 的进程。有实验采用删除 2 个密码子的方式导致斑马鱼 PSEN1 基因突变，制作斑马鱼早发性家族性 AD 病变模型，可见斑马鱼脑中出现 ATP 合成障碍及溶酶体功能紊乱。

（2）PSEN2 转基因斑马鱼 AD 模型。

PSEN2 也是目前已知的导致家族性 AD 的致病基因之一，但该基因的突变概率较低，目前相关研究也较少。有研究利用 MO 抑制斑马鱼胚胎 PSEN2 基因制作 AD 模型，可见 γ-分泌酶活性降低及严重的发育缺陷和神经元丢失，并通过 p53 途径诱导细胞凋亡。也有研究利用同样的方法制作了相关模型，发现 PSEN2 活性的降低会明显减弱斑马鱼胚胎的 Notch 信号并导致神经发育紊乱。

（3）APP 转基因斑马鱼 AD 模型。

斑马鱼有 2 个 APP 的同源基因，分别为 APPa 和 APPb。斑马鱼 APPa 类似于人类 APP770 亚型，是人类 APP 的直系同源物，与 aplp2 一样都是 Aβ 前体蛋白家族成员；而 APPb 类似于人类 APP695 亚型，敲除该基因后可导致家族性 AD，不仅可能参与 AD 的发病机制，且可能影响 AD 前的发育。有实验通过向斑马鱼插入人 APP 瑞典型突变基因（APPsw）制作斑马鱼 AD 模型，在 12 月龄时可见线粒体缺失、神经元数量减少、Aβ 沉积等病理现象。还有实验将构建的重组质粒 pTetlIP-APPswe-EGFP 导入慢病毒细胞并感染人神经母细胞瘤细胞，后注入斑马鱼胚胎，建立 APPswe 斑马鱼体系，可观察到 APPswe 斑马鱼出现行为障碍，且脑中神经元数量大大减少、神经元中的细胞器崩解破损。

优势：繁殖能力强、发育速度快、养殖成本低；产卵量大，便于实验取材；体外受精、体外发育，发育早期鱼体透明，便于实验操作；在神经系统方面与人类有着很高的相似性，利于动物模型的建立。对药物和毒物敏感，适合高通量药物筛选。

（三）果蝇

研究表明，在已知的人类疾病致病基因中，果蝇具有约 75% 的同源基因，包括 AD 所涉及的 Appl、Pen-2、Nicastrin、tau 以及 GSK-3β 等基因。除了具有大量的同源基因外，果蝇的神经退行性疾病模型与人类神经退行性疾病还有许多相似的表型，如迟发性、进程性和神经系统的高毒性。因此，果蝇为研究 AD 发病机制以及进行治疗药物的筛选和验证提供了另一种模式生物方法。

常用的转基因果蝇模型主要有 APP 转基因模型、BACE 转基因模型、Aβ 转基因模型、tau 蛋白转基因模型、双重或多重转基因模型等。

评价：可利用巴甫洛夫嗅觉学习实验观察果蝇行为。

优势：一方面，果蝇因其基因背景清晰、生命周期短暂、与年龄相关的神经元退化明显、繁殖迅速以及易于培养观察等特点在 AD 模型中具有独特优势。另一方面，可以用果蝇模型直接对已有的大量药物进行筛选，以期获得改善疾病症状的药物，加快哺乳动物乃至人类的药物实验。

缺点：其肠胃酸碱度以及吸收食物的途径与哺乳动物差别较大。

第三节　阿尔茨海默病实验研究技术

一、阿尔茨海默病动物行为学实验

（一）Morris 水迷宫实验

1．实验原理

20世纪80年代初，心理学家 Morris 及其团队设计了一种用于研究大鼠学习、记忆、空间定向以及认知能力的装置，主要针对海马等脑区的损伤效应。这种装置设计独特、实验设计合理，方法简单易行，可以观察和记录动物在水中寻找隐藏在水下平台的时间、游泳的策略和轨迹，从而分析推断动物在学习、记忆和空间认知等方面的能力。尽管最初是针对大鼠进行的实验，但随后该迷宫系统成为评估啮齿类动物空间学习和记忆能力的经典方法，被广泛应用于神经生物学、药理学等基础和应用研究领域。该方法因能较客观地量化动物的空间记忆、工作记忆和空间辨识能力的改变而迅速引起了全球神经科学家的关注，并被称为 Morris 水迷宫法。

2．实验器材

Morris 水迷宫系统由水迷宫装置、图像自动采集及分析系统两部分组成。

（1）水迷宫装置：主要由一圆形水池和可移动、可调节高度的平台所组成。圆形水池由不锈钢制成，大鼠水池直径180 cm、高60 cm（小鼠水池直径120 cm、高50 cm）。池壁标有东南西北4个入水点，将水池等分为4个象限，分别称 N、S、E 及 W 象限（也可称第一、二、三和四象限）。水池内有机玻璃平台高度为29 cm，大鼠平台直径12 cm（小鼠平台直径8 cm），平台低于水面1 cm，位于一个象限的中间。水深30 cm，水中加入奶粉，充分混匀，使水呈乳白色，达到动物视觉无法辨认池内有无平台的目的（见图3－1）。

（2）图像自动采集及分析系统：该系统主要由摄像机、计算机和图像采集卡组成。摄像头采集动物的游泳图像输入到计算机的图像采集卡当中，将其转化为数字图像，通过分析系统将数字图像进行分析得到相关数据。分析系统可以自动采集动物入水的位置、游泳的速度、搜索目标所需的时间、运动轨迹和搜索策略等参数。

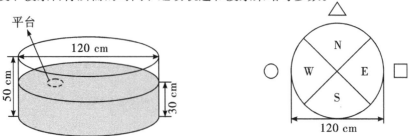

图3－1　小鼠 Morris 水迷宫示意图

3．实验要求

（1）水温：实验动物为大鼠时水温保持在 26 ± 1 ℃，用小鼠时温度保持在 18 ~ 22 ℃。

（2）光源：实验时要保证水面上没有光影，主要是避免录像系统将水面上的光影错误地采集为鼠。

（3）参照物：水池池壁上应悬挂两个以上物体作为近距离视觉参照物，并在水池外房间内悬挂多种远距离视觉参照物。参照物及周围环境需保持固定不变，实验人员不可在水迷宫所处室内来回走动，因为动物常利用周围环境作为参考。

4．实验流程

在开始实验前，需要先让动物（大鼠或小鼠）在水池中适应 5 ~ 10 分钟，使其适应水中环境，避免正式训练时动物出现紧张或惊慌的情况。此外，为了让动物更好地识别和记忆迷宫，可以在适应期间将平台露出水面，让动物观察到平台的位置和形状。

适应期结束后，开始训练小鼠。训练过程一般包括两个阶段：定位航行实验和空间探索实验。

开始时，首先将动物分为若干组，每只动物每天训练 4 次，每次训练间隔 5 ~ 15 分钟，训练 4 ~ 6 天。若逃逸平台放在第三象限中点，则四次入水点分别为第一、二、三、四象限中点。在每次训练中，将实验动物从围绕水池边界 90°的四个点之一面向泳池壁缓缓放入水中，同时实验者快速离开测试区域，并从老鼠入水那一刻开始计时。通常大鼠在 120 秒，小鼠在 60 秒内若能找到站台则让其在站台上休息 10 ~ 15 秒再烘干放回笼中；若未能在规定时间内找到站台，用工具引导老鼠到站台上休息 10 ~ 15 秒，训练结束后烘干放回笼中。记录动物从入水到爬上站台的时间（逃逸潜伏期），如在规定时间内未找到平台，记逃避潜伏期为规定时间。

经过 24 小时的定位航行训练后，移除水迷宫中的平台。然后，在一个相同的入水点放置老鼠，并记录老鼠在 60 秒或 120 秒内的游泳轨迹。同时记录老鼠停留在原来平台所在象限的时间，穿过原来平台位置的次数以及初始角度。通过观察老鼠的行为，评估其空间定位能力，并分析其在空间探索过程中的变化规律。

5．观察指标

（1）逃避潜伏期：逃避潜伏期指动物入水后成功找到站台所用的时间，并需要在站台上逗留 5 ~ 10 秒。

（2）撤出站台后穿越平台次数和逗留原平台象限的时间。

（3）初始角：指将动物放入水中后，动物运动轨迹起始点的切线与起始点和站台中心连线之间的夹角。

6．统计学分析

（1）逃避潜伏期：这是一个重要的参考指标，其时间的长短代表着动物空间学习记忆能力的强弱。逃避潜伏期越短，空间学习记忆能力越强；逃避潜伏期越长，空间学习记忆能力越弱。但是动物自身的游泳速度也有一定的影响，比如正常组小鼠本身游泳速度比模型组小鼠更慢，这样的结果是正常小鼠潜伏期比模型组小鼠还长，所以逃避潜伏期不能作为判断动物空间学习记忆能力强弱的唯一指标。

同一个实验动物分别在不同的时间点上，重复测量入水后成功找到站台所用时间这一指标，属于重复测量数据。在处理重复测量数据之前，首先需要进行球形检验以判断这些数据是否存在相关性。如果球形检验结果的 P 值大于 0.05，说明重复测量数据之间不存在相关性，符合 Huynh-Feldt 条件，可以使用单因素方差分析方法进行处理。然而，如果检验结果的 P 值小于等于 0.05，说明重复测量数据之间存在相关性，因此不能使用单因素方差分析方法处理数据，而应选择多因素方差分析方法或采用校正方法对单变量方差分析进行校正。通常情况下逃避潜伏期 $P \leqslant 0.05$，需要将每个时间上的不同组别两两之间进行比较，来观察使用药物后动物的空间学习记忆能力是否有改善。

（2）撤出站台后穿越平台次数和逗留原平台象限的时间：撤出平台后，动物穿越原站台位置的次数越多，逗留原平台所在象限的时间越长，说明其空间记忆能力越好。

（3）初始角：初始角的角度越小，说明动物对站台位置记得更清楚，其空间记忆能力越好。

（二）Y 迷宫实验

1. 电刺激 Y 迷宫实验

通过对动物施加灯光和电刺激，可以引发动物形成回避条件反射。在这个过程中，观察和记录动物对刺激的回避反应能力以及它们对空间的辨别能力。通过对这些观察结果的分析和推断，我们可以评估动物的短期记忆能力，同时也可以对其学习、记忆和空间认知等方面的能力进行评估。

2. Y 迷宫自发性交替实验

自发性交替实验是利用啮齿类动物对新鲜事物的好奇心，即更倾向探索以前从未去过的区域的行为，用于检测啮齿类动物的短期工作记忆。认知功能正常的动物会记住它已经走过的臂，并倾向于进入较少走过的臂。这种短期工作记忆需要海马和前额叶皮质等多个不同区域的相互作用。

（三）T 迷宫实验

1. 实验原理

在大约半个世纪前，Kivy 和 Dember 等研究人员发现将大鼠置于 T 迷宫的主干臂中，使其能够看到但无法进入黑白两个臂。然后，他们对其中一个臂的颜色进行改变，使得两个臂的颜色相同（同为黑色或白色）。记录大鼠选择两臂的情况，结果显示，大鼠总是选择改变颜色的那个臂，这表明它们能够区分 T 迷宫臂的颜色变化。这一行为表明大鼠在完成任务时依赖于其记忆能力。随后，T 迷宫实验发展成为目前用于评估空间记忆的最常用的动物实验模型之一。目前的 T 迷宫实验通常使用食物而不是臂的颜色作为动物进行探索的动力，可用于动物的辨别性学习、工作记忆和参考记忆的测试。工作记忆能力下降，可出现空间定位困难等症状；参考记忆能力下降，可出现新知识学习能力下降等症状。实验过程中，动物对目标臂的选择基于动物记住上次探索过的目标臂，以及对整体实验流程的熟悉程度；可以通过不同的实验方法来测试动物工作记忆和参考记忆的完整情况。

2．实验器材

由封闭 T 迷宫或高架迷宫和自动录像及分析系统两部分组成。

T 迷宫是由两个目标臂和一个与之垂直的起始臂（或称主干臂）组成的。起始臂的宽度应适用于带有中央分区的迷宫，动物可在该区域进行自发的交替探索。如果迷宫仅用于奖励交替实验，10 cm 宽度的起始臂可以使大鼠更快地转向目标臂，从而获得更好的身体感觉反馈和任务表现。对于小鼠，建议起始臂的宽度设计为 7 cm。在封闭迷宫中，小鼠的墙壁高度应为 20 cm，而大鼠的墙壁高度应高于 30 cm。目标臂之间应设置可拆卸的中央隔板，以确保动物在采样阶段只能进入一个目标臂。如果没有这个隔板，动物可能会在第一个采样阶段对另一个臂进行部分采样，这可能会干扰选择阶段。高架 T 迷宫的平面图与封闭 T 迷宫的尺寸相同。为了适应小鼠，迷宫一般被安装在离地面至少 30 cm 高的架子上；而对于大鼠，迷宫一般被安装在离地面至少 60 cm 高的架子上。为了减少动物的焦虑并防止它们掉落，可以在高架 T 迷宫周围安装透明的有机玻璃或黑色的矮墙。对于小鼠，建议矮墙高度设置为 1 cm；对于大鼠，矮墙高度设置为 3 cm。

测试时应选择安静而昏暗的房间，作为行为测试的实验室，T 迷宫的位置以及迷宫外的视觉线索在整个测试过程中不变。

3．实验流程

（1）奖赏交替测试。

首先进行实验前的准备，在饲养笼里给动物喂实验时用的奖赏食物，使动物在熟悉的环境中适应奖赏食物的味道，以避免面对没吃过的新食物而产生的低食症（通常大鼠为奖赏食丸，小鼠为奖赏牛奶）。同时限制动物的进食量，使其体重保持在自由喂养体重的 85% ~95% 之间。

动物需要在进行奖赏交替测试前适应 T 迷宫的环境。一个较好的方法是打开所有闸门，将一些奖励食物沿迷宫放置，并将整组动物一起放入迷宫中适应约 3 分钟。让同一笼的动物一起在迷宫中探索可以让它们在初始阶段更加舒适，并减少每只大鼠/小鼠适应迷宫所需的时间。如果需要，可以及时补充奖励食物。重复这个过程大约 4 次（如果动物吃食物的速度比较慢，可以进行更多次），每次适应间隔至少为 10 分钟。T 迷宫的适应期通常只需要 1 ~2 天时间。之后，可以再继续适应 2 天，第 1 天只将食物放置在迷宫臂的中间位置，第 2 天只放置在臂的末端位置。在测试之前，动物需要进行最后一次适应。这次适应包括关闭其中一个目标臂的闸门，让单个动物从起始臂开始行动，并在左右两个臂中进行相等数量的适应。

此实验分为训练和测试两个阶段。每天实验次数为每天训练为 4 ~10 次。直至所有动物训练达标后进入测试阶段。训练达标的标准是连续 3 天动物的选择正确率达到 70% ~85% 或以上。

在训练阶段，关闭一侧目标臂，将动物放在起始箱域，强迫动物进入另一侧目标臂，吃掉所有的奖赏食物。然后把动物放回起始臂的末端，将其限制在起始位置一段设定的时间（从 0 秒到几分钟都可，5 秒较为理想），这次将两个目标臂的闸门都打开，并只在之前被阻挡的那个臂上放置奖赏。然后允许它自由选择一个臂。动物选择之前没进入的臂为正确选项，需给予充足时间让它们吃完所有食物。如果选择不正确，关闭目标臂的闸门来限制动物一定时间后再将其移出，以确保动物能发现该臂是没有奖赏的。每只动物完成任务后用 75% 酒精对迷宫进行消毒。

动物训练达标后小鼠继续每天进行 4～10 次任务，直至所有动物训练达标后进入测试阶段。在测试阶段，可以进行给药测试或脑区损毁研究，以探究药物或脑区损伤对学习任务的影响。然而，给药或损伤处理需要在训练之前进行。这样可以确保给药或损伤对动物的影响在学习任务开始之前产生，并且可以对其学习和行为表现进行准确的评估。

（2）自发交替测试。

自发连续交替实验模式时，动物不用禁食，完全借助其爱探索的天性。先让动物完全适应迷宫后，进行一次初始强制实验和 5～12 次的选择实验。在实验开始前，用手抚摩动物，使其对实验者完全适应。在初始强制实验中，将经过充分抚摩适应的动物轻轻放在起始臂的远端，目标臂闸门都打开，让它离开起始臂自由选择一个目标臂。当动物进入一个目标臂时，关闭该臂的闸门，将动物限制在选择的目标臂上 30～60 秒，记录选择的臂以及选择的潜伏期。计时结束时，轻轻地取出动物，用 75% 的酒精轻拭迷宫侧壁及底板消除小鼠气味后，再次将小鼠放入起始臂内，重复 5～12 次。

4．观察指标

（1）奖赏交替测试：记录测试数据，统计动物训练达标所需天数和测试正确率并作图分析。

（2）自发交替测试：记录动物进入 T 迷宫的两个目标臂顺序。当动物交替进入两个目标臂时则认为选择正确，并计算正确率，其百分比为工作记忆的指标。当动物由于药物或者相关脑区损毁等导致记忆力减弱时，其百分比相较于正常鼠降低。

（四）新物体识别

该实验主要应用于检测大、小鼠的空间认知能力。可以通过评估实验动物对新、旧物体的探索时间长短来评估被测试动物的学习和记忆能力。在实验过程中，没有对被测试动物施加额外的约束或外部刺激，它们可以在实验箱内自由活动。这是一种动物的自发行为，相对于其他行为学实验（如水迷宫）来说，该实验对被测试动物的消耗较少，几乎没有任何副作用。

对于新、旧物体，老鼠天生倾向于探索环境中的新物体。基于这一特点，这种实验常被用于研究老鼠海马脑区在空间记忆和认知过程中的作用。通过观察被测试动物对新、旧物体的偏好，可以推断它们对物体的记忆能力和认知形态的表现。

（五）跳台实验

该实验主要应用于评估大、小鼠的空间记忆能力和学习能力。在一方形空间的中心设置一较高的平台，空间内平台以外的地面铺设通电的铜栅。当把动物放在平台上时，其天性驱使它跳下平台并向四周进行探索。如果动物跳下平台后受到电击，其正常反应是跳回平台以躲避伤害性刺激。其后可能再次跳下平台，但受到电击后又迅速跳回平台。多次训练后，动物形成记忆而不跳下平台。反映了动物学习记忆的获得、巩固、再现等过程，操作简单，是大小鼠学习记忆实验常用的行为学测试方法之一。

（六）避暗实验

该实验主要应用于评估大、小鼠的学习记忆能力。利用大、小鼠的趋暗避明的天性设计一个一半是暗室，一半是明室的测试箱，两室之间有一小洞门相连。暗室底部铺有通电的铜栅。动物进入暗室会受到电击，正常动物在多次测试后遭受电击的潜伏期延长和遭受电击的次数减少。当动物由于药物或者相关脑区损毁等导致记忆力减弱时，其潜伏期相较于正常动物较长，遭受电击的次数较正常动物较多。

（七）旷场实验

又称敞箱实验，是一种评估实验动物在新异环境中自主运动行为、探索行为和紧张度的方法。通过旷场实验可以观察实验动物的焦虑水平。在实验中，水平活动、中央格停留时间和梳毛次数可以反映动物的焦虑情况，而垂直活动可以反映动物对周围环境的不确定性和对可能存在的危险性的观察。正常动物对新的开阔环境产生恐惧，从而避开中央格主要在周边区域活动，如果对新环境的认知能力较差，则停留在中央格的时间就会延长，跨格次数及站立次数是动物探索行为及兴奋性的反应，排便多反映了动物的紧张度高。

二、AD 病理学实验

（一）尼氏染色

尼氏体是胞质内的一种嗜碱性物质，广泛分布于各种神经元中，不同神经元中的尼氏体形状、大小和数量都各有差异。尼氏染色法可以染出尼氏体，用来观察神经元内的细胞结构，还可以通过对尼氏体的观察来了解神经元的损伤情况。

（二）HE 染色

即苏木精 - 伊红染色法，是最基本的病理学染色技术之一。苏木精染液为碱性，可以将组织的嗜碱性结构如核糖体、细胞核及细胞质中的核糖核酸等染成蓝紫色；伊红为酸性染料，可以将组织的嗜酸性结构如细胞内及细胞间的蛋白质，包括路易体、酒精小体以及细胞质的大部分染成粉红色，使整个细胞组织的形态清晰可见便于观察。

三、电生理实验

（一）膜片钳技术

膜片钳技术是在 1976 年由德国科学家 Nether 和 Sakmann 发明的一种记录胞膜离子通

道电生理水平活动的技术，他们首次在青蛙肌细胞上用双电极钳制膜电位的同时记录到 ACh 激活的单通道离子电流。这种技术通过记录细胞膜上单个或几个离子通道开放或关闭引起的电流变化来研究细胞生理功能，该技术的应用将细胞水平和分子水平的生理学研究联系在一起，已被广泛应用于生命科学领域，尤其是神经科学的许多方面。可应用于记录在脑内功能活动时神经元兴奋性的变化，神经信号的产生和传导，神经环路中突触的传递过程等研究中。

1989 年，Blanton 将脑片电生理记录与细胞膜片钳技术记录结合起来，建立了脑片膜片钳记录技术，这为在细胞水平研究中枢神经系统离子通道或受体在神经环路中的生理和药理学作用及其机制提供了可能性。在脑片电生理记录中，离体的脑组织能够在一定的温度、酸度和渗透压、通氧状态等条件下存活并保持良好的生理状态，并且可以根据实验需求直接准确地改变脑片灌流液的成分和条件。

（二）在体电生理实验

在体电生理实验是记录大量神经元胞外放电情况监测中枢神经元群同步电活动的一种方法。该技术可应用于同时对多个脑区的大量神经元的电活动进行监测。

在体电生理技术在记录原理，属神经元胞外电信号记录技术，当记录电极尖端距离神经元的胞体较近时，就能够检测到周围神经元的动作电位信号。在记录时，记录到的信号是电极尖端所在位置的平均胞外场电位。

首先，在体电生理实验在记录神经元放电时，实验动物处于自主运动状态，因此记录的结果更贴近于动物的真实情况。其次，大脑对外界刺激做出的反应是多个脑区共同参与的结果，由于多电极技术的应用，在体电生理实验可以检测到机体不同脑区的同一时刻的神经元放电情况。在体电生理在研究机体生理或者病理条件下的工作模式或者病理反应时有着不可替代的优势，在近些年神经科学研究中得到越来越多的应用，并逐渐走向成熟。

参考文献

[1] 杨玉洁，李玉姣，李杉杉，等. 用于评价大小鼠学习记忆能力的迷宫实验方法比较. 中国比较医学杂志，2018，28（12）：129 - 134.

[2] 邱宏，金国琴，金如锋，等. 水迷宫重复测量数据的方差分析及其在 SPSS 中的实现. 中西医结合学报，2007，5（1）：101 - 105.

[3] BRANDEIS R, BRANDYS Y, YEHUDA S. The use of the Morris water maze in the study of memory and learning. The International Journal of the Neuroscience, 1989, 48（1 - 2）：29 - 69.

[4] WEBSTER S J, BACHSTETTER A D, NELSON P T, et al. Using mice to model Alzheimer's dementia: an overview of the clinical disease and the preclinical behavioral changes in 10 mouse models. Frontiers in Genetics, 2014, 5：88.

[5] DHOOGE R, DE DEYN P P. Applications of the Morris water maze in the study of learning and memory. Brain Research reviews, 2001, 36（1）：60 - 90.

[6] LUEPTOW L M. Novel object recognition test for the investigation of learning and memory in mice. Journal of Visualized Experiments, 2017, 126：55718.

[7] BEVINS R A, BESHEER J. Object recognition in rats and mice: a one-trial non-matching-to-sample learning task to study 'recognition memory'. Nature Protocols, 2006, 1 (3): 1306 – 1311.

[8] PENTKOWSKI N S, Rogge-Obando K K, Donaldson T N, et al. Anxiety and Alzheimer's disease: behavioral analysis and neural basis in rodent models of Alzheimer's-related neuropathology. Neuroscience & Biobehavioral Reviews, 2021, 127: 647 – 658.

[9] DEACON R M, RAWLINS J N. T-maze alternation in the rodent. Nature Protocols. 2006, 1 (1): 7 – 12.

[10] Hill C L, Stephens G J. An introduction to patch clamp recording. Methods in Molecular Biology, 2021, 2188: 1 – 19.

[11] PERKINS K L. Cell-attached voltage-clamp and current-clamp recording and stimulation techniques in brain slices. Journal of Neuroscience Methods, 2006, 154 (1 – 2): 1 – 18.

[12] REUTZEL M, GREWAL R, JOPPE A, et al. Age-dependent alterations of cognition, mitochondrial function, and beta-amyloid deposition in a murine model of Alzheimer's disease: a longitudinal study. Frontiers in Aging Neuroscience, 2022, 14: 875989.

[13] ESQUERDA-CANALS G, MONTOLIU-GAYA L, GÜELL-BOSCH J, et al. Mouse models of Alzheimer's disease. Journal of Alzheimer's Disease, 2017, 57 (4): 1171 – 1183.

[14] PUZZO D, GULISANO W, PALMERI A, et al. Rodent models for Alzheimer's disease drug discovery. Expert Opinion on Drug Discovery, 2015, 10 (7): 703 – 711.

[15] CHEN Z, ZHANG Y. Animal models of Alzheimer's disease: applications, evaluation, and perspectives. Zoological Research, 2022, 43 (6): 1026 – 1040.

[16] GRIEB P. Intracerebroventricular streptozotocin injections as a model of Alzheimer's disease: in search of a relevant mechanism. Molecular Neurobiology, 2016, 53 (3): 1741 – 1752.

[17] SIMS R, HILL M, WILLIAMS J. The multiplex model of the genetics of Alzheimer's disease. Nature Neuroscience, 2020, 23 (3): 311 – 322.

[18] THAWKAR B S, KAUR G. Zebrafish as a promising tool for modeling neurotoxin-induced Alzheimer's disease. Neurotoxicity Research, 2021, 39 (3): 949 – 965.

[19] 杨翠翠, 李林, 张兰. 常用阿尔茨海默病动物模型制备方法及评价. 成都医学院学报, 2013, 8 (4): 374 – 379.

[20] 张鑫, 王军燕, 魏玉婷, 等. 冈田酸诱导阿尔兹海默病动物模型的研究进展. 实用临床医药杂志, 2022, 26 (19): 129 – 134.

[21] 陈艳清, 杨璇, 甄然, 等. 谷氨酸兴奋性毒性的产生及其相关机制. 脑与神经疾病杂志, 2020, 28 (5): 319 – 322.

[22] 李敏, 汪琴, 陈彦, 等. 咪唑对转基因果蝇阿尔茨海默病模型的治疗作用. 中国临床神经科学, 2012, 20 (6): 607 – 613.

[23] 刘妍佳, 江美芳, 朱国琴, 等. 模式动物斑马鱼在神经退行性疾病研究中的应用. 中国现代应用药学, 2023, 40 (9): 1290 – 1296.

[24] Congdon E E, Sigurdsson E M. Tau-targeting therapies for Alzheimer disease. Nature Reviews: Neurology, 2018, 14 (7): 399 – 415.

[25] Teipel S J, Flatz W H, Heinsen H, et al. Measurement of basal forebrain atrophy in Alzheimer's disease using MRI. Brain, 2005, 128 (11): 2626 – 2644.

[26] 陈思儒, 李盛楠, 高仙维, 等. 阿尔茨海默病及轻度认知障碍常用动物模型的研究进展. 中国老年学杂志, 2023, 43 (12): 3054 – 3058.

[27] 吴宿慧，李寒冰，陈晓晖，等. 胰岛素/胰岛素样生长因子信号通路："整合效应"治疗阿尔茨海默病潜在途径及人参的治疗特点及优势. 中国老年学杂志，2018，38（23）：5867 – 5871.

[28] 陈超，郭清，李红，等. 雌激素与阿尔茨海默病. 承德医学院学报，2021，38（4）：330 – 333.

[29] 程子昭，张兰. 线粒体功能障碍在阿尔茨海默病中的研究进展. 中国药理学与毒理学杂志，2023，37（7）：514.

[30] 江亚群，朱玲玲. 星形胶质细胞介导的神经炎症在抑郁症发生发展中的作用. 生理科学进展，2023，54（5）：383 – 389.

[31] AMADORO G，LATINA V，BALZAMINO B O，et al. Nerve growth factor-based therapy in Alzheimer's disease and age-related macular degeneration. Frontiers in Neuroscience，2021，15：735928.

（陈嘉欣、蔡晗、陈卓、陈云波、顾继洪）

中　编

第四章　阿尔茨海默病的临床诊断

第一节　阿尔茨海默病的诊断标准

一、NINCDS-ADRDA 诊断标准

（一）1984 年修订的 NINCDS-ADRDA

1984 年美国国立神经病学、语言障碍和卒中研究所（National Institute of Neurological and Communicative Disorders and Stroke，NINCDS）与阿尔茨海默病及相关疾病学会（Alzheimer's Disease and Related Disorders Association，ADRDA）召集相关专家讨论确立阿尔茨海默病（AD）的临床诊断标准。该专家组讨论了病史、临床体检、神经心理学测评，以及实验室检查等方面的知识，共同制定了第一个 AD 的诊断标准，即 NINCDS-ADRDA 标准，此标准填补了 AD 临床诊断的空白，在很长的一段时间里为 AD 的诊断做出了巨大的贡献。在此之后，相继出现至少 7 版有影响力的诊断标准。这其中较为有影响力的一个标准是 2011 年美国国立老化研究院（NIA）对 NINCDS-ADRDA 标准进行修订，发布的 NIA-AA 标准。2018 年《中国认知障碍与痴呆指南》推荐，临床 AD 诊断可依据 NINCDS-ADRDA 和 NIA-AA 进行诊断。如有条件，进行分子影像检查和脑脊液检测。表 4 – 1 为 NINCDS-ADRDA 工作小组标准（1984）很可能 AD（probable AD）标准（见表 4 – 1）。

表 4 – 1　NINCDS-ADRDA（1984）很可能 AD 标准

诊断标准
1. 痴呆：临床检查和认知量表测查确定有痴呆；
2. 两个或两个以上认知功能缺损，且进行性恶化；
3. 无意识障碍；
4. 40～90 岁起病，多见于 65 岁以后；
5. 排除其他引起进行性记忆和认知功能损害的系统性疾病和脑部疾病

续上表

支持标准
1. 特殊性认知功能如言语（失语症）、运动技能（失用症）、知觉（失认症）的进行性损害；
2. 日常生活功能损害或行为方式的改变；
3. 家庭中有类似疾病史，特别是有神经病理学或实验室证据者；
4. 实验室检查腰穿压力正常；
5. 脑电图正常或无特殊性的改变如慢波增加；
6. CT 或 MRI 证实有脑萎缩，且随诊检查有进行性加重

排除标准
1. 突然起病或卒中样发作；
2. 早期有局灶性神经系统体征，如偏瘫、感觉障碍、视野缺损、共济失调等；
3. 起病或疾病早期有癫痫发作或步态异常

表格来源：DUBOIS B，FELDMAN H H，JACOVA C，et al. Research criteria for the diagnosis of Alzheimer's disease：revising the NINCDS-ADRDA criteria. The Lancet Neurology，2007，6（8）：734－746.

（二）2007 年修订的 NINCDS-ADRDA

首次纳入了客观标志物如 MRI、脑脊液、PET 等检查，此诊断标准提高了 AD 诊断的特异性和敏感性，对早期诊断帮助较大。

2007 年修订的 NINCDS-ADRDA 很可能 AD 诊断标准见表 4－2，其诊断方式为符合核心标准，并满足一项支持表现。

表 4－2　NINCDS-ADRDA（2007）很可能 AD 标准

核心标准
早期、显著的情景记忆障碍

支持表现
1. 内侧颞叶萎缩：MRI 显示海马、内嗅皮质、杏仁核体积缩小（与同年龄人群比较）；
2. 脑脊液生物标记异常：β－淀粉样蛋白 42（$A\beta_{42}$）降低、总 tau 蛋白（T-tau）或磷酸化 tau 蛋白（P-tau）增高，或三者同时存在；
3. PET 的特殊表现：如双侧颞叶糖代谢减低，显像剂 18F-FDDNP 显示 AD 病理的改变等，或直系亲属中有已证实的常染色体显性遗传导致的 AD

排除标准
1. 病史：突然起病，早期出现步态不稳、癫痫、行为异常等症状；
2. 临床特点：局灶性神经系统症状体征（偏瘫、感觉缺失、视野损害），早期的锥体外系体征；
3. 其他疾病状态严重到足以解释记忆和相关症状：非 AD 痴呆，严重的抑郁，脑血管病，中毒或代谢异常（要求特殊检查证实），MRI 的 FLAIR 或 T2 加权像内侧颞叶信号异常与感染或血管损害一致

表格来源：DUBOIS B，FELDMAN H H，JACOVA C，et al. Research criteria for the diagnosis of Alzheimer's disease：revising the NINCDS-ADRDA criteria. The Lancet Neurology，2007，6（8）：734－746.

二、NIA-AA 诊断标准

NIA-AA 于 2009 年召开了一系列的咨询会议制定了一个修订 AD 临床诊断和研究诊断标准的流程，并组成了三个工作组，分别制定痴呆阶段（dementia phase）、痴呆前有症状阶段（symptomatic，pre-dementia phase）和临床前无症状阶段（asymptomatic，preclinical phase）的诊断标准。三个工作组于 2010 年 7 月在美国夏威夷召开的 AD 国际会议上公布了诊断标准草案，然后根据反馈意见对诊断标准草案做了进一步修改，于 2011 年 4 月 19 日在 *Alzheimer & Dementia* 杂志在线发表了该标准的最终版本。NIA-AA 诊断标准保留了 "NINCDS-ADRDA 标准" 很可能 AD 的大体框架，吸收了过去的临床应用经验，旨在早期识别、诊断和干预，推荐了 "AD 型痴呆—AD 型 MCI—临床前期 AD" 的研究转向。该标准对临床前 AD 进行了分析，包括第一阶段：无症状脑淀粉样变的阶段；第二阶段：淀粉样蛋白阳性 + 突触功能障碍和（或）早期神经退行性变阶段，例如 CSF 中 tau 蛋白下降、MRI 提示特征性脑萎缩改变等；第三阶段：淀粉样蛋白阳性 + 神经退行性变的证据 + 极轻微的认知下降。

随着近年来对 AD 发病机制理解的深入，研究者们逐渐达成一定共识——需要构建一个统一的框架来定义 AD 并描述每个 AD 患者个体在整个疾病不同阶段的变化（包括临床变化和病理学变化）。2016 年 NIA-AA 召集了来自学术界和产业界的国际性代表，组建了一个构建 AD 研究框架的工作组，讨论达成组内共识，并写成建议书公布在 2017 年阿尔茨海默病协会国际会议（AAIC）上，公示了建议书征集公众意见。2017 年工作组汇总意见并再次讨论完成对建议书的修改，最终形成 2018 年 4 月 10 日发布的正式版本。在 2023 年 AAIC 中，行业巨擘 Clifford Jack 教授分享了 NIA-AA 最新修订的指南草稿。新修订版本的出现，延续了过去几版 NIA-AA 指南的经典核心观点：将综合征（临床可识别的损害）从底层的生物学（病因学）概念独立开，强调通过生物学概念定义。对过去的研究标准进行了补充，并且更新了相关生物标志物系统、AD 诊断和分期等方面的概念。

三、DSM-5 诊断标准

美国精神医学学会最近宣布了对《精神障碍诊断与统计手册》第 5 版（Diagnostic and Statistical Manual of Mental Disorders，5th edition，DSM-5）的修订，并于 2022 年 3 月发布。修订后的《精神疾病诊断与统计手册》第 5 版（DSM-5-TR）被美国的临床社会工作者和其他医疗保健专业人士用作精神疾病诊断的权威性指南。

DSM-5 中对 "可能的 AD" 的诊断标准如下：

如果下列任何 1 项存在，则诊断为 "可能的 AD"；否则，应诊断为 "可疑的 AD"。

（1）基于家族史或基因检测的 AD 基因突变的遗传证据。

（2）下列 3 项全部存在。

a. 有记忆、学习能力的下降，以及至少一项其他认知领域下降的明确证据（基于详细的病史资料或一系列神经心理学测评）；

b. 逐步进展的认知功能下降，且没有很长的平台期；

c. 没有证据表明存在混合性病因（即无其他神经系统退行性疾病或脑血管疾病；无其他神经性、精神性或系统性疾病，或其他可能导致认知功能下降的疾病）。

此外，如果患者只符合部分诊断标准，但又不能用其他疾病进行更好的解释时，仍可诊断为"可能的 AD"。

DSM－5 指出，如果已知致病基因（APP、PSEN1、PSEN2）中的任何一种发生突变，那么早发型 AD 就可以用基因检测方法进行诊断。鉴于 ApoE ε4 只是 AD 发病的风险因素之一，所以不能将它作为诊断的生物标志物。

四、ICD－11 诊断标准

2018 年 6 月，世界卫生组织（WHO）发布了《国际疾病分类》第 11 版（International Statistical Classification of Diseases and Related Health Problems，11th Revision，ICD－11），新版引入了许多变化。其中最重要的是重建编码系统，使 ICD 适应数字化使用。编码系统的重建使复杂临床情况的字母数字编码更加全面，引入了群组编码。有关精神障碍的章节也发生了变化。ICD－11 的更新考虑了国际专家合作的成果和精神障碍的新信息。许多二级临床类别被移至更高的层次，从而创建了新的分章。许多类别被移至其他分章。考虑到现代流行病学和精神障碍病因学的知识，一些分类已经从 ICD 中删除。

第二节　阿尔茨海默病的临床诊断程序

一、阿尔茨海默病的诊断流程

（一）病史采集

现病史：问诊内容包括起病时间，起病形式，病程特点，临床症状，其中临床症状包括不同认知域（记忆、执行和注意、语言、视空间）受损症状，是否导致担忧，是否对日常生活能力造成影响，是否伴有精神行为障碍及其与认知障碍出现前后，是否伴有肢体症状或其他系统症状，着重询问是否有引起认知障碍的其他诱因，是否有缓解或加重的因素，既往诊疗经过。

既往史：着重询问可能导致痴呆的其他疾病，包括中枢神经系统疾病如脑血管病、帕金森病、脑炎、癫痫、脑肿瘤、脑外伤等，已知可导致认知障碍的系统疾病如甲状腺功能减退、VB12 或叶酸缺乏、神经梅毒、HIV 感染、重度贫血、肝性脑病、一氧化碳中毒等，物质因素如药物滥用等。相关危险因素：如高血压病史、高血脂病史、糖尿病病史以及吸烟饮酒史等。

家族史：重点询问是否有痴呆家族史。

（二）体格检查

应包括一般检查和神经系统专科检查，推荐对所有患者都应当进行包括一般检查和神经系统专科检查的全面体格检查。

（三）实验室检查

常规实验室检查：主要用于鉴别诊断，项目包括血常规、生化检查、凝血功能、叶酸、VB12、甲功、HIV 和梅毒筛查等用以排除其他可以导致认知下降的疾病。

ApoE 基因检测：ApoE 编码基因位于 19 号染色体，受单核苷酸多态性位点 rs429358 和 rs7412 决定，人群中存在 6 种不同的 ApoE 基因型，包括 3 种纯合型（$\varepsilon2/\varepsilon2$、$\varepsilon3/\varepsilon3$、$\varepsilon4/\varepsilon4$）和 3 种杂合型（$\varepsilon2/\varepsilon3$、$\varepsilon2/\varepsilon4$、$\varepsilon3/\varepsilon4$）。多项研究表明，ApoE $\varepsilon4$ 携带者罹患阿尔茨海默病（AD）的风险显著增加，且相较于 $\varepsilon4$ 杂合子，其纯合子（双等位基因型）发病年龄更早，患病风险更高。因此 ApoE 分子分型有助于发现当前主观认知下降（subjective cognitive decline，SCD）、轻度认知障碍（mild cognitive impairment，MCI）等 AD 临床前期患者。目前已经建立起多种 ApoE 基因分型的方法，包括实时荧光定量 PCR 法、基因芯片法及测序法等，推荐使用目前作为金标准广泛应用的 Sanger 测序法。

脑脊液 T-tau、P-tau、$A\beta_{42}$分析：AD 脑脊液生物标志物包括总 tau 蛋白（T-tau）、磷酸化 tau 蛋白（P-tau）和由 42 个氨基酸构成的 β–淀粉样前体蛋白（APP）分解片段 $A\beta_{42}$。大量研究发现，相较于健康人群、非 AD 痴呆人群及其他类型的神经变性病患者，AD 患者脑脊液中 T-tau 和 P-tau 蛋白均明显增加，同时 $A\beta_{42}$ 含量显著下降。因此 CSF T-tau、P-tau 及 $A\beta_{42}$ 对于 AD 的诊断及鉴别诊断具有较大意义。需要指出的是，CSF $A\beta_{42}$/$A\beta_{40}$ 比值对于 AD 诊断的敏感度及特异度均优于 CSF $A\beta_{42}$，CSF P-tau/$A\beta_{42}$ 比值对于脑内病理性斑块的存在具有较高的敏感度与特异度。

脑脊液 T–tau、P-tau 及 $A\beta_{42}$ 的检测方法较多，较常用的有酶联免疫法（ELISA）和化学发光法，相较于前者，化学发光法检测灵敏度更高。小样本研究显示，脑脊液 $A\beta_{42}$ 对于 AD 诊断的敏感度和特异度分别为 78% ~100%、47% ~81%，诊断界值（cutoff 值）为 500 pg/mL，生物参考区间为 1 000 ~2 000 pg/mL；脑脊液 T–tau、P-tau 生物参考区间分别为 <400 pg/mL、<90 pg/mL，其中脑脊液 P-tau 对于 AD 诊断的敏感度为 50% ~80%，特异度则达 92%，对 AD 诊断界值为 120 pg/mL。尤其需要注意的是，上述参数来源于 ELISA 检测体系，由于方法学和检测系统的差异，上述参数在转移前需经一定样本的实验验证和临床评定。在上述指标检测过程中，需要注意 P-tau 的检测位点（通常为 181 或 231）以及脑脊液 $A\beta_{42}$ 样本的储存。具体临床应用可参见"阿尔茨海默病检验诊断报告模式专家共识"。

（四）神经心理学测验

（1）认知功能评估：总体认知功能评估、认知域评估（包括记忆功能评估、执行功能评估、语言功能评估）。

（2）精神行为症状评估。

（3）日常生活能力评估。

（4）睡眠质量评估。

二、AD 的严重程度分级

（一）轻度

轻度 AD 的表现除记忆减退外，还至少影响了一般认知功能（如定向、计算、推理、判断、概括和执行功能等），但患者个人的日常生活基本能自理，一般不需要他人的帮助。

（二）中度

到了这个阶段，患者记忆、认知、社交或职业功能等明显受损，个人日常生活活动至少部分需要他人的帮助。

（三）重度

在此阶段，患者记忆力、思维及其他认知功能皆严重受损。忘记自己的姓名和年龄，不认识亲人。语言表达能力进一步退化，患者只有自发言语，内容单调或反复发出不可理解的声音，最终丧失语言功能。患者活动逐渐减少，并逐渐丧失行走能力，甚至不能站立，最终只能终日卧床，大小便失禁。晚期患者可出现原始反射，如强握、吸吮反射等。最明显的神经系统体征是肌张力增高，肢体屈曲。

三、AD 的鉴别诊断

（一）谵妄

起病较急，常由系统性疾病引起，表现为注意力不集中，意识水平波动，定向力障碍常见。可有幻觉。病程波动，夜间加重。可能存在可逆的病因，应予以纠正。

（二）抑郁

典型症状为抑郁情绪和对日常活动的兴趣丧失。抑郁可迅速出现，记忆力下降不是主要或常见症状。认知量表、抑郁量表的检测可能有助于鉴别。MRI 扫描无改变或者较少改变。

（三）其他病因所致痴呆

血管性痴呆：常发病急，症状有波动性，既往可有高血压、动脉硬化，有脑卒中史，出现记忆下降、情感不稳，与卒中部位一致的局灶神经功能缺损。CT 和 MRI 检查可以发现局部病灶。Hachinski 缺血指数量表评分 >7 分。

额颞叶痴呆：较少见，起病隐袭，比 AD 进展快。表现为情感失控、冲动行为或退缩，不适当的待人接物和礼仪举止，不停地把能拿到的可吃或不可吃的东西放入口中试探，食欲亢进，模仿行为等，记忆力减退较轻。CT 或脑部 MRI 显示额叶结构萎缩。PET 或 SPECT 扫描显示额颞叶大脑活性降低。Pick 病是额颞叶痴呆的一种类型，病理可见新皮质或海马神经元胞质内出现银染包涵体 Pick 小体。

路易体痴呆：表现为帕金森病症状、视幻觉、波动性认知功能障碍，伴注意力、警觉异常，运动症状通常出现于精神障碍后一年以上，患者易跌倒，对精神病药物敏感。

帕金森病痴呆：帕金森病患者的痴呆发病率可高达 30%，常见于帕金森病后期，表现为近事记忆稍好，执行功能差，但不具有特异性，神经影像学无鉴别价值。

正常颅压脑积水：多发生于脑部疾病如蛛网膜下腔出血、头颅外伤和脑感染后，或为特发性。出现痴呆、步态障碍和排尿障碍等典型三联症。痴呆表现以皮质下型为主，轻度认知功能减退，自发性活动减少，后期情感反应迟钝、记忆障碍、虚构和定向力障碍等，可出现焦虑、攻击行为和妄想。早期尿失禁、尿频，后期排尿不完全，尿后滴尿现象。CT 可见脑室扩大，腰穿脑脊液压力正常。

其他：需要与酒精性痴呆、颅内肿瘤、慢性药物中毒、肝功能衰竭、恶性贫血、甲状腺功能减低或亢进、亨廷顿舞蹈病、肌萎缩侧索硬化症、神经梅毒、朊蛋白病、艾滋病等引起的痴呆综合征鉴别。

第三节　阿尔茨海默病的神经心理量表评估

作为神经科学中研究脑和行为关系的分支，神经心理学在近几十年来逐渐发展成为一门重要的交叉学科，它采用独特的研究方法，融心理学与神经科学于一身，发展出了神经心理测评。神经心理测评旨在评估患者在发生脑部病变时心理变化的特点，以神经心理测评量表为工具，通过定性和（或）定量的方式，了解不同性质、不同部位的病损及不同病程阶段的心理变化及保留心理功能的状况，从而为临床医师在诊断、制订干预和康复计划方面提供有益依据。其中，痴呆及认知功能障碍在神经精神系统疾病谱中，无论对于疾病自身的诊断，还是预后疗效的研判，都较其他疾病更加依赖和需借助神经心理测评，因此，神经心理测评成为目前临床神经心理学中最重要的组成部分之一，其发展和演变过程也是整个神经心理学发展和进化的一个缩影。

神经心理学测试包括对于记忆力、执行功能、语言能力、注意力、视空间结构、精神行为及日常生活能力的评估，根据量表评估出的不同神经心理损害特点进行鉴别诊断。神经心理量表检测主要围绕阿尔茨海默病（AD）三大临床症状进行功能评估。在大量的临床实践中，量表的规范化与量化的特点，能提供较为客观的依据，有利于诊断的统一、评估病程转归、判定疗效及多中心协作。神经心理损害可出现在影像结构变化之前，因此量表可辅助医生对患者进行早期的诊断。而痴呆的诊断需要有多领域认知损害的证据，各型痴呆破坏的解剖部位各异，出现了特定的神经心理学损害表现。但量表往往只能检测认知的某一方面或某几方面，不能反映智能的全貌，故对认知功能水平的综合评估能力受到限制。我们需根据临床研究的不同目的来选择不同的量表，或多个量表配合使用。

在神经心理测评过程中，有以下注意事项与要点：检查者需预先了解患者病史（尤其是年龄和文化程度）、听力与视力，提供合适环境注意患者听力和视力。注意方言问题，尤其对老人，检查者需要能熟练掌握当地的方言，避免交流障碍引起的假阳性。在测评过程中，需在合适的环境下进行，患者一次性坐位接受测评的耐受时间为45~60分钟，如果要完成2~3小时的神经心理测评，中间必须有10~20分钟的休息时间。患者一次性接受神经心理测评的总时间上限为3小时，超过3小时，量表的可信度、患者的依从性均大打折扣。良好测评的标准是：完成所有测评项目；收集信息全面可靠；与患者及其家属的交流和谐通畅；最后生成随访测评方案。测评结果原则上应由专科医师负责向患者及其家属做出解释、交代。相关原始文件应作为医疗及临床研究文档和知情同意书一起保存，完整版的神经心理测评将由记忆门诊医师签发并发送给转诊医师。

一、常用的临床筛查量表

（一）简易智能精神状态检查量表（MMSE）

简易智能精神状态检查量表（MMSE）内容共11项条目，测试内容包括时间定向、地点定向、即刻记忆、注意力和计算力、短时记忆、语言及视空间结构能力，其中语言测试又包含命名、复述、听力理解、阅读理解及书写，总分30分，是目前国内外使用最为广泛的AD及相关认知功能障碍筛查量表。国内目前主要用的汉化版为上海市精神卫生中心张明园教授依据MMSE第一版量表修订成的版本（见表4-3）。

作为目前全世界使用最为广泛的一种认知筛查量表，MMSE量表自1975年问世以来，目前已被引用3万多次，被翻译为100多种语言版本，应用于各种人群，其优点表现为简单，易操作，耗时短（5~10分钟）。作为痴呆及认知障碍诊断的辅助工具，MMSE量表总分与其他辅助检查手段（颅脑MRI检查、光子发射计算机断层成像术等）表现出了显著的相关性，在社区人群及医院人群中被广泛使用。

但MMSE量表总分易受到年龄、教育程度、文化背景甚至人种的影响，文化程度较高的患者易出现"天花板效应（ceiling effect）"，即假阴性；文化程度较低的人群易出现"地板效应（floor effect）"，即假阳性；除此以外，MMSE量表的检测项目中语言功能和执行功能的检测过于简单，对于发现皮质下损害导致的认知功能障碍不敏感，也无法对不同类型的痴呆做出鉴别诊断，对于轻度认知障碍也不敏感。

因此，单纯依据MMSE量表得分是无法诊断痴呆及认知障碍的，必须要结合其他神经心理量表及影像学、体液生物标志物等手段，确诊更需要病理学结果的支持。但可根据MMSE量表得分对已经临床诊断或确诊的痴呆患者病情严重程度进行分级。轻度：MMSE量表得分≥21分；中度：MMSE量表得分10~20分；重度：MMSE量表得分≤9

分。中文版 MMSE 量表根据不同教育程度做出的划界值为文盲组 17 分、小学组 20 分、中学或以上组 24 分，低于划界值为认知功能受损。

表 4-3　中文版 MMSE 量表（张明园修订）

评价项目		正确	错误	得分
定向力 （10 分）	今年是哪一年？	1	0	☐
	现在是什么季节？	1	0	☐
	现在是几月份？	1	0	☐
	今天是几号？	1	0	☐
	今天是星期几？	1	0	☐
	你现在在哪一个省（市）？	1	0	☐
	你现在在哪一个县（区）？	1	0	☐
	你现在在哪一个乡（镇、街道）？	1	0	☐
	这里是什么地方？	1	0	☐
	你现在在哪一层楼上？	1	0	☐

指导语：现在我说三样东西，我说完后请您重复一遍并记住，过一会儿我还要问您。"皮球""国旗""树木"。请您重复（仔细说清楚，每样东西用一秒钟）

记忆力 （3 分）	皮球	1	0	☐
	国旗	1	0	☐
	树木	1	0	☐

指导语：现在请您算一算，100 减去 7，所得的数再减 7，一直算下去，将每次的得数都告诉我，直到我说"停"为止（每一个正确答案 1 分，如果上一个错了，如 $100-7=90$，下一个对，如 $90-7=83$，第二个仍给分）

注意力和计 算力（5 分）	$100-7=93$	1	0	☐
	$93-7=86$	1	0	☐
	$86-7=79$	1	0	☐
	$79-7=72$	1	0	☐
	$72-7=65$	1	0	☐

指导语：刚才我让您记了三种东西，现在请您回忆一下是哪三种东西？

回忆能力 （3 分）	皮球	1	0	☐
	国旗	1	0	☐
	树木	1	0	☐
命名能力 （2 分）	（检查者出示手表）这叫什么？	1	0	☐
	（检查者出示铅笔）这叫什么？	1	0	☐

续上表

评价项目		正确	错误	得分
复述能力 （1分）	指导语：我说一句话，我说完以后您重复一遍，好吗？ "四十四只石狮子"	1	0	□
阅读能力 （1分）	指导语：请您念一念这句话，并按这句话的意思去做（念对并有闭眼睛的动作才给分）。 "请闭上您的眼睛"	1	0	□
指导语：我给您一张纸，请您按我说的去做				
三步命令 （3分）	右手拿纸	1	0	□
	双手对折	1	0	□
	放到大腿上	1	0	□
书写能力 （1分）	指导语：（指着上面空白处）请您写一个完整的句子，要有主、谓语，表达一定意义。 （由受试者自己写，正确语法和标点并非必需）	1	0	□
指导语：（指着下图）请您照着这个样子把它画下来（必须画出 10 个角，2 个五边形交叉，交叉图形呈四边形方能得分，线条不平滑可以忽略）				
结构能力 （1分）	按样作图 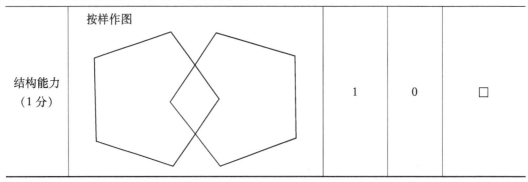	1	0	□

量表来源：张明园. 精神科评定量表手册. 长沙：湖南科学技术出版社，1998：184－188.

（二）蒙特利尔认知评估量表（MoCA）

蒙特利尔认知评估量表（MoCA）含 8 个检测维度（视空间和执行功能、命名、记忆力、注意力、语言、抽象能力、延迟回忆、定向力），总分 30 分。自 1996 年问世至今已被翻译修订成至少 35 种语言版本，可用于检测不同种族及地区人群的认知功能障碍，并建立了供临床医师自由下载的各版本量表网站（mocacognition.com）。MoCA 量表在国内已出现多种版本，包括简体版、繁体版及不同地区的版本，目前常用的是 2006 年国内解恒革教授等翻译修订的北京版 MoCA 量表及 2010 年涂秋云教授等翻译修订的长沙版 MoCA 量表。MoCA 量表对于文化水平较低或未受过教育的受试者而言，存在一定的使用困难，可能会出现假阳性率偏高的问题，所以加拿大学者 Nasreddine 于 2015 年开发了 MoCA 基础版（MoCA-B）量表。MoCA-B 量表取消了文字相关任务，删除了绘制时钟、复制立方体等受教育影响大的任务，通过视知觉评估代替视结构、视空间，用日常生活相关场景代替连续减 7 计算，记忆内容更贴近日常生活，中文版本（MoCA-BC）由郭起浩教授团队汉化发表。

　　MoCA 量表的优点表现为项目简单、可操作性强、耗时短（见表 4-4）。与 MMSE 量表相比，MoCA 量表可对多个认知域进行快速评估，克服了 MMSE 量表的"天花板效应"，MoCA 量表更加强调了对执行功能和注意力的评估，这使其增加了检出皮质下认知功能损伤的灵敏度。现有研究中，MoCA 量表的测评结果多局限于与较常使用的 MMSE 量表或其他神经心理评估工具进行比较分析，较少通过客观可靠的依据对结果予以更准确的证实，如病理改变和长期随访疾病发展及最终结果等；同时有大样本研究显示，MoCA 量表对于医院来源的患者群筛查认知功能障碍的信度较高，但对于社区非患者群较低，提示 MoCA 量表可能并不适合在社区进行大规模流行病学调查时使用。

表 4-4　蒙特利尔认知评估量表（MoCA）

视空间与执行功能		得分
[ ]　　　　　　　[ ]	画钟表（11 点过 10 分）（3 分）　复制立方体 轮廓 [ ]　指针 [ ]　数字 [ ]	___/5
命名		
 [ ]　　　　　　[ ]　　　　　　[ ]		___/3

记忆	读出下列词语，然后由患者将上述过程重复 2 次，5 分钟后回忆		面孔	天鹅绒	教堂	菊花	红色	不计分
		第一次						
		第二次						

续上表

注意	读出下列数字，请患者重复（每秒1个）	顺背 [ ]	21854	___/2
		倒背 [ ]	742	

读出下列数字，每当数字出现1时，患者敲1下桌面，错误数大于或等于2不给分			[ ] 5213941180621519451 1141905112			___/1

100 连续减7	[ ] 93	[ ] 86	[ ] 79	[ ] 72	[ ] 65	___/3
4~5个正确给3分，2~3个正确给1分，全部错误为0分						

语言	重复：我只知道今天张亮是来帮过忙的人。[ ] 狗在房间的时候，猫总是躲在沙发下面。[ ]					___/2
	流畅性：在1分钟内尽可能多地说出动物的名字。[ ] _____ （N≥11名称）					___/1

抽象	词语相似性：香蕉—橘子＝水果 [ ] 火车—自行车 [ ] 手表—尺子					___/2

延迟回忆	回忆时不能提醒	面孔 [ ]	天鹅绒 [ ]	教堂 [ ]	菊花 [ ]	红色 [ ]	仅根据非提示记忆得分	___/2
	分类提示：							___/2
	多选提示：							___/2

定向	日期 [ ] 月份 [ ] 年代 [ ] 星期几 [ ] 地点 [ ] 城市 [ ]	___/6
总分		___/30

量表来源：

王征宇，张明园. 中文版简易智能状态检查（MMSE）的应用. 上海精神医学，1989，7（3）：108-111.

高明月，杨珉，况伟宏，等. 简易精神状态量表得分的影响因素和正常值的筛查效度评价. 北京大学学报（医学版），2015，47（3）：443-449.

（三）AD8 量表

为了增加痴呆筛检时的便利性，2009年的世界AD大会中，发表了AD8（Ascertain Dementia 8，AD8）量表。AD8量表是提供极早期痴呆的筛检，其中最主要包含AD、血管性痴呆（VD）等较常见的疾病症状，此量表用于普通民众自我评估、专业人员亲自询问或电话中作答。

AD8量表包括8个问题，通过了解病情的人回答"是"或"否"进行判定，如亲属、照料者或亲近的朋友等。问题主要是询问知情者是否观察到被检查者的记忆力和思考能力在过去几年发生改变。如果他们认为此人的某项能力有变化，就会得一分。分数越高表明知情者察觉的变化越多。在回答问题上，家属应该依照患者过去与现在改变的状况考量，而患者本身也需依照自己过去与现在改变状况来回答，而不是自己目前的表现及回应。AD8量表通常不能用于痴呆的最终诊断，但它有助于辨认哪部分人群有必要进一步评估。

中文版 AD8 量表是一个基于供史者的评定量表，它操作简单、耗时少。可作为一种简便、易行的方法在体检过程中评估体检者认知功能是否受到损害，特别是对那些病程已开始且存在轻微临床症状的患者进行早期筛查（见表 4 - 5）。这将有助于发现早期的患者，使之有机会尽早到专科门诊就诊检查病因，及时诊断并采取相应的治疗手段延缓认知障碍病程的进展。相关研究已证实 AD8 在筛查认知障碍患者方面具有良好的效能。

表 4 - 5　中文版 AD8 量表

"是，有改变"是指近几年来在认知方面（记忆或思考）出现了问题	是， 有改变	无， 没改变	不知道
1. 判断力是否出现了问题 （例如：做决定存在困难，错误的财务决定，思考障碍等）	1分	0分	0分
2. 兴趣减退，爱好改变，活动减少	1分	0分	0分
3. 不断重复同一件事 （例如：总是问相同的问题，重复讲同一个故事或者同一句话等）	1分	0分	0分
4. 学习使用某些简单的日常工具或家用电器、器械有困难 （例如：VCD、电脑、遥控器、微波炉等）	1分	0分	0分
5. 记不清当前月份或年份	1分	0分	0分
6. 处理复杂的个人经济事务有困难 （例如：忘了如何使用存折，忘了如何交付水、电、煤气账单等）	1分	0分	0分
7. 记不住和别人的约定	1分	0分	0分
8. 日常记忆和思考能力出现问题 （例如：自己放置的东西经常找不到；经常忘了服药；想不起熟人的名字；忘记要买的东西；与别人谈话，无法表达自己的意思等）	1分	0分	0分
总分			

量表来源：

李涛，王华丽，杨渊韩，等. 中文版《AD8》信度和效度的初步研究. 中华内科杂志，2012，51（10）：777 - 780.

YANG Y H, GALVIN J E, MORRIS J C, et al. Application of AD8 questionnaire to screen very mild dementia in Taiwanese. Amerian Journal of Alzheimer's Disease and Other Dementias, 2011, 26（2）：134 - 138.

GALVIN J E, ROE C M, POWLISHTA K K, et al. The AD8：a brief informant interview to detect dementia. Neurology, 2005, 65（4）：559 - 564.

（四）老年认知功能减退知情者问卷（IQCODE）

老年人认知功能减退知情者问卷（Informant Questionaire on Cognitive Decline in the Elderly，IQCODE），是用于评定老年人认知功能水平的问卷，通过询问熟悉了解患者情况的知情者，评价患者的认知功能比其10年前下降的程度。IQCODE简便易行，易操作，适合多种形式的（面谈和电话）筛查；而且该量表受教育程度影响较小；通过询问知情者来完成，保护患者的自尊，具有不同于其他量表的优越性。国内大量研究表明，IQCODE可以中等有效地区分不同程度的认知功能障碍，能够有效区分痴呆和MCI患者与健康人群，可用于认知功能损害的检测（见表4-6）。但其结果易受知情者主观判断和对患者熟悉程度等因素的影响，不能直接反映受试者当前的认知功能状态。由于单独使用准确性欠佳，对AD、VD等痴呆类型的鉴别作用有限，建议临床结合其他痴呆量表使用，以提高评定效能。因此，作为一个独立的筛查诊断工具，IQCODE更适合与MMSE量表等神经心理量表联合使用，相互弥补不足，以提高人群认知功能障碍筛检的阳性率。

表4-6　老年认知功能减退知情者问卷（IQCODE）

请大声地读给受访者听：

我希望您能记起_____先生（太太）十年前的情形，来和他现在的情形相比较。

首先我要请教您_____先生（太太）记忆力方面的情形，包括他对现在的日常生活和以前所发生的事情的记忆力。请记住，我们主要是比较_____先生（太太）现在和他十年前的情况。所以，假如他在十年前就常常忘记东西放在哪里，而现在仍然如此，就请您回答"没有什么变化"。

比十年前	好多了	好一点	没变化	差一点	差多了	不知道（拒答）
1. 记得家人和熟人的职业、生日和住址	1	2	3	4	5	9
2. 记得最近发生的事情	1	2	3	4	5	9
3. 记得几天前谈话的内容	1	2	3	4	5	9
4. 记得自己的住址和电话号码	1	2	3	4	5	9
5. 记得今天是星期几、是几月份	1	2	3	4	5	9
6. 记得东西经常是放在什么地方	1	2	3	4	5	9
7. 东西未放回原位，仍能找得到	1	2	3	4	5	9
8. 使用日常用具的能力（如电视机、铁锤等）	1	2	3	4	5	9
9. 学习使用新的家用工具与电器的能力	1	2	3	4	5	9
10. 学习新事物的能力	1	2	3	4	5	9
11. 看懂电视或书本中讲的故事	1	2	3	4	5	9

续上表

比十年前	好多了	好一点	没变化	差一点	差多了	不知道（拒答）
12. 对日常生活事务自己会做决定	1	2	3	4	5	9
13. 会用钱买东西	1	2	3	4	5	9
14. 处理财务的能力（如退休金、到银行）	1	2	3	4	5	9
15. 处理日常生活上的计算问题（如知道要买多少食物，知道朋友或家人上一次来访有多久了）	1	2	3	4	5	9
16. 了解正在发生什么事件及其原因	1	2	3	4	5	9

量表来源：

JORM A F，JACOMB P A. The Informant Questionnaire on Cognitive Decline in the Elderly（IQCODE）：socio-demographic correlates，reliability，validity and some norms. Psychological Medicine，1989，19（4）：1015－1022.

二、常用的临床诊断量表

（一）记忆功能评估量表——听觉词语学习测验（AVLT）

听觉词语学习测验（AVLT）是常用的检测情景记忆功能的神经心理学量表，是以一组词语为材料的学习记忆能力检验。以 12 个词语的词表，重复学习 3 次，间隔 3～5 分钟后进行短延迟回忆，间隔 20 分钟后进行长延迟回忆、线索回忆与再认。最敏感评估指标为长延迟回忆的得分与再认分数。辅助指标包括即刻回忆得分、历次回忆总分、回忆技巧及辨别力等。用于各种认知障碍疾病记忆功能评估。AVLT 在某些文献中又称听觉词语记忆测试（auditory verbal memory test，AVMT）。分界值：长延迟回忆得分≤5（50～59 岁），≤4（60～69 岁），≤3（70～79 岁）；再认得分≤20（50～59 岁），≤19（60～69 岁），≤18（70～79 岁）。作为情景记忆的代表性测验，AVLT-H 能有效鉴别正常老化、MCI 和轻度 AD。

AVLT 识别记忆损害较敏感，通过 AVLT 检测头部外伤、癫痫、帕金森病、脑卒中、精神分裂症、MCI 和 AD 等不同疾病，可以发现特征性的记忆和学习损害的剖面图，从而有效区别不同疾病所致认知功能障碍。AVLT 可用于识别 MCI。MCI 的识别对于 AD 的早期诊断、早期治疗有重要意义。其中延迟回忆被认为是 AD 认知功能损害最早、最敏感的指标。记忆损害为主诉的非痴呆老人随访 2 年，有 24% 发展为 AD，分析基线样本的神经心理测验表现：以 CVLT 的延迟记忆得分最具意义，预测准确性较高。多个研究结果表明，CVLT 的词语延迟回忆在认知下降（MCI 转化为 AD）和认知稳定（MCI 未转化为 AD）两组间最具鉴别力。AVLT 短时回忆（AVLT-SR）和 AVLT 长时延迟回忆（AVLT-LR）轻度认知障碍均有助于预测遗忘型 MCI 向 AD 的转化。

（二）语言功能评估量表

1. 动物流畅性测验

动物流畅性测验（AFT）是一种常用的筛查认知功能缺损的方法。在国内，大部分针对社区老人的痴呆流行病学调查包含这一测验。相比于其他语言评估量表，AFT 可多用于低教育群体，同时规避因年代差异、调查环境不同造成的群体差异。

具体做法是要求被试者尽可能多地说出动物名称，限时 60 秒。对于不理解的受试者，可以举例："比如，请你说出所有你记得的花的名字，你可以说玫瑰、菊花、剑兰等"。评分方法：正确 1 个得 1 分。想象的或神话中出现的动物如龙、麒麟均算正确，别称则算重复，只计算其中一个，如同时列举老虎和大虫，计算为 1 分。在 20 世纪 90 年代初制定的 AFT 正确数指标的划界分是 8 分（在初中及以上社区人群中）。

2. 波士顿（Boston）命名测验

波士顿命名测验（BNT）是目前临床上最常用的检测命名障碍神经心理量表，要求受试者对从易到难排列的 60 幅线条图进行自发命名、语义线索命名和语音线索命名。BNT 具有简单易行，简化版测试时间短，受试者理解快、依从性好的优点。但其本身受纸质图形限制；结果与受试者文化背景、经历、对图形的熟悉程度相关；部分图形本身存在难辨认、特征不鲜明的缺点，无法完全反映受试者的真实水平，并且与亚洲东方文化背景不相符（如海狸、独角兽、狮身人面像等）（见表 4-7）。

结合影像学检查研究发现，命名测验需要一系列认知过程的参与，包括视知觉、再认、语义词汇的检索和表述，其中间过程（检索与物体相关的名称），与左侧额叶后部、颞叶前部功能相关。基于体素的病变症状分析（voxel-based lesion symptom mapping, VLSM）技术是一种用于确定在体素水平上病变的存在与否来预测语言能力的技术。它也可用于确定病变部位是否能预测失语症治疗的疗效。通过 VLSM 技术发现 BNT 的成绩与左半球的脑网络相关，包括左侧颞中回、颞上回及联络白质，延伸左侧顶叶皮质，其中左侧后部颞中回及联络白质起到关键作用。BNT 在国内的部分研究表明，正常老人 BNT 的自发命名得分和年龄、性别、受教育程度显著相关，提示命名、选择命名能力在遗忘型 MCI 和轻中度 AD 患者中呈现进行性损害，但比自发命名能力的下降轻。此外，AD 患者 BNT 得分的逐渐降低可能预示病程的进展将加速。

表 4 - 7　Boston **命名测验**

图片	回答	图片	回答	图片	回答

续上表

图片	回答	图片	回答	图片	回答

续上表

图片	回答	图片	回答	图片	回答

量表来源：

KAPLAN E F, GOODGLASS H, WEINTRAUB S. Boston naming test. Philadelphia: Lea and Febiger, 1983.

郭起浩，洪震，史伟雄，等. Boston 命名测验在识别轻度认知损害和阿尔茨海默病中的作用. 中国心理卫生杂志，2006，20（2）：81 - 84.

王姹，孟波，陈骏萍. Boston 命名测验评估患者术后语言功能障碍的适用分析. 浙江医学，2019，41（16）：1742 - 1745.

（三）空间功能评估量表

1. 画钟测验

画钟测验（Clock Drawing Test，CDT）是一种视觉（非语言）筛查工具，用于筛查视空间觉和视构造觉的功能障碍，测量轻度至中度认知障碍，是一种复杂的行为活动，除了空间构造技巧外，尚需很多知识功能参与，涉及记忆、注意、抽象思维、设计、布局安排、运用、数字、计算、时间和空间定向概念、运作的顺序等多种认知功能。该测试自 20 世纪 50 年代以来一直在使用。时钟绘图测试的设计和任务说明根据所使用的评分系统而有所不同，目前 CDT 有近二十种不同的测试方法及衍生出的等位量表，暂无完全统一的标准，常用的评分标准有 Waston 评分（四象限评分）法、Sunderland 评分法、

CDIS（Clock Drawing Interpretation Scale）评分法等。最常见的测试方法是指示被试者绘制一个圆形时钟圈，两个时钟臂朝向给定的时间点。使用的时间在 2～10 分钟之间。管理测试不需要特殊技能。画钟测验的优点在于测试者不需要掌握特殊技能，且测试易操作，耗时短，评分方法简单，受文化程度、种族、社会经济状况等干扰小，可全面筛查认知功能障碍患者，特别对执行功能、视空间功能和结构性失用的检测较敏感，还可用于不同类型痴呆的鉴别诊断和空间忽视症的检测。一般认为，要求受试者模仿画出他人已画好的钟，体现的是非语言的空间结构能力，与右侧或双侧颞顶叶功能有关；而要求受试者在空白纸上按照检查口述的时间画钟，则需要整合时空间概念和数字次序等多个任务，体现的是执行功能，与额叶功能有关。

2. Rey-Osterreich 复杂图形测验

Rey-Osterrich 复杂图形测验（CFT）是目前常用的评定视觉空间结构能力及视觉记忆能力的神经心理学测验，可应用于不同年龄和多种疾病导致的认知障碍患者的记忆研究，常作为 MCI 及 AD 成套神经心理测试的常规项目。尽管众多研究者相继绘制出难度相似的一系列图形（如 Taylor 图、MCG 图等）与该测验图形进行比较并用于复测，但该测验图形仍是使用最广泛的复杂图形（见图 4－1）。

Rey 的复杂图形由重复的正方形、长方形、三角形和各种的其他的形状组成。在事先提醒需要回忆的情况下，患者先用彩色笔临摹 Rey 复杂图形，待患者画了一部分图形后，换另一种颜色继续画，用 4～6 种颜色将全图画完，同时记下所用颜色的次序，并记录临摹完该图的时间。3 分钟后要求患者根据记忆重新描绘该图，并记录回忆完该图时间。在 3 分钟的间隔内，要求患者完成删除作业，以作干扰。评分方法是将 Rey 复杂图形分成 18 个记分单位，每个单位可得 0～2 分。根据所画图形和相对位置是否正确评分，最高分为 36 分。主要观察指标是复杂图形的临摹分数、临摹时间、回忆分数、回忆时间。试验分数反映了患者视觉组织和运动计划技能。

CFT 临摹测试考察了受试者视觉感知、视觉运动整合能力；即刻及延迟回忆考察了受试者视觉空间记忆能力，属于非语言记忆能力。作为最常用的评估视觉空间结构能力和视觉记忆能力的神经心理测验，其优点是可以观察到受试者的临摹策略与随后回忆成绩之间的关系，并且该复杂图形同时包含大的结构特征与小的内部细节特征，据此可以分析单侧脑损害患者的不同信息加工策略。CFT 可应用于多种疾病导致的认知障碍患者的记忆研究。CFT 用于正常老年人也具有良好的信度和效度，其计分系统可用来定量评估变形和位置错误及组织。作为非语言类的记忆测验，CFT 的缺点在于结构模仿测验不能识别 MCI，用于识别轻度 AD，其灵敏度也不理想，正常老人中有 33% 达到满分，而AD 组约 18% 达到满分，存在"天花板效应"，这可能与汉语文化背景者历经长期结构复杂的汉字书写实践，其空间结构能力相对西方文化背景者保持较好有关；另外，在其回忆部分测验过程中无提醒环节，提醒与不提醒的记忆是有区别的，提醒记忆更集中反映记忆能力，而非提醒记忆是附带的、伴随的记忆任务，有更多注意和动机的成分。

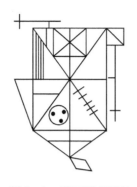

图 4 - 1　CFT 测试图案

评分要点：

①长方形外面左上角的十字形；②大的长方形；③交叉的对角线；④长方形的水平中线；⑤长方形的垂直中线；⑥在大长方形内左侧的小长方形；⑦在小长方形上的一条线段；⑧在大长方形内左上方的四条平行线；⑨在大长方形外右上方的三角形；⑩大长方形内⑨下面的小垂直线；⑪大长方形内的圆圈及三点；⑫大长方形内右下方对角线上5 条平行线；⑬与大长方形右侧相连的三角形；⑭与⑬三角形相连的菱形；⑮在三角形⑬内的垂直线，与大长方形垂直线平行；⑯在⑬内的水平线，也是大长方形内的水平线中线的延续；⑰大长方形下面的十字形；⑱大长方形左下方的方形。

每个单位可得 0～2 分，根据所画图形和相对位置是否正确评分，最高为 36 分（见表 4 - 8）。

表 4 - 8　CFT 评分标准

表现	得分
图形正确，位置正确	2
图形正确，位置不正确	1
图形歪曲或不完全，但尚可辨认，位置正确	1
图形歪曲或不完全，但尚可辨认，位置不正确	0.5
图形遗漏或无法辨认	0

量表来源：

MELROSE R J, HARWOOD D, KHOO T, et al. Association between cerebral metabolism and Rey-Osterrieth complex figure test performance in Alzheimer's disease. Journal of Clinical and Experimental Neuropsychology, 2013, 35 (3): 246 - 258.

SALVADORI E, DIECI F, CAFFARRA P, et al. Qualitative evaluation of the immediate copy of the Rey-Osterrieth complex figure: comparison between vascularand degenerative MCI patients. Archives of Clinical Neuropsychology, 2019, 34 (1): 14 - 23.

郭起浩，吕传真，洪震，等. Rey-Osterrieth 复杂图形测验在中国正常老人中的应用. 中国临床心理学杂志，2000, 8 (4): 205 - 207.

（四）注意功能评估量表

1. 数字广度测验

数字广度测验选自韦氏记忆量表（WMS），为注意力测试最基本的方法，包括数字广度顺序测验和数字广度倒序测验两项。测验包括 14 个题目，检查者读出一个 2～9 位的随机数字要求受试者顺背或倒背，两者分别进行。顺背从 3 位至 9 位数字，倒背从 2 位到 8 位数字。总分为顺背和倒背两者的和。数字广度测验主要评估瞬时记忆及注意力和理解能力。数字广度测验对智力较低者可评估其智力，但对智力较高者实际上测评的是其注意力，智力高者在数字广度测验上得分不一定会高。数字广度测验的优点是简便易行，受教育程度的影响小，能够快速检测记忆力和注意力而不引起受试者较强的情绪反应。缺点是可靠性较低，测试受偶然因素的影响较大，对智力的一般因素负荷不高，同时有研究发现，不同病程和严重程度的 AD 患者间数字广度测验评分无明显差异，单独应用意义较小，必须结合其他认知评估量表一起使用。

2. 数字符号测验

数字符号测验（Digit Symbol Test，DST）是一个被试者在数字下方模仿符号的测试，考察受试者的信息处理速度。主要评估注意力、简单感觉运动的持久力，建立新联系的能力和速度。其优点是评分简便快速，不易受文化程度的影响。缺点是不适合作为评估智力的一般因素。DST 的完成需要视觉、注意力、记忆力及运动技能的参与，其中知觉速度和运动速度被认为是完成 DST 的核心因素。在临床中，DST 已被应用于痴呆、抑郁、酒精成瘾及脑外伤等多种神经疾病的评估。

（五）执行功能评估量表

1. 连线测验

连线测验（TMT）是目前世界上最常用的神经心理量表，能够很好地评估执行功能，分 A、B 两部分，A 部分要求受试者按序连接纸上的 25 个数字，B 部分要求按序交替连接 25 个数字和字母，其操作与提示语言均有详细规定。TMT-A 检测受试者的注意力与信息处理速度，TMT-B 检测受试者的执行功能。鉴于我国人群对英文字母的掌握程度差异较大，国内郭起浩等将原版中的数字包含在正方形和圆形两种图形中，要求受试者连接数字时在两种图形间交替进行，制定了中文版 TMT-B，也称为形状连线测验（STT）（见表 4-9，图 4-2 至图 4-5）。早期研究发现，TMT-B 和数字广度倒序测验较 TMT-A 和数字广度顺序测验更能反映额叶功能障碍，并对脑部损伤更敏感，但通过对比额叶及非额叶脑卒中患者后发现，两者并无显著差异，同时，TMT-A 和 TMT-B 一样与脑卒中的严重程度有关联，但数字广度倒序测验较顺序测验与疾病的严重程度相关性更强。TMT-A 的缺点是对痴呆患者的灵敏度不及 TMT-B。TMT 的鉴别诊断作用差，严重程度匹配的 AD 和 VD 间 TMT 完成时间无显著差异。近年来，国内学者对中文版 TMT 在认知障碍人群中的效能进行了研究，结果提示 TMT 对诊断 AD 或 VD 比较可靠，但对于从正常老年人中识别 MCI 或血管性认知损害方面灵敏度不高。

表 4 - 9　连线测验（TMT）

项目	STT-A 练习题	STT-A 测试题	STT-B 练习题	STT-B 测试题
计时/s				
提示次数				
错误连接提醒次数				
抬笔提醒次数				

指标	+1.0 SD		
	50~59 岁	60~69 岁	70~79 岁
STT-A 中学及以上	70 s	80 s	100 s
STT-B 中学及以上	180 s	200 s	240 s

注意事项：

①如果受试者受遮住答案影响，下一个数字找不到了，你可以等大致 10 秒，还是找不到，可以告诉受试者数字在哪里。不作为错误分。

②文盲和小学文化程度不做此测试。

Trails 1

Form A

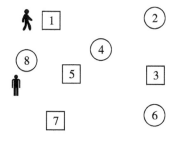

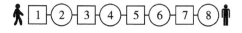

图 4 - 2　TMT-A 练习题

Trails 2

Form A

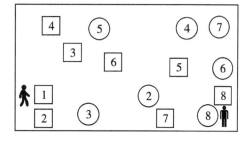

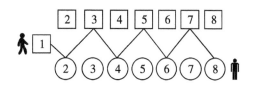

图 4 - 3　TMT-B 练习题

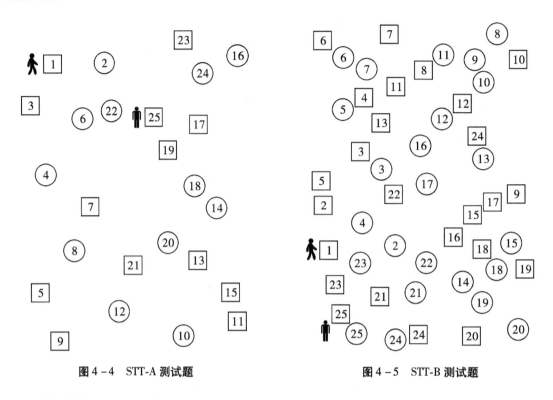

图4-4 STT-A 测试题　　　　图4-5 STT-B 测试题

量表来源：

MELROSE R J, HARWOOD D, KHOO T, et al. Association between cerebral metabolism and Rey-Osterrieth complex figure test performance in Alzheimer's disease. Journal of Clinical and Experimental Newopsychology, 2013, 35 (3): 246 - 258.

SALVADORI E, DIECI F, CAFFARRA P, et al. Qualitative evaluation of the immediate copy of the Rey-Osterrieth complex figure: comparison between vascularand degenerative MCI patients. Archives of Clinical Neuropsychology, 2019, 34 (1): 14 - 23.

郭起浩，吕传真，洪震，等. Rey-Osterrieth 复杂图形测验在中国正常老人中的应用. 中国临床心理学杂志，2000，8（4）：205 - 207.

2. Stroop 色词测验

Stroop 色词测验（SCWT）是经典的色字测验，是检测执行功能的最常用方法之一。目前，SCWT 已经发展演化出多语言版本及不同变异版本，国内现有郭起浩等修订的中文版本，属于中等难度，由 3 张卡片，每张 50 字、4 种颜色组成。SCWT 通常包含 3 组测试：SCWT-A，由黑色印刷的 4 个表示颜色的字（黄、红、蓝、绿）组成，共 50 个，要求尽量快而正确地读出；SCWT-B，由 4 种不同颜色（黄、红、蓝、绿）的圆点组成，要求尽量快而正确地说出颜色名称；SCWT-C，是将上述"黄""红""蓝""绿"4 个字用 4 种不同颜色（黄、红、蓝、绿）印刷，如红色印刷的"绿"字，要求尽量快而正确地读出字的印刷颜色，而不是文字的意义。SCWT-A 和 SCWT-B 检测受试者注意力与运算处理速度，SCWT-C 检测受试者执行能力。

SCWT 是基于 Stroop 效应而编制的神经心理量表，关于 Stroop 效应的发生机制，目前存在多种理论。最早提出的是相对加工速度理论，即颜色和字义两个维度的加工是平行关系，但速度不同，读字快于颜色命名，即颜色信息迟于字义信息，字义会对颜色命名产生干扰；另一种学说——自动化理论则认为，读字属于自动加工，颜色命名属于控制加工，需集中注意力，读字作为自动反应和颜色命名作为主动反应可相互竞争形成干扰。中文版 SCWT 能有效地识别轻度 AD 患者，对轻度认知障碍也有一定的辅助诊断价值；但对测试结果的解释仍存在分歧，有观点认为 SCWT 中 3 张卡片耗时数变量与正确数变量的作用不同，其中的卡片 C 正确数指标识别阿尔茨海默病的作用最强，阿尔茨海默病患者的卡片 C 正确数的低分不仅反映其信息加工存在缺损，也可能与患者的语言障碍（如语义损害）、执行功能障碍等有关。尽管轻度认知障碍和轻度阿尔茨海默病患者的记忆力均有损害，但对于干扰作用的表现却不同，同样面对"读得越快越好"这个指导语，轻度阿尔茨海默病患者在处理速度和正确性的关系上，倾向以牺牲正确数来换取阅读速度，而轻度认知障碍患者则试图延长阅读时间来换取阅读的正确性，这就使轻度认知障碍患者与阿尔茨海默病患者在处理卡片 C 的阅读速度方面虽无显著差异，但在处理其正确性方面则明显不同；故不能使用卡片 C 的正确数或耗时数来判断 AD 的严重程度。

（六）日常生活能力评估

1. 日常生活能力（ADL）量表

日常生活活动（Activity of Daily Living，ADL）量表指一个人为了满足日常生活的需要每天所进行的必要活动，包括进食、梳妆、洗漱、洗澡、如厕、穿衣等，功能性移动包括翻身、从床上坐起、转移、行走、驱动轮椅、上下楼梯等。日常生活能力分为基础性日常生活活动能力（BADL）和工具性日常生活活动能力（IADL）。BADL 是指患者在家中或医院里每日所需的基本运动和自理活动。包括生活自理活动和进行功能性移动两类活动。自理活动包括进餐、洗漱、如厕、穿衣等；功能性移动包括翻身、起床、行走、上下楼梯等。完成这些活动是达到回归家庭的必要条件；评估结果反映了个体大致的运动功能，常在医疗机构中应用。IADL 是指人们在社区中独立生活所需的高级技能，常需借助各种工具。包括购物、家务、使用交通工具、娱乐活动、旅游等。完成这些活动是达到回归社会标准的必要条件；评估结果反映了较精细的运动功能，常用于社区老年人和残疾人。

ADL 量表的版本非常多，其中最简便、最常用是由美国佛罗里达老年病研究中心1969 年编制的版本，是以被试者在现实生活中执行工作的能力来评估其功能状态的一种量表，最初版本由躯体生活自理量表（Physical Self-Maintenance Scale，PSMS）和 IADL 量表两部分组成：PSMS 包括如厕、进食、穿衣、修饰（梳洗）、行走、洗澡 6 项，IADL 量表包括打电话、购物、备餐、做家务、洗衣、使用交通工具、吃药、理财 8 项。ADL 量表已经由 WHO 认可并被推荐用于老年人流行病学的调查研究，适用于 AD 及其他疾病的辅助诊断。目前，国际上使用的 ADL 量表版本已多达 40 多种。

ADL 量表的优点是耗时短，完成仅需 5~10 分钟，项目细致，简明易懂，便于询问，无须特殊专业培训即可进行测试（见表 4-10）。因此，ADL 量表应用广泛，可用于不同疾病患者生活能力的评估。ADL 量表与 MMSE 量表、BDS 等认知功能测评量表结果相关性良好，可在痴呆不同阶段使用以辅助诊断及判断预后。此外，对 BADL 进行标准化后评定生成的 Barthel 指数也被临床广泛应用，该指数评定方法更为简单，可信度和灵敏度较高，可用于预测疗效、住院时间和预后（见表 4 - 11）。

　　ADL 量表的缺点在于常需要间接评定（尤其是当无法直接通过观察患者的各项活动完成情况获取必要信息时），因此，选择正确的患者和照料者（护理人员）是评定量表的关键。此外，ADL 量表易受多种因素，如年龄、视听觉、运动功能、躯体疾病及情绪等的影响。

表 4 - 10　日常生活能力（ADL）量表（20 项）

序号	项目	评分			
1	吃饭	1□	2□	3□	4□
2	穿脱衣服	1□	2□	3□	4□
3	洗漱	1□	2□	3□	4□
4	上下床、坐下或站起	1□	2□	3□	4□
5	室内走动	1□	2□	3□	4□
6	上厕所	1□	2□	3□	4□
7	大小便控制	1□	2□	3□	4□
8	洗澡	1□	2□	3□	4□
9	自己搭乘公共汽车（知道乘哪一路车，并能独自去）	1□	2□	3□	4□
10	在住地附近活动	1□	2□	3□	4□
11	自己做饭（包括洗菜、切菜、生火、炒菜等）	1□	2□	3□	4□
12	吃药（能记住按时服药，并能正确服药）	1□	2□	3□	4□
13	一般轻松家务（扫地，擦桌）	1□	2□	3□	4□
14	较重家务（擦地擦窗，搬东西等）	1□	2□	3□	4□
15	洗自己的衣服	1□	2□	3□	4□
16	剪脚趾甲	1□	2□	3□	4□
17	购物	1□	2□	3□	4□
18	使用电话（必须会拨号）	1□	2□	3□	4□
19	管理个人钱财（指自己能买东西、找零钱、算钱等）	1□	2□	3□	4□
20	独自在家（能独自在家待一天）	1□	2□	3□	4□
总分/分					

　　备注：1 分 = 自己完全可以做；2 分 = 有些困难，但自己尚能完成；3 分 = 需要帮助；4 = 根本没法做。

　　总分：20 ~ 80 分，分数越高能力越差。

表 4 – 11 Barthel **指数**

项目	自理	稍依赖	较大依赖	完全依赖
进食	10	5	0	0
洗澡	5	0	0	0
修饰	5	0	0	0
穿衣	10	5	0	0
控制大便	10	5	0	0
控制小便	10	5	0	0
上厕所	10	5	0	0
床椅转移	15	10	5	0
行走	15	10	5	0
上下楼梯	10	5	0	0

评分分析：总分为100分。100分表示日常生活活动能力良好，不需要依赖他人；>60分评定为良，表示有轻度功能障碍，但日常生活基本自理；60～41分表示有中度功能障碍，日常生活需要一定的帮助；40～21分表示有重度功能障碍，日常生活明显需要依赖他人；<20分为完全残疾，日常生活完全依赖他人。其中>40分的患者治疗效益最大。

量表来源：

张明园，YU E，何燕玲. 日常生活能力量表问卷与应用说明. 上海精神医学 1995，37（7）：5－6.

冯峰，韩学清，陈建，等. 日常生活活动能力量表在痴呆筛查中的应用. 临床精神医学杂志，2004，14（4）：193－194.

2. 社会功能活动问卷（FAQ）

社会功能活动问卷（FAQ）是由知情者完成的评定日常活动能力的量表，主要对患者日常活动的体力情况、心理情况、社会角色功能的完成情况及影响日常表现的因素进行测评，具体包括使用及书写支票、独立购物、参加技巧性的游戏或活动、使用炉子、准备饭菜、关心和了解新鲜事物、理解及注意、记得重要约会、独自外出活动或拜访亲友等共计10个条目。FAQ可用于痴呆及认知障碍疾病的筛查及随访，但不能作为诊断痴呆的依据。FAQ变化的速度和程度对临床上痴呆功能的评价有一定意义。中文版本最早由张明园教授修订完成。同时，随着现代社会发展，各种社会活动也在发生变化，支票、固定电话的使用减少，而手机等各种电子产品在人们生活中的应用越发重要，为此，国内郭起浩等结合国人生活实际情况制定了新的中文版FAQ，该版本不仅对项目完成"正确性"进行评估，同时对项目"完成速度"进行评估，称为FAQ双维度评估。

FAQ内容具体，评分标准明确，操作简单，是一种较好的社会功能表。FAQ的内容虽然也包括了部分生活自理能力，但更偏重社会适应能力，后者对于老人能否在社会上独立生活至关重要。各单项中，"独立购物"被认为是最敏感的功能预测指标，紧接其后的是"使用及书写支票""关心和了解新鲜食物"等（见表4－12）。

FAQ可用于筛查，也可用于随访，但FAQ分值的升高仅说明社会功能存在问题，需要在临床上进一步明确此类损害是原先就存在的还是新近发生的；是因总体智能减退引起的，还是另有其他原因，如高龄、视力缺陷、情绪问题（抑郁）和运动功能障碍等。因此，不能单纯依靠 FAQ 来诊断痴呆，FAQ 的分值为检查者进一步测评提供线索。

表 4 - 12 社会功能活动问卷（FAQ）

项目	正常或从未做过，但能做（0分）	困难，但可独立完成或从未做过（1分）	需要帮助（2分）	完全依赖他人（3分）
1. 使用电话或手机				
2. 整理家庭物品井井有条、不凌乱				
3. 自行购物（如购买衣服、食品及家庭用品）				
4. 参加需技巧性的游戏或活动（如：打扑克、下棋、打麻将、绘画、摄影、集邮、书法、木工）				
5. 使用各种电器（如电视、空调、微波炉、电饭煲）				
6. 准备和烧一顿饭菜（包括加工蔬菜、使用炉子、调味品用量恰当）				
7. 关心和了解新鲜事物（国家大事或邻居中发生的重要事情）				
8. 持续一小时以上注意力集中地看电视或小说，或收听收音机并能理解、评论或讨论其内容				
9. 记得重要的时间点（如领退休金日期、按时服药、接送幼儿等）				
10. 独自外出活动或走亲访友（指较远距离，如相当于三站公共车辆的距离）				
总分				

注：≤5 分为正常。≥5 分表示该患者在家庭和社区中不可能独立。

量表来源：郭起浩，洪震. 神经心理评估. 2 版. 上海：上海科学技术出版社，2016：383 - 386.

（七）精神行为症状量表（BPSD）

1．神经精神科问卷（NPI）

神经精神科问卷（NPI）主要用于痴呆患者精神行为异常（behavioral and psychological symptoms of dementia）的评估，并且分为症状、苦恼两部分评分。该量表通过询问 AD 患者的照料者来评价患者的 12 种精神行为症状，包括妄想、幻觉、激越/攻击、抑郁/心境恶劣、焦虑、情感欣快、情感淡漠、脱抑制、易激惹/情绪不稳、异常的运动行为、睡眠/夜间行为、食欲和进食障碍，以及给照料者造成的苦恼程度。NPI 是目前国际上评估痴呆患者精神行为异常最常用的神经心理量表之一，具有良好的信效度。

NPI 访谈的对象为痴呆患者的直接照料者，既避免了痴呆患者提供不准确信息，又能发现曾发生过的精神行为异常。每项均有初筛问题，初筛阳性时，再详细追问，提高了效率。NPI 最初编制的目的在于评价 AD 临床药物试验，量表条目中包含了 AD 常见症状和少见症状，此后广泛应用于多种认知障碍疾病精神行为异常的评定，如额颞叶痴呆、路易体痴呆、帕金森病、皮质基底节变性、进行性核上性麻痹等。NPI 本身即对鉴别以精神行为异常为突出表现的额颞叶痴呆、进行性核上性麻痹有重要价值，对于抑郁和淡漠也有细致的区分。

2．阿尔茨海默病病理行为评分量表（BEHAVE-AD）

阿尔茨海默病病理行为评分量表（Behavioral Pathology in Alzheimer's Disease Rating Scale，BEHAVE-AD）是用于评定痴呆患者的精神行为异常的常用量表。1996 年，国际老年精神病学会（International Psychogeriatric Association，IPA）将痴呆患者经常出现紊乱的知觉、思维内容、心境或行为等症状统称为痴呆的精神行为异常。BEHAVE-AD 量表在编制时借鉴了 BPRS、HAMD 量表的内容，对检测精神行为异常较为敏感，适用于居住在家中并由配偶（或专门照料者）护理的 AD 及其他类型痴呆患者。量表包含症状评定和总体评定两部分。症状评定共有 25 个题项，包括行为障碍的 7 个方面（妄想、幻觉、行为紊乱、攻击行为、日夜节律紊乱、情感障碍、焦虑和恐惧等），每项按照症状严重程度以 0 ~ 3 分共 4 级评分法计分；总体印象评分用于综合评定精神行为异常对照料者及患者所带来的影响（见表 4 - 13）。

阿尔茨海默病中痴呆的行为和心理症状（BPSD）和相关紊乱是配偶、专业护理人员和其他负责照顾 AD 患者的人的痛苦和负担的来源。伴有行为障碍的 BPSD 也与 AD 患者发病率和死亡率增加有关。该量表非直接检测，评定结果易受到照料者干扰，并且缺乏对异常行为发生频率的评估，准确性相对不及评定者直接观察；同时，由于 BEHAVE-AD 是一组精神行为异常构成的集合体，而痴呆患者出现的精神行为异常往往以个别症状较为突出，因此，造成量表内部一致性结果不佳。

表 4-13 阿尔茨海默病病理行为评分量表 (BEHAVE-AD)

项目	圈出最合适评分			
	重	无	轻	中
偏执和妄想观念				
1. 被窃妄想	0	1	2	3
2. 住所非自己的家	0	1	2	3
3. 家人是冒名顶替者	0	1	2	3
4. 被遗弃妄想	0	1	2	3
5. 认为家人不忠妄想	0	1	2	3
6. 其他猜疑	0	1	2	3
7. 其他妄想	0	1	2	3
幻觉				
8. 幻视	0	1	2	3
9. 幻听	0	1	2	3
10. 幻嗅	0	1	2	3
11. 幻触	0	1	2	3
12. 其他幻觉	0	1	2	3
行为紊乱				
13. 外跑	0	1	2	3
14. 无目的行为	0	I	2	3
15. 行为不当	0	1	2	3
攻击行为				
16. 谩骂	0	1	2	3
17. 打人/暴力	0	1	2	3
18. 其他攻击行为	0	1	2	3
日夜节律紊乱				
19. 日夜颠倒	0	1	2	3
情感障碍				
20. 哭泣	0	1	2	3
21. 抑郁	0	1	2	3
焦虑和恐惧				
22. 对即将发生事的焦虑	0	1	2	3
23. 其他焦虑	0	1	2	3
24. 害怕独处	0	1	2	3

项目	圈出最合适评分			
	重	无	轻	中
25. 其他恐惧	0	1	2	3
总评	0	1	2	3

项目和评定标准：BEHAVE-AD 共 25 个项目，评定的范围有妄想、幻觉、行为紊乱、攻击行为、日夜节律紊乱、情感障碍与焦虑和恐惧 7 个方面。按四级评分：0 表示无，1 表示轻，2 表示中，3 表示重。还有总评，按给照料者造成麻烦及给患者带来危险程度分为：

0 表示不造成照料者麻烦和患者的危险。

1 表示造成照料者的轻度麻烦和患者的轻度危险。

2 表示造成照料者的中度麻烦和患者的中度危险。

3 表示造成照料者的重度麻烦和患者的重度危险。

该量表为症状严重程度量表，得分越高，症状越重。一般认为 BEHAVE-AD 得分≥8 分可作为是否具有明显精神行为异常的划界值。

量表来源：

盛建华，陈美娟，高之旭，等. 阿尔茨海默病病理行为评分表信度和效度. 临床精神医学杂志，2001（2）：75 – 77.

REISBERG B, BORENSTEIN J, SALOB S P, et al. Behavioral symptoms in Alzheimer's disease：phenomenology and treatment. Journal of Clinical Psychiatry, 1987, 48（S1）：9 – 15.

REISBERG B, AUER S R, MONTEIRO I M. Behavioral pathology in Alzheimer's disease（BEHAVE-AD）rating scale. International Psychogeriatrics, 2005, 8（S3）：301 – 308.

SCLAN S G, SAILLON A, FRANSSEN E, et al. The behavior pathology in Alzheimer's disease rating scale（BEHAVE-AD）：reliability and analysis of symptoms category scores. International Journal of Geriatric Psychiatry, 11（9）：819 – 830.

（八）阿尔茨海默病评估量表（ADAS）

阿尔茨海默病评估量表（ADAS）于 1984 年由美国学者 Rosen 和 Mohs 针对 AD 患者的认知损害特点设计，并于 1994 年进行修订。该量表是一个对老年性痴呆患者常见症状的全面评估工具，既可协助早期诊断，又可评价疾病的进展，分为认知和非认知两方面。认知行为量表包括定向、语言、结构、观念的运用、词语即刻回忆与词语再认，共 12 题，费时 15 ~ 30 分钟，评定 AD 的认知缺陷，评分范围为 0（无错误或无损害）至 7 分（严重损害）。非认知量表包括恐惧、抑郁、分心、不合作、妄想、幻觉、步态、运动增加、震颤、食欲改变等 10 项，每项 5 分，共 50 分，是针对 AD 神经精神症状的量表。主要适用于轻中度痴呆患者检查，不适用于重度痴呆的评定，也不适用于痴呆病因的鉴别诊断。ADAS 多用于纵向的追踪观察以及临床药物试验，特别是阿尔茨海默病评估量表认知评分（ADAS-Cog）作为药效评估工具已得到广泛使用。目前，ADAS-Cog 主要应用于两大领域：一是 AD 患者认知损害纵向观察；二是 AD 药物疗效临床研究。

ADAS-Cog 分 12 个条目：词语回忆、命名、执行指令、结构性练习、意向性练习、定向力、词语辨认、回忆测验指令、口头语言表达能力、找词能力、语言理解能力和注意力，分别从记忆、语言、操作能力和注意力4个方面评估认知功能。评分范围为0~5分，分数越高，认知受损程度越重（见表4-14）。ADAS-Cog 耗时相对较长，且需要测试工具，检查者需经过一定培训，因此不宜用于筛查研究。部分项目需要受试者有一定的阅读书写能力，故研究中 AD 组和正常对照组均需选择教育程度在小学文化以上者。ADAS-Cog 缺少检测执行功能的项目，与 MMSE 量表一样，对额叶功能障碍者不敏感。此外 ADAS-Cog 一直被认为具有"天花板效应"和"地板效应"，对极轻度和极重度 AD 患者不够敏感。在 MCI 研究中，将轻度 AD 患者和正常对照组比较时，ADAS-Cog 区分两者的能力并不理想，将轻度认知功能损害的患者从正常老人中区分时尤其如此。

表4-14 阿尔茨海默病评估量表—认知评分（ADAS-Cog）

1. 单词回忆测验

共10张词卡，每次呈现一张，每张呈现2秒，要求患者朗读，呈现完10张词卡后，要求患者说出记住的词组内容。此项测试重复3次。

测试1：家庭　硬币　铁路　儿童　军队　旗子　皮肤　图书馆　麦子　海洋

测试2：皮肤　儿童　家庭　军队　硬币　铁路　麦子　旗子　图书馆　海洋

测试3：铁路　儿童　硬币　旗子　皮肤　图书馆　海洋　麦子　家庭　军队

评分方法：3次测试中未记住的词组的平均数，即为此项测试的得分，最高分不超过10分

2. 物品和手指命名

A　要求患者说出下列12件物品的名称，如患者有困难，可提供后面统一的线索。

花（长在公园里的）　　沙发（用来坐着休息）　　哨子（吹时能发出声音的）

铅笔（用来写字的）　　毽子（踢着玩的）　　面具（隐藏你的脸的东西）

剪刀（剪纸用的）　　梳子（用来整理头发的）　　钱包（放钞票用的）

口琴（一种乐器）　　听诊器（医生用来查你的心脏的）　　钳子（夹东西用的工具）

B　要求患者将手指放在桌子上，说出所有手指的名称

评分方法：0分　完全正确；1个手指命名错误和（或）1个物体命名错误。

　　　　　1分　2个手指和（或）2~3个物体命名错误。

　　　　　2分　2个或更多手指及3~5个物体命名错误。

　　　　　3分　3个或更多手指及6~7个物体命名错误。

　　　　　4分　3个或更多手指及8~9个物体命名错误。

　　　　　5分　4个或更多手指及10以上物体命名错误。

3. 执行命令（操作全过程中可以重复指令一次）

A　握拳

B　指指屋顶，然后指指地板；在患者前的桌子上依次排放铅笔、手表和卡片

C　将铅笔放在卡片上，然后再拿回来

D　将手表放在铅笔的另一边，并且将卡片翻过来

E　用一只手的两个手指拍每个肩膀两次，并且眨眨眼睛

续上表

评分方法：0分　正确执行5个命令
　　　　　1分　正确执行4个命令
　　　　　2分　正确执行3个命令
　　　　　3分　正确执行2个命令
　　　　　4分　正确执行1个命令
　　　　　5分　不能正确执行任何一个命令

4. 图画

图形	正确	错误
圆形	□	□
两个重叠的长方形	□	□
菱形	□	□
立方体	□	□
得分		

续上表

评分方法：0分　4个图形全正确

　　　　　1分　1个图形错误

　　　　　2分　2个图形错误

　　　　　3分　3个图形错误

　　　　　4分　4个图形错误

　　　　　5分　未画出图形；画得潦草；画了一部分图形；以字代替图形

5. 习惯性动作的完成

给患者一张信纸和一个信封，要求患者假装给自己寄一封信，观察患者对下述5步的完成情况。

叠信纸；将信纸装进信封；封好信封；写好信封的地址；说出贴邮票的地方

评分方法：每1步操作困难和（或）操作不成功加1分，最高分为5分

6. 定向

你叫什么名字？（全名）

现在是几月？

今天是几号？（±1天）

现在是哪一年？

今天是星期几？

现在是什么季节？

这里是什么地方？

现在是几点钟？

评分方法：每个错误回答记1分，最高分为8分

7. 单词再认测验

要求患者朗读12个分别在此卡上的词组（见其中的斜体字），然后将这12个词组与另外12个没有见过的词组混在一起，要患者指出哪些词组是见过的，哪些是没见过的。此后再重复两次同样的测试。

测试1：寂静　肘　女儿　粉末　运河　前额　老虎　黎明　龙　卧室　姐姐　乞丐　回声　侄子

　　　　义务　村庄　角落　橄榄树　音乐　勇气　容器　丝带　物体　饮料

测试2：气泡　角落　珠宝　淋浴器　村庄　前额　寂静　老虎　会议　容器　汽车　洋葱　乞丐

　　　　警报　回声　勇气　女儿　物体　器官　饮料　水盆　夹克　黎明　市长

测试3：猴子　寂静　岛屿　季节　黎明　针　回声　牛　角落　王国　老虎　物体　乞丐　喷泉

　　　　村庄　人民　猎人　前额　投手　容器　女儿　勇气　贝壳　百合

评分方法：3次测试中回答错误的平均数即为此项测试的得分，最高分不超过12分

8. 对试验指令的记忆

在每次测试中，给患者看词卡，并问"以前您见过这个词吗？"或问"这是新词吗？"，每遇到遗忘的情形都要做一次记录，并对上述测试指令的提示情况做出评价。评分结果来自单词再认测验。

续上表

评分方法：0 分	无	
1 分	非常轻度	忘记 1 次
2 分	轻度	必须提醒 2 次
3 分	中度	必须提醒 3 或 4 次
4 分	中重度	必须提醒 5 或 6 次
5 分	重度	必须提醒 7 次或更多

9. 语言

针对测试过程中被试者的语言表现，总体评价患者能否通过言语表达意思（包括言语清晰性以及言语是否存在可理解性困难和表达受限）。

评分方法：0 分	无	患者言语清晰和（或）是可理解的
1 分	非常轻度	仅 1 次其言语不可理解
2 分	轻度	患者言语不可理解的情况约占 25%
3 分	中度	患者言语不可理解的情况占 25%～50%
4 分	中重度	患者言语不可理解的情况超过 50%
5 分	重度	言语不连续；流利但不达意；不言语

10. 语言理解

评估患者对语言的理解能力，但不包括对指令的反应能力。

评分方法：0 分	无	患者能理解
1 分	非常轻度	错误的理解 1 次
2 分	轻度	错误的理解 3～5 次
3 分	中度	必须几次地重复和改述
4 分	中重度	患者仅偶尔能正确回答，如是否的问题
5 分	重度	患者几乎不能适当地回答问题，不是由于缺乏词汇

11. 找词困难

在通常的交谈中患者可能难以找出恰当的词。在此部分的评分中不包括对手指和物体的命名。

评分方法：0 分	无	
1 分	非常轻度	1 或 2 次，临床不明显
2 分	轻度	能发现患者用迂回的说法或用同义词代替
3 分	中度	有时丢词而且无替代词
4 分	中重度	经常丢词而且无替代词
5 分	重度	说话时时词不达意；1～2 个单字的断续发音；几乎丢失所有相关的词

续上表

12. 注意

评分方法：0分	无	注意力集中
1分	非常轻度	访谈过程中，有1次注意力不集中
2分	轻度	有2~3次注意力不集中
3分	中度	有4~5次注意力不集中
4分	中重度	经常注意力涣散
5分	重度	难以集中注意力，无法完成任务

操作程序：首先进行单词记忆测验，然后再进行10分钟的自由问话式交谈，以便较全面地评估患者的言语表达和理解能力，最后做其余部分的认知能力的测试。

量表来源：

李霞，肖泽萍，肖世富，等. ADAS-Cog 中文版信效度分析. 中国临床心理学杂志，2009，17（5）：538 – 540.

李霞，肖世富，李华芳，等. 轻度认知功能障碍、轻度阿尔茨海默病和正常对照老人的 ADAS-Cog 中文版评分比较. 中国心理卫生杂志，2010，24（6）：425 – 429，439.

郭起浩，王蓓，洪震，等. ADAS 评估阿尔茨海默病的认知功能研究. 神经疾病与精神卫生，2003（4）：251 – 253.

JIANG Y, YANG H Y, ZHAO J F, et al. Reliability and concurrent validity of Alzheimer's disease assessment scale-cognitive subscale, Chinese version (ADAS-Cog-C) among Chinese community-dwelling older people population. The Clinical Neuropsychologist, 2020, 34 (S1)：43 – 53.

（九）临床痴呆评定量表（CDR）

临床痴呆评定量表（Clinical Dementia Rating，CDR），最早由美国 Hughes 等于1982年制定，1988年 Morris 等完成与神经病理信息相关的有效性验证，1993年 Hughes 等发表 CDR 修订版本，对痴呆患者认知功能和社会生活功能损害的严重程度进行临床分级，适用于 AD 或其他痴呆。该量表是医生通过从与患者及其家属交谈中获得信息，加以提炼，完成对患者认知受损程度的评估，继而快速评定患者病情的严重程度。评定的领域包括记忆，定向力，判断与解决问题的能力，工作和社会交往能力，家庭生活和个人业余爱好，独立生活自理能力。以上六项功能的每一个方面分别做出从无损害到重度损害五级评估，但每项功能的得分不叠加，而是根据总的评分标准将六项能力的评定综合成一个总分，其结果以0，0.5，1，2，3分表示，分别判定为正常，可疑，轻，中，重度等五级（见表4 – 15）。

表4 – 15 临床痴呆评定量表（CDR）

项目	健康 CDR = 0	可疑痴呆 CDR = 0.5	轻度痴呆 CDR = 1	中度痴呆 CDR = 2	重度痴呆 CDR = 3
记忆力	无记忆力缺损或只有轻微不恒定的健忘	轻微、持续的健忘；对事情能部分回忆；"良性"健忘	中度记忆缺损；对近事遗忘突出；缺损对日常生活活动有妨碍	严重记忆缺损；仅能记着过去非常熟悉的事情；对新发生的事情则很快遗忘	严重记忆力丧失；仅存片断的记忆

续上表

项目	健康 CDR = 0	可疑痴呆 CDR = 0.5	轻度痴呆 CDR = 1	中度痴呆 CDR = 2	重度痴呆 CDR = 3
定向力	完全正常	除在时间关系定向上有轻微困难外，定向力完全正常	在时间关系定向上有中度困难；对检查场所能做出定向；对其他的地理位置可能有定向	在时间关系上严重困难，通常不能对时间做出定向；常有地点失定向	仅有人物定向
判断和解决问题的能力	能很好地解决日常、商业和经济问题，能对过去的行为和业绩做出良好的判断	仅在解决问题、辨别事物间的相似点和差异点方面有轻微的损害	在处理问题和判断问题上有中度困难；对社会和社会交往的判断力通常保持	在处理问题、辨别事物的相似点和差异点方面有严重损害；对社会和社会交往的判断力通常有损害	不能做出判断，或不能解决问题
社会事务	在工作、购物、一般事务、经济事务、帮助他人和与社会团体社交方面，具有通常水平的独立活动能力	在这些活动方面有损害的话，仅是可疑的或轻微的损害	虽然仍可以从事部分活动，但不能独立进行这些活动；在不经意的检查中看起来表现正常	很明显地不能独立进行室外活动；但看起来能够参加家庭以外的活动	不能独立进行室外活动，看起来病得很重，也不可能参加家庭以外的活动
家庭生活和业余爱好	家庭生活、业余爱好、智力均保持良好	家庭生活、业余爱好、智力活动仅有轻微的损害	家庭生活有轻度而肯定的损害，较困难的家务事被放弃；较复杂的业余爱好和活动被放弃	仅能做简单的家务事；兴趣减少且非常有限，做得也不好	在自己卧室多，不能进行有意义的家庭活动
个人照料	完全自理		需要监督	在穿衣、个人卫生以及保持个人仪表方面需要帮助	个人照料需要更多帮助；通常不能控制大小便

注：只有当损害是由认知功能缺损引起才进行记分，由其他因素（如肢体残疾）引起的不记分

量表来源：

杨渊韩，贾建军，MORRIS J. 临床痴呆评估量表的应用. 中华老年医学杂志，2018，37（4）：

365 – 366.

中国老年医学学会认知障碍分会. 临床痴呆评定量表简体中文版. 中华老年医学杂志, 2018, 37 (4)：367 – 371.

参考文献

［1］ MCKHANN G, DRACHMAN D, FOLSTEIN M, et al. Clinical diagnosis of Alzheimer's disease：report of the NINCDS-ADRDA Work Group under the auspices of Department of Health and Human Services Task Force on Alzheimer's Disease. Neurology, 1984, 34 (7)：939 – 44.

［2］ DUBOIS B, FELDMAN H H, JACOVA C, et al. Research criteria for the diagnosis of Alzheimer's disease：revising the NINCDS-ADRDA criteria. The Lancet Neurology, 2007, 6 (8)：734 – 746.

［3］ DUBOIS B, FELDMAN H H, JACOVA C, et al. Revising the definition of Alzheimer's disease：a new lexicon. The Lancet Neurology, 2010, 9 (11)：1118 – 1127.

［4］ JACK C R JR, BENNETT D A, BLENNOW K, et al. NIA-AA Research Framework：Toward a biological definition of Alzheimer's disease. Alzheimer's & Dementia, 2018：14 (4)：535 – 562.

［5］ SPERLING R A, AISEN P S, BECKETT L A, et al. Toward defining the preclinical stages of Alzheimer's disease：Recommendations from the National Institute on Aging-Alzheimer's Association workgroups on diagnostic guidelines for Alzheimer's disease. Alzheimer's & Dementia, 2011, 7 (3)：280 – 292.

［6］ ALBERT M S, DEKOSKY S T, DICKSON D, et al. The diagnosis of mild cognitive impairment due to Alzheimer's disease：Recommendations from the National Institute on Aging-Alzheimer's Association workgroups on diagnostic guidelines for Alzheimer's disease. Alzheimer's & Dementia, 2011, 7 (3)：270 – 279.

［7］ MCKHANN G M, KNOPMAN D S, CHERTKOW H, et al. The diagnosis of dementia due to Alzheimer's disease：Recommendations from the National Institute on Aging-Alzheimer's Association workgroups on diagnostic guidelines for Alzheimer's disease. Alzheimer's & Dementia, 2011, 7 (3)：263 – 269.

［8］ 高晶, 毛晨晖, 郭玉璞. 2018 年美国国家衰老研究院 – 阿尔茨海默协会生物学定义阿尔茨海默病的研究框架解读. 中华神经科杂志, 2019, 52 (2)：157 – 160.

［9］ Krawczyk P, Święcicki Ł. ICD – 11 vs. ICD – 10：a review of updates and novelties introduced in the latest version of the WHO International Classification of Diseases. Psychiatria Polska, 2020, 54 (1)：7 – 20.

［10］ FARRER L A, CUPPLES L A, HAINES J L, et al. Effects of age, sex, and ethnicity on the association opolipoprotein Egenotype and Alzheimer diseose：A meta-analysis. Journal of the American Medical Association, 1997, 278 (16)：1349 – 1356.

［11］ 中国医师协会检验医师分会阿尔茨海默病检验医学专家委员会. 阿尔茨海默病检验诊断报告模式专家共识. 中华医学杂志, 2016, 96 (14)：1080 – 1082.

［12］ WANG B, GUO Q H, CHEN M R, et al. 2011. The clinical characteristics of 2789 consecutive patients in a memory clinic in China. Journal of Clinical Neuroscience, 18 (11), 1473 – 1477.

［13］ JORM A F, JACOMB P A, 1989. The informant questionnaire on cognitive decline in the elderly (IQCODE)：socio-demographic correlates, reliability, validity and some norms. Psychological Medicine, 19 (4)：1015 – 1022.

［14］ 靳红梅, 李丹, 于跃怡, 等. 改编版听觉词语学习测验在遗忘型轻度认知障碍和阿尔茨海默病中的应用. 中华医学杂志, 2019, 99 (31)：2423 – 2428.

[15] MELROSE R J, HARWOOD D, KHOO T, et al. Association between cerebral metabolism and Rey-Osterrieth complex figure test performance in Alzheimer's disease. Journal of Clinical and Experimental Neuropsycholgy, 2013, 35 (3): 246 – 258.

[16] SALVADORI E, DIECI F, CAFFARRA P, et al. Qualitative evaluation of the immediate copy of the Rey-Osterrieth complex figure: comparison between vascularand degenerative MCI patients. Archives of Clinical Neuropsychology, 2019, 34 (1): 14 – 23.

[17] YANG C C, KAO C J, CHENG T W, et al. Cross-cultural effect on suboptimal effort detection: an example of the digit span subtest of the WAIS-Ⅲ in Taiwan. Archives of Clinical Neuropsychology, 2012, 27 (8): 869 – 878.

[18] KEMTES K A, ALLEN D N. Presentation modality influences WAIS digit span performance in younger and older adults. Journal of Clinica and Experimental Neuropsychology, 2008, 30 (6): 661 – 665.

[19] LAWTON M P, BRODY M P. Assessment of older people: self-maintaining and instrumental activities of daily living. Gerontologist, 1969, 9 (3): 179 – 186.

[20] PFEFFER R I, KUROSAKI T T, HARRAH C H, 1982. Measurement of functional activities in older adults in the community. Journal of Gerontology, 37 (3): 323 – 329.

[21] CUMMINGS J L. The Neuropsychiatric Inventory: assessing psychopathology in dementia patients. Neurology, 1997, 48 (5 Suppl 6): S10 – S16.

[22] REISBERG B, BORENSTEIN J, SALOB S P, et al. Behavioral symptoms in Alzheimer's disease: phenomenology and treatment. Journal of Clinical Psychiatry, 1987, 48 (S1): 9 – 15.

[23] REISBERG B, AUER S R, MONTEIRO I M. Behavioral pathology in Alzheimer's disease (BEHAVE-AD) rating scale. Int Psychogeriatr, 1996, 8 (S3): 301 – 308.

[24] SCLAN S G, SAILLON A, FRANSSEN E, et al. The behavior pathology in Alzheimer's disease rating scale (BEHAVE-AD): reliability and analysis of symptoms category scores. International Journal of Geriatric Psychiatry, 1996, 11 (9): 819 – 830.

[25] RAGHAVAN N, SAMTANI M N, FARNUM M, et al. The ADAS-Cog revisited: novel composite scales based on ADAS-Cog to improve efficiency in MCI and early AD trials. Alzheimer's & Dementia, 2013, 9 (1Suppl): S21 – S31.

[26] JACQUELINE K K, MARK S, MANUEL M O. The Alzheimer's disease assessment scale-cognitive subscale (ADAS-Cog): modifications and responsiveness in pre-dementia populations. A Narrative Review. Journal of Alzheimer's Disease, 2018, 63 (2): 423 – 444.

[27] JIANG Y, YANG H Y, ZHAO J F, et al. Reliability and concurrent validity of Alzheimer's disease assessment scale-Cognitive subscale, Chinese version (ADAS-Cog-C) among Chinese community-dwelling older people population. The Clinical Neuropsychologist, 2020: 43 – 53.

[28] HUGHES C P, BERG L, DANZIGER W L, et al. A new clinical scale for the staging of dementia. The British Journal of Psychiatry, 1982, 140: 566 – 572.

（任芷萱、陈云波、冯梅）

第五章 阿尔茨海默病的辅助检查

第一节 阿尔茨海默病的体液检查和生物标志物

一、体液检查

（一）血液检查

血液在人体的循环系统中与各组织器官有着密不可分的关系，通过规律性、系统性的循环流经全身与各个组织器官紧密连接，因此血液检验不仅可以为各类血液系统疾病提供诊断依据，对于其他系统的疾病也有重大意义，主要用于发现其他存在的伴随疾病或并发症、发现潜在的危险因素、排除其他病因所致痴呆。血液检查包括血常规、血糖、血脂、肝肾功能、甲状腺功能、甲状旁腺功能、电解质、同型半胱氨酸、血沉、叶酸和维生素 B12 等指标。对于高危人群或提示有临床症状的人群应进行梅毒、人体免疫缺陷病毒（HIV）、伯氏疏螺旋体血清学、重金属、药物或毒物检测。

（二）尿液检测

目前，科研人员在尿液中探寻阿尔茨海默病（AD）诊断相关的尿液标记物，以期为 AD 提供早期筛查及诊断的依据。

1. 尿甲酸

尿甲酸是甲醛经过氧化后的代谢产物，而甲醛代谢异常已被公认为年龄相关的认知障碍的基本特征之一。高浓度甲醛可以诱导神经 tau 蛋白错误折叠，形成具有神经细胞毒性的聚集物，造成神经细胞变性死亡，研究报道指出，尿甲酸可以更灵敏地反映甲醛的代谢变化，且其水平会随着认知功能的恶化而变化。同时该研究还表明，单独使用尿液甲醛水平并没有显示出良好的诊断效果，但与血浆生物标志物整合可以有效提高预测 AD 的准确性，因此尿甲醛虽然不是 AD 诊断的有用生物标志物，但可以作为认知缺陷的证据，依然有助于 AD 的早期诊断。

2. 阿尔茨海默病 7C 神经丝蛋白

阿尔茨海默病 7C 神经丝蛋白（AD7c-NTP），这种神经元丝状蛋白转染神经细胞后，可以诱导神经炎性芽生和凋亡，并且可能非特异性地反映 AD 的病理机制。研究报道指出，AD 组的神经丝蛋白（NTP）和对照组 NTP 相比，有统计学差异，其灵敏度和特异度都很高，但这一发现还需进一步得到其他实验室的证据支持，而且这种方法要求样本蛋白预纯化，所以目前尚未通过 FDA 的批准。研究发现 AD 早期及 AD 患者尿液中 AD7c-NTP 蛋白含量增加，该蛋白与神经原纤维缠结相关，因此有可能成为 AD 早期诊断的生物标志物之一。

二、生物标志物

（一）概述

生物标志物（biomarker），通常是指能被客观测量和评价，反映生理或病理过程，以及对暴露或治疗干预措施产生生物学效应的指标。生物标志物多来源于人体组织或体液，可涵盖生理、生化、免疫、细胞和分子等水平的改变。生物标志物还有它的计量性，即它是可以计量的。这种计量的变化紧密地与人体的生理条件、疾病发生发展、健康状态等相关。可包括基因变异、蛋白受体异常表达或血液成分的变化等。因此，生物标志物的检测可广泛地应用于患者的筛查、诊断、临床研究、指导用药、预后等领域。根据国际工作组（IWG）AD 标准，以及 2018 年美国国立老化研究所 - 阿尔茨海默病协会（NIA-AA）有关于 AD 和轻度认知障碍（MCI）标准，其所认可的诊断 AD 的生物标志物主要是 Aβ（脑脊液中 β - 淀粉样蛋白）的 42 个氨基酸形式、总 tau 和磷酸化 tau 以及神经元损伤或神经变性生物标志物，提出了新的 A/T/N 结构模式。A 为 β - 淀粉样蛋白沉积（β - amyloid deposition）；T 为病理性 tau 蛋白（pathologic tau）；"（N）"为神经变性（neurodegeneration）。"A"是指脑淀粉样蛋白（Aβ）PET 显像（＋）和（或）脑脊液 Aβ42 水平降低及 Aβ42/ Aβ40 比值降低；"T"是指脑 tau PET 显像（＋）和（或）脑脊液磷酸化 tau 水平升高；"N"是指头颅 MRI 显示脑萎缩和（或）脑脊液总 tau 水平升高和（或）脑氟代脱氧葡萄糖（FDG）PET 的代谢降低（见表 5 - 1）。

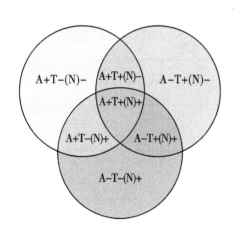

A：脑淀粉蛋白AβPET显像（＋）和（或）脑脊液Aβ42水平降低及Aβ42/Aβ40比值降低

T：脑tau PET显示阳性标志和（或）脑脊液磷酸化tau水平升高

N：头颅MRI显示脑萎缩和（或）脑脊液总tau水平升高和(或)脑氟代脱氧葡萄糖（FDG）PET的代谢降低
A-T-(N)-生物标志物正常
A+T-(N)-阿尔茨海默病理改变
A+T+(N)-阿尔茨海默病
A+T+(N)+阿尔茨海默病
A+T-(N)+阿尔茨海默病和可疑非阿尔茨海默病理改变
A-T+(N)-非阿尔茨海默病理改变
A-T-(N)+非阿尔茨海默病理改变
A-T+(N)+非阿尔茨海默病理改变

图 5 - 1　AD 诊断中的生物标志物分类

单纯具有 Aβ 沉积生物标志物证据（异常淀粉样蛋白沉积的 PET 或低脑脊液 $Aβ_{42}$ 或 $Aβ_{42}/Aβ_{40}$ 比值），但病理性 tau 标志正常被称为 "阿尔茨海默病理改变"。Aβ 和病理性 tau 标志物共存时定义为 AD。阿尔茨海默渐变谱（Alzheimer's continuum）涵盖阿尔茨海默病理改变和 AD 等。这些定义与临床症状无关但覆盖整个疾病谱：早发到晚发；症状前期到症状期；临床表现典型和不典型等。即生物标志 AT（N）中 A（+）即可诊断阿尔茨海默渐变谱，A + T - 时诊断阿尔茨海默病理改变，A + T + 时诊断 AD（见表 5 - 1）。此研究框架把神经变性/神经元损伤标志物和认知障碍定义为 AD 的非特异性改变，仅用于严重程度分期，而不用于确定是否属于阿尔茨海默渐变谱。

表 5 - 1　阿尔茨海默病生物标志物表型与分类

生物标志分类	阿尔茨海默病生物标志正常	阿尔茨海默渐变谱				非阿尔茨海默病病理改变	非阿尔茨海默病病理改变	非阿尔茨海默病病理改变
		阿尔茨海默病理改变	阿尔茨海默病	阿尔茨海默病	阿尔茨海默和可疑非阿尔茨海默病理改变			
AT（N）表型	A - T - （N）-	A + T - （N）-	A + T + （N）-	A + T + （N）+	A + T - （N）+	A - T + （N）-	A - T - （N）+	A - T + （N）+

注：A 为 β - 淀粉样蛋白沉积；T 为病理性 tau 蛋白；（N）为神经变性。- ：无异常；+ ：有异常。

参考：JACK C R JR, BENNETT D A, BLENNOW K, et al. 2018 NIA-AA Research Framework：toward a biological definition of Alzheimer's disease. Alzheimer's & Dementia, 2018, 14 (4)：535 - 562.

在 2023 年 7 月 15 日阿姆斯特丹举行的国际阿尔茨海默病大会（AAIC）上，专家们达成了共识，需将原本的 A/T/N 结构模式的生物标志物分类方案进行更改，本次的更改中包括了最近开发的 A、T 和（N）血浆生物标志物。因此，新的生物标志物类别：I 用于炎症/免疫机制，以及两种常见的非 AD 共同病理学的类别，血管性脑损伤（V）和突触核蛋白病。新的生物标记分类如表 5 - 2 所示。

表 5 - 2　AT（N）VS 生物标记分类

生物标记类别	液体	成像
核心生物标志物		
A（Aβ 蛋白）	$Aβ_{42}/Aβ_{40}$	Aβ PET
T（AD tau 蛋白）	P-tau181、217	tau PET
参与 AD 病理生理学的组织反应的非特异性生物标志物		
N（神经损伤、功能障碍、神经纤维退化）	NfL	MR、FDG PET
I（星型胶质细胞炎症）	GFAP	

续上表

生物标记类别	液体	成像
非 AD 共病的生物标志物		
V（脑血管损伤）		解剖性梗死、脑白质高信号、大量血管周围间隙扩张
S（α-突触蛋白）	αSyn-SAA*	

注：*为脑脊液检查。

（引自：2023 NIA-AA Revised Clinical Criteria for Alzheimer's Disease）

（二）体液标志物

1. 脑脊液标志物

脑脊液（Cerebro Spinal Fluid，CSF）是存在于脑室及蛛网膜下腔的无色透明的液体，主要是由脑室脉络丛主动分泌和超滤所形成的液体，部分则是从大脑和脊髓细胞间隙所产生，因此它携带了大脑的间质液穿过室管膜内膜，反映了脑内任何的生化变化，是一种基本的神经病理学指标。

而 AD 的脑脊液生物标志物主要与大脑的病理变化相关，如细胞外 Aβ 斑块的沉积、神经原纤维缠结的形成和神经元的丧失。

（1）Aβ 淀粉样蛋白。

淀粉样前体蛋白沿着斑块形成（淀粉样蛋白生成）途径加工时产生 Aβ。在该途径中，淀粉样前体蛋白首先通过 β-分泌酶进行切割，然后通过 γ 分泌酶进行切割，形成 Aβ 肽。它的长度则取决于 γ-分泌酶裂解的位点，以出现不同长度的氨基酸肽。脑脊液中最丰富的亚型是 $Aβ_{1-38}$，$Aβ_{1-40}$ 和 $Aβ_{1-42}$，其中 $Aβ_{1-40}$ 和 $Aβ_{1-42}$ 是研究最广泛的亚型。文献的结果显示，$Aβ_{1-42}$ 为 AD 提供更好的生物标志物。而后不断有学者在此基础上进行研究、对比。Lewczuk 等人发现，在将 AD 患者与对照组或非 AD 痴呆患者进行比较时，将脑脊液 $Aβ_{1-42}/Aβ_{1-40}$ 与 $Aβ_{1-42}$ 一起测量，可以提高诊断准确性。Bousiges、Struyfs 等团队均发现，$Aβ_{1-42}/Aβ_{1-40}$ 提高了区分 AD 和非 AD 痴呆的能力，特别是额颞叶痴呆和路易体痴呆。在非分流正常压力脑积水中，脑脊液中的所有 Aβ 肽均减少，单独测量脑脊液 $Aβ_{1-42}$ 会导致假阳性，而 $Aβ_{1-42}/Aβ_{1-40}$ 对此进行了更正。这些研究清楚地强调了脑脊液 $Aβ_{1-42}/Aβ_{1-40}$ 在检测 AD 的 Aβ 病理学中起重要作用。

（2）脑脊液总 tau（T-tau）和磷酸化 tau（P-tau）。

tau 蛋白是一种主要在脑细胞中表达的微管相关蛋白，其作用是稳定轴突微管。tau 蛋白以 8 种不同的同工型形式存在，并且会在多个独特位点被磷酸化，这反过来会降低其结合微管的能力。虽然 tau 蛋白在正常、健康脑细胞中被磷酸化，但在 AD 等神经退行性疾病中，它被过度磷酸化（P-tau），形成神经原纤维缠结（NFT）最终使得细胞内的神经元凋亡。tau 蛋白于 1993 年首次使用 ELISA 被鉴定为 AD 的 CSF 生物标志物，研究表明，脑脊液中 P-tau 的蛋白浓度准确地描述了 AD 患者脑中 P-tau 沉积的程度。虽然在其他神经系统疾病（如克-雅病、急性脑卒中等）中，T-tau 会升高，但是这些疾病的 P-tau 蛋白浓度基本上没有变化，其他 tau 蛋白病和神经退行性疾病也是如此。因此脑脊液 T-tau 蛋白和 P-tau 蛋白，联合脑脊液 $A\beta_{42}$ 可应用于早期的 AD 和 MCI 的诊断。脑源性血清外泌体相关的 T-tau 蛋白和 P-tau 蛋白可以更准确地区分 MCI 以及 AD。

（3）脑脊液神经粒蛋白。

神经颗粒蛋白是一种突触后神经元蛋白，由 78 个氨基酸组成，可调节钙调蛋白的浓度，从而调节细胞内钙—钙调蛋白信号通路。它主要在树突棘中表达，在蛋白激酶 C 的信号通路中起作用，后者的磷酸化降低了其结合钙调蛋白的能力。脑脊液中的神经颗粒蛋白被认为是 AD 早期突触缺失和变性的生物标志物，可能是疾病进展的有用预测指标。它参与 AD 相关的病理生理途径，表明与其他已建立的生物标志物联合用于诊断早期疾病时可能具有价值。数据显示，脑脊液神经粒蛋白水平在 AD 的初始临床阶段升高，并且特定于该疾病。它补充了已建立的生物标志物，如 T-tau 蛋白和 P-tau 蛋白，可能是现有 AD 生物标志物的宝贵补充，然而需要在更大规模的临床研究中进一步验证。

2. 外周血标志物

尽管脑脊液生物标志物对 AD 的诊断指标更明显更准确，但由于其操作后对患者产生不小的副作用以及其高昂成本，使得在临床应用上仍然存在局限性。因此，研究人员的目光转向了更容易取得的其他生物标志物，在这样的研究背景下，应用外周血的生物标志物进行 AD 诊断具有更大的研究发展空间。在 2023 年 7 月的国际阿尔茨海默病大会（AAIC）上，讨论并拟定的诊断 AD 的新指南中提到，AD 可以通过使用血液生物标志物在临床上诊断出来，就像糖尿病和心血管疾病等其他疾病一样，可见外周血的生物标志物逐步成为研究发展的主流。

（1）血浆中磷酸化 tau181、tau217。

在脑脊液和血液中，tau 蛋白主要以多种形式的多肽存在，通过免疫测定和质谱鉴定出许多 AD 特异性磷酸化 tau 片段，包括在残基 181、231、217、205 等部位被磷酸化的 tau 蛋白。研究报告显示，P-tau181 和 P-tau 217 可以准确识别 AD 连续体中的症状患者，并将其与具有非神经退行性认知障碍原因的受试者区分开来。波尔多大学团队通过血液生物标志物的多变量模型，得出神经丝轻链蛋白（neurofilament light chain，NfL）、P-tau181 和 $A\beta_{42}/A\beta_{40}$ 比值与 AD 以及 MCI 显著相关。最佳预测生物标志物是 P-tau181（整个分析样本中的 c 指数 = 0.731，基线时 CDR = 0 的患者的 c 指数 = 830.0）可惜的是该团队并未做 P-tau217 蛋白实验，无法得出 P-tau181 和 P-tau217 两者之间的关系以及何种诊断准确性更高。瑞典隆德大学对临床记忆进行研究的教授 Oskar Hansson 表示，与没有痴呆症或患有额颞叶痴呆、血管性痴呆、帕金森病等其他神经系统疾病的人相比，AD 患者体内的 P-tau 217 蛋白含量要高出 7 倍。tau 蛋白也会随着痴呆症状的恶化而增加。这项检测在确定痴呆症患者是否患有 AD 而非其他神经退行性疾病方面的准确性为 96%。且血浆中 P-tau217 与脑脊液的磷酸化特征不同，这些发现支持了血液 P-tau 亚型具有成为 AD 诊断标志物的潜在价值。

（2）神经丝轻链蛋白。

神经丝轻链蛋白（NfL）是细胞骨架蛋白的一种，其主要功能是维持轴突功能和稳定的神经传导，是轴突损伤的非特异性标志物。正常生理条件下轴突释放少量的 NfL，但在病理条件下 NfL 的释放量显著增加，脑脊液和血液中的 NfL 浓度与神经病变程度密切相关。临床研究表明具有患 AD 风险的人群在发病之前有比正常情况下更高的 NfL 水平，而且血液和脑脊液中的 NfL 水平早在这些患者开始出现神经病变症状之前（疾病发作前 16 年）就开始上升，研究结果显示在有遗传风险的非痴呆个体中，血浆 NfL 水平、认知能力和 tau 病理学三者之间存在关联，这些个体可能会发展为 AD。然而 NfL 水平在许多神经退行性疾病中均会升高，并不具有疾病特异性，因此是否可将其作为 AD 诊断的标志物尚待考究，但其在判断疾病分期、预测疾病进展和疾病预后中仍有一定的价值。

（3）胶质纤维酸性蛋白。

胶质纤维酸性蛋白（glial fibrillary acidic protein，GFAP）是星形胶质细胞活化的标志物。GFAP 是一种 Ⅲ 型中间丝状蛋白，以单体形式存在。星形胶质细胞增生往往伴随 GFAP 的表达增加。因此，GFAP 可作为中枢神经系统损伤时星形胶质细胞增生的生物标志物。最近，对血液中 GFAP 浓度的分析已经证明，血浆 GFAP 可区分 AD 不同阶段。AD 的最早阶段，血浆 GFAP 作为 Aβ 沉积的早期和特异性标志物也具有巨大的潜力。血浆 GFAP 是纵向 Aβ 积累和认知能力下降的预后标志物，也是 Aβ-PET 对 tau-PET 负荷影响的介质。鉴于腰椎穿刺治疗脑脊液的侵入性和 PET 成像的高成本，研究结果表明，血浆 GFAP 可能成为一种广泛使用的筛查工具，用于识别早期 AD 的星形红细胞增多症。此外，它还可用于评估抗 Aβ 疗法对神经胶质激活的影响，以及更好地了解星形细胞增多症在 AD 过程中的作用。

综上所述，现阶段应用于 AD 诊断的生物标志物，主要还是以脑脊液 tau 蛋白和 Aβ 水平，以及直观反应颅结构合功能的 PET 成像为主。但这些诊断操作用于早期诊断 AD、干预其病情变化发展有限。因此寻找有效外周体液的生物标志物并研发相应的高敏检测方法是未来在 AD 研究中重要的发展方向。

第二节　影像学检查

一、计算机断层成像

1972 年，英国科学家 Houndsfield 首次报道了计算机断层成像（computed tomography，CT），其原理是利用 X 射线束对人体某部分一定厚度的层面进行扫描，由探测器接收透过该层面的 X 射线，转变为可见光后，由光电转换变为电信号，再经数字转换器转为数字，输入计算机处理。实现了断层成像、数字影像、定量测量人体组织密度及空间和密度分辨率的提高。CT 主要包括平扫和增强扫描。平扫是指未使用对比剂的扫描；经静脉注射对比剂后再进行扫描即增强扫描。CT 成像是灰阶图像，主要分为高密度（白色）、中等密度（灰色）和低密度（黑色）三类，分别反映不同组织结构。CT 成像的优点是无组织结构重叠的局限性，空间和密度分辨力明显提高，经后处理技术可以多角度、多方位、多维度观察组织结构或病变；缺点是 X 射线剂量增加，成像时间较长，费用相对较高，增强扫描作用对比剂对受检者有一定风险。

AD 患者头颅 CT 可见脑萎缩，改变主要表现在颞叶、脑白质及脑灰质。颞叶萎缩表现为颞叶脑沟增多、加深，颞中回变窄，鞍上池和环池增宽、侧脑室颞角扩大；脑白质萎缩显示第三脑室和侧脑室体部增宽，脑室角变钝；脑灰质普遍萎缩，可见双侧大脑半球脑沟增多、加深，脑裂增宽和脑回变窄。有研究利用头部 CT 进行 AD 与血管性痴呆（vascular dementia，VD）的临床鉴别，结果显示 AD 组大脑皮质、海马萎缩的发生率明显高于 VD 组。影像学检查发现海马萎缩、颞顶叶萎缩或全脑皮质萎缩，可作为早期痴呆特异及敏感的诊断指标，CT 影像学表现结合 AD 典型的神经精神症状及相关的神经心理学测验，可为临床诊断及鉴别诊断 AD 提供参考依据。Liu 等在 AD 患者基于体素形态学（voxel-based morphometry，VBM）的 CT 和 MRI 的比较研究中发现，在 CT-VBM 中，实验组 AD 双侧的内嗅区域、左侧的海马区域及扣带回前脚区域、右侧的尾状核头和颞叶的灰质均明显减少，图像变化较 MRI 更大，说明 CT-VBM 在 AD 诊断中具有更高的敏感性（见图 5 - 2）。虽然 CT 改变诊断 AD 有一定的价值，但缺乏特异性，因为正常老年人的 CT 也可以表现为脑室扩大和脑沟增宽，所以 AD 的诊断仍是临床诊断，而不是影像学诊断。

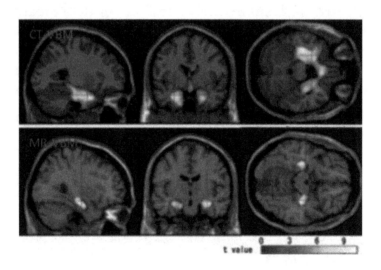

图 5 - 2 CT-VBM（上）与 MB-VBM（下）比较

［引自：刘静，袁丹丹，王荣品. 阿尔茨海默病患者基于体素形态学的 CT 和磁共振影像的比较研究. 影像研究与医学应用，2020，4（10）：75 - 76］

二、磁共振成像

1946年，美国的 Bloch 和 Purcell 发现了核磁共振现象，1978年和1980年，头部和全身磁共振机相继面世。其主要原理是对静磁场中的人体施加特定频率的射频脉冲，使人体中氢质子发生共振，而后对信号进行接收、转换、编码和图像重建等处理产生磁共振图像（magnetic resonance imaging，MRI）。MRI 主要包括平扫和增强扫描，常见扫描层面为横断面、冠状面和矢状面。MRI 图像也属灰阶图像，根据人体组织结构氢质子弛豫时间长短或氢质子含量多少主要分为高信号（白色）、中等信号（灰色）和低信号（黑色）。MRI 的优点是显示软组织分辨力更高，并能多序列、多方位成像，多功能成像可反映组织结构或病变的水分子扩散、血流动力学、功能、代谢等情况；缺点是价格相对昂贵、扫描时间较长，对骨和钙化的现实不如 CT，且检查的禁忌证较多。

（一）结构磁共振成像

结构磁共振成像（structual MRI，sMRI）是一种广泛建立的测量体内局部和全局脑容量的方法，有极好的软组织对比度和空间分辨率，能够可视化脑组织细微改变，为有关 AD 风险评估及病情进展分析提供重要信息。以往的研究表明，sMRI 可以观察 AD 患者脑结构的改变，这些改变始于大脑的内侧颞叶，包括内嗅皮层和海马体，继而是其他边缘结构，如杏仁核、嗅球束、扣带回和丘脑。其中，海马体由于其病理改变出现较早、体积可测量等优势在早期 AD 的诊断中备受关注，大量研究认为海马体体积和厚度的下降与言语记忆的丢失有着密切关系，是 AD 早期诊断的可靠生物标志物。但其他神经退行性疾病也能够以海马体体积缩小为特征。对此，研究者对海马做出了除体积改变以外的探索。Achterberg 等通过 sMRI 扫描提取海马区形状，发现由非痴呆转为 AD 的受试者存在海马的 CA1 区和下丘脑亚区形状上的改变，表明海马体的形状可能比体积更适合于在临床前 AD 期发现痴呆。此外，sMRI 也可以显示白质高信号，这表明脱髓鞘和轴突的丢失，脑室周围异常的白质高信号也可预测从 MCI 到 AD 的进展。近年来，大量研究结合 sMRI 数据及深度学习方法为 AD 及其前驱期提供辅助诊断。Lian 等提出了一种分层的全卷积网络（hierarchical fully convolutional networks，H-FCN）来自动识别全脑 sMRI 中可区分的局部斑块和区域，构建用于 AD 诊断的层次分类模型，在定位关键萎缩脑区和脑疾病诊断方面显示出良好的结果。Khatri 等采用 sMRI 测量 AD 患者的皮质厚度、灰质体积和表面积（见图5-3），与正常对照组比较，其脑岛、岛盖部、海马旁和颞上区皮质厚度、灰质体积和表面积均受到严重影响。在 AD 与 MCI 中，左侧下顶叶和右侧枕叶外侧区萎缩最为明显。基于这些差异，皮质厚度、灰质体积和表面积的减少主要出现在额叶、颞叶、枕叶、扣带回和顶叶，结合3种类型的 sMRI 皮质指标和3种非影像学测量，可以改善 AD 的诊断。

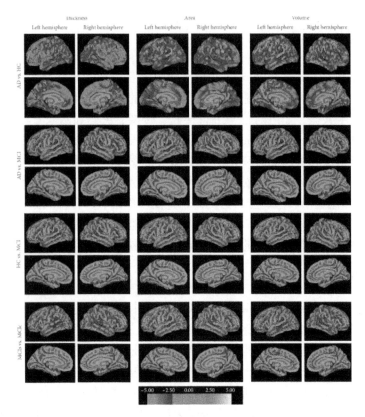

图 5 - 3　AD 不同阶段患者的皮质厚度、面积和体积的差异

（引自：KHATRI U，KWON G R．An efficient combination among sMRI，CSF，cognitive score，and ApoE epsilon 4 Biomarkers for classification of AD and MCI using extreme learning machine．Computational Intelligence and Neuroscience，2020：8015156）

（二）磁共振弥散张量成像

弥散张量成像（diffusion tensor imaging，DTI）是一种基于大脑内的水扩散的 MRI 技术，可以检测早期白质微观结构的变化。DTI 常见的指标包括各向异性分数（fractional anisotropy，FA），衡量水扩散的方向性，以及平均弥散率（mean diffusivity，MD），即水平均扩散速率。FA 和 MD 一起提供有关扩散障碍变化的信息。

DTI 可以观察 AD 患者的脑微结构损害（见图 5 - 4）。脑白质一般可分为深层白质和浅层白质，其中深层白质已得到广泛研究。胼胝体作为最大的深层白质纤维束，连接额叶、顶叶、颞叶等脑区，反映了早期 AD 的生理病理变化，其压部和膝部 FA 降低被认为是判断 MCI 和轻中度 AD 的可靠指标。先前有研究认为 AD 的白质损伤主要位于连接颞叶和大脑其他部分的白质束内，包括扣带束、钩束和穹隆，这支持了 AD 传播机制为连接断开的假说。其中，穹隆在 AD 的临床前阶段比其他边缘白质束更敏感，在作为 AD 临床前阶段的成像生物标志物方面有着广阔前景。此外，后扣带回作为边缘系统重要组成部分及默认模式网络（default mode network，DMN）的重要节点，其完整性与认知功能密切相关。已有研究发现，后扣带回的 FA 值在 MCI 中显著降低，在 AD 中下降更明显。因此，后扣带回中 FA 值的降低可能是观察 MCI 和 AD 的敏感指标，与病情发展程度相关。钩状核、上纵束和下纵束参与认知功能，也可以作为 AD 的进展标志。早在主观认知减退（subjective cognitive decline，SCD）阶段，DTI 就可发现连接束中 FA 降低和 MD 升高，这表明白质束的变化发生在客观认知缺陷出现之前，为及时检测 AD 高风险个体提供了极大帮助。

近年来，浅层白质由于更易受到神经退化过程的影响而备受关注，被认为是早期诊断 AD 的重要部位之一。Bigham 等首次用 DTI 评估了 MCI 中浅层白质的变化，发现顶叶浅层白质区的 MD 值有显著异常，结合之前对记忆评分与 MCI 患者的顶叶萎缩分数呈负相关的研究，似乎证实了 MCI 患者顶叶的损害。有研究根据浅层白质的 DTI 创建了支持向量机模型，实现了对健康对照组、MCI 和 AD 患者进行自动分类。但由于浅层白质包含多个纤维群排列，会影响对扩散性能的评估，因此未来还需要更多深层次的研究来证实。总之，DTI 能敏感地评估 AD 早期病情进展情况，白质的微结构改变可以被认为是 AD 早期诊断的潜在的生物标志物，而边缘和连合束的白质改变似乎是评估 AD 进展的重要标志。

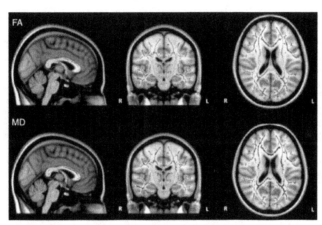

图 5-4　AD 患者白质骨架（绿色）上覆盖低 FA（红色）、高 MD（蓝色）

［引自：MAYO CD, GARCIA-BARRERA M A, MAZEROLLE E L, et al. Relationship between DTI metrics and cognitive function in Alzheimer's disease. Frontiers in Aging Neuroscience, 2018（10）：436］

（三）磁共振灌注加权成像

灌注加权成像（perfusion weighted imaging，PWI）是一种新兴的 MRI 技术，通常采用对比剂首过法和动脉自旋标记（arterial spin labeling，ASL）法。可反映组织中微观血流动力学信息，间接反映组织活力和功能状态。局部脑灌注不足是 AD 的特征，了解早期临床前灌注改变可能会提高对 AD 发病机制的理解，并发现新的生物标志物和治疗靶点。ASL 使用动脉血作为内源性示踪剂来测量脑血流量（cerebral blood flow，CBF），多项研究证实 AD 患者全脑和局部 CBF 下降，主要包括扣带回、楔前叶、顶叶和额下区等。Mak 等将 ASL 测量的 CBF 结合海马体积提高了区分 AD 患者和正常老年人的诊断准确性。此外，还发现即使在认知功能下降、脑萎缩和 Aβ 积聚之前，老年 AD 高风险受试者的

CBF 和功能连接也会发生改变。在纵向 ASL 研究中，CBF 变化能够预测认知功能下降和转化为痴呆。观察到后扣带皮层区 CBF 降低与健康老年人认知功能的恶化相关，并可能预测 MCI 或痴呆的发展（见图 5 - 5）。Soman 等采用 ASL MRI 序列，建立 MCI 和早期 AD 患者的量化区域脑灌注和灰质体积与认知测量之间的关系，结果表明与正常对照组相比，MCI 和 AD 患者的后扣带回和舌回的定量灌注明显低于海马体，而 MCI 和 AD 之间无差异。颞中回和海马体的萎缩可区分 AD 和 MCI，除颞叶新皮质外，ROI 中灌注和 GM 体积之间无显著正相关。Zheng 等通过结合 ASL 灌注和静息态功能磁共振成像，研究了同一组 AD 患者的 rCBF、功能活动和连通性的变化，在 AD 患者的几个认知相关区域中发现 rCBF 值下降，这与 AD 患者的低频振幅变化密切相关，基于已识别的 rCBF 区域，AD 患者表现出不同的功能连接中断，这与认知表现密切相关，最后，他们发现后扣带皮质/楔前叶的局部 CBF 和 ALFF 值的组合可以作为区分 AD 和对照组的敏感生物标志物。这些研究表明，用 ASL 测量的异常静息态 CBF 可能是发展为 AD 风险个体脑功能障碍的早期指标。由于 ASL 测量的 CBF 变化发生在 AD 的早期阶段，与疾病的转化和进展相关，并且对药物干预敏感，因此 ASL 可能是一个有价值的工具，用于识别风险个体，监测由于神经病理学的发展而导致的神经活动的变化，跟踪疾病的进展和评估 AD 疾病治疗的有效性。

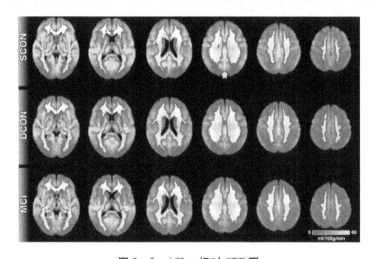

图 5 - 5 ASL - 相对 CBF 图

与认知恶化组（sCON）相比，认知稳定组（dCON）和 MCI 组的基线灌注显著降低，尤其是在 PCC（箭头）

［引自：XEKARDAKI A，RODRIGUEZ C，MONTANDON M L，et al. Arterial spin labeling may contribute to the prediction of cognitive deterioration in healthy elderly individuals. Radiology，2015，274（2）：490 - 499］

（四）磁敏感加权成像

磁敏感加权成像（susceptibility weighted imaging，SWI）是为了增强 T2 加权图像的对比度而开发的一种特定序列和处理设计的组合。SWI 结合了高空间分辨率、三维完全流动补偿的梯度回波序列进行扫描，以突出顺磁性和（或）抗磁性物质。最初开发是为了观察静脉和脑微出血中的脱氧血红蛋白，近年来其临床应用范围得到了极大的扩展。SWI 已广泛应用于神经退行性疾病、血管畸形、肿瘤外伤及脑淀粉样血管病的评估。Sparacia 等通过 AD 患者的 SWI 图像发现脑微出血的叶分布与 AD 有关，脑叶微出血的数量与脑脊液 Aβ 和 P-tau 181 蛋白水平以及 AD 患者的认知能力下降直接相关。Huang 等研究表明 SWI 可以作为 aMCI 转化为 AD 的早期敏感标志物。在 SWI 上，AD 患者脑叶区域、双侧基底节的平均出血次数显著高于 aMCI 患者和对照组，进一步发现 MoCA 评分与 SWI 低信号呈负相关（见图 5 – 6）。SWI 可以显示组织中的铁沉积，一项利用定量 SWI 在 AD 和年龄相关的铁沉积中的研究发现，苍白球的铁沉积变化在 AD 中更容易被检测到。有研究利用 SWI 结合特征选择技术和分类算法研究 AD 患者脑铁沉积模式与 AD 进展之间的关系及其与遗传风险因素的关联，将 AD、MCI 和正常对照组的 SWI 成像数据集对所提模型进行评估，结果显示鉴定到的 AD 进展相关区域与之前的遗传关联研究报道的区域之间有相当大的重叠。此外，还鉴定了一个新的潜在的 AD 相关基因 MEF2C，与脑内铁沉积和 AD 进展密切相关。

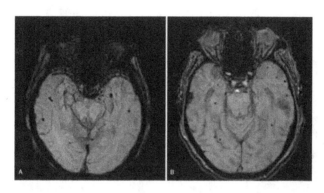

图 5 – 6　（A）aMCI 与（B）AD 患者脑微出血灶对比

〔引自：HUANG Q, CAO X, CHAI X, et al. Three-dimensional pseudocontinuous arterial spin labeling and susceptibility-weighted imaging associated with clinical progression in amnestic mild cognitive impairment and Alzheimer's disease. Medicine（Baltimore），2019，98：e15972〕

（五）磁共振波谱

磁共振波谱（magnetic resonance spectroscopy，MRS）技术以生物体内固有分子作为分子探针，可以直接观测到许多与生理病理过程相关的代谢物或化合物及其体内分布。人类的大脑有很高的能量需求，才可以持续地支持健康的神经元活动和认知活动，脑能量代谢（brain energy metabolism，BEM）的中断可能导致早期神经病理改变。有研究对 19 名 aMCI 参与者进行认知评估及 MRS 扫描发现，BEM 指数越高，记忆的认知能力越低，这种反比关系表明在 aMCI 中，神经元能量标记物与认知之间存在关联。氧化应激在 AD 的发病机制中起着重要作用，海马谷胱甘肽（glutathione，GSH）的显著消耗与 AD 患者的认知功能障碍相关。Shukla 等采用多核 MRS 技术研究正常对照、MCI 和 AD 海马区抗氧化剂 GSH 和组织 pH 变化，结果显示与对照组相比，AD 大脑海马中 GSH 消耗和 pH 增加，该结果为在 AD 发病机制中海马 GSH 和 pH 水平的代谢改变提供了进一步的证据，有助于 MCI 和 AD 的早期诊断（见图 5 - 7）。MRS 可以客观评估 AD 病情的进展。Song 等研究发现，与健康人相比，AD 和 MCI 后扣带皮质、海马区、顶叶灰质及白质均存在 N - 乙酰天冬氨酸（N-acetyl aspartate，NAA）和肌酸（Creatine，Cr）浓度的降低以及肌醇（myo-inositol，mI）浓度的升高，以海马区为著，且只有海马区出现了胆碱浓度降低，这表明海马区似乎是 AD 早期诊断的敏感区域。这些改变在 AD 中比 MCI 表现更明显，说明代谢物在 MCI 到 AD 的过程中呈渐进性变化。据报道，NAA 的减少和 mI 的增加与脑脊液 tau 的增加有关，证实了代谢物浓度的改变和 AD 病理变化密切相关。其中，mI 作为胶质细胞激活的指标，其浓度的增加可能先于 NAA 浓度的下降，被认为是最有可能反映 AD 神经炎症的标志物。最近一项研究发现，早期 AD 患者的后扣带回 NAA/Cr 值显著降低，且这种改变随 Aβ 或 tau 蛋白沉积的严重程度加剧，提示 NAA 水平的变化可能平行于 Aβ 和 tau 蛋白的异常，并早于海马的萎缩，对揭示 AD 的潜在病理过程有重要意义。总之，MCI 和 AD 的代谢改变模式相似，但 AD 的严重程度有所增加。其中，NAA 和 mI 似乎是检测 AD 进展方面最敏感的代谢物，海马区是 AD 进展过程中最敏感的区域，可以作为 AD 早期诊断和提前预防的重要研究指标和部位。

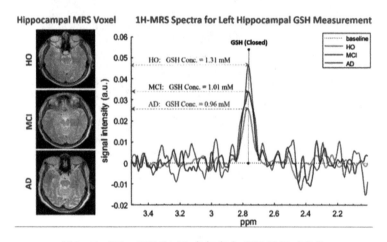

图 5 - 7 HO、MCI 和 AD 参与者中 GSH 的相对变化

［引自：Shukla D，Mandal P K，Mishra R，et al. Hippocampal glutathione depletion and pH increment in Alzheimer's disease：an in vivo MRS study. Journal of Alzheimer's Disease，2021，84（3）：1139 - 1152］

（六）功能磁共振成像

基于血氧水平依赖（blood oxygen-level dependent，BOLD）的功能磁共振成像（functional MRI，fMRI）利用血流动力学中 BOLD 对比度增强原理对脑功能活动进行成像，以反映脑区神经活动的相关性，是目前应用最广泛的脑功能成像技术之一。fMRI 具有无创、时空分辨率相对均衡、可重复性高、可全脑成像等优点，为 AD 的脑影像研究提供了重要的技术手段。BOLD-fMRI 包括静息态功能磁共振（rs-fMRI）和任务态功能磁共振。rs-fMRI 的常规功能评价包括局部一致性（regional homogeneity，ReHo）和低频振幅（amplitude of low frequency fluctuation，ALFF）。ReHo 反映的是相邻体素的脑活动同步性。研究发现，ReHo 的差异主要集中在右侧颞上回、右侧颞中回、左侧角回和边缘上回，表明 MCI 患者的认知功能和语言网络可能受到损害。ALFF 反映的是脑活动的波动幅度，而认知受损的患者在楔前叶、后扣带回的 ALFF 值明显降低，这恰好与早期 Aβ 沉积出现的区域一致，表明 BOLD 信号强度变化可能对 AD 的早期阶段敏感。除了常规功能评价外，rs-fMRI 另一个重要特点是可测量功能连接性（functional connectivity，FC）的变化，这一变化被认为与认知能力的下降相关。大量证据表明，AD 和 MCI 患者 DMN 不同脑区之间的 FC 降低，主要表现在楔前叶或后扣带回。有研究对健康者—MCI—AD 三个阶段进行纵向研究，发现 DMN 整体 FC 明显逐渐降低，这说明 DMN 主导的 FC 下降程度与 AD 病程密切相关，可能作为生物标志物区分 AD 和 MCI 患者与健康者（见图 5-8）。此外，在整个 AD 的发展过程中，DMN 的 FC 下降大多伴随着其他大脑网络的 FC 增加，如突显网络的前额叶区域。为了进一步探究临床前 AD 患者 FC 的改变，有研究者在认知正常但携带有 ApoE ε4 基因型、PSEN1 和 PSEN2 基因型的 AD 高风险人群中发现 DMN 内 FC 的总体下降，且携带 ApoE ε4 的个体 DMN 内 FC 下降与皮质内 Aβ 水平的增加有关。这些研究表明，高风险人群在 AD 临床症状出现前就表现出 FC 下降，且这种改变与其病理改变密切相关，这对诊断早期 AD 有很大的帮助，但未来也需要更多纵向研究加以佐证。近年来，动态功能连接（dynamic functional connectivity，DFC）由于包含大脑动态功能组织的信息被广泛研究，被认为可以有效跟踪 AD 的认知障碍，在 SCD、MCI 和 AD 之间 DFC 存在显著差异，具有广阔的发展前景。总之，BOLD-fMRI 技术可以识别一些可能预示 AD 的最早的网络相关异常，其展现的 FC 变化意味着某些脑区的易损性，其中楔前叶和后扣带回似乎最具进一步研究和探讨的价值。将 FC 的改变与潜在的神经生理学机制联系起来，可以实现对 AD 早期诊断准确性的提高。

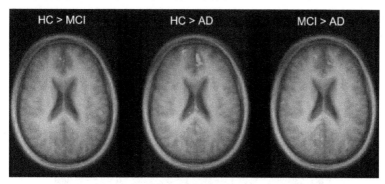

图 5-8　HC、AD 和 MCI 患者之间 DMN 共激活的组比较

[引自：KOCH W, TEIPEL S, MUELLER S, et al. Diagnostic power of default mode network resting state fMRI in the detection of Alzheimer's disease. Neurobiology Aging, 2012, 33 (3): 466-478]

三、正电子发射计算机体层显像

正电子发射计算机体层显像（positron emission computed tomography，PET）是向生物体内注入正电子同位素标记的化合物，在体外测量其空间分布和时间特性，从分子水平观察代谢物在体内的分布和活动，从而达到诊断的目的。目前批准运用于临床的放射性示踪剂有[18]F – 脱氧葡萄糖（[18]F – FDG）；Aβ 示踪剂[18]F-florbetapir、[18]F-florbetaben、[18]F-flutemetamol；tau 蛋白示踪剂[18]F-florTaucipir。

（一）[18]F-FDG PET 显像

葡萄糖是大脑神经元最主要的能量来源，葡萄糖代谢率反映了神经元功能状态，能作为是否发生神经退行性变的依据。目前多用[18]F-FDG 来测量人体内葡萄糖代谢。AD 早期葡萄糖摄取量就会降低，并且代谢下降的程度、累及范围将决定认知功能障碍的类型与严重程度。在 AD 早期，后扣带回、海马、楔前叶表现为不对称的代谢减低，随后扩展至颞顶叶，当额叶受累时提示病变进入中晚期，此时低代谢区多呈对称性分布。此外，许多研究表明，内侧颞叶、顶叶区域和海马体的低代谢可作为认知正常者转为 AD 痴呆的预测因子。在有认知障碍的老年患者中，FDG-PET 通常表现出特定的低代谢模式。典型的表现包括，在顶叶和颞叶关联皮质、后扣带皮质和楔前叶，以及相对晚期的病例中的额叶关联皮质中 FDG 摄取减少；而在初级感觉运动皮质、初级视觉皮质、基底神经节、丘脑、脑干和小脑中的摄取相对保留。因此，后扣带皮质[18]F-FDG 摄取减少是 AD 的早期迹象。此外，各种类型的神经退行性病变均有突触功能异常和神经元缺失，故而也会出现不同程度的葡萄糖低摄取，对 AD 鉴别诊断造成干扰，但是根据低代谢区的分布情况，仍然可以做出大致的鉴别诊断。比如，正常脑老化常出现在额叶至外侧裂区域、前扣带回，海马不受累是其与 AD 的重要鉴别点；额颞叶变性表现为特征性的额颞叶、前扣带回低代谢，额叶受累情况有助于与 AD 鉴别；而枕叶代谢明显减低以及中、后扣带回不受累则高度提示路易体痴呆（见图 5 – 9）。[18]F-FDG PET 检测神经退行性变的灵敏度比 sMRI 更高，与脑脊液神经退行性变生物标志物相比，[18]F-FDG PET 在 AD 的诊断、病情评估、鉴别诊断上显示出了较大优势。

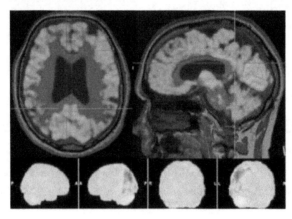

图 5 – 9 AD 患者[18]F-FDG-PET 图像

［引自：GJERUM L, FREDERIKSEN K S, HENRIKSEN O M, et al. A visual rating scale for cingulate island sign on 18F-FDG-PET to differentiate dementia with Lewy bodies and Alzheimer's disease. Journal of Neurological Sciences，2020（410）：116645］

（二）Aβ-PET 显像

2004 年有学者首次成功应用 B 型匹兹堡复合物（[11]C-PiB）对 Aβ 斑块进行成像，这也是目前应用及研究最多的 Aβ-PET 显像示踪剂。[11]C-PiB 能与 Aβ 特异性结合，反映活体脑组织中 Aβ 沉积的部位和浓度，主要表现为 AD 患者的额叶、颞叶、顶叶放射性明显增加，并且该结果与尸检病理发现的 Aβ 斑块沉积区域相符。Schindler 等采用[11]C-PiB 的 Aβ-PET 测量脑淀粉样蛋白负荷，利用纵向数据将平均皮质标准化摄取值转化为时间尺度，以预测认知正常的脑淀粉样病变患者何时会出现 AD 症状，发现散发性 AD 出现症状的年龄与个体达到淀粉样蛋白积累临界点的年龄密切相关。然而，由于[11]C 半衰期仅有 20 分钟，半衰期更长的[18]F（110 分钟）标记的示踪剂被开发，包括[18]F-florbetapir、[18]F-florbetaben、[18]F-flutemetamol 和[18]F-flutafuranol。其中，临床上最常用是[18]F-florbetapir（即[18]F-AV45）（见图 5-10）。相较于[11]C-PiB，[18]F-AV45 的特异性结合力更高，在检测预期寿命不超过 6 月的中重度 AD 患者的 Aβ 斑块时，其敏感度和特异性分别为 92% 和 100%。并且，相对于其他[18]F-AV 系列的示踪剂，[18]F-AV45 显示出特别快的脑动力学，也更加适用于临床。总之，Aβ-PET 可以在早期精确地检测脑抗体沉积，对 AD 神经病理学具有良好的特异性以及亲和力。然而，Aβ-PET 显像也存在一些局限性。首先，Aβ 在 AD 早期即已达到较高的平台期，后续的随访与基线相比示踪剂滞留率变化不大，因此，Aβ-PET 不宜用于 AD 分期和预后评估。此外，由于 Aβ 沉积也可发生于认知未受损的老年人和其他神经退行性疾病中，因此鉴别诊断上存在局限性。

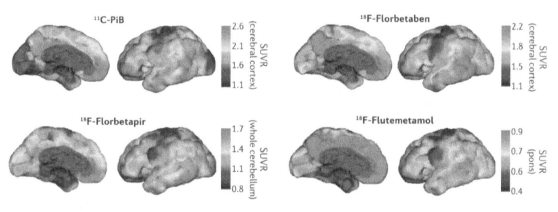

图 5-10　使用不同的示踪剂获得的 Aβ-PET 扫描图像

［引自：VILLEMAGNE V L, DORE V, BURNHAM S C, et al. Imaging tau and amyloid-beta proteinopathies in Alzheimer disease and other conditions. Nature Reviews：Neurology, 2018, 14（2）：225-236］

（三）tau-PET 成像

目前应用最广泛的早期选择性 tau 示踪剂是[18]F-flortaucipir（也称为 AV1451），最近被美国批准用于临床（见图 5-11）。其他还有 THK 示踪剂系列（[18]F-THK5317 和[18]F-THK5351）和[11]C-PBB3。tau 成像的大多数研究和潜在临床应用与 Aβ 成像相似，而跟踪疾病进展、疾病分期或作为认知的替代标志物等其他应用与 tau 更密切相关。尽管第一代示踪剂和 AD 特异的 3R/4R tau 蛋白异构体亲和力高，却存在基底神经节、脉络丛或黑质中明显的脱靶结合；较新的示踪剂，如 ^{18}F-RO948 或 ^{18}F-GTP1，显示出不太明显的脱靶结合。与 AD 患者相比，Aβ 阴性的对照组患者 MK6240 或 PI2620 滞留量低，产生的效应量高，说明这些示踪剂可能适用于检测大脑中 tau 早期水平。此外，PI2620 已被证明与 4R tau 沉积结合，这可能有助于 4R tau 病变的早期和鉴别诊断。

在 AD 患者中，PET 示踪剂通常显示在内侧颞叶、颞叶中下部、角回和缘上回，以及颞枕叶、顶下小叶、后扣带回有较高的滞留，额叶有不同程度的受累，主要是背外侧前额叶区域。尽管在临床前患者中可以观察到内侧颞叶的高示踪滞留，但有 MCI 和（或）AD 症状的患者显示新皮质区域的受累。tau 成像可以区分 AD 的不同病理亚型：边缘优势型、经典型和海马保留型。然而，目前已经发现了许多并不完全符合 Braak 分期系统的病例，2021 年一项机器学习算法研究表明，AD 中存在 4 种 tau-PET 扩散亚型，包括典型的边缘叶为主型（33%）和内侧颞叶保留型（17%），以及非典型的枕颞叶后部为主型（31%）和左侧颞叶为主型（19%），这暗示 tau 有与临床表型相关的不同的病理性沉积模式，而 tau-PET 将有助于鉴别典型 AD 与非典型 AD。tau 与神经元损伤的标志物密切相关，并能够预测临床进展和神经变性。tau 蛋白成像揭示了 tau 蛋白沉积与认知之间的关系，在 Aβ 阳性的个体中，皮质 tau 蛋白的增加与多个认知域的损伤增加有关。^{18}F-AV1451、^{18}F-MK6240 和 ^{18}F-RO948 作为目前较为成熟的 tau-PET 示踪剂，在区分 AD 与非AD 神经退行性疾病方面表现出良好的诊断性能，敏感度和特异性都超过 90%，然而，前驱期准确性不高，最适合痴呆期。

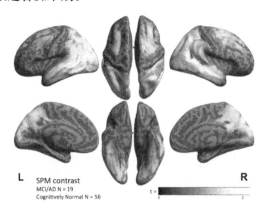

图 5-11　MCI/AD 组和 NC 组 AV1451 结合的皮质分布

［引自：JOHNSON K A, SCHULTZ A, BETENSKY R A, et al. Tau positron emission tomographic imaging in aging and early Alzheimer disease. Annals of Neurology, 2016, 79 (1): 110–119］

四、单光子发射计算机体层显像

单光子发射计算机体层显像（single-photon emission computed tomography，SPECT）是在人体内引入能发射 γ 射线的放射性核素，通过显像仪器检测核素在体内代谢过程中自发衰变发出的射线并形成断层显像，可以帮助我们对 AD 的局部脑血流灌注进行研究，进而评估局部脑功能。虽然 SPECT 与 PET 相比成像时间较长，图像分辨率较差，但成本低，示踪剂易于获取，因此在国内临床实践中得到广泛应用。SPECT 进行区域脑血流成像研究中，AD 患者的颞顶叶、海马区、后扣带区和楔前叶区出现明显灌注不足，在这些区域中，右侧持续地减少（见图 5 – 12）。研究表明，结合 ^{123}I-FP-CIT SPECT 的多模态成像有助于临床鉴别路易体痴呆症和老年痴呆症，并检测在路易体痴呆症和老年痴呆症患者中同时存在的路易相关和 AD 病理。SPECT 可以了解 MCI 患者的时钟绘制测试与血流减少之间的关系，发现 MCI 患者的大脑区域，包括尾状核、额叶、顶叶、颞叶，以及大脑皮质和小脑的 rCBF 降低，后来发展为痴呆的患者 rCBF 下降得更明显，时钟测试的低分数和错误与 AD 前驱期关键区域的脑血流减少相对应。典型早期 AD 脑血流灌注 SPECT 会出现双侧楔前叶、后扣带回及顶叶联合区 rCBF 的降低，可呈不对称性。近期有研究利用简易 Z-Score 成像系统（eZIS）对脑血流灌注 SPECT 图像进行分析，应用 eZIS 中的严重程度、范围、比率 3 个指标值对早期 AD 患者和健康人进行脑血流灌注 SPECT 自动化分析，结果显示 eZIS 辅助脑血流灌注 SPECT 分析在早期 AD 诊断中有较高的应用价值。

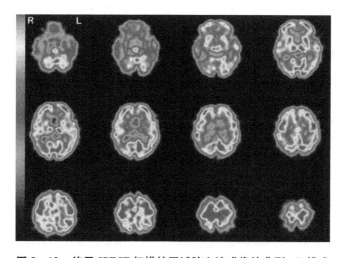

图 5 – 12　使用 SPECT 扫描的区域脑血流成像的典型 AD 模式

［引自：TAKAHASHI M, TADA T, NAKAMURA T, et al. Efficacy and limitations of rCBF-SPECT in the diagnosis of Alzheimer's disease with amyloid-PET. American Journal of Alzheimer's Disease and Other Dementias, 2019, 34（5）：314 – 321］

五、电生理检查

（一）脑电图

1923 年，Hans Berger 发明了脑电图（electroencephalogram，EEG），一种研究大脑的非侵入性功能成像技术。EEG 测量一个神经元群体的电输出，以捕获来自大脑皮质的电信号。EEG 的空间分辨率比功能 MRI 差，但对神经元活动有更好的时间视图，与 fMRI 和 PET 相比，使用 EEG 的优势在于可以根据新出现的大脑特征——大脑振荡来评估大脑皮层神经同步的生理机制。EEG 通常检查 5 个波段，δ 波（0.5～4 Hz）、θ 波（4～8 Hz）、α 波（8～12 Hz）、β 波（12～26 Hz）和 γ 波（26～100 Hz）。EEG 对于 AD 的诊断、鉴别诊断和预测具有一定价值。

在静息状态下，EEG 的弥散性减慢在多项 AD 研究中被发现。90% AD 患者可有 EEG 异常，表现为 α 节律减慢、不规则、消失或波幅下降，并可出现广泛性 θ 波，其间混有 δ 波活动。与健康正常老年人的静息状态脑电图节律相比，AD 患者表现出广泛的 δ 和 θ 波的幅度增加，后 α 和（或）β 波的幅度降低。值得注意的是，AD 的早期阶段通常与静息枕叶 α 节律的减慢有关，即功率密度中个体 α 频率（IAF）峰值的降低。由于 θ 和 α 频段的功率变化可能是相依现象，因此在 AD 受试者的脑电研究中应该始终考虑 IAF 峰值，它被定义为与扩展 α 频段的最强 EEG 功率相关的频率。尽管有证据表明 MCI 和 AD 存在异常的皮层节律，但单独的 EEG 分析无法诊断疾病。为此需要额外的生物学参数。在这方面，多项研究表明 ApoE ε4 等遗传危险因素与迟发性 AD 之间存在一定的关系。ApoE ε4 已被发现影响 AD 患者的脑电节律，它与 AD 患者静息态脑电节律的异常有关。与 ε2 和 ε3 的 AD 患者相比，ε4 的 AD 患者表现出更高的 θ 波频率和更低的 β 波频率。此外，AD ApoE ε4 携带者在基线时表现为较高的 θ 波频率和较低的 β 波频率，而在随访 3 年时表现为较高的 δ 波频率和较低的 α 波频率。因此，AD 的遗传危险因素可以与相对特异的 EEG 指标相结合。

（二）诱发电位和事件相关电位

近年来，诱发电位（evoked potentials，Eps）和事件相关电位（event-related potentials，ERPs）作为疾病早期或疾病进展的合适临床标志物受到越来越多的关注。ERPs 是大脑对感觉、认知或运动事件进行时间锁定而产生的电位，起源于大量具有相似空间方位的皮质锥体神经元同步发放的兴奋性和抑制性突触后电位（EPSPs 和 IPSPs）的总和。

在刺激出现后大约 200 ms 内达到峰值的早期 ERPs（P50、N100 和 P200）被认为是代表感觉过程的外源性感觉成分，也与注意有关。尽管有观点认为早期 ERP 成分大多不受影响，因此它们在 AD 中不是理想的生物标志物，但 Golob 等研究显示家族性 AD 突变携带者的 N100、P200 成分的潜伏期显著延长。此外，在散发性或家族性 AD 患者中发现 N100 波幅降低和其他异常，包括 P200 成分的潜伏期延迟，表明 AD 早期的感觉—认知过程可能受损。N200 是头皮负波，在刺激呈现后约 200 ms 被诱发。一般而言，N200 对正常老化敏感，表现为波幅降低和潜伏期延长。尽管其在 AD 中的研究较少，但与健康老年人相比，少数研究发现 AD 患者的 N200 潜伏期延迟。这种改变似乎出现在疾病的早期，提示 N200 潜伏期变化可以可靠地预测早期 AD，以及 MCI 向 AD 的转化。

P300 在临床应用中历史最悠久，在研究痴呆和衰老方面应用最广泛。它是认知活动，特别是记忆和语境更新过程的客观指标。P300 是由听觉、视觉或体感刺激诱发的，峰值出现在 250～500 ms 之间的正向电位。之前的几项研究一致报道 AD 患者的 P300 潜伏期比年龄匹配的健康对照组延长。P300 潜伏期与 AD 认知障碍的严重程度高度相关。其潜伏期随着认知能力的下降而增加；特别发现它对语言、记忆和执行功能的下降敏感。与健康对照组相比，MCI 患者的 P300 潜伏期延长，与 AD 患者相比，P300 潜伏期缩短。最近的研究表明 P300 潜伏期可以有效地区分 MCI 患者和对照组。此外，Jiang 等发现稳定的 MCI 患者显示出比 AD 转化者更短的 P300 潜伏期和更大的波幅，他们认为 P300 可以预测 MCI 进展为 AD。P300 变化已被证明与 AD 的神经心理学测试分数呈正相关，如评估执行和工作记忆功能的连线测验 B 部分（TMT-B）、韦氏记忆量表和数字广度测试。此外，Lai 等通过对 AD 的纵向随访研究发现，P300 潜伏期可能比神经心理学测试更敏感地反映认知功能下降。

N400 是一种负向电位，峰值在 250～550 ms 之间，在中央—顶叶电极位点上分布最多，根据诱发刺激的性质不同，其分布也可能不同。AD 中 N400 语义一致性效应的改变可能反映了 AD 中语义记忆过程的功能障碍。N400 的异常在先前的研究中一直被发现，并且它们似乎与前侧脑叶有关，前侧脑叶是 AD 病理学的重要脑区。N400 效应（既包括语义一致性，也包括词语重复效应）的异常可能为检测和监测极早期 AD 的疾病进展阶段以及随后从 MCI 向 AD 的转变提供敏感的标志物。此外，认知正常老年人的 N400 效应缺陷可能是 AD 临床前期的重要标志。

P600 被认为是记忆编码和提取过程的指标，包括情景记忆和陈述性记忆。P600 是一个较大的晚期正波，呈中心—后部分布，在刺激呈现后 600 ms 左右达到峰值。以往关于 AD ERP 词汇重复效应的研究结果并不一致。然而，Olinchey 等在词汇重复范式中使用了操纵语义一致性和重复的语义分类任务。在他们的范式中获得的 ERPs 对 AD 表现出高敏感性和特异性（100% 和 80%）。他们发现，与对照组相比，AD 患者的 P600 和 N400 词汇重复效应减弱或消失，前部 N400 分布不典型。此外，MCI 患者的 P600 或 N400 词汇重复效应的降低与转化为 AD 的更大可能性有关。Olinchey 等对 7 名在 ERP 记录时认知正常但随后出现认知障碍或尸检证实 AD 病理的老年被试采用了对前驱期 AD 具有高敏感性的附带言语学习范式。与正常老年人对照相比，发现 P600 重复效应降低。即使在神经纤维病理程度较轻的患者中，P600 效应也会受到影响，作者认为淀粉样蛋白沉积可能会破坏 P600 反应背后的神经生成器网络的有效连通。ERP 词语重复效应对 AD 和 MCI 表现得非常敏感。P600 和 N400 重复效应在 AD 中一直被发现减弱，这可能与语义和记忆损伤有关。降低的 P600 和 N400 重复效应似乎是预测 MCI 转化为 AD 痴呆的有用生物标志物，因此在认知正常的老年人中 P600 改变可能是临床前 AD 的标志物。

总的来说，早期脑诱发电位在 AD 中影响较小，尽管结果并不完全统一。反映高级认知过程的后期电位 P300，可以更有效地检测认知功能下降和注意力缺陷的进展，因此被证明是中枢神经系统药物开发中有效的生物标志物。在疾病的早期阶段，P600 和 N400 重复效应的降低以及 N200 潜伏期的延长可以被持续检测到，因此它们可以预测 MCI 向 AD 的转化。遗传和纵向研究也发现了 AD 症状前阶段多个 ERP 成分（N200、P300、N400、P600）的异常。虽然 ERP 异常并非 AD 的特异性表现，它在其他一些神经精神疾病中也有报道。ERP 测量的敏感性和特异性在文献中显示出很大的差异。但是，最近一些临床 ERP 方法的研究提出了 MCI/AD 进展的预测准确性在 85%～95% 范围内。此外，还强调了使用精心设计的范式的重要性，这些范式对 AD、MCI 甚至 AD 临床前期具有更高的敏感性（见表 5 - 3）。

表 5 - 3　不同 ERP 成分的波幅和潜伏期在 AD、MCI 及 AD 临床前期的变化

ERP component	Amplitude in AD	Latency in AD	Amplitude in MCI	Amplitude in preclinical AD	Effect of cholinergic treatment
Early ERPs	IC	IC	DNA	DNA	DNA
N170	↓/IC	↑	DNA	DNA	DNA
N200	↓	↑↑	↑	↑	Less influenced by cholinergic treatment
P300	↓↓↓	↑↑↑	↑↑↑	↑↑	Response to cholinergic treatment
N400	↓↓	↑↑	↑↑	↑	DNA
P600	↓↓	↑↑	↑↑	↑	DNA

The number of arrows indicates the number of studies reporting concordant results：↑ = 1 - 5 studies， ↑↑ = 5 - 10 studies， ↑↑↑ > 10 studies. DNA = Data not available；IC = Inconclusive results.

［引自：HORVATH A, SZUCS A, CSUKLY G, et al. EEG and ERP biomarkers of Alzheimer's disease：a critical review. Frontiers in Bioscience（Landmark Edition），2018，23（2）：183 - 220］

参考文献

［1］李雪梅. 血液检验及血常规检验的意义. 健康世界，2020（14）.

［2］苏涛，宋丹，李婷，等. 核酸（脱）甲基化与内源甲醛及认知损伤. 生物化学与生物物理进展，2015，42（3）：211 - 219.

［3］WANG Y, PAN F, XIE F, et al. Correlation between urine formaldehyde and cognitive abilities in the clinical spectrum of Alzheimer's disease. Frontiers in Aging Neuroscience, 2022（14）：820385.

［4］国家药监局药审中心.《生物标志物在抗肿瘤药物临床研发中应用的技术指导原则》通告.（2021 年第 53 号）.

［5］LEE, J, KIM S J, HONG S, et al. Diagnosis of Alzheimer's disease utilizing amyloid and tau as fluid biomarkers. Experimental of Molecular Medicine, 2019, 51, 1 - 10.

［6］OBEY, T T, PANEGYRES P K. Cerebrospinal fluid biomarkers in neurodegenerative disorders. Future Neurology, 2019, 14, FNL6.

［7］WANG Y, WANG Y, ZHU J, et al. Systematic evaluation of urinary formic acid as a new potential biomarker for Alzheimer's disease. Frontiers in Aging Neuroscience, 2022（14）：1046066.

［8］BĂLAŞA A F, CHIRCOV C, Grumezescu A M. Body fluid biomarkers for Alzheimer's disease：an up-to-date overview. Biomedicines, 2020, 8（10）：421.

［9］ CGROWDER DA, MILLER F, VAZ K, NWOKOCHA C, et al. Cerebrospinal fluid biomarkers of Alzheimer's disease: current evidence and future perspectives. Brain Sciences, 2021, 11 (2): 215.

［10］ JACK C R, BENNETT D A, BLENNOW K, et al. A/T/N: an unbiased descriptive classification scheme for Alzheimer disease biomarkers. Neurology 2016, 87, 539 – 547.

［11］ JACK C R, JR, BENNETT D A, BLENNOW K, et al. NIA-AA research framework: toward a biological definition of Alzheimer's disease. Alzheimer's & Dementia, 2018, 14, 535 – 562.

［12］ LEWCZUK P, ESSELMANN H, OTTO M, et al. Neurochemical diagnosis of Alzheimer's dementia by CSF Abeta42, Abeta42/Abeta40 ratioand total tau. Neurobiology of Aging, 2004, 25: 273 – 281.

［13］ SLAETS S, LE BASTARD N, MARTIN J-J, et al. Cerebrospinal fluid Aβ1 – 40 improves differential dementia diagnosis in patients with intermediate P-tau181P levels. Journal of Alzheimer's Disease, 2013, 36: 759 – 767

［14］ TRUYFS H, VAN BROECK B, TIMMERS M, et al. Diagnostic accuracy of cerebrospinal fluid amyloid-beta isoforms for early and differential dementia diagnosis. Journal of Alzheimer's Disease, 2015, 45: 813 – 822.

［15］ BOUSIGES O, CRETIN B, LAVAUX T, et al. Diagnostic value of cerebrospinal fluid biomarkers (phospho-Tau181, total-Tau, Aβ42, and Aβ40) in prodromal stage of Alzheimer's disease and dementia with lewy bodies. Journal of Alzheimer's Disease, 2016, 51: 1069 – 1083.

［16］ DUBOIS B, FELDMAN H H, JACOVA C, et al. Advancing research diagnostic criteria for Alzheimer's disease: the IWG-2 criteria. The Lancet: Neurology, 2014, 13: 614 – 629.

［17］ MOLINUEVO J L, AYTON S, BATRLA R, et al. Current state of Alzheimer's fluid biomarkers. Acta Neuropathologica, 2018, 136: 821 – 853.

［18］ ANDERMEEREN M, VANDERMEEREN M, VANDERMEEREN M, et al. Detection of τ proteins in normal and Alzheimer's disease cerebrospinal fluid with a sensitive sandwich enzyme-linked immunosorbent assay. Journal of Neurochemistry, 1993, 61: 1828 – 1834.

［19］ BLENNOW K, HAMPEL H. CSF markers for incipient Alzheimer's disease. The Lancet: Neurology, 2003, 2: 605 – 613.

［20］ 李莹, 钱美齐, 邱雪. 阿尔兹海默症生物标志物和早期诊断新技术. 分析测试学报, 2022, 41 (4): 553 – 561.

［21］ PETERSEN A, GERGES N Z. Neurogranin regulates CaM dynamics at dendritic spines. Scientific Reports, 2015, 5: 11135.

［22］ ZHONG L, GERGES N Z. Neurogranin targets calmodulin and lowers the threshold for the induction of long-term potentiation. PLoS ONE, 2012, 7: e41275.

［23］ THORSELL A, BJERKE M, GOBOM J, et al Neurogranin in cerebrospinal fluid as a marker of synaptic degeneration in Alzheimer's disease. Brain Reseaich, 2010, 1362: 13 – 22.

［24］ SARTO J, RUIZ-GARCÍA R, GUILLÉN N, et al. Diagnostic performance and clinical applicability of blood-based biomarkers in a prospective memory clinic cohort. Neurology, 2023, 100 (8): e860-e873. Epub 2022 Nov 30. PMID: 36450604; PMCID: PMC9984216.

［25］ NICOLAS R B, KANTA H, CHIHIRO S, et al. Blood plasma phosphorylated-tau isoforms track CNS change in Alzheimer's disease. The Journal of Experimental Medicine, 2020, 217 (11): e20200861.

［26］ PLANCHE V, BOUTELOUP V, PELLEGRIN I, et al. Validity and performance of blood biomarkers for Alzheimer disease to predict dementia risk in a large clinic-based cohort. Neurology, 2023, 100 (5): e473-e484. Epub 2022 Oct 19. PMID: 36261295; PMCID: PMC9931079.

[27] PEREIRA J B, JANELIDZE S, SMITH R, et al. Plasma GFAP is an early marker of amyloid-β but not tau pathology in Alzheimer's disease, Brain, 2021, 11 (44): 3505 - 3516.

[28] 王羊洋, 张梦琦, 巢惠民, 等. 头颅 CT 平扫在鉴别老年阿尔茨海默病与血管性痴呆患者中的临床应用. 当代医学, 2021, 27: 43 - 45.

[29] 刘静, 袁丹丹, 王荣品. 阿尔茨海默病患者基于体素形态学的 CT 和磁共振影像的比较研究. 影像研究与医学应用, 2020, 4: 75 - 76.

[30] 陈全, 彭永, 甘棋心, 等. 阿尔茨海默病的影像学研究进展. 国际神经病学神经外科学杂志, 2022, 49: 60 - 66.

[31] CHANDRA A, DERVENOULAS G, POLITIS M, et al. Magnetic resonance imaging in Alzheimer's disease and mild cognitive impairment. Journal of Neurology, 2019, 266: 1293 - 1302.

[32] LI X, COYLE D, MAGUIRE L, et al. Gray matter concentration and effective connectivity changes in Alzheimer's disease: a longitudinal structural MRI study. Neuroradiology, 2011, 53: 733 - 748.

[33] CAVEDO E, BOCCARDI M, GANZOLA R, et al. Local amygdala structural differences with 3T MRI in patients with Alzheimer disease. Neurology, 2011, 76: 727 - 733.

[34] JOBIN B, BOLLER B, FRASNELLI J. Volumetry of olfactory structures in mild cognitive impairment and Alzheimer's disease: a systematic review and a meta-analysis. Brain Sciences, 2021, 11.

[35] ONNER-JACKSON A, MAHMOUD S, MILLER J, et al. Verbal and non-verbal memory and hippocampal volumes in a memory clinic population. Alzheimer's Research & Therapy, 2015, 7: 61.

[36] ALLEBONE J, KANAAN R, MALLER J, et al. Bilateral volume reduction in posterior hippocampus in psychosis of epilepsy. Journal of Neurology Neurosurgery and Psychiatry, 2019, 90: 688 - 694.

[37] ACHTERBERG H C, VAN DER LIJN F, DEN HEIJER T, et al. Hippocampal shape is predictive for the development of dementia in a normal, elderly population. Human Brain Mapping, 2014, 35: 2359 - 2371.

[38] LIAN C, LIU M, PAN Y, et al. Attention-guided hybrid network for dementia diagnosis with structural MR images. IEEE Transactions on Cybernetics, 2022, 52: 1992 - 2003.

[39] LIAN C, LIU M, ZHANG J, et al. Hierarchical fully Convolutional network for joint atrophy localization and Alzheimer's disease diagnosis using structural MRI. IEEE Transactions on Pattern Analysis and Machine Intelligence, 2020, 42: 880 - 893.

[40] KHATRI U, KWON G R. An efficient combination among sMRI, CSF, cognitive score, and ApoE epsilon4 biomarkers for classification of AD and MCI using extreme learning machine. Computational Intelligence of Neuroscience, 2020: 8015156.

[41] SOARES J M, MARQUES P, ALVES V, et al. A hitchhiker's guide to diffusion tensor imaging. Frontiers in Neuroscience, 2013, 7: 31.

[42] ALVES G S, OERTEL KNOCHEL V, KNOCHEL C, et al. Integrating retrogenesis theory to Alzheimer's disease pathology: insight from DTI-TBSS investigation of the white matter microstructural integrity. BioMed Research International, 2015: 291658.

[43] MAYO C D, GARCIA-BARRERA M A, MAZEROLLE E L, et al. Relationship between DTI metrics and cognitive function in Alzheimer's disease. Frontiers in Aging Neuroscience, 2018, 10: 436.

[44] 李晴, 岳希鹏, 白岩, 等. 多模态影像技术在阿尔茨海默病早期诊断中的应用价值. 磁共振成像, 2022, 13: 110 - 114.

[45] IN L, GUO Z, MCCLURE M A, et al. White matter changes from mild cognitive impairment to Alzheimer's disease: a meta-analysis. Acta Neurologica Belgica, 2021, 121: 1435 - 1447.

［46］SHAFER A T, WILLIAMS O A, PEREZ E, et al. Accelerated decline in white matter microstructure in subsequently impaired older adults and its relationship with cognitive decline. Brain Communications, 2022, 4: fcac051.

［47］HUANG H, FAN X, WEINER M, et al. Distinctive disruption patterns of white matter tracts in Alzheimer's disease with full diffusion tensor characterization. Neurobiology Aging, 2012, 33: 2029 – 2045.

［48］BRUEGGEN K, DYRBA M, CARDENAS-BLANCO A, et al. Structural integrity in subjective cognitive decline, mild cognitive impairment and Alzheimer's disease based on multicenter diffusion tensor imaging. Journal Neurology, 2019, 266: 2465 – 2474.

［49］PHILLIPS O R, JOSHI S H, PIRAS F, et al. The superficial white matter in Alzheimer's disease. Human Brain Mapping, 2016, 37: 1321 – 1334.

［50］BIGHAM B, ZAMANPOUR S A, ZEMORSHIDI F, et al. Identification of superficial white matter abnormalities in Alzheimer's disease and mild cognitive impairment using diffusion tensor imaging. Journal of Alzheimer's Disease Reports, 2020, 4: 49 – 59.

［51］FLAK M M, HOL H R, HERNES S S, et al. Cognitive profiles and atrophy ratings on MRI in senior patients with mild cognitive impairment. Frontiers in Aging Neuroscience, 2018, 10: 384.

［52］BIGHAM B, ZAMANPOUR S A, ZARE H, et al. Features of the superficial white matter as biomarkers for the detection of Alzheimer's disease and mild cognitive impairment: a diffusion tensor imaging study. Heliyon, 2022, 8: e08725.

［53］MCKIERNAN E F, MAK E, DOUNAVI M E, et al. Regional hyperperfusion in cognitively normal ApoE epsilon4 allele carriers in mid-life: analysis of ASL pilot data from the PREVENT-Dementia cohort. Journal of Neurology, Neurosurgery and Psychiatry, 2020, 91: 861 – 866.

［54］OKONKWO O C, XU G, OH J M, et al. Cerebral blood flow is diminished in asymptomatic middle-aged adults with maternal history of Alzheimer's disease. Cerebral Cortex, 2014, 24: 978 – 988.

［55］MAK H K, CHAN Q, ZHANG Z, et al. Quantitative assessment of cerebral hemodynamic parameters by QUASAR arterial spin labeling in Alzheimer's disease and cognitively normal Elderly adults at 3-tesla. Journal Alzheimer's Disease, 2012, 31: 33 – 44.

［56］MAK H K, QIAN W, NG K S, et al. Combination of MRI hippocampal volumetry and arterial spin labeling MR perfusion at 3-Tesla improves the efficacy in discriminating Alzheimer's disease from cognitively normal elderly adults. Journal Alzheimer's Disease, 2014, 41: 749 – 758.

［57］SHELINE Y I, MORRIS J C, SNYDER A Z, et al. ApoE4 allele disrupts resting state fMRI connectivity in the absence of amyloid plaques or decreased CSF Abeta42. Journal of Neuroscience, 2010, 30: 17035 – 17040.

［58］XEKARDAKI A, RODRIGUEZ C, MONTANDON M L, et al. Arterial spin labeling may contribute to the prediction of cognitive deterioration in healthy elderly individuals. Radiology, 2015, 274: 490 – 499.

［59］SOMAN S, RAGHAVAN S, RAJESH P G, et al. Relationship between cerebral perfusion on arterial spin labeling (ASL) MRI with brain volumetry and cognitive performance in mild cognitive impairment and dementia due to Alzheimer's disease. Annals of Indian Academy of Neurology, 2021, 24: 559 – 565.

［60］ZHENG W, CUI B, HAN Y, et al. Disrupted regional cerebral blood flow, functional activity and connectivity in Alzheimer's disease: a combined ASL perfusion and resting state fMRI study. Frontiers in

Neuroscience, 2019, 13: 738.

[61] HALLER S, HAACKE E M, THURNHER M M, et al. Susceptibility-weighted imaging: technical essentials and clinical neurologic applications. Radiology, 2021, 299: 3 – 26.

[62] SPARACIA G, AGNELLO F, LA TONA G, et al. Assessment of cerebral microbleeds by susceptibility-weighted imaging in Alzheimer's disease patients: a neuroimaging biomarker of the disease. The Neuroradiology Journal, 2017, 30: 330 – 335.

[63] HUANG Q, CAO X, CHAI X, et al. Three-dimensional pseudocontinuous arterial spin labeling and susceptibility-weighted imaging associated with clinical progression in amnestic mild cognitive impairment and Alzheimer's disease. Medicine (Baltimore), 2019, 98: e15972.

[64] WANG D, ZHU D, WEI X E, et al. Using susceptibility-weighted images to quantify iron deposition differences in amnestic mild cognitive impairment and Alzheimer's disease. Neurology India, 2013, 61: 26 – 34.

[65] YOU P, LI X, WANG Z, et al. Characterization of brain iron deposition pattern and its association with genetic risk factor in Alzheimer's disease using susceptibility-weighted imaging. Frontiers in Human Neuroscience, 2021, 15: 654381.

[66] DAS N, REN J, SPENCE J S, et al. Relationship of parieto-occipital brain energy phosphate metabolism and cognition using (31) P MRS at 7-tesla in amnestic mild cognitive impairment. Frontiers in Aging Neuroscience, 2020, 12: 222.

[67] SHUKLA D, MANDAL P K, MISHRA R, et al. Hippocampal glutathione depletion and pH increment in Alzheimer's disease: an in vivo MRS study. Journal Alzheimer's Disease, 2021, 84: 1139 – 1152.

[68] SONG T, SONG X, ZHU C, et al. Mitochondrial dysfunction, oxidative stress, neuroinflammation, and metabolic alterations in the progression of Alzheimer's disease: a meta-analysis of in vivo magnetic resonance spectroscopy studies. Ageing Research Reviens, 2021, 72: 101503.

[69] PIERSSON AD, MOHAMAD M, RAJAB F, et al. Cerebrospinal fluid amyloid beta, tau levels, apolipoprotein, and[1] H-MRS brain metabolites in Alzheimer's disease: a systematic review. Academic Radiology, 2021, 28: 1447 – 1463.

[70] CHANEY A, WILLIAMS S R, BOUTIN H. In vivo molecular imaging of neuroinflammation in Alzheimer's disease. Journal of Neurochemistry, 2019, 149: 438 – 451.

[71] CHEN Q, ABRIGO J, LIU W, et al. Lower posterior cingulate N-acetylaspartate to creatine level in early detection of biologically defined Alzheimer's disease. Brain Sciences, 2022, 12.

[72] OGAWA S, LEE T M, KAY A R, et al. Brain magnetic resonance imaging with contrast dependent on blood oxygenation. Proceedings of the National Academy of Sciences of USA, 1990, 87: 9868 – 9872.

[73] LIU L, JIANG H, WANG D, et al. A study of regional homogeneity of resting-state functional magnetic resonance imaging in mild cognitive impairment. Behavioural Brain Research, 2021, 402: 113103.

[74] LIU X, WANG S, ZHANG X, et al. Abnormal amplitude of low-frequency fluctuations of intrinsic brain activity in Alzheimer's disease. Journal Alzheimer's Disease, 2014, 40: 387 – 397.

[75] TALWAR P, KUSHWAHA S, CHATURVEDI M, et al. Systematic review of different neuroimaging correlates in mild cognitive impairment and Alzheimer's disease. Clinical Neuroradiology, 2021, 31: 953 – 67.

[76] KOCH W, TEIPEL S, MUELLER S, et al. Diagnostic power of default mode network resting state fMRI in the detection of Alzheimer's disease. Neurobiology of Aging, 2012, 33: 466 – 478.

[77] ZHOU J, SEELEY W W. Network dysfunction in Alzheimer's disease and frontotemporal dementia:

implications for psychiatry. Biological Psychiatry, 2014, 75: 565 – 573.

[78] JOKAR S, KHAZAEI S, BEHNAMMANESH H, et al. Recent advances in the design and applications of amyloid-beta peptide aggregation inhibitors for Alzheimer's disease therapy. Biophyiscal Reviews, 2019, 11: 901 – 925.

[79] LIANG L, YUAN Y, WEI Y, et al. Recurrent and concurrent patterns of regional BOLD dynamics and functional connectivity dynamics in cognitive decline. Alzheimer's Research & Therapy, 2021, 13: 28.

[80] 叶茜, 马晓芬. 阿尔茨海默病的 PET 分子影像学研究进展. 分子影像学杂志, 2023, 46 (1): 175 – 180.

[81] FRISONI G B, BOCCARDI M, BARKHOF F, et al. Strategic roadmap for an early diagnosis of Alzheimer's disease based on biomarkers. The Lancet: Neurology, 2017, 16: 661 – 676.

[82] MOSCONI L, TSUI W H, HERHOLZ K, et al. Multicenter standardized 18F-FDG PET diagnosis of mild cognitive impairment, Alzheimer's disease, and other dementias. Journal of Nuclear Medicine, 2008, 49: 390 – 398.

[83] EWERS M, BRENDEL M, RIZK-JACKSON A, et al. Reduced FDG-PET brain metabolism and executive function predict clinical progression in elderly healthy subjects. Neuroimage: Clinical, 2014, 4: 45 – 52.

[84] MINOSHIMA S, MOSCI K, CROSS D, et al. Brain [F – 18] FDG PET for clinical dementia workup: differential diagnosis of Alzheimer's disease and other types of dementing disorders. Seminar in Nuclear Medicine, 2021, 51: 230 – 240.

[85] DIEHL-SCHMID J, NEUMANN M, LAWS S M, et al. Frontotemporal lobar degeneration. Fortschritte der Neurologie-Psychiatrie, 2009, 77: 295 – 304.

[86] GJERUM L, FREDERIKSEN K S, HENRIKSEN O M, et al. A visual rating scale for cingulate island sign on 18F-FDG-PET to differentiate dementia with Lewy bodies and Alzheimer's disease. Journal of the Neurological Sciences, 2020, 410: 116645.

[87] KLUNK W E, ENGLER H, NORDBERG A, et al. Imaging brain amyloid in Alzheimer's disease with Pittsburgh Compound-B. Annals of Neurology, 2004, 55: 306 – 319.

[88] THAL D R, RUB U, ORANTES M, et al. Phases of A beta-deposition in the human brain and its relevance for the development of AD. Neurology, 2002, 58: 1791 – 1800.

[89] SCHINDLER S E, LI Y, BUCKLES V D, et al. Predicting symptom onset in sporadic Alzheimer disease with amyloid PET. Neurology, 2021, 97: e1823-e1834.

[90] VILLEMAGNE V L, DORE V, BURNHAM S C, et al. Imaging tau and amyloid-beta proteinopathies in Alzheimer disease and other conditions. Nature Reviews: Neurology, 2018, 14: 225 – 236.

[91] CHOI S R, SCHNEIDER J A, BENNETT D A, et al. Correlation of amyloid PET ligand florbetapir F 18 binding with Abeta aggregation and neuritic plaque deposition in postmortem brain tissue. Alzheimer's Disease and Associated Disorders, 2012, 26: 8 – 16.

[92] WONG D F, ROSENBERG P B, ZHOU Y, et al. In vivo imaging of amyloid deposition in Alzheimer disease using the radioligand 18F-AV-45 (florbetapir [corrected] F 18). Journal of Nuclear Medicine, 2010, 51: 913 – 920.

[93] KLUNK W E, MATHIS C A, PRICE J C, et al. Two-year follow-up of amyloid deposition in patients with Alzheimer's disease. Brain, 2006, 129: 2805 – 2807.

[94] PAYOUX P, DELRIEU J, GALLINI A, et al. Cognitive and functional patterns of nondemented subjects with equivocal visual amyloid PET findings. European Journal of Nuclear Medicine and Molecular

Imaging, 2015, 42: 1459 – 1468.

[95] JOHNSON K A, SCHULTZ A, BETENSKY R A, et al. Tau positron emission tomographic imaging in aging and early Alzheimer disease. Annals of Neurology, 2016, 79: 110 – 119.

[96] LOCKHART S N, BAKER S L, OKAMURA N, et al. Dynamic PET measures of tau accumulation in cognitively normal older adults and Alzheimer's disease patients measured using [18F] THK – 5351. PLoS One, 2016, 11: e0158460.

[97] CHIOTIS K, SAINT-AUBERT L, SAVITCHEVA I, et al. Imaging in-vivo tau pathology in Alzheimer's disease with THK5317 PET in a multimodal paradigm. European Journal of Nuclear Medicine and Molecular Imaging, 2016, 43: 1686 – 1699.

[98] MARUYAMA M, SHIMADA H, SUHARA T, et al. Imaging of tau pathology in a tauopathy mouse model and in Alzheimer patients compared to normal controls. Neuron, 2013, 79: 1094 – 1108.

[99] CHIOTIS K, DODICH A, BOCCARDI M, et al. Clinical validity of increased cortical binding of tau ligands of the THK family and PBB3 on PET as biomarkers for Alzheimer's disease in the context of a structured 5 – phase development framework. European Journal of Nuclear Medicine and Molecular Imaging, 2021, 48: 2086 – 2096.

[100] GOBBI L C, KNUST H, KORNER M, et al. Identification of three novel radiotracers for imaging aggregated tau in Alzheimer's disease with positron emission tomography. Journal of Medical Chemisty, 2017, 60: 7350 – 7370.

[101] BRENDEL M, BARTHEL H, VAN EIMEREN T, et al. Assessment of 18F-PI-2620 as a biomarker in progressive supranuclear palsy. JAMA Neurology, 2020, 77: 1408 – 1419.

[102] CHARIL A, SHCHERBININ S, SOUTHEKAL S, et al. Tau subtypes of Alzheimer's disease determined in vivo using flortaucipir PET imaging. Journal Alzheimer's Disease, 2019, 71: 1037 – 1048.

[103] VOGEL J W, YOUNG A L, OXTOBY N P, et al. Four distinct trajectories of tau deposition identified in Alzheimer's disease. Nature Medicine, 2021, 27: 871 – 881.

[104] LA JOIE R, VISANI A V, BAKER S L, et al. Prospective longitudinal atrophy in Alzheimer's disease correlates with the intensity and topography of baseline tau-PET. Science Translational Medicine, 2020, 12.

[105] PONTECORVO M J, DEVOUS M D SR, NAVITSKY M, et al. Relationships between flortaucipir PET tau binding and amyloid burden, clinical diagnosis, age and cognition. Brain, 2017, 140: 748 – 768.

[106] GROOT C, VILLENEUVE S, SMITH R, et al. Tau PET imaging in neurodegenerative disorders. Journal of Nuclear Medicine, 2022, 63: 20S – 26S.

[107] NI Y C, TSENG F P, PAI M C, et al. The feasibility of differentiating Lewy body dementia and Alzheimer's disease by deep learning using ECD SPECT images. Diagnostics (Basel), 2021, 11.

[108] TAKAHASHI M, TADA T, NAKAMURA T, et al. Efficacy and limitations of rCBF-SPECT in the diagnosis of Alzheimer's disease with amyloid-PET. American Journal of Alzheimer's Disease and Other Dementias, 2019, 34: 314 – 321.

[109] CHEN Q, LOWE V J, BOEVE B F, et al. Beta-Amyloid PET and [123] I-FP-CIT SPECT in mild cognitive impairment at risk for Lewy body dementia. Neurology, 2021, 96: e1180 – e1189.

[110] DURO D, CERVEIRA P, SANTIAGO B, et al. Clock drawing test in mild cognitive impairment: Correlation with cerebral perfusionin single-photon emission computed tomography. Neuropsychology, 2019, 33: 617 – 632.

[111] 王思飞，齐永帅，江英，等. Z-Score 成像系统辅助脑血流灌注 SPECT 对早期阿尔茨海默病患者的诊断有较高价值. 南方医科大学学报，2021，41（7）：1093 – 1100.

[112] MILLETT D. Hans Berger：from psychic energy to the EEG. Perspectives in Biology and Medicine，2001，44：522 – 542.

[113] FRANCIOTTI R, PILOTTO A, MORETTI D V, et al. Anterior EEG slowing in dementia with Lewy bodies：a multicenter European cohort study. Neurobiol Aging，2020，93：55 – 60.

[114] BABILONI C, BINETTI G, CASSETTA E, et al. Mapping distributed sources of cortical rhythms in mild Alzheimer's disease. A multicentric EEG study. Neuroimage，2004，22：57 – 67.

[115] PRICHEP L S. Use of normative databases and statistical methods in demonstrating clinical utility of QEEG：importance and cautions. Clinical EEG and Neuroscience，2005，36：82 – 87.

[116] MORETTI D V, BABILONI C, BINETTI G, et al. Individual analysis of EEG frequency and band power in mild Alzheimer's disease. Clinical Neurophysiology，2004，115：299 – 308.

[117] KLIMESCH W. EEG alpha and theta oscillations reflect cognitive and memory performance：a review and analysis. Brain Res Brain Research Reviews，1999，29：169 – 195.

[118] LEHTOVIRTA M, PARTANEN J, KONONEN M, et al. A longitudinal quantitative EEG study of Alzheimer's disease：relation to apolipoprotein E polymorphism. Dementia and Geriatric Cognitive Disorders，2000，11：29 – 35.

[119] JELIC V, JULIN P, SHIGETA M, et al. Apolipoprotein E epsilon4 allele decreases functional connectivity in Alzheimer's disease as measured by EEG coherence. Journal of Neurology Neurosurgery and Psychiatry，1997，63：59 – 65.

[120] LEHTOVIRTA M, PARTANEN J, KONONEN M, et al. Spectral analysis of EEG in Alzheimer's disease：relation to apolipoprotein E polymorphism. Neurobiology Aging，1996，17：523 – 526.

[121] ROSSINI P M, ROSSI S, BABILONI C, et al. Clinical neurophysiology of aging brain：from normal aging to neurodegeneration. Process in Neurobiology，2007，83：375 – 400.

[122] PETERSON N N, SCHROEDER C E, AREZZO J C. Neural generators of early cortical somatosensory evoked potentials in the awake monkey. Electroencephalo-graphy and Clinical Neurophysiology，1995，96：248 – 260.

[123] KATADA E, SATO K, OJIKA K, et al. Cognitive event-related potentials：useful clinical information in Alzheimer's disease. Current Alzheimer Research，2004，1：63 – 69.

[124] CHANG Y S, CHEN H L, HSU C Y, et al. Parallel improvement of cognitive functions and P300 latency following donepezil treatment in patients with Alzheimer's disease：a case-control study. Journal of Clinical Neurophysiology，2014，31：81 – 85.

[125] GOLOB E J, RINGMAN J M, IRIMAJIRI R, et al. Cortical event-related potentials in preclinical familial Alzheimer disease. Neurology，2009，73：1649 – 1655.

[126] OLICHNEY J M, IRAGUI V J, SALMON D P, et al. Absent event-related potential（ERP）word repetition effects in mild Alzheimer's disease. Clinlcal Neurophysiology，2006，117：1319 – 1330.

[127] MISSONNIER P, DEIBER M P, GOLD G, et al. Working memory load-related electroencephalographic parameters can differentiate progressive from stable mild cognitive impairment. Neuroscience，2007，150：346 – 356.

[128] IRAGUI V J, KUTAS M, MITCHINER M R, et al. Effects of aging on event-related brain potentials and reaction times in an auditory oddball task. Psychophysiology，1993，30：10 – 22.

[129] PAPALIAGKAS V T, KIMISKIDIS V K, TSOLAKI M N, et al. Cognitive event-related potentials：

longitudinal changes in mild cognitive impairment. Clinical Neurophysiology, 2011, 122: 1322 – 1326.

[130] POLICH J, KOK A. Cognitive and biological determinants of P300: an integrative review. Biollgical Psychology, 1995, 41: 103 – 146.

[131] PEDROSO R V, FRAGA F J, CORAZZA D I, et al. P300 latency and amplitude in Alzheimer's disease: a systematic review. Brazilian Journal of Otorhinolaryngology, 2012, 78: 126 – 132.

[132] LAI C L, LIN R T, LIOU L M, et al. The role of event-related potentials in cognitive decline in Alzheimer's disease. Clinical Neurophysiology, 2010, 121: 194 – 199.

[133] LEE MS, LEE SH, MOON E O, et al. Neuropsychological correlates of the P300 in patients with Alzheimer's disease. Progress in Neuropsychopharmacology and Biological Psychiatry, 2013, 40: 62 – 69.

[134] JIANG S, QU C, WANG F, et al. Using event-related potential P300 as an electrophysiological marker for differential diagnosis and to predict the progression of mild cognitive impairment: a meta-analysis. Neurological Scierces, 2015, 36: 1105 – 1112.

[135] KUTAS M, FEDERMEIER K D. Electrophysiology reveals semantic memory use in language comprehension. Trends in Cognitive Sciences, 2000, 4: 463 – 470.

[136] BUTTERS N, GRANHOLM E, SALMON D P, et al. Episodic and semantic memory: a comparison of amnesic and demented patients. Journal of Clinical and Experimental Neuropsychology, 1987, 9: 479 – 497.

[137] BRAAK H, BRAAK E. Neuropathological stageing of Alzheimer-related changes. Acta Neuropathologica, 1991, 82: 239 – 259.

[138] OLICHNEY J M, TAYLOR J R, GATHERWRIGHT J, et al. Patients with MCI and N400 or P600 abnormalities are at very high risk for conversion to dementia. Neurology, 2008, 70: 1763 – 1770.

[139] OLICHNEY J M, VAN PETTEN C, PALLER K A, et al. Word repetition in amnesia. Electrophysiological measures of impaired and spared memory. Brain, 2000, 123: 1948 – 1963.

[140] OLICHNEY J M, PAK J, SALMON D P, et al. Abnormal P600 word repetition effect in elderly persons with preclinical Alzheimer's disease. Cognitive Neuroscience, 2013, 4: 143 – 151.

[141] HORVATH A, SZUCS A, CSUKLY G, et al. EEG and ERP biomarkers of Alzheimer's disease: a critical review. Frontiers in Bioscience (Landmark Edition), 2018, 23: 183 – 220.

（王佳鹤、王宜婷、陈云波、冯梅）

第六章　阿尔茨海默病的药物防治

第一节　抑制 β - 淀粉样蛋白异常沉淀的药物

一、单克隆抗体

单克隆抗体（mAb），简称单抗，是由单一 B 细胞克隆产生的高度均一、仅针对某一特定抗原表位的抗体。单克隆抗体由可以制造这种抗体的免疫细胞与癌细胞融合后的细胞产生，这种融合后的细胞称为 B 细胞杂交瘤。它既具有瘤细胞不断分裂的能力，又具有免疫细胞能产生抗体的能力。用具备这种特性的单个杂交瘤细胞培养成细胞群，可制备针对一种抗原表位的特异性抗体，即单克隆抗体。

（一）阿杜那单抗

近年来，单克隆抗体在阿尔茨海默病（AD）的药物治疗中受到越来越多的关注，其中最具代表性的阿杜那单抗（Aducanumab）于 2021 年 6 月经美国食品药品监督管理局（FDA）批准用于轻度认知障碍（MCI）或轻度痴呆期的 AD 患者。这是自 2003 年以来首个获批用于 AD 的新型疗法，也是针对 AD 基础生理病理学的同类首款新药。阿杜那单抗是一种由渤健（Biogen）公司研发的免疫治疗药物，是一种人免疫球蛋白 γ1（IgG1）的单克隆抗体，它可以穿过血脑屏障并选择性地靶向和结合大脑中 β - 淀粉样蛋白（Aβ）斑块沉淀中的可溶性低聚物和不溶性原纤维，并以剂量依赖性方式减少 Aβ 的异常沉淀。生物化学和结构分析表明，阿杜那单抗可以结合到 Aβ 第 3 ~ 7 个氨基酸形成的线性表位，基于对单体的低亲和力和对富含表位聚集体的强亲和力，阿杜那单抗已被证明可以区分 Aβ 单体、低聚体和原纤维聚集体。临床研究表明，阿杜那单抗在前驱期或轻度 AD 患者中以剂量和时间依赖性方式来激活小胶质细胞，从而清除 Aβ。研究表明，临床痴呆评分量表（CDR-SB）和简易智能精神状态检查量表（MMSE）评分结果均确认该药物可以减缓前驱或轻度 AD 的认知障碍。

1. 药物治疗

阿杜那单抗目前有可用于静脉（IV）输注给药的 100 mg/mL 的单剂量小瓶，分为170 mg 和 300 mg 两种剂量。根据受试者的体重，阿杜那单抗在作为输注给药前应用100 mL 的 0.9% 氯化钠注射液稀释并滴定药液的剂量，在室温条件下立刻给药。每次静脉输注时间控制在 1 小时内，输注应每四周进行一次，两次输注之间至少间隔 21 天，在第七次输注时达到 10 mg/kg。

应用阿杜那单抗治疗之前，应明确患者伴有 MCI 或轻度痴呆的诊断，同时也要对患者进行全面的病史采集及体格和神经系统检查，并说明认知能力下降发作的时间线。对可能导致认知能力下降的潜在的并发性疾病，应通过以下实验室检查进行彻底评估：全血细胞计数、综合代谢检查、促甲状腺激素检查、脂质检查、肝功能检查、维生素 B12 水平检查。在开始使用阿杜卡单抗之前，还应进行脑部影像学检查以排除潜在的神经系统疾病，例如正常压力、脑积水、血管痴呆、恶性肿瘤或硬膜下血肿。同时，临床建议在开始治疗前和治疗期间通过脑核磁共振成像（MRI）常规监测淀粉样蛋白相关影像学异常（ARIA）。脑部 MRI 应在开始使用阿杜那单抗前 12 个月内进行，而在第七次输注和第十二次输注 10 mg/kg 阿杜那单抗之前，应考虑再进行一次 MRI 检查。不建议对肾和肝功能障碍的患者进行剂量调整，因为阿杜那单抗通常与器官组织的蛋白酶发生水解反应进行降解，然后以较小的肽和氨基酸被机体重新利用，很少经过肾脏排泄。

2. 临床试验中出现的不良反应及其发生率

- 脑组织血管性水肿、渗出（35%）
- ARIA–含铁血红素沉积、微出血（ARIA-H）（19%）
- ARIA-H 浅表铁沉着症（15%）*
- 头痛（21%）
- 跌倒（15%）
- 腹泻（9%）
- 意识模糊/谵妄/精神状态改变/定向障碍（8%）
- 超敏反应（血管性水肿、荨麻疹）（<1%）
- 免疫原性（<1%）

阿杜那单抗可能导致肝损伤的可能机制尚不清楚。单克隆抗体和免疫球蛋白通常被摄取并在细胞内代谢为短肽和氨基酸。没有证据表明抑制 Aβ 积累或增加其清除率会引发肝损伤或自身免疫性肝脏疾病。在阿杜那单抗治疗 AD 的大型对照试验中，血清转氨酶升高并不常见。转氨酶升高程度一般为轻度至中度，一过性和无症状。目前，根据其研究资料，未发现临床上明显的肝损伤或归因于阿杜那单抗的严重肝脏不良事件的报道。

3. 临床使用

在开始使用阿杜那单抗之前，处方临床医生应在 12 个月内通过 MRI 获得脑成像资料。在给予阿杜那单抗前七次输注期间，应仔细遵循滴定时间表。在阿杜那单抗的输注给药期间，提供者应在发生超敏反应时在具有适当管理的环境中准备和配备。在第七次输注（第一次 10 mg/kg 剂量）和第十二次输注（第六次 10 mg/kg 剂量）时，应再次进行 MRI 检查。应充分告知患者治疗的不良反应。

神经科医生应充分告知患者 ARIA 的潜在不良反应及其无症状或临床表现。跨专业医疗团队应定期随访接受阿杜那单抗治疗的患者，并仔细询问任何提示淀粉样蛋白相关影像学异常（ARIA）的新发症状。症状包括头痛、意识模糊、谵妄、精神状态改变、定向障碍、头晕、视力异常和恶心。可能需要随访 MRI 以确定 ARIA 的严重程度以及确定继续或停止治疗的决定。

考虑使用阿杜那单抗的妊娠患者应被告知目前没有来自人类生殖研究的相关数据。阿杜那单抗在动物生殖研究中没有显示出不良反应，但此结果可能对人类无关。跨专业医疗团队应与患者及其护理人员明确并评估阿杜那单抗的不良反应和治疗可行性。医疗团队在应用阿杜那单抗治疗时的积极沟通可潜在地改善患者的预后。

尽管阿杜那单抗目前已被 FDA 批准用于 AD 的治疗，但有学者认为阿杜那单抗的临床试验的结果存在争议，欧洲药品管理局也拒绝批准该药在欧盟上市。在阿杜那单抗的两项临床试验中（EMERGE 和 ENGAGE），虽然 ENGAGE 显示阿杜那单抗与安慰剂相比并没有显示出积极作用，但 EMERGE 显示淀粉样蛋白减少、斑块清除率显著的现象，该疗效信号支持临床方案的进展。从科学探索和临床需求来考虑，阿杜那单抗作为一种突破性的治疗方法展示了科学在解决严重公共卫生问题方面的力量。该药的获批给饱受质疑的淀粉样蛋白假说提供了支持，更重要的是让数千万 AD 患者看到了希望。

（二）仑卡奈单抗

仑卡奈单抗（Lecanemab）是渤健与卫材株式会社共同研制的一种 IgG1 单克隆抗体，可选择性地与可溶性 Aβ 聚集体结合，而对 Aβ 单体的亲和力较低。可溶性 Aβ 聚集体已被证明比单体或不溶性原纤维毒性更大。仑卡奈单抗优先靶向可溶性 Aβ 聚集体，从而对早期的 AD 患者有良好的治疗效果。静脉给药后，仑卡奈单抗可穿过血脑屏障到达脑实质，与目标 Aβ 分子结合形成 Aβ – mAb 复合物，通过神经中枢固有的免疫效应小胶质细胞途径清除；外周血中的 Aβ 也可被仑卡奈单抗捕获后清除，形成浓度梯度，发挥"下沉效应"使脑内的 Aβ 向外流出。这两种潜在机制共同发挥作用，降低脑内 Aβ 浓度。在一项针对早期 AD 的随机双盲的 2b 期验证临床试验中，每 2 周剂量为 10 mg/kg 的仑卡奈单抗能减少大脑中的淀粉样蛋白，同时，药物组与安慰剂组的 AD 综合评分（ADCOMS）之间有显著的统计学差异。仑卡奈单抗在 AD 受试者中具有良好的耐受性，试验中的死亡率与安慰剂组相似。输注相关反应为仑卡奈单抗最常见的安全性问题，且多数事件可通过采取预防措施来减少其发生，但在临床应用过程中仍需对淀粉样蛋白相关成像异常所引起的不良反应予以关注。仑卡奈单抗于 2023 年 1 月在美国根据加速审批途径获得了治疗 AD 的首次批准，并于同年 7 月 6 日上市。根据美国公布的处方信息，仑卡奈单抗应在确认 MCI 或轻度痴呆阶段患者存在 Aβ 病理学后才能开始用于临床治疗。

（三）多奈单抗

多奈单抗（Donanemab）是由礼来公司研发的一种 IgG1 亚型的人源化抗体，可结合大脑中沉积的 Aβ 斑块，主要用于治疗早期 AD 患者。多奈单抗靶向 Aβ 的特定形式，即 Aβ 的 N 端第 3 位焦谷氨酸化，简称 N3pG – Aβ。这种 N3pG – Aβ 更容易聚集，因而成为备受关注的 AD 治疗靶点。多奈单抗不是仅仅防止斑块沉积或生长，而是针对沉积的斑块来消除大脑中现有的淀粉样蛋白负担。在一项剂量递增研究中，多奈单抗耐受性良好，可达 10 mg/kg，即使 10 mg/kg 也能引起淀粉样蛋白沉积的显著变化（40% ~50%）。礼来公司公布了多奈单抗治疗 AD Ⅱ 期 TRAILBLAZER-ALZ 研究（NCT03367403）中的探索性分析。该研究分析表明在接受多奈单抗治疗后，淀粉样斑块清除变化越大与认知能力下降程度越低高度相关，在治疗 24 周时斑块清除率越高的患者，tau 进展越少。这些结果进一步证明了多奈单抗有潜力减缓早期有症状 AD 患者的疾病进展。重要的是，这些数据将多奈单抗的斑块清除作用机制与临床结果和脑 tau 病理学的积极影响联系了起来。2021 年 6 月，FDA 授予多奈单抗突破性疗法称号，以加速其开发。

二、其他小分子药物

（一）MK - 8931

MK - 8931（Verubecestat）是第一个进入Ⅲ期临床试验的 β - 位点淀粉样前体蛋白裂解酶 1（BACE1）抑制剂。该药物具有良好的理化特性，包括口服生物利用度、细胞渗透性和脑渗透性。MK - 8931 对 BACE1 酶具有强效的抑制能力，这可以从它的结合模式来解释，其胺基部分与 BACE1 催化二联体之间存在明显的强氢键。体内数据支持 MK - 8931 治疗 AD 的有效性，大鼠单剂量口服 10 mg/kg 可显著降低脑脊液和大脑皮质中的 Aβ 沉淀。遗憾的是，所有这些有希望的发现都被 2018 年 5 月宣布的最新结果所推翻，该研究结果表明在 1 958 例入组患者中，MK - 8931 未能减少认知功能的下降，并出现了明显的不良事件。

（二）E2609

E2609（Elenbecestat）是 Eisa 开发的一个小分子 BACE1 抑制剂。E2609 的Ⅰ期试验表明，单次口服递增剂量 5 mg、10 mg、25 mg、50 mg、100 mg、200 mg、400 mg 或 800 mg 可以显著降低脑脊液 Aβ 沉淀，其中 800 mg 单剂量时降低的水平为 92%。然而，该药物因在Ⅱ/Ⅲ期临床试验中引起了安全性问题而终止，受试者不仅出现头晕和做噩梦等显著副作用，同时还观察到转氨酶升高和海马萎缩的现象。

（三）JNJ - 54861911

JNJ - 54861911（Atabecestat）是一种对中枢系统有效的 BACE1 抑制剂，用于治疗临床前 AD 患者。在一项纳入 1 650 人的临床试验中，JNJ - 54861911 对无症状的 AD 高风险患者给药后能够使 Aβ 的产生减少 95%。然而，由于在后续的试验中有 600 名参与者出现转氨酶异常升高，JNJ - 54861911 的研发以失败告终。许多 BACE1 抑制剂进展的临床试验中清楚地表明，安全性是许多 BACE1 抑制剂成功的主要障碍。同时，由于 JNJ - 54861911（Atabecestat）未能显示出显著的临床疗效，众多研究者开始推测导致淀粉样蛋白假说无法单独解释 AD 疾病进展的复杂性。

表 6-1　近年来部分抗 Aβ 药物的研发现况

药物名称	机制	作用	药物状态
阿杜那单抗（Aducanumab）	人源化单克隆 IgG1 抗体，选择性结合 Aβ 聚集体	Aβ 聚集↓，斑块清除↑	批准上市（2021.6.7，FDA）
仑卡奈单抗（Lecanemab）	人源化单克隆 IgG1 抗体，选择性结合 Aβ 原纤维	Aβ 聚集↓，斑块清除↑	获加速批准途径（2023.1.7，FDA）
多奈单抗（Donanemab）	人源化单抗，靶向 N 端焦磷酸盐 Aβ	Aβ 聚集↓，斑块清除↑	Ⅲ期（NCT04437511）
MK-8931（Verubecestat）	淀粉样前体蛋白 β-位点裂解酶 1/2 抑制剂	Aβ 产生↓	Ⅲ期（NCT01953601）
E2609（Elenbecestat）	淀粉样前体蛋白 β-位点裂解酶 1 高选择性抑制剂	Aβ 产生↓	Ⅲ期（NCT02956486，NCT03036280）
JNJ-54861911（Atabecestat）	淀粉样前体蛋白 β-位点裂解酶抑制剂	Aβ 产生↓	Ⅱ/Ⅲ期（NCT02569398）

三、药物配伍使用

ALZT-OP1 是一种由布洛芬和色苷酸钠组成的组合药物，目标人群为 ApoE ε4/ε4 纯合子基因型的轻度 AD 患者。布洛芬是一种非甾体抗炎药，是一种环氧化酶抑制剂，可减少一氧化氮的合成，保护神经元免受谷氨酸毒性。布洛芬能穿透血脑屏障，减少 AD 患者大脑中的神经斑块病理和炎症。色苷酸钠已被证明在体外有效地破坏 Aβ 聚集，并在 1 周后显著减少体内可溶性 Aβ 的量。研究表明色甘酸钠单独或与布洛芬联合使用可显著降低聚集的 Aβ 水平，并诱导有利于 Aβ 吞噬作用的神经保护性微生物活化状态。2015 年 9 月，ALZT-OP1 进入第三阶段，该研究（NCT02547818）评估了 ALZT-OP1 在早期 AD 受试者中的安全性和有效性，已于 2020 年 11 月完成，进一步的信息还有待观察。

第二节　抑制 tau 蛋白过度磷酸化的药物

一、单克隆抗体

（一）E2814

E2814 是一种识别 tau 微管结合区的人源化 IgG1 抗体，它能识别微管结合域中的 HVPGG 表位。该区域是 tau 缠结的主要成分，并参与病理性 tau 聚集体的播种和扩散。

E2814 旨在结合细胞外的 tau，防止病变在细胞间的传播，并介导小胶质细胞的清除。E2814 最初是在伦敦大学学院的 Rohan de Silva 实验室发现的，研究人员发现它可以识别死后大脑中的病理 tau 结构和 AD 患者的神经原纤维缠结。临床前的实验表明 E2814 可以有效抑制 tau 聚集，同时它适度地减少了注射 tau 原纤维（tau 传播模型）的小鼠中聚集 tau 的传播。Eisai 公司于 2022 年 1 月报告了临床试验的首批患者的入组情况（新闻发布），该研究在全球 39 个地点进行，将持续到 2027 年。

（二） UCB0107

UCB0107 是一种人源化的单克隆 IgG4 抗体，它能识别 tau 的微管结合域附近的第 235～250 个氨基酸，具有与 tau 的成对螺旋丝结合的亲和力。研究人员于 2018 年开展了一项首次单次递增剂量研究，用以评估 UCB0107 静脉输注的安全性和耐受性。该试验招募了 20 名健康男性，并计划根据先前较低剂量的安全性审查，使用多达七个剂量组。公布的结果显示七个剂量组的所有参与者都完成了这项研究。未报告与药物相关的不良事件，血清和脑脊液浓度随剂量增加，且各剂量的脑脊液/血清比值保持不变。Ⅱ 期试验计划让 450 名 MCI 或轻度 AD 痴呆患者随机接受 UCB0107 或安慰剂中的一种，主要终点是 CDR-SB 中基线的变化，次要结局包括不良事件、tau-PET 和血清药物浓度等。该试验为期 80 周，将持续到 2025 年。

二、活性疫苗

（一） AADvac - 1

AADvac - 1 是第一个进入 Ⅰ 期临床试验的人体活性疫苗，目前已经宣布 AADvac - 1 在 Ⅱ 期显示出良好的安全性和免疫原性，在免疫和安慰剂患者之间没有观察到明显的不良事件。AADvac - 1 对血液 NfL 和 CSF（P - tau217 和 P - tau1）生物标志物的表达水平有统计学意义的降低，这表明 AADvac - 1 靶向 tau 蛋白并影响 tau 病理学。值得注意的是，目前研究结果显示仅有年轻人群的认知能力有所改善。

（二） ACI - 35

ACI - 35 是一种基于脂质体的疫苗，该疫苗将通过激发针对某些磷酸化 tau 病理构象的免疫反应来治疗 AD 患者的 tau 异常。该疫苗含有 16 份在蛋白质的病理磷酸化残基 S396 和 S404 处磷酸化的合成 tau 片段，并被固定在脂质双分子层中。一项由 AC Immune SA，Janssen 公司启动的小型 1b/2a 期试验表明了 ACI - 35 在早期 AD 患者中拥有良好的安全性、耐受性和免疫原性。ACI - 35 疫苗接种在老年早期 AD 患者中 100% 可以产生针对磷酸化 tau 的强效抗原特异性抗体应答，达到了比疫苗接种前水平高几个数量级的抗体水平。这些中期研究结果支持推进 ACI - 35 进入 2/3 期临床开发。

三、tau 蛋白聚集抑制剂

第一个直接的 tau 蛋白聚集抑制剂是亚甲基蓝（LMTM），纯化后的 LMTM 是治疗 AD 的第二代 tau 蛋白聚集抑制剂。一项为期 18 个月的Ⅲ期试验证实：接受 LMTM 单药治疗的患者的结局始终优于接受相同剂量的胆碱酯酶抑制剂作为附加剂量的患者，该结果支持 LMTM 作为单药治疗可能有效的假设。在一项Ⅲ期试验中，LMTM 不能减缓轻度至中度 AD 的认知或功能衰退，但在重新调查数据后，LMTM 单药治疗患者的脑萎缩率还是明显低于轻度 AD。

第三节 胆碱酯酶抑制剂

治疗 AD 的胆碱酯酶抑制类药物主要有他克林（Tacrine）、多奈哌齐（Donepezil）、加兰他敏（Galanthamine）和卡巴拉汀（Rivastigmine）。根据作用机制，他克林、多奈哌齐和加兰他敏被归类为短效或可逆药物，卡巴拉汀则被归类为中效或不可逆药物。第一个获准用于对症治疗 AD 的胆碱酯酶抑制剂是他克林，但由于其肝毒性，目前已被上述三个药物代替。总体而言，市场上可用的三种胆碱酯酶抑制剂的功效相似，并且使用这些药物的临床药效是温和的。

（一）他克林

他克林是第一个引入临床用于治疗 AD 的乙酰胆碱酯酶抑制剂。他克林通过抑制乙酰胆碱的代谢起作用，从而延长其活性并提高大脑皮层的水平，用于治疗可改善轻度至中度 AD 痴呆患者的心理功能。他克林于 1993 年在美国被批准用于治疗阿尔茨海默型轻度至中度痴呆，其以 10 mg、20 mg、30 mg 和 40 mg 的胶囊形式销售，典型剂量为 20 ~ 40 mg，每日 4 次。他克林具有剂量限制副作用，包括腹泻、恶心、呕吐、腹部不适、头晕、头痛、焦虑、视力模糊、口干和失眠，这些都是胆碱能刺激的典型症状。由于对其他乙酰胆碱酯酶抑制剂的安全性和可用性的持续担忧，他克林于 2013 年停止使用。

他克林通过肝脏进行首过代谢，并由细胞色素 P450 系统广泛代谢。他克林的肝毒性可能与有毒中间体的产生有关，但确切的损伤机制尚不清楚。肠道细菌可能在他克林肝毒性中发挥作用，因为肠道细菌菌群变化引起的葡萄糖醛酸化受损与暴露于他克林的啮齿动物的氨基转移酶升高有关。

令人震惊的是，他克林治疗与近一半患者的血清转氨酶升高有关。这些升高通常在开始治疗后 6 ~ 8 周内出现，并在治疗停止后迅速消退。升高超过正常范围上限（ULN）的 3 倍出现在 25% 的患者中，高于 10 倍的 ULN 发生在 6% 的患者中，高于 20 倍的 ULN 在 2% 的患者中。伴随的碱性磷酸酶和胆红素升高很少见，ALT 异常通常无症状，在停止治疗或减少剂量后迅速消退。建议在他克林治疗期间监测血清氨基转移酶水平，如果 ALT 升高超过 ULN 的 3 倍，则调整剂量，如果水平超过 ULN 的 5 倍，则停药。在许可前研究中，没有报告临床上明显的急性肝损伤伴黄疸的实例。然而，随后报道了几例由他克林引起的急性肝细胞损伤伴黄疸病例，通常在开始治疗后 2~8 周内出现，通常在停药后迅速消退。嗜酸性粒细胞增多常伴有他克林引起的肝损伤，但皮疹和发热与自身抗体一样并不常见。再激发通常会导致肝损伤复发，潜伏期稍短，但病程相似或较轻。在许多患者中，即使没有停药或剂量调整，血清氨基转移酶升高也会消退。尽管如此，还是向申办者报告了由克他林引起的肝损伤死亡病例。建议在治疗的前六个月常规监测血清氨基转移酶水平。然而，其他口服抗胆碱酯酶抑制剂（每日仅给予一次或两次）不需要ALT 监测，并且很少引起肝酶升高，这导致他克林在美国停止临床使用。

（二）多奈哌齐

多奈哌齐是 20 世纪 80 年代后期由日本卫材制药公司研制开发的第二代可逆性乙酰胆碱酯酶抑制剂，最常用于治疗 AD。1997 年 FDA 批准多奈哌齐用于治疗轻度、中度和重度 AD 痴呆。尽管没有证据表明多奈哌齐会改变疾病的进展，然而，它可以通过改善认知，减轻一些痴呆症的行为和社会心理症状。该药物的特点是患者耐受性好、药效学和药动学的安全指标高和服用方便，目前在临床应用十分广泛。

多奈哌齐通过抑制突触后裂隙中乙酰胆碱的代谢而起作用，从而增强胆碱能神经传递。阿尔茨海默病与大脑皮层胆碱能缺乏有关，乙酰胆碱浓度的增加与乙酰胆碱酯酶抑制和阿尔茨海默氏症痴呆患者认知功能的改善有关。多奈哌齐可逆地与乙酰胆碱酯酶结合并抑制乙酰胆碱的水解，从而增加突触处乙酰胆碱的可用性，增强胆碱能传递。此外，多奈哌齐的抗胆碱酯酶活性对大脑中的乙酰胆碱酯酶具有相对特异性，对外周组织中的酶几乎没有影响。随着病程的进展，功能完整的胆碱能神经元渐趋减少，多奈哌齐的作用可能会减弱，因此多奈哌齐适用于轻、中度 AD 症状的治疗。

1. 药物治疗

盐酸多奈哌齐可作为口服薄膜包衣片剂，含量分别有 5 mg、10 mg 和 23 mg。它也可以作为 5 mg 和 10 mg 强度的口腔崩解片。

对于轻度至中度痴呆，初始剂量为 5 mg/天；它可以在 4~6 周内缓慢增加到 10 mg/天。

对于中度至重度痴呆，在患者服用 10 mg/天剂量至少三个月后，剂量可以逐渐增加至 23 mg/天。

23 mg 片剂应整体吞咽，而不是压碎、咀嚼或分裂，因为这可能会增加其吸收速率。它每天给予一次剂量。吸收不受食物或给药时间的影响。

对于特定人群：

肝损伤患者：代偿性肝硬化无须调整剂量。

肾功能损害患者：中度或重度肾功能损害不需要剂量调整。

孕妇：多奈哌齐是一种妊娠 C 类药物。没有足够的数据可用于孕妇使用盐酸多奈哌齐以及与发育异常相关的风险。

哺乳期妇女：尚不确定多奈哌齐或其代谢物是否在母乳中排泄。

儿科患者：尚不确定多奈哌齐治疗对儿童是否安全有效。

老年患者：老年患者的消除半衰期甚至更长（约100小时），因为全身分布的稳态体积增加。老年患者无须调整剂量，因为所有年龄段的稳态清除率相似。

2. 不良反应

最常见的副作用是胃肠道反应，包括恶心、腹泻和呕吐。其他常见的副作用包括失眠、肌肉痉挛、疲劳和厌食，这些症状在较高剂量下更常见。这些副作用在大多数患者中是轻微和短暂的，持续长达三周，即使继续使用通常也会消退。

（1）如其他胆碱酯酶抑制剂一样，多奈哌齐可引起噩梦，因为在快速眼动睡眠期间视觉联想皮层的激活增强。然而，早上给药多奈哌齐可以减少噩梦的频率。

（2）多奈哌齐可引起心动过缓和心脏传导阻滞，无论是否具有已知潜在心脏传导异常的患者都应额外注意。此外，使用多奈哌齐可能会导致晕厥发作，其他不太常见的心血管副作用包括高血压、水肿、心电图异常和低血压。

（3）多奈哌齐可导致约5%的患者体重减轻。剂量越高，发病率越高。

（4）精神阻滞剂恶性综合征病例和横纹肌溶解是使用多奈哌齐的罕见不良事件。

多奈哌齐被肝细胞色素P450系统（CYP 2D6和3A4）广泛代谢，然后是葡萄糖醛酸化。与安慰剂治疗相比，多奈哌齐治疗与血清酶升高率增加无关。此外，与维持较低剂量的患者相比，剂量从每日10 mg增加到23 mg后ALT升高率并未增加。多奈哌齐的肝毒性病例很少，也没有关于多奈哌齐致命的急性肝衰竭、慢性肝炎或胆管消失综合征的已发表报告。

3. 药物相互作用

（1）CYP2D6和CYP3A4诱导剂如苯妥英、卡马西平、苯巴比妥、利福平和地塞米松可通过提高多奈哌齐的消除速率来降低其水平。

（2）多奈哌齐使用卡维地洛、美托洛尔、阿替洛尔和普萘洛尔等β受体阻滞剂可能会增加心动过缓的风险。

（3）多奈哌齐可能会延长去极化神经肌肉阻滞剂如琥珀胆碱的作用。

（4）多奈哌齐与其他胆碱酯酶阻断剂如新斯的明和毒扁豆碱具有协同作用。

4. 临床使用

医疗保健专业人员，包括临床医生，在向老年人开处方时需要了解多奈哌齐的益处和局限性。开始治疗后，处方者应随访认知和行为评估，以评估治疗效果、药物耐受性并检查胆碱能过量症状。药剂师咨询应包括验证剂量、进行药物调节、寻找药物相互作用以及向处方者报告是否有任何问题。护士应监测不良反应，评估药物依从性和治疗效果。痴呆管理需要跨专业的团队方法，包括医疗保健专业人员，如临床医生、执业护士、医师助理、护士、药剂师、家庭和护理人员，他们都参与协作活动和开放式沟通，以推动最佳患者结果。

（三）卡巴拉汀

卡巴拉汀，又称利斯的明，是一种不可逆、乙酰和丁酰胆碱酯酶双重抑制剂。卡巴拉汀是西班牙诺华公司研制的用于治疗轻、中度AD痴呆的一线药物，已在国内上市多年。随着 1997 年获得 FDA 的批准，卡巴拉汀可用于治疗 AD 类型的轻度至中度痴呆。其适应证还包括治疗与帕金森病相关的轻度至中度痴呆。目前还发现卡巴拉汀可以有效地缓解伴随 AD 的精神性和非精神性障碍，其中包括术后谵妄、遗忘性 MCI、唐氏综合征。

在大脑中，两种不同的胆碱酯酶水解乙酰胆碱。这两种酶是乙酰胆碱酯酶（AChE）和丁酰胆碱酯酶（BuChE）。AChE 主要存在于突触神经接头以及大脑皮层中具有高活性的区域。BuChE 存在于大脑的神经胶质细胞中，有助于介导胆碱能活性。随着人类年龄的增长，这两种胆碱酯酶的活性增加。在 AD 和帕金森病等病理状态下，胆碱酯酶的上调远高于正常水平。与其他胆碱酯酶抑制剂不同，卡巴拉汀已被证明可逆地结合并抑制这两种酶，导致乙酰胆碱的整体增加。其主要的作用机制是延缓功能完整的胆碱能神经元所释放的乙酰胆碱的降解，最终促进胆碱能神经传导。

1. 药物治疗

卡巴拉汀有口服胶囊和透皮贴剂等剂型。胶囊的含量有 1.5 mg、3 mg、4.5 mg 和 6 mg 四类，透皮贴剂根据含量分别有每 4 小时 6.9 mg、5.13 mg 和 3.24 mg 三类。

口服胶囊适应证剂量如下：

AD，轻至中度痴呆：每日 3～6 mg，口服，每日两次。从 1.5 mg，口服，每日两次，然后每两周增加 1.5 mg，每位耐受患者每两周服用一次。最大剂量为每日 12 mg。剂量应与食物一起服用。如果治疗中断超过 1 天，临床医生应从 1.5 mg 开始重新调整剂量。无须肾功能损害剂量，在肝损伤的情况下，不需要进行剂量调整。

适应证的透皮贴剂给药如下：

AD，轻度至中度痴呆：最初每天使用一个 4.6 mg 贴剂，持续四周，然后增加到每天 9.5 mg 贴片，持续四周，然后，如有必要，增加到每天 13.3 mg 贴剂。

AD，重度痴呆：最初每天使用一个 4.6 mg 贴剂，持续四周，然后增加到每天 9.5 mg 贴剂，持续四周，然后，如有必要，增加到每天 13.3 mg 贴剂。

最大剂量为每日 13.3 mg 经皮给药。当从每日 6 mg 的口服剂量转换为 12 mg 剂量时，从 9.5 mg 贴剂开始。如果治疗中断超过三天，从 4.6 mg 贴剂开始并逐渐调整剂量。

2. 不良反应

卡巴拉汀的不良反应已经得到了彻底的研究，因为它已经经过了多年的临床研究和运用。与使用卡巴拉汀相关的主要不良反应是胃肠道，主要症状是恶心和呕吐。这些急性效应主要发生在治疗的初始剂量递增阶段，药物向上滴定剂量以达到治疗剂量。如果开具口服制剂，则可以通过缓慢的滴定时间表和与食物一起服用药物来最大限度地减少这些事件。

常见的不良反应包括锥体外系症状、睡眠障碍、肌肉痉挛和虚弱。这些问题在治疗的维持阶段不那么频繁，当剂量不调整时，但是当药物长时间服用时，可能会发生中枢神经系统效应。然而，这些中枢神经系统效应在卡巴拉汀中相当罕见，并且在其对应药物多奈哌齐中更常见。

卡巴拉汀也有罕见的血管性水肿与其使用有关的情况，尽管总体上非常罕见。虽然透皮途径提供了较低的胃肠道效应率，像接触性皮炎这样的反应很普遍。此外，对透皮贴剂的过敏反应可表现为超出贴剂边界的水疱和水肿。与接受多奈哌齐治疗的患者相比，长期使用卡巴拉汀也与死亡风险增加有关。

卡巴拉汀与其他乙酰胆碱酯酶抑制剂的不同之处在于没有主要的肝脏代谢。卡巴拉汀潜在肝毒性的机制尚不清楚，但可能是免疫学特质。目前没有临床上明显的肝损伤伴黄疸的病例报告。然而，自引入临床使用以来，卡巴拉汀（通过透皮贴剂给药）与至少一例临床上明显的肝毒性伴轻度黄疸的报告有关。发病时间为2个月，血清酶升高呈轻度肝细胞模式。还存在轻度皮疹和嗜酸性粒细胞增多，但不存在自身免疫特征。停药后5周内完全康复。

3. 临床使用

使用卡巴拉汀和其他抗胆碱能药物的患者应密切随访，由初级临床医生进行密切随访。临床医生应与护士密切合作，对患者进行适当的随访，以确保最佳治疗并意识到潜在的不良反应。临床医生还可以与药剂师密切合作，帮助优化治疗并为患者开出最佳方案，以实现最佳诊断治疗；药剂师可以咨询卡巴拉汀是否最适合手头的患者。护理和药房必须强调严格遵守患者第一的重要性，因为缺乏依从性可能会对治疗以及随后的生活造成严重的不良影响。

（四）加兰他敏

加兰他敏源自石蒜属植物雪花莲根茎，是一个选择性、竞争性及可逆性的乙酰胆碱酯酶抑制剂。最初，加兰他敏在神经性和麻痹条件下进行研究，包括脊髓灰质炎后麻痹状况、肌病和神经肌肉阻滞逆转。然而，其乙酰胆碱酯酶抑制特性的发现改变了医疗保健的格局。它被研究用于治疗各种精神疾病。加兰他敏最先由保加利亚的 Sopharma 制药公司研究和生产，然而，由于提取和合成困难，加兰他敏治疗阿尔茨海默病的重新开发直到20世纪90年代初才开始。加兰他敏于2001年被美国食品药品监督管理局批准用于治疗轻度至中度重度阿尔茨海默病（AD）。

加兰他敏可以抑制乙酰胆碱酯酶和同素体调节烟碱胆碱能受体，从而抵消 AD 患者中枢胆碱能神经传递的减少。该药物还能通过抑制突触后裂隙中乙酰胆碱的代谢而起作用，从而增强胆碱能神经传递。加兰他敏对中枢神经系统中的乙酰胆碱酯酶具有选择性活性，对外周组织中的酶几乎没有影响。通过以上作用机制增强了胆碱能系统的活性，加兰他敏改善了 AD 患者的认知功能，目前主要用于治疗轻中度 AD 患者痴呆的症状。

1. 药物治疗

加兰他敏目前市场上有两种不同类型的剂型，即速释型和缓释型。

缓释剂型以胶囊为主，有不同的含量，分别为8 mg、16 mg 和24 mg。胶囊具有方便给药的优点，每天早上服用一次，这可以改善患者对治疗方案的依从性。含有全部每日剂量的胶囊不应打开或咀嚼，应完整吞咽。为了减少或完全避免恶心、呕吐和胃刺激的不愉快感觉，最好将胶囊与食物一起给药。

对于缓释胶囊，在阿尔茨海默病痴呆的对照临床试验中显示有效的剂量范围为16～24 mg/天。对于痴呆疗法，每天8 mg 是推荐的起始剂量，每天早上随餐服用一次，至少

4 周。然后，剂量可以滴定至初始维持剂量，即每天 16 mg。在以 16 mg/天的剂量至少 4 周后，可以考虑进一步增加剂量以将患者维持在每日 24 mg。所有剂量的增加取决于对患者的临床益处和对先前剂量的耐受程度的评估。

片剂和溶液这两种形式是药物输送系统的速释型。溶液形式每毫升含有 4 mg 加兰他敏，片剂形式以 4 mg、8 mg 和 12 mg 的各种剂量提供。对于速释片，每天 16~32 mg 的剂量范围已在 AD 痴呆的对照临床试验中显示出有效性。然而，研究表明，32 mg 每日剂量比其他较低剂量更难耐受，因此，推荐剂量范围为 16~24 mg/天，与食物分两次服用，以减少或完全避免胃肠道不良事件，如恶心和呕吐。

建议以最低剂量开始治疗，并在仔细评估患者的临床益处和先前剂量的耐受性后缓慢滴定。治疗从每天两次 4 mg 开始，应在早上和晚上与食物一起服用。至少 4 周后，剂量可以增加到 16 mg/天，这是初始维持剂量。进一步升级到 24 mg 每日剂量后可以尝试在至少 4 周后以 16 mg 每日剂量。如果可能，将患者维持在 16 mg/天的剂量，因为 24 mg/天的剂量在临床试验中没有显示出统计学上显著的更高疗效。然而，24 mg/天的剂量可能对一些患者提供更大的临床益处。

对于特定人群：

肝损伤患者：在轻度肝功能障碍患者（Child-Pugh 评分为 4~5）和健康志愿者中摄入单次 6 mg 剂量的加兰他敏 IR 片剂后，加兰他敏的药代动力学没有明显的差异。在中度肝损伤的受试者（Child-Pugh 评分为 7~9）中，观察到加兰他敏的代谢清除率与正常志愿者的清除率相比降低了 25%。随着肝损伤严重程度的增加，预计加兰他敏暴露将进一步增加。

孕妇：动物研究的研究数据显示对胎儿有致畸作用。

哺乳期妇女：没有关于人乳中加兰他敏分泌、对母乳喂养婴儿的影响或加兰他敏 ER 或加兰他敏 IR 对产奶量的影响的数据。医生和患者在开处方时必须权衡利弊。

儿科患者：临床试验不在儿科人群中进行以确定安全性和有效性。

老年人：根据 AD 患者的临床试验数据，老年患者的加兰他敏浓度比健康的年轻受试者高 30%~40%。

2. 不良反应

（1）胃肠道系统：加兰他敏是耐受性良好的抗痴呆药物，除了胃肠道（GI）副作用外，不良反应很少见，这是其胆碱能药理学特性的可预测结果。食欲不振、恶心、呕吐、腹泻和体重减轻是最常见的胃肠道不良反应。

（2）泌尿生殖系统：加兰他敏是一种拟胆碱剂，可能导致或加重膀胱流出道梗阻，前列腺增生患者需要谨慎使用。

（3）神经系统：头痛和头晕是最常见的副作用。加兰他敏作为一种胆碱能药物，被认为具有诱导全身性癫痫发作的潜力。惊厥活动可能是 AD 的一种表现。因此，诊断为 AD 痴呆和服用加兰他敏处方的患者应密切监测癫痫发作。

（4）呼吸系统：由于其胆碱模拟作用，加兰他敏可引起支气管痉挛，因此，应小心处方给已知有严重哮喘或慢性阻塞性肺病史的患者。在加兰他敏治疗期间，应密切监测患者的呼吸功能是否有任何呼吸不良反应的发生。

加兰他敏由肝细胞色素 P450 系统（CYP 2D6 和 3A4）广泛代谢，然后葡萄糖醛酸化。肝毒性可能是由于其对毒性或免疫原性中间体的特异质代谢而发生的。目前尚未有发表临床上出现的明显肝毒性的个案报告，除他克林外，用于 AD 的乙酰胆碱酯酶抑制剂很少与临床上明显的急性肝损伤有关。

3. 药物相互作用

（1）与抗胆碱能药一起使用：抗胆碱能药物可干扰胆碱能药物加兰他敏的药理作用。

（2）与胆碱模拟物和其他胆碱酯酶抑制剂一起使用：当胆碱酯酶抑制剂加兰他敏与其他胆碱酯酶抑制剂胆碱能激动剂（如苯甲酚、琥珀酰胆碱和类似的神经肌肉阻断剂）同时给药时，预期会产生协同作用。

（3）酮康唑和红霉素是已知的 CYP3A4 抑制剂，当与加兰他敏一起给药时，加兰他敏的清除率降低。

4. 临床使用

加兰他敏是一种胆碱模拟剂，告知患者和家属加兰他敏对于对症治疗至关重要，但该药物不会改变潜在的疾病过程和疾病进展。它通过改善认知、整体功能、日常生活活动和行为来缓解痴呆症状。临床医生应定期随访患者，逐渐调整剂量，评估剂量对患者的疗效和安全性。应建议患者和护理人员在出现皮疹或其他超敏反应表现后立即停止用药，并立即寻求专业帮助。应尽可能避免使用引起精神混浊的药物。咨询药剂师有助于验证加兰他敏的剂量和时间表，检查药物间的相互作用以及进行药物调节。如果药剂师发现任何问题，应将其报告给处方者。护士应该熟悉加兰他敏的不良事件概况，因为他们是在随访和辅助生活设施中首先遇到患者的卫生专业人员，因为大多数 AD 患者最终都会进入辅助生活设施。

（五）石杉碱甲

石杉碱甲（HupA）是从我国中草药蛇足石杉（huperziaserrata）中提取出的生物碱，几个世纪以来一直被中国民间医学用于治疗痴呆。HupA 是一种不饱和倍半萜类生物碱化合物，可有效穿过血脑屏障，其抑制方式是典型的混合型抑制，兼顾竞争性和非竞争性，抑制作用明显优于加兰他敏、多奈哌齐和他克林。HupA 生物活性高，有较高的脂溶性，分子小，易透过血脑屏障，进入中枢后较多地分布于大脑的额叶、颞叶、海马等与学习和记忆有密切联系的脑区。HupA 在低剂量下对 AChE 有强大的抑制作用，使分布区内神经突触间隙的乙酰胆碱含量明显升高，并通过激活突触后膜上的 N 受体，从而增强学习记忆能力，改善认知行为功能。有研究表明，HupA 对丁酰胆碱酯酶抑制作用较弱，因此外周乙酰胆碱水平升高作用不明显，从而减少了恶心、呕吐等外周胆碱能不良反应。由于 HupA 在临床使用中对 AD 患者有着明显的改善效果，其在中国被批准为治疗 AD 的首选药物，在美国被批准作为膳食补充剂。

第四节　谷氨酸受体拮抗剂

美金刚

美金刚是 N－甲基－D－天冬氨酸（NMDA）谷氨酸受体的拮抗剂，已被证明可以降低中度至重度 AD 的临床恶化速度。抑制 NMDA 受体对痴呆有益的机制尚不清楚，但 AD 的特征在于这些受体的持续激活，并且它们的拮抗作用可以降低兴奋性毒性。美金刚于 2003 年在美国被批准用于治疗 AD 引起的中度至重度痴呆。

AD 患者的乙酰胆碱合成减少和皮质胆碱能功能受损。因此，胆碱酯酶抑制剂（如多奈哌齐、加兰他敏、卡巴拉汀）痴呆通过抑制突触间隙的胆碱酯酶和增加胆碱能传递来缓解症状。然而，美金刚的作用机制与胆碱能药物的作用机制不同，被认为是神经保护作用。谷氨酸是大脑中主要的兴奋性神经递质。谷氨酸激活的受体之一是 NMDA 受体，它对学习和记忆等过程至关重要。NMDAR 的过度激活已被证明与神经元丢失/损伤有关，导致包括痴呆在内的各种急性和慢性神经系统疾病。然而，正常的神经元功能也需要生理 NMDA 受体活性。任何阻断所有 NMDA 受体活性的药物都会有不可接受的临床副作用。美金刚通过其作为非竞争性和低亲和力的开放通道阻断剂（突触外 NMDAR 的非竞争性拮抗剂）的作用，在过度开放时优先进入受体相关离子通道，因此不会干扰正常的突触传递。通过这样做，它可以防止兴奋性毒性引起的神经元细胞死亡的进一步损害。

1. 药物治疗

美金刚有口服胶囊、口服液、片剂等剂型。口服胶囊为 24 小时缓释作用，根据含量分为 7 mg、14 mg、21 mg、28 mg 四类；口服液的含量为 2 mg/mL（360 mL）；片剂的含量有 5 mg 和 10 mg 两种。

起始剂量为 5 mg 每日，目标剂量 20 mg 每日，剂量每日增加 5 mg，根据耐受情况每周增加一次。错过的单剂量不会在下一次剂量时加倍；如果错过了几个剂量，需恢复较低剂量并根据耐受情况逐渐调整剂量。服用缓释胶囊时，可将胶囊的全部或全部内容物吞服，撒在食物上并立即吞服。口服溶液时不要与任何其他液体混合；使用提供的给药装置进行管理，该装置由注射器、注射器适配器盖、管路和其他所需用品组成。

对于特定人群：

肾功能损害患者：对于严重肾功能损害患者，建议目标剂量为 5 mg，每日两次（根据 Cockroft-Gault 方程，肌酐清除率为每分钟 5 ~ 29 mL）。

肝损伤患者：轻度至中度，无须调整剂量；慎重使用。

孕妇：FDAB 类（研究中没有风险证据；动物生殖研究显示不良事件）；谨慎使用。

哺乳期妇女：不知道美金刚是否在母乳中排泄；哺乳母亲慎用。

儿科患者：安全性和有效性尚未确定。

2. 不良反应

在临床试验中最常见的不良反应为头晕、头痛、意识模糊、腹泻和便秘，其他的不良反应有：疲劳、疼痛、高血压、体重增加、幻觉、意识模糊、攻击性行为、呕吐、腹痛、尿失禁。

不常见的不良反应（上市后监测、临床试验或病例报告）：

（1）神经系统：步态异常、脑梗死、脑血管意外、颅内出血、癫痫发作、嗜睡、迟发性运动障碍。

（2）心血管：缓慢性心律失常、心力衰竭、心肌梗死、外周水肿、晕厥、心动过速。

（3）内分泌：体重变化。

（4）胃肠道：食欲不振、恶心。

（5）血液学：贫血。

（6）肝脏：肝炎、肝衰竭。

（7）肾：急性肾衰竭、尿路感染。

（8）呼吸道：支气管炎、肺炎、上呼吸道感染。

3. 临床使用

美金刚的处方者应该意识到该药物会使痴呆症状恶化。因此，药剂师、心理健康护士、精神科医生和初级保健提供者应密切监测这些患者，向主要团队负责人报告并发症。AD 患者对美金刚的反应是温和的，但大多数患者也没有显示出任何真正的益处。由于美金刚属于谷氨酸受体拮抗剂，与多奈哌齐、加兰他敏等胆碱酯酶抑制剂的作用机制不同，因此在临床中常常可以联合使用，协同增效。

第五节　抑制炎症药物

一、非甾体抗炎药

非甾体抗炎药用于缓解伴随多种疾病状态的疼痛和炎症，其主要治疗机制是抑制环加氧酶 1 和 2（COX1，2）酶，这些酶催化花生四烯酸转化为前列腺素。研究表明非甾体抗炎药可以抑制神经胶质激活和细胞因子诱导的神经炎症，在较高剂量下可用于用于 AD 的实验性治疗。一项基于荧光光谱学和电镜技术的研究结果显示，部分非甾体抗炎药可以依赖性地抑制 Aβ 形成和伸展，而且还剂量依赖性地使已形成的 Aβ 脱稳定化。

（一）吲哚美辛

吲哚美辛是一种非甾体抗炎药，正处于临床试验的 3 期，主要目的是治疗 AD。在大鼠模型的临床前试验中，吲哚美辛降低了大脑海马区 TNFα 和 IL1β 等炎症分子的水平。尽管在某些研究中结果为阴性，因为这种药物未能减缓 AD 的进展，但是最近的一些研究发现了吲哚美辛的神经保护作用和 AD 认知能力下降的改善，需要做更多的研究来确定吲哚美辛在 AD 治疗中的明确作用。吲哚美辛的 3 期临床试验的实际入组人数为 160 名参与者，研究设计采用平行分配模型和双掩码随机化，目前研究的招募状态已完成。

（二）塞来昔布

塞来昔布是一种非甾体抗炎药，可选择性阻断 Cox‑2 活性，从而减少引起神经炎症的炎症介质的过度激活。在 Aβ 诱导的大鼠模型中，塞来昔布通过减少大鼠模型大脑中的 Cox‑2 蛋白表达来减少神经炎症。同时该研究指出塞来昔布的全身给药可预防行为功能障碍和神经递质的改变。非甾体抗炎药能够在起始阶段推迟 AD 的发生，对于年轻一些的受试者能够降低 AD 的发病率，而对于已然发生 AD 的老年受试者，使用非甾体抗炎药只能起到相反作用。目前塞来昔布正处于预防 AD 的临床试验中，研究设计是随机的，双盲与平行分配模型。该研究的实际入组人数为 138 名参与者。

二、单克隆抗体

（一）AL002

AL002 是一种人源化单克隆 IgG1 抗体，是 Alector 和 AbbVie 合作开发的。AL002 结合小胶质细胞的髓细胞上表达的触发受体（TREM2）并激活信号传导，增加 TREM2 下游效应子 Syk 的磷酸化，从而促进小胶质细胞增殖、降低神经毒性和抑制炎症信号。研究表明长期给予 AL002 可降低小胶质细胞炎症反应和改善认知功能，这主要体现在 Aβ 斑块周围的聚集物减少、炎症标志物 SPP1 的表达显著下调和迷宫中的行为正常化。2018 年 11 月，AL002 开始了一项在美国、澳大利亚和英国等六个地点进行的 I 期试验。在其单次递增剂量阶段，69 名健康成年人接受了 0.003～60 mg/kg 或安慰剂的九种剂量之一的单次输注；在多次递增剂量阶段，30 名 AD 患者将被纳入三个剂量组群。最终该试验的结果证明了 AL002 的安全性和良好的耐受性。

2021 年 1 月，AL002 的 II 期临床研究招募了 265 名早期 AD 患者，旨在比较每月输注 15 mg/kg、40 mg/kg 或 60 mg/kg AL002 与安慰剂在 CDR‑SB 上的效果。治疗阶段为期 48～96 周，持续到 2023 年底，在北美和南美、欧洲、澳大利亚和新西兰的 90 个地点进行。2021 年底，在 II 期试验中有两个 ApoE ε4 等位基因拷贝的人中出现了一些严重的不良事件。该公司在试验中停止了对 ε4 等位基因者的用药，并修改了方案，将他们排除在外。

（二）Lintuzumab

Lintuzumab 是一种人源化单克隆抗体，靶向在绝大多数急性髓系白血病细胞上表达的细胞表面抗原 CD33，近年来有学者对其用于 AD 的抗炎治疗展开研究。CD33 是一种具有抗炎信号功能的跨膜受体，主要存在于免疫细胞表面，如髓系祖细胞、巨噬细胞、单核细胞和树突状细胞。而在大脑中，CD33 通过浸润巨噬细胞和小胶质细胞精确表达，控制先天免疫系统的炎症反应。CD33 在 AD 脑中的表达增加，被认为可以控制小胶质细胞的活化,减少小胶质细胞对 Aβ 的摄取和清除。CD33 抗体主要通过刺激内化和分解或降低 CD33 作用来降低 CD33 蛋白水平。小胶质细胞清除 Aβ 的能力似乎受 CD33 表面表达和选择性剪接的调节,这可能是由于 D2 结构域依赖性激活。这些作为免疫疗法的干预措施可能是 Lintuzumab 治疗 AD 的主要策略。

第六节 抗氧化应激药物

一、抗氧化剂

(一) 泛醌

泛醌又称辅酶 Q(CoQ),为一类脂溶性醌类化合物,带有由不同数目(6~10)异戊二烯单位组成的侧链,苯醌结构能可逆地加氢还原成对苯二酚化合物。泛醌是一种常见的抗氧化剂,作为线粒体内电子传输链(ETC)的一个重要辅助因子。这种生物大分子有助于调节氧化应激、ROS 形成。2019 年,Komaki 等人的研究结果表明,泛醌增加了 AD 大鼠组(由 Aβ 诱导)和健康大鼠组的海马体长期增益效应。此外,辅酶 Q10 对氧化剂/抗氧化剂平衡产生了显著的影响。科学家们也证实了先前的发现,即辅酶 Q10 能够有意义地降低抗氧化酶(如 SOD、CAT 和 GPx)的活性,并减少大脑各种结构中的 ROS 积累。体内和体外研究都表明,辅酶 Q10 对认知功能有神经保护作用,因此,许多 AD 患者服用泛醌来缓解症状。泛醌在过去被认为是治疗 AD 的最佳疗法之一,但由于大脑中的生物利用度低,因此在临床试验中表现不佳。

(二) 硒

硒是已被证明具有抗氧化特性的微量元素之一,它通过硫氧还蛋白还原酶、硒蛋白 P 等硒蛋白影响细胞(主要在神经系统中)。最近,人们注意到硒水平的下降与年龄有关。此外,根据纳入两组患者(伴 AD 和无 AD)的临床试验发现,该病患者的硒水平明显低于同龄健康人。这一观察结果使研究人员假设摄入适量的硒可能会减缓与 AD 相关的认知障碍。为了证明这一假设,Ishrat 等人在大鼠的 AD 模型中探讨硒的作用机制,试验的结果表明,亚硒酸钠能够预防氧化损伤和认知障碍。另一项在 AD 小鼠模型中使用亚硒酸钠的试验证明,该物质可显著激活蛋白磷酸酶 2A,从而防止神经变性、过度 tau 病理和其他神经元功能障碍。这些结果可能证明硒可以用作 AD 患者的支持化合物。

(三) 维生素 E

维生素 E 是具有显著抗氧化特性的脂溶性维生素之一,可维持细胞膜的完整性。它对人体组织的正常发育也至关重要,尤其是大脑和神经系统。维生素 E 对神经系统的有益和重要影响自 20 世纪初就已为人所知,当时 Evans 和 Burr 观察并描述了饮食中没有维生素 E 的老鼠的不良后果。越来越多的临床试验表明，生物体内维生素 E 的水平会影响神经系统相关疾病的发生与否。由于维生素 E 强大的抗氧化特性，它能够消除人体细胞中过量的自由基并阻止脂质的过氧化，所有这些神经保护过程可防止细胞溶血和过早死亡。维生素 E 在神经元系统中的转运取决于称为 α-生育酚转移蛋白（α-TTP）的特定转运蛋白的可用性。目前的研究表明血浆中维生素 E 水平的降低会导致神经元疾病，并且对于神经元细胞的正常活动是必不可少的。

由于观察到在食物中维生素 E 摄入量较高的患者临床表现更好，科学家们还试图确定饮食中仅摄入维生素 E 是否可以预防 AD。值得一提的是，维生素 C 是最重要的天然抗氧化剂之一，由于对脂过氧化的保护作用，人们常说它是维生素 E 的支持者。维生素 C 作为水溶性电子受体，可防止膜过度积累和氧自由基的脂质损伤。Morris 等人证明，同时摄入维生素 C 和 E 可能会降低 AD 发生的风险，但应通过进一步的研究予以证实。此外，在临床使用时应确定每位患者的维生素 E 每日剂量，并单独随访，维生素 E 每日推荐摄入量为儿童 10 mg，男性 8 mg，女性 20 mg，老年人（50 岁以上）75~195 mg。

二、血管紧张素 II 受体拮抗剂

替米沙坦

替米沙坦是一种口服起效的，能穿透血脑屏障的特异性血管紧张素 II 受体（AT1 型）拮抗剂，它还具有抗氧化应激，减少神经炎症的作用。替米沙坦能使与 AT1 受体具有高度亲合力的血管紧张素 II 从结合部位上解离。它能选择性结合于 AT1 受体，且作用时间持久，而对 AT2 及其他 AT 受体亚型无亲合力。有研究表明替米沙坦对脑缺血大小鼠都有神经保护效果，此外，在实验中观察到大小鼠的氧化应激、炎症反应和神经功能紊乱的情况都有明显的改善。莫里斯水迷宫、Y 迷宫、新物体识别和开放场地测试中显示，替米沙坦改善了小鼠记忆和认知障碍。脑组织病理学检查也发现胶质纤维酸性蛋白的免疫表达得到改善和星形胶质细胞病变受到抑制。在认知和临床评估中，替米沙坦通过减少 $A\beta_{1-42}$ 的表达，并显示出抗氧化应激和神经保护的效果，对 AD 高血压患者的认知功能有明显的改善。

第七节　神经营养因子

一、脑源性神经营养因子 （BDNF)

（一）BDNF 外源性给药

BDNF 是哺乳动物大脑中的生长因子。它在促进发育阶段的神经生长和成熟以及调节成年期的突触传递和可塑性方面起着至关重要的作用。大脑中的 BDNF 主要在神经元和神经胶质细胞的细胞体中合成，然后转运到突触前末梢和突触后树突。在 AD 中，BDNF 耗竭与 tau 磷酸化、Aβ 积累、神经炎症和神经元凋亡有关。因此通过 BDNF 外源性给药延缓 AD 的进展受到越来越多的关注。

静脉注射 BDNF 受限于血浆半衰期短（短至 0.92 分钟）和血脑屏障通透性差。因此，评估 BDNF 在靶向大脑区域的局部分布和作用是一个挑战。目前已经提出了一些精确的局部给药方法，包括海马内、皮质内、伏隔核内、鼻内和耳蜗内输注。临床前研究表明，BDNF 的脑特异性递送有利于促进 BDNF 受体的表达，诱导突触传递的持久增强，增加神经发生和异位颗粒细胞。然而，外源性 BDNF 递送很难应用于临床环境，因为 BDNF 的大多数直接递送方法都是高度侵入性的，并且治疗持续时间和给药时间不明确。此外，BDNF 不稳定，在生物培养基中容易降解。鼻内输送 70 μg 放射性标记的 BDNF 可在 1 分钟内向脑实质中递送 1.6～25.1 ng/mL 的 BDNF，并且持续 60 分钟。除了直接到达中枢神经系统外，BDNF 的这种浓度足以激活 PI3K/Akt 途径。因此，大量证据支持使用鼻内递送 BDNF 的临床潜力，因为：①通过鼻黏膜吸收药物的表面积很大；②鼻内给药绕过血脑屏障；③无针和简单的自我给药提高了患者的依从性；④通过避免首过肝脏清除，它能够以高生物利用度快速和直接地输送 BDNF；⑤它引起最小的全身暴露；⑥可以使用小剂量，避免不良反应。相比之下，较高的 BDNF 剂量不会导致进一步的改进，表明该方法具有天花板效应。

（二）Δ9 - 四氢大麻酚

Δ9 - 四氢大麻酚来源于植物大麻，其可以作用大麻素 1 型（CB1）受体。自 20 世纪 90 年代以来，研究发现内源性大麻素系统具有神经保护作用，针对大麻素系统被认为是保护 AD 的有效策略。大麻素 1 型（CB1）受体主要定位在神经末梢，调节兴奋性和抑制性神经传导。CB1 受体的失活可以降低 KA 诱导的 BDNF 的 mRNA 水平，这表明 CB1 受体介导的神经保护可能依赖于 BDNF 的表达。为了更好地了解 CB1/BDNF 的相互作用，在一项研究中，健康志愿者被静脉注射了 Δ9 - 四氢大麻酚，实验表明其增加了血清中 BDNF 的水平。一种可能的解释是，CB1 受体通过 PI3K/Akt/mTORC1/BDNF 途径激活 BDNF 基因启动子，能够实现快速反应以促进 BDNF 的产生。值得注意的是，使用 Δ9 - 四氢大麻酚作为 AD 的治疗剂的一个主要缺点是它已被证明会产生 AD 受损的认知行为的缺陷，如学习和记忆。尽管大麻素已显示出对 AD 提供多方面保护的潜力，但仍需进一步研究以确定长期服用大麻素是否可被视为一种安全、有效和低成本的 AD 疗法。

（三）锌

锌补充剂已被提议作为一种新的 AD 治疗策略，锌与多种 AD 相关病理相互作用，其中一些直接由 BDNF 介导。锌可以激活中枢神经系统中的 GPR39 代谢受体，GPR39 敲除小鼠在海马体中显示 CREB 和 BDNF 水平降低，但在额叶皮层中没有发现此现象。这表明 BDNF 和 CREB 的表达只能由某些大脑区域的锌调节。在锌转运蛋白 - 3 基因敲除小鼠中，在 6 月龄时观察到学习和记忆缺陷，伴有 TrkB、BDNF 和 BDNF 前体水平降低。研究已发现口服补锌可减少海马体中的 Aβ 和 tau 病变，改善线粒体功能障碍，减少炎症，抑制氧化应激，并增加 BDNF 浓度。重要的是，葡萄糖酸锌溶液可以基于荧光氧化锌纳米簇实现高时空生物成像。因此，补锌有可能在 AD 治疗、神经保护和生物成像中发挥双重作用，后者的功能有利于评估其自身的疗效。此外，缺锌诱导的认知障碍的分子机制与海马 BDNF 的 DNA 甲基化有关。简而言之，锌对 BDNF 的上调可能有助于在 AD 治疗中的神经保护作用。

二、神经胶质细胞系衍生的神经营养因子 （GDNF)

GDNF 是广为人知的神经营养因子之一，是 CNS 中枢神经系统中 GDNF 配体家族的第一个成员。一般来说，GDNF 由神经胶质细胞（包括星形胶质细胞）产生，对多巴胺能和其他类型的神经元具有保护作用。GDNF 及其受体广泛分布于整个大脑，存在于脊髓、肾脏和其他器官中。研究表明，GDNF 的耗竭与 AD 的症状和病理有关，但 GDNF 在 AD 中的病理作用尚不完全清楚。Ghribi 等人的研究发现，外源性的 GDNF 给药通过上调 bcl-XL 和消除半胱天冬酶 - 3 活性，对 AD 模型兔的铝诱导细胞凋亡发挥了显著的神经保护作用。此外，据报道，GDNF 保护神经元和神经胶质细胞免受红藻氨酸诱导的兴奋性毒性和氧化应激。

参考文献

[1] LINSE S, SCHEIDT T, BERNFURK, et al. Kinetic fingerprints differentiate the mechanisms of action of anti-Abeta antibodies. Nature Structural & Molecular Biology, 2020, 27 (12)：1125 - 1133.

[2] LOWE S L, WILLIS B A, HAWDON A, et al. Donanemab (LY3002813) dose-escalation study in Alzheimer's disease. Alzheimer's & Dementia (N Y), 2021, 7 (1)：e12112.

[3] SHCHERBININ S, EVANS C D, LU M, et al. Association of amyloid reduction after donanemab treatment with tau pathology and clinical outcomes：the TRAILBLAZER-ALZ randomized clinical trial. JAMA Neurology, 2022, 79 (10)：1015 - 1024.

[4] DAS B, YAN R Q. A close look at BACE1 Inhibitors for Alzheimer's disease treatment. CNS Drugs, 2019, 33 (3)：251 - 263.

[5] KORIYAMA Y, HORIA, ITO H, et al. Discovery of atabecestat (JNJ-54861911)：a thiazine-based beta-Amyloid precursor protein cleaving enzyme 1 inhibitor advanced to the phase 2b/3 EARLY clinical trial. Journal of Medical Chemistry, 2021, 64 (4)：1873 - 1888.

[6] LOZUPONE M, BERARDINO G, MOLLICA A, et al. ALZT-OP1：an experimental combination regimen for the treatment of Alzheimer's disease. Expert Opinion on Investigational Drugs, 2022, 31 (8)：759 - 771.

[7] VANDEVREDE L, BOXER A L, POLYDORO M. Targeting tau：Clinical trials and novel therapeutic approaches. Neuroscience Letters, 2020, 731：134919.

[8] WILCOCK G K, GAUTHIER S, FRISONI G B, et al. Potential of low dose Leuco-methylthioninium bis (hydromethanesulphonate) (LMTM) monotherapy for treatment of mild Alzheimer's disease：cohort analysis as modified primary outcome in a phase Ⅲ clinical trial. Journal of Alzheimer's Disease, 2018, 61 (1)：435 - 457.

［9］ MARUCCI G, BUCCIONI M, BEN D D, et al. Efficacy of acetylcholinesterase inhibitors in Alzheimer's disease. Neuropharmacology, 2021, 190: 108352.

［10］ ZHANG N, GORDON M L. Clinical efficacy and safety of donepezil in the treatment of Alzheimer's disease in Chinese patients. Clinical Intervertions in Aging, 2018, 13: 1963 – 1970.

［11］ LI Q, HE S Y, CHEN Y, et al. Donepezil-based multi-functional cholinesterase inhibitors for treatment of Alzheimer's disease. European Journal of Medical Chemistry, 2018, 158: 463 – 477.

［12］ ADLIMOGHADDAM A, NEUENDORFF M, ROY B, et al. A review of clinical treatment considerations of donepezil in severe Alzheimer's disease. CNS Neuroscience & Therapeutic, 2018, 24 (10): 876 – 888.

［13］ KANDIAH N, PAI M C, SENANARONG V, et al. Rivastigmine: the advantages of dual inhibition of acetylcholinesterase and butyrylcholinesterase and its role in subcortical vascular dementia and Parkinson's disease dementia. Clinical Interventions in Aging, 2017 (12): 697 – 707.

［14］ ZHANG H Y. New insights into huperzine A for the treatment of Alzheimer's disease. Acta Pharmacol Sinica, 2012, 33 (9): 1170 – 1175.

［15］ ZANGARA A. The psychopharmacology of huperzine A: an alkaloid with cognitive enhancing and neuroprotective properties of interest in the treatment of Alzheimer's disease. Pharmacology, Biochemistry, and Behavior, 2003, 75 (3): 675 – 686.

［16］ HIROHATA M, ONO K, NAIKI H, et al. Non-steroidal anti-inflammatory drugs have anti-amyloidogenic effects for Alzheimer's beta-amyloid fibrils in vitro, Neuropharmacology, 2005, 49 (7): 1088 – 1099.

［17］ MHILLAJ E, MORGESE M G, TUCCI P, et al. Celecoxib prevents cognitive impairment and neuroinflammation in soluble amyloid beta-treated rats. Neuroscience, 2018, 372: 58 – 73.

［18］ KOMAKI H, FARAJI N, KOMAKI A, et al. Investigation of protective effects of coenzyme Q10 on impaired synaptic plasticity in a male rat model of Alzheimer's disease. Brain Research Bulletin, 2019, 147: 14 – 21.

［19］ VENKATESHAPPA C, HARISH G, MAHADEVAN A, et al. Elevated oxidative stress and decreased antioxidant function in the human hippocampus and frontal cortex with increasing age: implications for neurodegeneration in Alzheimer's disease. Neurochemical Research, 2012, 37 (8): 1601 – 1614.

［20］ CARDOSO B R, ONG T P, JACOB W, et al. Nutritional status of selenium in Alzheimer's disease patients. The British Journal of Nutrition, 2010, 103 (6): 803 – 806.

［21］ ISHRAT T, PARVEEN K, KHAN M M, et al. Selenium prevents cognitive decline and oxidative damage in rat model of streptozotocin-induced experimental dementia of Alzheimer's type. Brain Research, 2009, 1281: 117 – 127.

［22］ VAN EERSEL J, KE Y D, LIU X, et al. Sodium selenate mitigates tau pathology, neurodegeneration, and functional deficits in Alzheimer's disease models. Proceedings of the National Academy of Sciences of USA, 2010, 107 (31): 13888 – 13893.

［23］ Vitamin-E Therapy in Neuromuscular Disorders. British Medical Journal, 1941, 2 (4217): 618 – 619.

［24］ JIANG T, SUN Q, CHEN S. Oxidative stress: A major pathogenesis and potential therapeutic target of antioxidative agents in Parkinson's disease and Alzheimer's disease. Progress in Neurobiology, 2016, 147: 1 – 19.

［25］ MORRIS M C, EVANS D A, BIENIAS J L, et al. Dietary intake of antioxidant nutrients and the risk of incident Alzheimer disease on a biracial community study. JAMA, 2002, 287 (24): 3230 – 3237.

［26］ KUME K, HANYU H, SAKURAI H, et al. Effects of telmisartan on cognition and regional cerebral blood flow in hypertensive patients with Alzheimer's disease. Geriatrics & Gerontology International, 2012, 12 (2): 207 – 214.

［27］ MESSAOUDI E, BARDSEN K, SREBRO B, et al. Acute intrahippocampal infusion of BDNF induces lasting potentiation of synaptic transmission in the rat dentate gyrus. Journal of Neurophysiology, 1998, 79 (1): 496 – 499.

［28］ ALCALA-ARRAZA S R, LEE M S, HANSON L R, et al. Intranasal delivery of neurotrophic factors BDNF, CNTF, EPO, and NT – 4 to the CNS. Journal of Drug Targeting, 2010, 18 (3): 179 – 190.

［29］ D'SOUZA D, PITTMAN B, PERRY E, et al. Preliminary evidence of cannabinoid effects on brain-derived neurotrophic factor (BDNF) levels in humans. Psychopharmacology, 2009, 202 (4): 569 – 578.

［30］ SEGAL-GAVISH H, GAZIT N, BARHUM Y, et al. BDNF overexpression prevents cognitive deficit elicited by adolescent cannabis exposure and host susceptibility interaction. Human Molecular Genetics, 2017, 26 (13): 2462 – 2471.

［31］ ADLARD P A, PARNCUTT J M, FINKELSTEIN D I, et al. Cognitive loss in zinc transporter-3 knock-out mice: a phenocopy for the synaptic and memory deficits of Alzheimer's disease? Journal of Neuroscience, 2010, 30 (5): 1631 – 1636.

［32］ WANG J, ANASTASIA A, BAINS H, et al. Zinc induced structural changes in the intrinsically disordered BDNF Met prodomain confer synaptic elimination. Metallomics, 2020, 12 (8): 1208 – 1219.

［33］ HU Y D, PANG W, HE C C, et al. The cognitive impairment induced by zinc deficiency in rats aged 0 ~ 2 months related to BDNF DNA methylation changes in the hippocampus. Nutritional Neuroscience, 2017, 20 (9): 519 – 525.

［34］ GHRIBI O, HERMAN M M, FORBES M S, et al. GDNF protects against aluminum-induced apoptosis in rabbits by upregulating Bcl-2 and Bcl-XL and inhibiting mitochondrial Bax translocation. Neurobiology of Disease, 2001, 8 (5): 764 – 773.

［35］ CHENG H, FU Y S, GUO J W. Ability of GDNF to diminish free radical production leads to protection against kainate-induced excitotoxicity in hippocampus. Hippocampus, 2004, 14 (1): 77 – 86.

（梁友诚、陈云波、赵威）

第七章　阿尔茨海默病的中医辨证论治

第一节　中医对阿尔茨海默病的认识

一、中医对脑病的认识

中医对脑病的研究已有两千多年的悠久历史，积累了丰富的经验。随着各医家在临床上不断地探索，以及对西医学的深入研究，中医脑病理论得到不断的创新与完善。所谓脑病是指六淫、七情等致病因素作用于脑，导致脑主神明功能失调或髓失所养，思维、情志、感觉、认知、记忆、运动等功能失调，表现以动风、神机失用、思维呆滞、麻木、拘挛、痿厥、疼痛等为主症的一种疾病。

（一）脑的解剖位置

脑位居颅腔之中，上至颅囟，下至风府（督脉的一个穴位，位于颈椎第 1 椎体上部），位于人体最上部。风府以下，脊椎骨内之髓称为脊髓。脊髓经项复骨（即第 6 颈椎以上的椎骨）下之髓孔上通于脑，合称脑髓。脑与颅骨合谓之头，即头为头颅与头髓之概称。早在《黄帝内经》时对脑的解剖学地位已有论述。《灵枢·海论》言："脑为髓之海，其输上在于其盖，下在风府。""头之大骨为二尺寸。"《灵枢·经水》还提到"可解剖而视之"。可见，当时已经认识到脑的位置在颅内，上至头盖骨，下至风府，并有大致的尺寸。经现代测算符合解剖结构实际。

脑由精髓汇集而成，不但与脊髓相通，"脑者髓之海，诸髓皆属于脑，故上至脑，下至尾，皆精髓升降之道路也"（《医学入门·天地人物气候相应图》），而且和全身的精微有关。故曰："诸髓者，皆属于脑。"（《素问·五脏生成篇》）头为诸阳之会，为清窍所在之处，人体清阳之气皆上出清窍。"头为一身之元首……其所主之脏，则以头之外壳包藏脑髓。"（《寓意草·卷一》）外为头骨，内为脑髓，合之为头。头居人身之高巅，人神之所居十二经脉三百六十五络之气血皆汇集于头。故称头为诸阳之会。

（二）脑在脏腑中的地位

脏腑学说是通过观察人体外在现象、征象来研究人体内在脏腑的生理功能、病理变化及其相互关系的学说。它包括构成人体的基本结构——五脏、六腑、奇恒之腑、经络等全身组织器官的生理、病理及其相互关系；构成生命活动的物质基础——精、气、血、津液的生理、病理及其相互关系和与脏腑的关系。

脑属于奇恒之腑之一，《素问·五脏别论》言："脑、髓、骨、脉、胆、女子胞，此六者，地气之所生也，皆藏于阴而象于地，故言而不泻，名曰奇恒之腑。"脑虽为奇恒之腑，但由于脑是诸阳之会、神明之府、髓之海，因此，具有重要的地位。

（三）脑的生理功能

1. 脑为髓之海

脑为髓之海，诸髓皆统归属于脑，肾主骨、生髓，髓海的生理活动与肾的生理活动是密不可分的。《灵枢·海论》言："脑为髓之海，其输上在于其盖，下在风府。"以"髓海有余，则轻劲多力，自过其度，髓海不足，则脑转耳鸣，胫酸眩冒，目无所见，懈怠安卧"。《类经·九卷》注："凡骨之有髓，惟脑为最巨，故诸髓皆属于脑，而脑为髓之海。"肾主骨、生髓，脑为髓之海的理论一直指导临床工作。

2. 脑为精明之府

《素问·脉要精微论》云："头者精明之府。"说明脑是精髓和神明高度汇聚之处，总统神、魂、魄、意、志诸神。脑之元神的神机之所以能使脏腑经络、肢体百骸的生理活动若一，必须有脑髓的阴阳相互磨砺，又同脑的元神之机作用，并能使之"散细微动觉之气"。此气能使人体内外各种生理活动统一。这种生理活动联络渠道除经络之路外，脊髓、任督二脉起传导之功，上下互接，内外相感，形神相应，以协调阴阳平衡，营卫和谐，以达安内攘外的作用。头脑为神、魂、魄、意、志会聚之所。因此，神统五脏精华之血，六腑清阳之气皆上奉于脑，温养诸窍，而生精神、感觉、意识、思维、记忆、运动以及喜、怒、忧、思、悲、恐、惊、哀、乐、爱、憎、视、听、嗅、味、语言等。

3. 脑为诸阳之会

头居于上，手足三阳经上交布于头面部，督脉和足太阳经直接入络于脑，故头为诸阳之会，是阳气最盛的地方。

4. 脑为诸脉之聚

《灵枢·邪气脏腑病形》曰："十二经脉，三百六十五络，其血气皆上于面而走空窍。"此语说明人身十二经脉与其相通的三百六十五络所有的气血运行都上达于头面部通过头面空窍连于脑，故脑与全身经脉相联系，其中督脉和足太阳经直接入络于脑，其余一些或通过经别从目系和脑相联系，或通过经筋从目周围的孔窍联系于脑。

二、阿尔茨海默病的病因病机

老年期痴呆是以进行性记忆减退、认知障碍、人格改变为主要特征的大脑退行性疾病。中医学将痴呆归属于"呆证""文痴""郁证""癫证"等病症的范畴。中医学认为，人的精神意识思维活动与五脏的关系密切。明代张景岳在《景岳全书·杂病谟》中第一次提出痴呆是独立性疾病："痴呆证，凡平素无痰，而或以郁结，或以不遂，或以思虑，或以惊恐而渐至痴呆。"清代陈士铎的《辨证录》首立呆病门，使中医学对痴呆的认识逐渐完善。

（一）老年期痴呆的发病与五脏密切相关

藏象学说是中医理论体系的核心内容，中医学是以五脏为中心来认识整体生命活动的。五脏六腑均系属于脑，《灵枢·邪气脏腑病形》指出："十二经脉，三百六十五络，其血气皆上于面而走空窍。"并且五脏皆藏神，如《素问·宣明五气篇》曰："心藏神，肺藏魄，肝藏魂，脾藏意，肾藏志。"所以，老年期痴呆的发病与五脏有很大的相关性。

1. 肾与痴呆的关系

脑主精神意识，思维活动的物质基础是脑髓。肾藏精，精能生髓，髓上聚于脑。肾精、肾气充足，则生髓功能旺盛，髓旺则脑髓充实，神机才能聪灵。肾为先天之本，肾精是脑髓生成的根本。因为"肾藏志"，志即记忆力，所以肾中精气与人之记忆关系颇为密切。人至老年，肾中真阴真阳亏虚，髓海失用，造成髓少不能养脑，脑失滋养枯萎，萎则神机失用，五神失司，痴呆随之而来。故有"髓海有余，则轻劲多力，自过其度；髓海不足，则脑转耳鸣，胫酸眩冒，目无所见，懈怠安卧。"唐容川在《内经精义》中亦说："事务之所以不忘，赖此记性，记在何处，则在肾经。益肾生精，化为髓而藏于脑中。"正因为肾虚精亏，髓海不足在老年性痴呆中占有重要地位，所以早在《神农本草经》所记载的健脑益智药物中补肾药就占第一位，其后如《千金方》的孔圣枕中丹、《太平圣惠方》的圣惠益智丸、《普济方》的育神丸等。而现代临床以补肾健脑为主治疗老年期痴呆获效的报道甚多，也证实了在老年期痴呆的病理演化过程中肾虚是一个重要因素。

脑的基本功能必须在脑髓的充实下才能发挥，而髓海充实又依赖肾气的温煦充养。若肾气亏虚，蒸腾气化失常，津液不能运化输布而为痰浊，或因肾精亏虚，阴虚火旺，灼津为痰；肾阳不足，气化无源，无力温煦，行血无力而致瘀，痰瘀互结，上蒙清窍也是老年期痴呆发病的重要因素。

2. 心与痴呆的关系

心具有主宰人体五脏六腑、形体官窍、一切生理活动和精神意识思维活动的功能。《素问·灵兰秘典论》云："心者，君主之官，神明出焉。"人体之神藏于心，故《灵枢·大惑论》说："心者，神之舍也。"其功能之一就是"任物"。至明清时代，医家逐步认识到心与脑共同参与思维活动，创立了中医心脑说，例如《医学衷中参西录》指出："人之神明有体用，神明之体藏于脑，神明之用出于心。"《针灸大成》中也有"心性痴呆，悲泣不已"的文字描述，可见心与老年期痴呆的关系极为密切。

心的功能分为主血脉和主神志。若心神失于心血的濡养，则神明失主呆证遂生。此外，心肾不交也是老年期痴呆的一个重要发病因素。陈士铎曰："人之聪明非生于心肾，而生于心肾之交也。夫心肾交则智慧生，心肾离则智慧失。"《医方集解》亦云："肾精不足则志气衰，不能上通于心，故迷惑善忘也。"可见，老年期痴呆的发病不仅在于心或肾单个脏器生理功能衰退，而且与水火不济、心肾平衡失调有很大的关系。

3. 脾与痴呆的关系

脾胃为后天之本、气血生化之源，人身五脏六腑皆赖之濡养。脾藏意，主思，与神明息息相关。生命的各项内在功能与外在表现都必须以脾胃化生的气血为基础，即"神者，水谷之精也"。

脾胃与痴呆发病的关系表现在：一方面，脾胃化生气血不断补养肾精，如王清任的《医林改错》所云"灵机记性在脑者，因饮食生气血，长肌肉，精汁之清者，化而为髓，有脊髓上行入脑，名曰脑髓……"；另一方面，气血直接上达于脑，提供脑进行多种生理活动所需的氧和能量。故气血足则神清志慧，气血衰则神疲志消。此外，脾主运化水湿。由于老年人脾胃功能低下，运化失司，水湿内停，聚而为痰，痰浊形成后无处不到，多滞留于正气亏虚之处而为病，痰浊上犯脑髓则发为痴呆。

4. 肝与痴呆的关系

肝主藏血，有"血海"之称。血是神志活动的物质基础，肝主魂，肝血充足则神魂安藏。肝主谋虑，体阴而用阳，为风木之藏，善动难静。若肝之阴血不足，血不养筋，筋脉失养，脑窍失荣，则必然出现思维、情感、语言、意识等功能减退，发为痴呆。且乙癸同源，肝肾同病，阴虚无以生髓荣脑，脑失所养，则为痴呆。人至老年，脏腑功能减退，且年高则阴气自半，肝肾阴虚，水不涵木，阴不制阳，肝阳偏亢，化为内风，风阳上扰清窍，则清窍不明而致痴呆。

肝主疏泄，调节人体一身的气机，保证气机疏通畅达，通而不滞，散而不郁。唐容川在《血证论》中说："肝属木，木气冲和发达，不致遏郁，则血脉得畅。"若肝失疏泄，情志不遂，肝气郁结，一则易化火伤阴，二则气滞血凝，脑络梗阻，清窍失灵，神呆滞而发痴呆。王清任《医林改错·癫狂梦醒汤》记载："癫狂一症……及气血凝滞脑气，于脏腑气不接，如同作梦一样。"肝火盛者，常因情志不遂，暴怒伤肝，是为疏泄太过。《素问》曰："大怒则形气绝，而血菀于上，使人薄厥。"

5. 肺与痴呆的关系

肺司呼吸，为气之本，主一身之气，为相傅之官。精、气、神乃人身三宝，而气能生精，气能御神。故老年人肺气虚衰，或邪阻肺窍则神失所持。如《灵枢·天年》所云："八十岁，肺气衰，魄离，故言善误。"《灵枢·本神第八》中也指出："肺喜乐无极则伤魄，魄伤则狂，狂则意不存。"说明肺的功能紊乱是痴呆症状形成的原因之一。

肺为水之上源，人体内的水液虽由脾胃运化而来，但水液的输布、运行和排泄，又依赖于肺的疏通调节，以维持动态平衡。若肺主通调水道的功能异常，不能输布水液，则水湿停聚，聚生痰饮。痰既是病变过程的病理产物，又是致病的因素，痰浊或痰火上扰，蒙闭清窍可引起痴呆。故肺在老年期痴呆的形成过程中有不可忽视的作用。

（二）老年期痴呆的发病与情志密切相关

七情失调能促使本病的发生和发展：老年人活动不便，感觉失灵，失掉能力的感觉易产生悲观情绪。当配偶丧失、同代人去世也往往使其孤独寂寞，尤其退休后易产生无用或失落感，会进一步增强老年人的悲观情绪，以致精神忧郁，焦虑疑惧，致使气血逆乱，造成津血运行失常，发为痴呆。

（三）老年期痴呆与虚、痰、瘀密切相关

1. 髓空脑萎，智痴神呆

脑主神明，与记忆密切相关。明代汪昂《本草备要》就提出记忆与脑相关："吾乡金正希先生，偿语余曰'人之记忆皆在脑中'，小儿善忘者，脑未满也，老人健忘者，脑渐空也。"王清任的《医林改错》对脑主记忆功能进行了较为详细的阐述："灵机记性皆在脑者，因饮食生气血，长肌肉，精汁之清者，化而为髓，由脊髓上行入脑，名曰脑髓。盛脑髓者，名曰髓海……两耳通脑，所听之声归于脑……两目即脑汁所生，两目系如线，长于脑，所见之物归于脑……鼻通于脑，所闻香臭归于脑……看小儿初生，脑未全，囟门软，目不灵动，耳不知听，鼻不知闻，舌不言。至周岁，脑渐生，囟门渐长，耳稍知听，目稍有灵动，鼻微知香臭，舌能言一二字。至三四岁，脑筋渐满，囟门长全，耳能听，目有灵动，鼻知香臭，言语成句。所以小儿无记性者，脑髓未满；高年无记性者，脑髓渐空。小儿周岁脑渐生，舌即能言一二字。"将记忆、视觉、听党、嗅觉、语言功能皆归于脑，精辟地分析了认识、记忆与各种特殊感觉的关系。

脑主神智、诸窍、百骸，且与精神活动、记忆及各种感觉相关，决定了脑病必将引起精神、智能、记忆、感觉及运动等多种机体功能障碍。《灵枢·口问》曰："上气不足，脑为之不满，耳为之苦鸣，头为之苦倾，目为之眩。"《医参》云："脑髓纯则灵，杂则钝，耳目皆从属令，故令聪明矣。"提示脑髓喜盈满而恶亏，脑窍贵通灵而厌扰，至清至纯，无杂无邪，方能发挥其正常功能。如正气不足，气血津液不能充养于脑，或邪实，瘀血痰浊阻闭脑窍，或虚实夹杂，均可使元神失去依托，神机失常，运转失灵，而出现神志呆钝、健忘、行为失常等神志和精神症状。

2. 痰浊阻络，神机失用

痰浊，源于脏腑功能失常，是津液代谢失衡的病理产物，且一旦形成以后则又可变生为其他疾病的继发性致病因素。痰浊往往借气而行，上逆巅顶，下注阴器，外达肤腠，内伏脏腑，阻碍脏腑气机的升降出入，影响经脉血液的周流灌注，故有"百病皆由痰作祟"之说。痰浊上行壅塞蒙窍，或深匿于心，都使人心神不明，神识不清，发为呆病。中医古典文献中关于痰浊引发脏器功能失调而致呆病的论述颇多，《辨证录·呆病门》说："呆病之成必有其因，大约起始也，起于肝之郁；其终也，由于胃气之衰。肝郁则木克土，而痰不能化；胃衰则土不制水，而痰不能消。于是痰积于胸中，盘踞于心外，使神明不清而成呆病矣。"《石室密录》中有"呆病……虽有祟想之实，亦胸腹之中无非痰气""痰气最盛，呆气最深"等论述。《医略》则认为："痰随气行，无处不到，入心则烦惑，不能自主"。

现代医家对痰浊也有一定认识，贾绍燕认为是津液代谢失常酿痰闭窍，痰浊阻络，神机失用，注重痰浊在疾病演变过程中的作用。王四平强调痰浊内阻，留着不去，凝聚难化，致使髓海浑浊，清窍闭塞，灵机不运，神识失调，呆病则应运而生。

3. 瘀血内阻，脑窍渐空

血液凝聚停滞或离经之血积于体内终致血行不畅，血液阻滞于脏腑或经脉，形成瘀血。瘀血既是疾病过程中形成的病理产物，又是某些疾病的致病因素。脑腑中血脉丰富，血液乃系脑腑的重要化源和维持精神意识活动的主要物质。如年迈高龄，阴气自半，营血渐衰，脑道固涩，血流迟缓，脑腑血行不畅，经脉受阻，日久酿瘀，痹阻脑窍，阴蔽神明，无神为之迷蒙，每见意识模糊，神情呆钝，语无伦次，发为痴呆。《素问·八正神明论》曰："血气者，人之神。"说明人的精神思维记忆等活动，均有赖于脑腑营血的充盛和血脉的调和与流畅。唐容川在《血证论》中指出："又凡心有瘀血，亦令健忘……血在上则浊蔽而不明矣。凡失血家猝得健忘者，每有蓄血所以然者，本有久瘀血，故令喜忘"。

王四平等认为，瘀血内阻，轻灵之府不能与脏器相接，使脏腑化生的气血不能正常充养元神之府，使脑窍渐空，终至灵机记性混乱而成呆证。

（四）老年期痴呆的病机

脾肾虚衰为本，痰瘀火邪为标，脏腑功能虚衰是老年痴呆发病的主要原因，其中以脾肾虚衰为主，脏腑虚衰，脾肾不足，阴阳失衡，机体失控所产生的痰瘀火邪则为其标。两者又往往互为因果，互相作用。《灵枢·经脉》曰："人始生，先成精，精成而脑髓生。"《素问·五脏生成篇》曰："五谷之精微，和合而为膏者，内渗于骨空，补益脑髓。"说明脑和髓的生成是禀受先天的精气和后天水谷之精气，与脾肾密切相关。

1. 病本在肾，肾精为源

脑为髓之海，"诸髓者，皆属于脑"，脑赖髓充养，髓海充足，脑功能才能正常。而肾为先天之本，主骨，生髓，髓通于脑，所以痴呆可在素体肾虚的基础上产生。诚如《灵枢·海论》云："脑为髓之海……髓海有余，则轻劲多力，自过其度；髓海不足，则脑转耳鸣，胫酸眩冒，目无所见，懈怠安卧。"《灵枢·经脉》亦云："人始生，先成精，精成而后脑髓生。"说明肾中精气是脑进行精神活动的重要物质基础，肾中精气的盛衰直接关系到脑髓的盈亏及脑功能的正常发挥。肾健则精气充足，脑髓充盈、脑得其滋养而功能正常，人就聪明智慧；反之，肾失精气之化而脑丧精灵之本，使髓海不足，"脑渐空，故记忆皆少"。可见，肾、精、脑、髓四者之间有着密切的联系，是统一而不可分割的。

肾为先天之本，肾精是脑的重要物质基础。肾精不足，大脑失充，阴阳失调则迷惑善忘，行动呆滞。若阳亢阴虚，阴不济阳，阳化内风，肝风内动，气血痰瘀随风而上，冒蒙脑窍，则可形成痴呆。谢颖桢等回顾了历代医家对痴呆病因病机的论述及现代医家对老年期痴呆发病机制的认识，并通过对痴呆证候学的观察分析，认为肾精气虚、痰瘀互结、阻滞络脉为痴呆发生的病理基础；痰瘀蕴积，酿生浊毒，败坏脑络脑髓，为痴呆发生发展的主要机制。马寰通过探讨痴呆的中医证候特征及演变规律，总结出肾毒、瘀血内阻是痴呆发展的基础；痰浊壅滞，化热生风，为痴呆病情波动的重要原因；浊邪雍积，酿生浊毒为痴呆病情加重的关键。

2. 病枢在脾，气血为纲

《灵枢·决气篇》曰："中焦受气，取汁，变化而赤，是谓血。"气血是人体生命活动的基本物质，是脏腑经络等组织器官生理活动的物质基础，同时也是神志活动的主要物质基础。脾主升清，胃主降浊，升降有序，运化正常，水谷精微才得以化生气血，故痴呆病机以脾为枢机。

《灵枢·八正神明论》曰："血气者，人之神，不可不谨养。"脑赖髓养，髓依血濡，且气为血帅，血为气母，气行则血行，气虚则血瘀。气血通畅，滋养四肢百骸则筋骨强壮，五脏六腑得以濡养则功能旺盛，气血津液上输于脑，清阳有助，神机能运，灵机记忆有序。如果气血失调，无论气滞血瘀还是气虚血瘀，都可阻滞经脉，壅塞络道，使孙络、浮络不通，脏腑功能无法正常发挥，最终导致血瘀，进而惑乱清窍而成痴呆之变。正如《灵枢·调经论》云："血并于下，气并于上，乱而喜忘。"《灵枢·大惑论》曰："人之善忘者何气使然……上气不足，下气有余……虚则营卫留于下，久之不以时上，故善忘也。"

脑位于颅内，由精髓汇聚而成，其性纯正无邪，有气血濡养，精髓充实，才能发挥"元神之府"的功能。如反复中风，加之久病在床，患者活动受限，恼怒忧虑，悲哀动中，情志所伤，致肝失条达，疏泄失常，郁久不解，气血乖戾，瘀滞清窍，灵机呆钝，气血难以上注，日久则精枯脑萎。《医学衷中参西录》云："血之注于脑者过少，无以养其脑髓神经，其脑髓神经亦恒至失其所司。"正因瘀血内阻，清灵之府不能与脏器相接，使脏腑化生的气血不能正常充养"元神之府"，脑窍渐空，终致灵机记忆混乱而成呆症。

十二经脉气血皆上至于头而走空窍。气血运行不畅，凝滞于脑，使清窍受蒙，也会出现痴呆。正如《医林改错》所云"气血凝滞脑气，与脏腑气不接，如同作梦一样"，若气血虚，脑失所养，日久则精髓逐渐枯萎，气虚血瘀相互影响，使病情呈进行性加剧。经云"百病生于气"，气在人体，不能须臾或失，在生理上占有重要地位。《脾胃论》云："气乃神之祖……气者精神之根蒂也。"气之病理，以气机升降出入失常为枢要。《顾氏医镜》云："升降者病机之要也。"气机失调是脏腑功能失常的主要病机。痴呆的产生和发展，或由于气郁血滞，或由于气虚血衰，均与脏腑气机失调密切相关。

3. 病位在脑，髓海为要

脑居颅内，由髓汇聚而成，故名"髓海"，为奇恒之腑。中医理论认为，脑为精明之府，是人体思维活动的物质基础，是精神意识活动的枢纽。脑藏神，神是脑细微精深的结构和脑生理功能活动的有机结合。脑藏元神，统帅五脏之神，意识、思维、感觉、知觉是在脑神的作用下产生的。脑之神的来源有二：其一，秉受于父母之精。《灵枢·本神》曰："故生之来谓之精，两精相搏谓之神。"其二，形体生成以后，脑神赖后天水谷精微之气的营养而生长。故《灵枢·平人绝谷论》曰："故神者，水谷之精气也。"《灵枢·五癃津液别》亦云："五谷之津液和合而为膏者，内渗于骨空，补益脑髓……阴阳不和，则使液溢而下流于阴，髓液皆减而下，下过度则虚。"脑之神以先天之精为基础，并不断得到后天之精的补充，方能意识清楚、思维敏捷、耳聪目明。《素问·脉要精微论》曰："头者，精明之府"。精明之府的含义，《类经》认为，"五脏六腑之精气，皆上升于头，以成七窍之用，故为精明之府"。《医林改错》也有"灵机记忆在脑，高年无记忆者，脑髓渐空"的记载。肾主藏精生髓，故《医学衷中参西录》云："髓本精生，下通督脉，命火温养，则髓益充。"脑髓空虚则神无所统，导致精神活动和记忆丧失，神明失养而精神离散、神昏健忘，提示在脏腑积久正衰基础之上，痰浊瘀血交阻内生，浊毒痹阻脑络，终致脑络结滞，气血无以渗灌，神机失统，记忆匮乏，神志恍惚，呆傻不止。《金匮玉函经》曰："头者，身之元首，人神此注。"杨上善在《太素》中明确指出："髓在头中最多，而头是心神所居"，"认知万物，意志，思虑，智，皆属心神之用也"。又云："心能决动四肢百体"。其所言的"心神"包括了感觉动作、思维情感等一切精神活动；又指出"心神"为脑所主。可见杨氏在约公元前 668 年就已认定脑主思维。《本草纲目》也强调："脑为元神之府"。王清任也认为："灵机记忆皆在脑中"，"故脑中无气，病人毫无知识。以此参考，岂不是灵机在脑之证据乎？所以，小儿无记性者，脑髓未满；年高无记性者，脑髓渐空"。这些论述，都概括地指出了脑主灵机、记忆、感觉、认知，司意志、思维，主宰高级神经活动的生理功能，即脑统帅人体精、神、魂、魄、意、志、思、虑、智等一系列精神活动。

脑居人体之上部，其位最高，为神明之宅。脑与衰老的关系密切，随着年龄增加，"髓海不足"而"脑渐空"，复因摄养不当伤于六淫七情，饮食劳倦，导致脑的功能异常，驾驭、协调形体的作用减退或障碍，神机匿藏于内而形体失制于外，各部之间协调紊乱，会引发多种疾病，甚至是感觉、知觉、记忆、思维及行为等方面的异常，如昏不知人、不知羞耻、思维迟钝、健忘、失忆等。故云：痴呆病位在脑。

总之，痴呆病位在脑，病枢在脾，病本在肾。脑为清阳之总会，脑髓清纯则灵，秽杂则钝。《素问·生气通天论》云："苍天之气清静，则志意治"。故脑当以清静为要，才能主乎神志之清；气血者，气以灵动，血以厚重，气血濡养，则精髓充实；脾升清阳，胃降浊阴，是以清浊分明才能神清志明。若脾胃枢机失用，则脾之清阳不升，而脑之浊阴不得化生以"精则养神"，胃之浊阴不降，则肾之精气不能得后天之濡养，而功能失司，从而虚瘀浊毒互见；肾主藏，为后天之本，五脏精、气、神之闭藏总司，其功能正常才能使五脏阴阳平和，精神乃治。

老年期痴呆是老年慢性疑难病，其病位在脑，根源在诸脏，根本病机是髓减脑消，神机失用。中医学认为人体是一个统一的有机整体，各个脏腑虽有不同的生理功能，但它们之间相互联系，相互传变。痰瘀浊邪既是五脏功能失调的病理产物，同时也加剧了老年期痴呆的发病进程。所以，在治疗上应强调固本清源，除补益、调整脏腑功能治其本外，还要豁痰开窍、活血化瘀治其标。所谓"痰不化则窍不开，瘀不除则神明不能自主"。如此标本兼治，方可"邪尽正复，神明复主"。此外，还可利用非药物疗法，如针灸、推拿、食疗等。并且，中医学强调未病先防，这些都值得继承并推广。

总之，应从整体水平多方面考虑老年期痴呆的病因病机，既要强调重点，又要注重各个脏腑之间的联系，避免用药时"只见树木，不见森林"的现象。

第二节　阿尔茨海默病的中医辨证分型与用药

一、辨证原则

痴呆病因病机复杂，病情表现变化多端，所以本病论治思想各家不一。近 10 年来，众医家对本病病因病机进行了广泛而深入的研究。但因其涉及方面复杂，很难从整体上把握该病病因病机特点，也给临床医师带来诸多迷惑。因此，在详细了解相关文献资料的基础上，并结合该病临床发病特点，现总结出以下几点共性认识：①本病为一本虚标实的复杂证候：肾虚为本，痰瘀凝滞为标。②病位在脑，发病与五脏相关。③本病好发于年长岁高、久病之人，在此基础上，感受风痰等邪气，以致风、火、痰、瘀阻于脉络，因而发病。故治疗上应针对以上特点辨证施治。

（一）从虚实论治

痴呆为本虚标实之疾，治疗应根据"实则泻之，虚则补之"的治则，分析虚实因果，权衡标本轻重，关键应该是或通或补，或通补兼施。老年性痴呆与血管性痴呆临证有不同，老年性痴呆以心、脾、肾虚或挟痰为特点，以虚或虚中挟实为主，以补为主或通补兼施为老年性痴呆临证治疗之特点；血管性痴呆则以痰瘀阻络，肝肾不足、脾肾不足或气虚血弱，兼风、火、痰热为特点，证候为实或虚实并见，因虚致瘀从而留滞脑窍、脉络常为血管性痴呆病机的关键，治疗不宜一味进补，"补则壅滞更甚"，因此，通瘀降浊以助正气，或通补并用为血管性痴呆临证治疗特色。

1. 实则泻之

（1）涤痰化瘀。"怪病多痰瘀"，治从痰瘀入手，药用半夏、陈皮、茯苓、薏苡仁、苍术、石菖蒲、郁金、制南星、地龙、僵蚕、炙甘草、天麻、全蝎、钩藤。或用化痰活血法论治，药用川芎、红花、石菖蒲、郁金、天竺黄、水蛭、琥珀、益智仁等。

（2）活血化瘀。以癫狂梦醒汤治疗血瘀型老年痴呆；或以复元活血汤加减。

（3）理气化痰。用半夏白术天麻汤合菖蒲郁金汤，或以逍遥散合涤痰汤加减治疗。

2. 虚则补之

（1）补肾填精。鉴于肾与脑髓的关系密切，补肾成为目前治疗虚证痴呆的重要方法。治法有补肾益髓汤加减、古汉养生精加减（枸杞子、黄芪、熟地黄、淫羊藿、蚕蛾、黄精、蜂王浆、当归、刺五加、山楂、砂仁）等，均可治疗脑功能减退。

（2）补肾健脾。痴呆若属脾肾不足者，宜健脾补肾。治方有还少丹加减、当归芍药散、金匮肾气丸等。对脾肾阴虚者用地黄饮子、黄连阿胶汤、二至丸滋养脾肾。

（3）滋养肝肾。用左归丸加味，或用生地黄、山茱萸、枸杞子、龟板、鳖甲、赤芍、白芍、山药、牡丹皮、天麻、钩藤、火麻仁、肉苁蓉组方治疗。

（4）调补心肾。从调补心肾入手，用调心方（党参、茯苓、甘草、石菖蒲、远志等）及补肾方（天冬、麦冬、生地黄、山茱萸等）可治疗老年性痴呆。

（5）健脾养心。若痴呆属心脾不足者，宜健脾养心安神，用归脾汤合养心汤。

3. 补泻兼施

（1）补肾活血化痰。用黄芪、熟地黄、益智仁、山茱萸、鹿角胶、丹参、川芎、郁金、石菖蒲、远志组方治疗肾虚精亏、痰瘀阻窍之患者，或以生精益智散（灵芝、龟板、山茱萸、补骨脂、何首乌、郁金、石菖蒲、南星、蒺藜、韭菜子、巴戟天、莲须、土鳖虫、水蛭）治疗。

（2）补肾活血化瘀。以黄芪、熟地黄、枸杞子、淫羊藿、合欢花、川芎、石菖蒲、地龙、三七、丹参为主，治疗肾虚血瘀型老年痴呆。

（3）益气化瘀。用益气化瘀方（黄芪、川芎、赤芍、白芍、桃仁、葛根、鸡血藤、党参、石菖蒲、郁金、益智仁、远志）治疗气虚血瘀型老年痴呆。或重用黄芪（100 g），配龟板、穿山甲、川芎、大黄治疗。

（二）从脏腑论治

痴呆病机在脏腑气血，属本虚标实证。本虚为脏腑亏损，气血不足，与心、肝、脾、肾、肺亏虚关系密切；标实为痰阻、血瘀、浊毒。其病位虽然在心脑，但与五脏亏虚关系密切。《素问·六节藏象论篇》曰："心者，生之本，神之处也。肺者，气之本，魄之处也。肾者，封藏之本，精之处也。肝者，罢极之本，魂之居也。脾者，仓之本，营之居也。"其实是强调肝、脾、肺、肾之精微物质对神魂魄的重要性。《灵枢·天年》中有"六十岁，心气始衰，苦忧悲，血气懈惰，故好卧。七十岁，脾气虚，皮肤枯。八十岁，肺气衰，魄离，故言善误"的记载，指出了症状与五脏有关。《金匮要略·中风历节病》中即论述"邪入于腑，即不识人"。《医方集解·补养之剂》曰："人之精与志皆藏于肾，肾精不足则志气衰，不能上通于心，故迷惑善忘也"；《辨证录·健忘门》曰："人有老年而健忘者，近事多无记忆，虽人述其前事，尤若茫然，此真健忘之极也，人以为心血之涸，谁知是肾水之竭也"；清代程国彭《医学心悟》谓："肾主智，肾虚则智不足，故喜忘其前言"。更明确指出了肾虚与智能衰退的关系。

1. 从肾论治

痴呆与肾的关系最为密切。《类证治裁》曰："夫人之神宅于心，心之精根于肾，而脑为元神之府，精髓之还，实记忆之所凭也"，又心为离阳之火，肾属坎阴之水，心无肾水则火炽，肾无心火则水寒。《类证治裁》谓："必交其心肾，治使之神明下通于肾，肾之精华上升于脑，精能生气，气能生神，神定气清。"肾虚是老年性痴呆发生的主要病因病机，不仅虚证以补肾为主，即使是以痰浊、瘀血、火邪等实邪为主临床表现的实证，也常在祛邪时兼顾肾气。《素问·五脏生成篇》曰："诸髓者皆属于脑"。《医林改错》曰："精汁之清者，化而为髓，由脊骨上行入脑，名曰脑髓"。肾为封藏之本，藏精主骨生髓，"脑为髓海""脑为元神之府"，脑之神明依赖髓之荣养。所以王学权在《重堂随笔》提出："盖脑为髓海，又名元神之府，水足髓充，则元神精湛而记忆不忘矣。"清代王清任曰："年高无记忆者，脑髓渐空。"《灵枢·海论》曰："髓海有余，则轻劲多力，自过其变。髓海不足，则脑转耳鸣，胫酸眩冒，目无所见，懈息安卧。"临床表现为：神情呆滞，目不识人，表情淡漠，动作迟钝，头晕耳鸣，腰膝酸软，毛发焦枯，怠惰思卧。舌淡胖，苔薄白，脉沉细弱，两尺尤甚。

胡氏用龟鹿二仙胶加味：紫河车、牛脊髓、鹿角胶、龟板胶、熟地、怀山药、山茱萸、胡桃仁、菟丝子、五味子、石菖蒲、郁金、远志、天麻，水煎服。方遵前人"精不足者补之以味"，用血肉有情之品紫河车、牛脊髓、龟鹿胶补肾填精，益髓荣脑；熟地、山药、山茱萸、胡桃、菟丝子滋肾填精；五味子补肾以收纳肾气，养心以安神志，配菖蒲、郁金、远志开窍醒神；天麻镇痉安神。

2. 从肝论治

中医学认为，肝有主疏泄、藏血、主筋的生理功能，情志失调、肝气郁滞是造成老年期痴呆的重要原因。有资料表明：精神抑郁、独身居住者，发生老年性痴呆概率显著增高。清代陈士铎指出："呆病之成，必有其因，大均其始也，起于肝气之郁，其终也，由于肝气之衰。"肝气郁结，一则木不克土，积于胸中，盘踞于心外，使神明不清。二则"肝气最急，郁则不能急矣，于是，肾水来滋，至肝则止，心气来降，至肝则回。以至心、肾两相隔，致有遗忘也"。痴呆的辨证不外痰、湿、瘀、郁结，此四端均系肝失疏泄所致。宋代陈无择《三因极一病证方论》中记载了"七情沮乱，郁而生痰"。清代李中梓《证治汇补》则说："惊怒忧思，痰乃生焉。"明代李时珍说："风木太过，来制脾土，气不运化，积滞生痰。"此种痰，应为肝之痰。肝风夹痰，蒙蔽清窍，遂神志不明。人之将老，肝脏之气先衰。肝脏疏泄失职则气滞，气滞则血瘀，气血痰郁损伤心神，蒙蔽心包，则致痴呆。综上所述，人到老年，肝气始衰，加之七情失调，导致肝气郁结。肝失疏泄引起肝虚阳亢，则是痴呆的主要病机。而痰、湿、郁、瘀则是肝脏疏泄失调的病理产物。临床表现为：记忆能力减退，默默寡言或喃喃自语，情绪激动，易怒失眠，眩晕，两目无神或视物昏花，肌肤不荣，筋惕肉瞤或四肢麻木，五心烦热，健忘，面色淡白少华，半身不遂。少苔，脉弦细数。

傅氏用逍遥散、甘麦大枣汤加减。药用柴胡、香附、川芎、佛手、合欢花疏肝解郁；当归、白芍养血柔肝；柏子仁、炙甘草、淮小麦、大枣养心安神；白术、茯苓健脾安中；胸胁胀痛，加郁金、枳壳、青皮；虚烦不眠，加酸枣仁、夜交藤；急躁易怒，口苦苔黄，加丹皮、山栀。周康自拟方药（柴胡、青皮、香附、木香、枳实、郁金、乌药等）理气解郁，有一定疗效。朱氏选用《辨证奇闻》之通郁汤加减（柴胡、白芍、郁金、熟地黄、石菖蒲、远志、茯神、当归等）治疗，效佳。

3. 从心脾论治

补益心脾法出自《济生方·卷之四》："归脾汤，治思虑过度，劳伤心脾，健忘怔忡。白术，茯苓，黄芪，龙眼肉，酸枣仁，人参，木香，甘草。"《医方考·卷五》云："归脾汤人参、黄芪、白术、茯苓、甘草，甘温物也，可以益脾；龙眼肉、酸枣仁、远志、当归，濡润物也，可以养心；燥可以入心，香可以醒脾，则木香之香燥，可以调气于心脾之分矣。"病后失调、慢性失血、思虑过度、饮食劳倦等，均可耗损心血与脾气，以致心脾两虚。症见心悸怔忡，健忘失眠，面黄，食少，便溏，妇女月经不调，崩漏，舌淡苔白，脉细弱等。以党参、黄芪、白术、茯苓、怀山药、炙甘草之类，补脾益气，助脾运化；以当归、白芍药、龙眼肉、熟地黄、酸枣仁、阿胶之属，补心养血。诸药配合应用，使心脾功能恢复正常，此为补益心脾法。

补益心脾可延缓智力衰退。脾胃为气血生化之源，是人体各种生命活动的基础，脾胃功能可直接影响五脏藏五志功能的正常发挥。只有脾胃后天调理正常，才能表达清晰，记忆力增强，注意力集中，思维功能正常，思路宽广而敏捷。脾胃功能正常，其他情志功能方可发挥正常。若思虑劳倦过度、饮食失常，导致脾胃受损，脾失健运，气血生化无源，气血亏虚或升举无力，不能奉养神明，功能活动失常，可出现痴呆、健忘、神志恍惚、易惊善恐等症。中焦为气机运转之枢纽，清升浊降，则神智安和。若素体痰湿或饮食不节，恣食膏粱厚味，则中焦失运，痰饮浊邪停滞中脘，清升浊降失常，清气无力升发，浊气壅塞清窍，神失清灵，则会出现记忆力减退、头晕神蒙等症。宋代医家严用和在《济生方》中首次应用归脾汤治疗思虑过度、劳伤心脾、少寐、健忘、怔忡等症。张仲景《金匮要略》以甘麦大枣汤治疗"妇人脏躁"，症见精神恍惚、悲伤欲哭不能自主、睡眠不安、甚则言行失常等。朱丹溪用越鞠丸治疗郁症，其中茯苓、橘红、半夏健脾理气，山楂肉、神曲疏理中焦，醒脾健胃，中焦脾胃之枢得健，则郁症清除。清代黄元御《四圣心源·神精》将调理脾胃之气作为治疗神志疾病的根本方法。补益心脾的主要药物黄芪、党参、白术、当归并用，能兴奋中枢神经系统，改善血液循环，促进新陈代谢，促进蛋白的合成，增加红细胞及血色素；酸枣仁、茯苓有镇静、催眠作用。在临床应用上，补益心脾法，以心悸怔忡、健忘失眠、面色少华、神疲纳差、舌淡苔白、脉细弱为辨证要点。临诊时若以心神不宁、惊悸怔忡、健忘多梦等症为重，治宜养心安神为主，辅以补气健脾；倘以体倦、食少、便溏等症为主，则以健脾益气为重，补心养血而为辅。

4. 从肺论治

《灵枢·邪气脏腑病形》说："十二经脉，三百六十五络，其血气皆上于面而走空窍。"由于肺居上焦，主气，朝百脉，故血气上于面走空窍以充养脑海与肺有关。《灵枢·天年》曰："肺气衰，魄离，故言善误"。而"言善误"正是痴呆病的重要症状，在此为肺气虚，脑海失养所致。《伤寒论》第237条说："阳明证，其人喜忘者，必有蓄血。……宜抵当汤下之。""喜忘"属于记忆力障碍，痴呆病的另一重要特征便是记忆障碍。整个《伤寒论》只有阳明病一篇讨论"喜忘"这个问题，阳明病可以引起记忆障碍可由此肯定。上述条文中"喜忘"，属阳明蓄血证，用抵当汤下之，下法是阳明病治法的特征之一。因为阳明之气主降，以下行为顺，阳明病主要是通过清下二法完成治疗的。脏腑中属清降之性的主要是肺与大肠，二者属表里关系。所以阳明病中"喜忘"等神志症状累及的脏腑，肺与大肠的关系是最直接的。同样与此对应的有《素问·调经论》所说："血并于下，气并于上，乱而喜忘。"气血本来是相互结合，协调运行的，故此血瘀积蓄于下，气滞偏盛于上所致的"乱而喜忘"，必须通过气清肃下行推动蓄血来完成治疗，而气的清肃下行同样依靠加强肺与大肠的收降之性来完成。所以，"喜忘"等神志症状必须考虑肺的问题。

5．从脑论治

脑位于颅内，由精髓汇集而成，其性纯正无邪；人体十二经脉，三百六十五络，其血气皆上于面而走空窍，脑唯有气血不断滋养，精髓纯正充实，才能发挥"元神之府"的功能。《医林改错》指出：老年痴呆是因"脑气虚，脑缩小""年高无记性者，脑髓渐空""气血凝滞脑气，与脏腑之气不相接"而致痴呆。头为精明之府，若血脉违和，气血逆乱，内风卒中致脑府受损，瘀阻髓络，脑脉不通，髓海与各脏气不相顺接，五脏精气不能上荣于"元神之府"，从而出现呆傻愚笨诸症。故此，周斌认为老年性痴呆病位在脑，根本病机是髓减脑消，神机失用，病理产物以瘀血为主。

6．从胆论治

胆合于肝，助肝之疏泄以调畅气机，则内而脏腑，外而肌肉，升降出入，以横往来，并行不悖，从而维持脏腑之间的协调平衡。胆的功能正常，则诸脏易安。故"凡十一脏，取决于胆也"（《素问·六节脏象论》）。《杂病源流犀烛》亦有"十一脏皆赖胆气以为和"之说。胆、脑同属奇恒之腑，脑为髓海，髓为气血津液之化生，胆为六腑之首，胆气和则十一脏安，气血津液则足，髓则充，则耳聪目明。胆气不和则髓不充，则记性差，而且胆主决断与脑所主精神活动关系密切。胆气和，则十一脏皆安，腑皆安，则脑亦安，而且胆与血管性痴呆涉及发病的脏器关系密切。因此，刘玉杰等认为从胆入手，通过清胆、利胆、温胆等大法，治疗血管性痴呆不失为一种好的思路和方法。治法：清胆解郁，调节脏腑，生津益髓健脑。方药：十味温胆汤加减（云苓 15 g，法夏 12 g，枳实 15 g，竹茹 20 g，远志 15 g，菖蒲 12 g，枣仁 15 g，党参 15 g，白术 12 g，大枣 10 g，生姜 2 片，磁石 20 g，生地 15 g，黄梦 20 g，枸杞子 20 g）。

（三）从病因论证

1．化痰开窍

曹金梅将痴呆辨证分为七大证型，临床分为 3 期，但化痰开窍的治法贯穿始终。平台期治疗宜化痰开窍，益肾降浊；波动期治疗宜化痰开窍，清热泻火；下滑期治疗宜化痰开窍，通腑降浊。在对症治疗的同时配合醒脑开窍、化痰降浊的药物或针灸穴位，对尽快改善痴呆症状、提高临床疗效起着重要的作用。

近年来的文献报道也证明以化痰开窍为主，对治疗痴呆确有疗效。人至老年，脏腑功能处于衰退状态，天癸数穷，肾精不足。肾精亏虚、导致脑髓空虚，七情内伤，日久损及脏腑，气血无力运行，凝滞为瘀，水湿不化，停滞为痰，痰浊上蒙清窍，清窍失灵则发为痴呆。治疗宜涤痰开窍，使痰浊得化，脑窍得开。脑为"诸阳之会""清窍之府""精神之府""元神之府"，脑在病变时易为阳亢风动，易被诸邪蒙窍，发为神志之病。年迈之人，阴虚阳亢，因将息失宜，或情志所伤，而致阳化风动，气血上逆，挟痰挟火，直冲犯脑，蒙蔽清窍，遂成卒中。临床表明卒中伊始，除中脏腑之不省人事外，仅为言謇口歪，半身不遂。只有中风日久，病久入络，脑络失和，阻蔽神明，才出现意识模糊、神情痴呆、精神抑郁、语无伦次、遇事多虑等症。有学者认为，痴呆是由于脏腑渐弱，髓海渐衰，痰瘀内生互结，郁蒸腐化，浊毒化生，败坏形体，络脉瘀滞，脑络痹阻，神机失统而为病。治疗上以清热化痰、活血化瘀、醒脑开窍之黄连温胆汤，获得较好疗效。

2. 活血化瘀

通过对蔡建伟治疗血管性痴呆（VD）的71首方剂中113种药物的基本分类可以粗略看出：选用较多的药物是活血化瘀类，其次为化痰利湿类、平肝熄风类及补益类；使用频率最高的药分别是石菖蒲、川芎、丹参、何首乌、黄芪、远志、枸杞子、郁金、水蛭、胆南星、当归，归纳活血化瘀类中药使用频率达62%。胡杰一更是认为在虚实两类中，夹血瘀者属多，甚至以瘀血为主，因此临床上无论实证、虚证均可使用活血化瘀药。颜德馨强调血瘀与痴呆的关系，根据"脑髓纯者灵，杂者钝"的认识，指出清灵之府因瘀不能与脏气相接，脑失其所养，遂致杂者钝而发病。并辨证分型为气滞血瘀、气虚血瘀及痰瘀交阻，三型均用活血化瘀之通窍活血汤。在此基础上，症见情绪躁扰不安、胸胁胀闷等气滞者，加用癫狂梦醒汤；症见面色白、短气乏力等气虚者，加用益气聪明汤；症见言语杂乱、哭笑无常等痰瘀交阻者，加用黄连温胆汤。认为活血化瘀法能够疏通脏腑血气，使血液畅通，气机升降有度，调节阴阳，平衡气血，维持气血对脑的濡养有重要的意义。孔令越认为瘀血为血管性痴呆的重要环节，所以及时祛除瘀血是治疗血管性痴呆的关键所在。早祛一份瘀血，便多留一份精髓。常辨证施以气血双治、痰瘀同治及佐以风药等方法。

3. 破瘀化痰

中医学认为，痰瘀阻于脑窍是本病发生发展的关键，现代医学对痴呆的发生机制虽然尚未完全阐明，但在血管性痴呆的基础发病机制的研究中，对于脑的局部的梗死特别是重要部位的梗死在本病中所具有的重要的意义有了深刻的认识，认为梗死所致脑循环代谢的改变是血管性痴呆的发病基础。有研究表明，现代医学中所言之"梗死"与中医学中的"痰瘀"观点的联系尤为密切，为此，有必要结合现代医学对祛瘀化痰法治疗机制做一探讨。

（1）化痰祛瘀药的调气作用。

气、血、津三者在生理上是相互依存，相互为用。在病理上同样也是密切相关，血停而为瘀，津聚而为痰，血停、津聚均可导致气机不畅。化痰、祛瘀药能消除脉、外的痰浊瘀血，这两种病理性产物得以减轻或消除，则气机畅、脉道通。从现代医学看，有人指出"调气"可使微循环表现的血管痉挛得以缓解，毛细血管恢复正常，缓慢的血流变为均匀、连续等，从而使闭塞性脑血管病（如脑梗死等）得到调节和恢复。中医学认为，许多活血化瘀药本身又兼有行气之功。如：川芎可"上行头目，下行血海"，为"血中之气药"，善于走散。它在活血方中配用，可增强行血行瘀的作用。现代中药药理学研究也证实，菖蒲不仅具有化痰开窍作用，同时也具有解除平滑肌痉挛的作用，同样也可改善脑部的微循环。

（2）化痰祛瘀药的活血养血作用。

中医学早就有"祛瘀生新"的论述，正如《医方考》所论："丹溪曰：新血生则瘀血化而易去。桃仁、红花消瘀药也，瘀血去则新血清而易生。"《妇人明理论》也说："一味丹参，功同四物，能补血活血。"实际上丹参一药，活血祛瘀力甚佳。近年来，经临床实践、药理研究和动物实验证明，某些化痰药与活血药（比如含有黄酮类化合物的丹参、川芎等，具有祛瘀作用的抗衰老药物如枸杞、菟丝子、菖蒲、琥珀等）在扩张血管、清除斑块、改善微循环、增加血流量等方面效果肯定。中医学也认为丹参、当归等药不仅具有活血作用，同时也具有养血的作用，这些理论和认识对于理解虚证而有选择地应用活血药是很有帮助的。

（3）化痰祛瘀药的开窍醒神作用。

对于通过化痰治疗神志异常，张仲景在其《伤寒杂病论》中已有论述，其用下瘀血汤、桃核承气汤、抵当汤治疗"瘀血发狂"至今对临床仍有指导意义。现代神经病理学、神经生理学、分子生物学的研究证实，神经细胞的内环境发生变化、某些递质的紊乱、细胞的凋亡，以及毒性超氧自由基的攻击、乙酰胆碱含量的改变等因素与痴呆发生有密切关系，活血化瘀药能够通过改善脑部的微循环从而对上述因素发生作用，进而对人的智能状态改观有一定的作用。至于化痰与改善神志之间的联系，中医学对此的论述更为详尽，多是从化痰开窍的角度进行立法用药和研究，如清代医家陈士铎在《辨证录》中就指出"治呆无奇法，治痰即治呆"。中药药理研究表明，具有化痰作用的中药天南星具有镇定、抗惊厥等药理作用；具有祛痰开窍作用的石菖蒲也具有一定的中枢抑制作用，从而均可对改善神志状态发挥作用。临床体会，辨证分型对痴呆的治疗及康复有着重要意义。但是，由于本病的临床表现较复杂，且变化多端，加之病程漫长，多兼夹它病，给辨证论治增加了难度。另外，有些患者除记忆、认知障碍及精神症状明显外，四诊八纲之见症并不突出，一时辨证较难，这也给辨证分型治疗带来一定的困难，使治疗的准确度大打折扣，有时甚至难以中的。通过以上对痴呆的病因病机的分析，"血瘀""痰浊"的形成是其发展的必然，而"痰瘀互结，阻于脑络"是痴呆发生发展的病理中心，鉴于此，考虑到无论何型，一旦影响到智力，无不以痰瘀阻窍为最终结局，"痰不化则窍不开，瘀不除则神明不能自主""脑髓纯者灵，杂者钝"。另外，如前所述，祛瘀化痰药物具有综合调节的作用，故可以认为"破瘀通络、化痰开窍"是治疗本病的根本大法。因而临床治疗本病，宜抓住痰瘀阻窍这一主要矛盾，以破瘀通络、化痰开窍为主，并且要贯穿本病的始终。

苗桂芬认为，所谓的"破瘀"是意在强调在血管性痴呆的治疗中，对于虫类搜络通瘀之品的应用具有重要的意义。单味中药水蛭对血管性痴呆具有一定的疗效，临床及实验研究均已证实。且因水蛭"最喜食人之血，而性又迟缓善人，迟缓则生血不伤，善人则坚积易破"，故水蛭具有"破瘀而不伤正气"的作用。鉴于老年脑血管性痴呆的病机及临床病症在于痰阻且瘀于脑窍，根据辨证施治原则宜采用涤痰开窍、化瘀通络治法。在辨证处方中必须加用虫类药物搜逐通络，如僵蚕、全蝎、蜈蚣、水蛭等。现代药理研究证实虫类药物具有显著的抗凝血、扩血管及增加血流量、溶解血栓等作用。另外，天麻擅长治风痰；海蛤壳化痰消积聚，除中风瘫痪；浙贝母化痰散结；石菖蒲、通天草长于开窍；郁金行气解郁；丹参祛瘀生新；葛根能调整脑血管功能。以上均为立法处方基础上的加减要药。

许多以破瘀化痰为原则所组成的中药复方及以此为原则的针灸疗法对于痴呆也具有类似的作用，这也为破瘀涤痰治疗大法做了很好的佐证。总之，痴呆具有病程长、兼症多、患者依从性差等特点，在现代医学尚缺乏有效治疗的情况下，从中医学角度把握其病理中心，并据此制以丸、散，对于该病的治疗具有重要的意义。

二、辨证分型及用药

根据 AD 证候演变的阶段性特征，制订以证候演变为引导的 AD 分期辨证施治序贯方案（简称 JCG 方案）（见表 7-1）。在证候演变上，AD 早期病情初始，常见髓海渐空、脾肾两虚证、气血亏虚证；中期病情进展，以痰浊蒙窍、瘀阻脑络、心肝火旺并现和交叉为主；晚期病情恶化，呈现虚极和毒盛。在证候辨别上，采用基于症状特征的定性标准或基于症状权重的定量标准。在治疗原则上，AD 初始以肾虚为主，应以补肾为原则；AD 进展呈现痰瘀火并现和交叉，应化痰、祛瘀、泻火交替或并行；AD 恶化因痰、瘀、火日久而化生毒浊所致，虚极毒盛，形神衰败，须大力补肾固元，解毒化浊。

表 7-1　阿尔茨海默病的序贯治疗方案（JCG，2017）

病期	证候	辨证规范（具备以下症状组合之一）	治法	方剂
早期（启动期）	髓海渐空	脑转耳鸣，胫酸眩冒；动作缓慢，懈息安卧；两目昏花，发脱齿摇；舌瘦淡红，脉沉细	滋补肝肾，生精养髓	七福饮加龟鹿二仙膏
	脾肾两虚	食少纳呆，腹胀便溏；腰膝酸软，夜尿频多；畏寒肢冷，多虑易惊；舌胖齿痕，脉缓尺弱	温补脾肾，养元安神	还少丹
	气血不足	神疲倦怠，少气懒言；淡漠退缩，多梦易惊；善愁健忘，心悸汗出；舌淡苔白，脉细无力	补益健脾，养血安神	归脾汤加减
中期（进展期）	痰浊蒙窍	痰多体胖，无欲无语；抑郁淡漠，多梦早醒；亲疏不辨，洁秽不分；苔黏腻浊，脉弦而滑	化痰开窍，通阳扶正	洗心汤
	瘀阻脑络	反应迟钝，行走缓慢；妄思离奇，梦幻游离；偏瘫麻木，言塞足软；舌紫瘀斑，脉细而涩	活血化瘀，通窍醒神	通窍活血汤加味
	心肝火旺	急躁易怒，头痛耳鸣；妄闻妄见，谵语妄言；噩梦难寐，喊叫异动；舌红或绛，脉弦而数	清肝泻火，安神定志	天麻钩藤饮加味
晚期（恶化期）	毒盛虚极	迷蒙昏睡，寤寐颠倒；激越攻击，谵语妄言；便溺失禁，肢体失用；躯体蜷缩，肢颤痛痉	解毒通络，补肾固元	黄连解毒汤加遗忘双痉丹

第三节 阿尔茨海默病的中药防治

一、常用中药复方

(一) 补肾填髓类

1. 七福饮加龟鹿二仙膏

[组成] 人参6 g，熟地9 g，当归9 g，白术5 g，炙甘草3 g，枣仁6 g，远志5 g，加鹿角胶、龟板胶、阿胶等。

[用法] 水煎服。

[功效] 滋补肝肾，生精养髓。

[主治] 神经衰弱，老年性痴呆、脑萎缩属气血不足等。

2. 补肾益智方

[组成] 熟地黄15 g，砂仁10 g，山萸肉10 g，枸杞子15 g，牛膝20 g，天冬15 g，巴戟肉10 g，肉苁蓉20 g，肉桂3 g，远志5 g，石菖蒲20 g，龟板10 g。

[用法] 水煎服。

[功效] 补肾填精。

[主治] 中风性痴呆，症见记忆力、计算能力、思维、智能障碍等。

3. 地黄饮子

[组成] 熟干地黄12 g，巴戟天、山茱萸、石斛、肉苁蓉、附子、五味子、官桂、白茯苓、麦冬、菖蒲、远志各15 g。

[用法] 加姜枣水煎服。

[功效] 滋肾阴，补肾阳，开窍化痰。

[主治] 晚期高血压病、脑动脉硬化、中风后遗症、脊髓炎等慢性疾病过程中出现的阴阳两虚者。

4. 六味地黄丸

[组成] 熟地黄、酒萸肉、牡丹皮、山药、茯苓、泽泻。

[用法] 口服。

[功效] 滋阴补肾。

[主治] 肾阴亏损，头晕耳鸣，腰膝酸软，骨蒸潮热，盗汗遗精，消渴。

5. 金匮肾气丸

[组成] 地黄、山药、山茱萸、茯苓、牡丹皮、泽泻、桂枝、附子。辅料为蜂蜜。

[用法] 口服。

[功效] 温补肾阳，化气行水。

［主治］肾虚水肿，腰膝酸软，小便不利，畏寒肢冷。

6．补肾益气汤

［组成］肉苁蓉、生何首乌、核桃仁、熟地黄、生黄芪各15 g，当归、党参、白术、柴胡、升麻、炒枳壳各9 g，蜂蜜20 g（分2次冲）。

［用法］水煎服。

［功效］滋阴养血，益气通便。

［主治］腰膝酸软，阴虚便秘。

7．巴萸合剂

［组成］巴戟天、山茱萸、石菖蒲、胆南星和地龙。

［用法］水煎服。

［功效］补肾化痰，活血通络，开窍益智。

［主治］肾气虚衰，五脏不足，脑空髓减。

8．加减薯蓣丸

［组成］薯蓣30 g，当归、桂枝、神曲、干地黄、大豆黄卷各10 g，甘草28 g，人参、阿胶各7 g，川芎、白芍、白术、麦门冬、防风、杏仁各6 g，柴胡、桔梗、茯苓各5 g，干姜3 g，白蔹2 g，大枣100个。

［用法］蜜丸。

［功效］调理脾胃，益气和荣，祛风除邪。

［主治］虚劳不足，气血两虚，外兼风邪。

（二）补脾益肾类

1．还少丹

［组成］干山药、牛膝各45 g，山茱萸、白茯苓、五味子、肉苁蓉、石菖蒲、巴戟、远志、杜仲、楮实、舶上茴香各30 g，枸杞子、熟地黄各15 g。

［用法］上药捣为末，炼蜜入枣肉为丸。每服30丸，用温酒、盐汤送下，空腹，日进三服。

［功效］温肾补脾，养心安神。

［主治］脾肾虚损所致的腰膝酸痛，耳鸣目眩，形体消瘦，食欲减退，牙根酸痛。

2．参芪益智方

［组成］人参、黄芪、白术各4.5 g，五味子20粒，麦冬、陈皮、炙甘草各3 g。

［用法］加生姜、大枣，水煎服。

［功效］益气升阳，健脾益胃，敛阴生津，行气止汗。

［主治］气虚阳厥，脉伏，手足厥冷。

3．益气聪明汤

［组成］黄芪15 g，甘草15 g，芍药3 g，黄柏3 g，人参15 g，升麻9 g，葛根9 g，蔓荆子4.5 g。

［用法］水煎服。

［功效］益气升阳，温补脾胃，聪耳明目。

［主治］饮食不节，劳役形体，脾胃不足，得内障、耳鸣或多年目暗，视物不能。

4. 四君子汤

［组成］人参去芦、白术、茯苓各 9 g，炙甘草 6 g。

［用法］水煎服。

［功效］补气，益气健脾。

［主治］脾胃气虚，面色萎黄，语声低微，气短乏力，食少便溏，舌淡苔白，脉虚数。

（三）补益气血类

1. 归脾汤

［组成］白术、茯神、黄芪、龙眼肉、酸枣仁各 18 g，人参、木香各 9 g，炙甘草 6 g，当归、远志各 3 g。

［用法］加生姜、大枣，水煎服。

［功效］益气补血，健脾养心。

［主治］心脾气血两虚证，脾不统血证。

2. 开心散

［组成］远志、人参各 1.2 g，茯苓 60 g，菖蒲 30 g。

［用法］研成细粉，温水送服。

［功效］安神、补气、利湿化浊。

［主治］好忘。

（四）化痰开窍类

1. 洗心汤

［组成］人参、茯神、酸枣仁各 30 g，半夏 15 g，陈皮、神曲各 9 g，甘草、附子、石菖蒲各 3 g。

［用法］水煎服。

［功效］开郁逐痰，健胃通气。

［主治］呆病。

2. 天竺醒脑颗粒

［组成］珍珠 12 g，天竺黄 1 g，西红花 3 g，丁香 4 g，肉豆蔻 4 g，豆蔻 4 g，草果 3.5 g，檀香 4 g，紫檀香 15 g，沉香 11 g，诃子 20 g 等。

［用法］研成细粉，制为颗粒。

［功效］益气活血、开窍醒神。

［主治］用于颅脑损伤，神经血管性头痛，脑溢血中后期，脑血栓、脑梗死及其后遗症。

（五）逐瘀通络类

1. 通窍活血汤

［组成］赤芍、川芎各 3 g，桃仁、红花、鲜姜各 9 g，红枣 7 个，老葱 3 根，麝香 0.15 g。

［用法］黄酒煎服。

［功效］活血化瘀，通窍活络。

［主治］中风，白癜风。

2. 当归芍药散

［组成］当归 9 g，芍药 48 g，茯苓 12 g，白术 12 g，泽泻 24 g，川芎 10 g。

［用法］水煎服。

［功效］养血调肝，健脾利湿。

［主治］妊娠腹痛症。

3. 抵当汤

［组成］水蛭 5 g，地鳖、桃仁、大黄各 10 g，盐 5 g。

［用法］水煎服。

［功效］破血祛瘀。

［主治］下焦蓄血所致的发狂或如狂，少腹硬满，小便自利，喜忘，大便色黑易解，脉沉结，及妇女经闭，少腹硬满拒按者。

4. 补阳还五汤

［组成］黄芪 120 g，当归 6 g，赤芍 5 g，地龙、川芎、红花、桃仁各 3 g。

［用法］水煎服。

［功效］补气，活血，通络。

［主治］主治中风之气虚血瘀证，半身不遂，口眼㖞斜，语言謇涩，口角流涎，小便频数或遗尿失禁，舌暗淡，苔白，脉缓无力。

（六）清肝安神类

天麻钩藤饮

［组成］天麻 9 g，川牛膝、钩藤各 12 g，石决明 18 g，山栀、杜仲、黄芩、益母草、桑寄生、夜交藤、朱茯神各 9 g。

［用法］水煎服。

［功效］平肝熄风，清热活血，补益肝肾。

［主治］主治肝阳偏亢，肝风上忧证，头痛，眩晕，失眠多梦，或口苦面红，舌红苔黄，脉弦或数。

（七）解毒通络类

黄连解毒汤加减方

［组成］黄连9 g，黄芩6 g，黄柏6 g，栀子9 g，全蝎，蜈蚣，水牛角。

［用法］水煎服。

［功效］泻火解毒。

［主治］三焦火毒证。

（八）现代中药复方应用实例

1. 当归芍药散

当归芍药散出自张仲景所著《金匮要略》，以当归、芍药、川芎、白术、茯苓、泽泻等六味药组成，最初用于治疗妇科疾患，因具有活血化瘀的功效，也常将之用于血瘀证的治疗。方中芍药（白芍）养血、川芎活血、当归兼具活血养血；更配以茯苓、白术、泽泻健脾渗湿。当归芍药散整方活血养血、健脾利湿，具有补本虚、兼祛标实特点，全方补中寓泻，又泻中求补。20世纪80年代后期日本学者水岛宣昭将具有活血化瘀功效的妇科良药当归芍药散应用于痴呆的治疗，首次报道了当归芍药散改善痴呆的临床观察，并受到了国内外学者的广泛关注，且对该方治疗痴呆的临床与实验研究做出大量报道。

目前研究发现当归芍药散在临床上治疗VD或AD方面，均具有一定疗效。水岛宣昭等观察了42名（平均年龄80.3岁）的老年痴呆住院患者［其中AD 14人，VD 21人，混合性痴呆（MD）7人，均以Ⅰ期和Ⅱ期患者为多］，给予口服当归芍药散每次25 g，每日3次。于4周和8周后进行观察。运动机能方面，摄食障碍改善74%，失禁改善68%；智能方面，对识别场地、时间、方位及远期记忆的改善率达30.6%。给药组有效率达73.8%。十束支郎等用当归芍药散治疗患有AD或VD的42例患者，在连续服用当归芍药散8周以后，按照长谷川痴呆评分标准（HDS-R）积分以及精神症状均得到改善，有效性达到71%。高德义等探讨当归芍药散治疗老年性痴呆患者半年后其智力和生活能力的变化影响，简易智力状态检查评分和日常生活能力评分显示治疗后都有显著改善。上述研究可见，当归芍药散确实能有效改善老年痴呆患者的临床症状及提高患者的生存质量。

多项药理实验研究表明，当归芍药散不仅具有调节血脂异常大鼠脂质代谢，清除自由基、抗脂质过氧化损伤的作用，还能下调动脉壁VCAM-1基因的表达，保护血管内皮。当归芍药散可能通过下调Bcl-2表达，减少细胞色素C释放，抑制半胱天冬酶级联激活而对$A\beta_{25-35}$诱导的PC12细胞损伤起到保护作用。Hu Z. Y. 等人的研究表明，当归芍药散的有效部位可以促进Aβ的清除，减少Aβ的沉积，促进海马突触长时程增强，进而保护了神经元，促进了神经重塑。获野信义证实当归芍药散能提高老年大鼠乙酰胆碱转移酶（ChAT）活性，增加乙酰胆碱的合成和释放，促进乙酰胆碱受体结合和合成。当归芍药散也可以促进单胺递质的释放，对脑皮质的超微结构具有保护作用。

广州中医药大学科技创新中心近年来对当归芍药散深入研究也发现，当归芍药散可明显改善糖尿病小鼠糖耐量受损及认知障碍，其机制与增加脑内 ERα 含量及降低 O-Glc NAc 水平有关；亦可改善 VD 大鼠的学习记忆能力，通过 PI3K/Akt 信号通路改善 VD；当归芍药散可通过 Trem2 调节小胶质细胞极化促进 BV2 细胞 Aβ 清除；调节 DHA 代谢改善 APP/PS1 小鼠认知功能障碍；通过激活 SIRT1 信号和抑制 NADPH 氧化酶改善脑缺血再灌注损伤；抑制雌性 db/db 小鼠雌激素受体 O-GlcNAc 修饰来改善认知障碍；通过调节脂质代谢的微生物—肠—脑轴减轻东莨菪碱诱导的认知损伤。

2. 补肾益智方

补肾益智方是广州中医药大学临床药理研究所赖世隆等专家教授将中医传统理论、现代药理学研究成果和临床经验相结合而设计组方。补肾益智方主要由蛇床子、人参、枸杞子、冰片、首乌、丹皮等中草药组成。方中以蛇床子、枸杞子为君，平补肾之阴阳，填精益髓；以人参等药为臣，起益气养血之功；再佐以丹皮凉血活血，祛瘀通络同时清血中郁热；以冰片为使，有开窍醒神之功，并借其芳香走窜的特性，引众药直达于脑府，开窍醒神。补肾益智方以平补肾中阴阳为主，兼顾老年患者气血之不足之特点，活血通脉，醒神开窍，使患者脑髓得充，清窍得开，气血得补，瘀滞得消，神明自用。

研究表明，补肾益智方可抑制 $Aβ_{25-35}$ 对 NG108-15 细胞的损伤作用，促进细胞生长。补肾益智方改善 IBO 致老年性痴呆大鼠的学习记忆能力，补肾益智方能改善老年性痴呆大鼠胆碱能系统的功能。补肾益智方可以有效地改善 AD 大鼠脑内神经元的 tau 蛋白过度磷酸化，促进 PP-1、PP-2A 的表达。补肾益智方通过上调谷氨酸和乙酰胆碱受体，加强对谷氨酸的神经毒性的对抗作用来改善 AD 大鼠的认知功能障碍。补肾益智方血清能保护由 Aβ 引起的 NG108-15 神经细胞的死亡，同时可增加神经细胞轴突的长度，增强突触的可塑性。

3. 参乌胶囊

参乌胶囊由制首乌、石菖蒲、人参等六味中药组成，具有补肾健脾、豁痰开窍、活血化瘀的功能，主治老年痴呆脾肾两虚、痰浊血瘀证。方中以制首乌为君药，主要取其补肝肾、益精血的作用。补肾使肾精充沛，肾精生髓，髓海充足，则脑功能恢复正常。方中以石菖蒲为臣药，取其开窍豁痰、醒神健脑、和胃益脾的功效，健脾使化生气血的功能复常，后天气血盛，滋养先天濡润脑髓，同时，脾胃功能健旺，水液运行正常，则痰无由生，脉道通畅，血液运行流畅而无瘀滞，痰消瘀化，气血运行通畅，则脑髓得其濡润，脑功能进一步恢复。人参同为臣药，在本方之中主要是白参，具有大补元气，补脾益肺，生津安神作用。方中以川芎、淫羊藿、葛根三味为佐药，川芎活血化瘀；淫羊藿温肾壮阳，防止方中药性过寒，并使阴阳互化而生化无穷；葛根归脾、胃经，升提脾胃阳气而助脾运化，以加强本方和胃益脾的作用。以上诸药合用，共奏补肾健脾、豁痰开窍、活血化瘀之功效。

研究表明，参乌胶囊可以改善东莨菪碱模型大鼠的记忆障碍，其机制可能与提高 M 受体结合力、增强 ChAT 活性、抑制 AChE 活性有关；参乌胶囊及其有效成分二苯乙烯苷对于老年大鼠的神经元突触靶位具有较好疗效；参乌胶囊通过减少 APP 含量及抑制 β-分泌酶和 γ-分泌酶，抑制脑内 Aβ 的产生；参乌胶囊有改善糖尿病复合脑缺血模型大鼠的学习记忆功能和突触可塑性功能；可通过抑制脑内 Aβ 的产生明显改善 APP 转基因小鼠学习记忆能力。

二、常用中药单味药

（一）开窍药

1. 石菖蒲

来源：拉丁学名为 Acori Tatarinowii Rhizoma。本品为天南星科植物石菖蒲的干燥根茎。

性味与归经：辛、苦、温。归心、胃经。

功效：功能主治开窍，豁痰，理气，活血，散风，去湿。治癫痫，痰厥，热病神昏，健忘，气闭耳聋，心胸烦闷，胃痛，腹痛，风寒湿痹，痈疽肿毒，跌打损伤。

现代药理作用：石菖蒲提取液可以改善 D - 半乳糖诱导 AD 模型小鼠的认知功能，调节 Aβ 代谢相关蛋白的表达，减少脑中 Aβ 沉积。石菖蒲中的主要活性成分 β - 细辛醚可对 $Aβ_{1-40}$ 寡聚体损伤 MBVP 细胞发挥保护作用，还能够对脑缺血再灌注损伤小鼠缺血脑侧血流有促进恢复的作用，能够降低脑缺血面积。采用线栓法阻断大脑中动脉建立大鼠脑梗死模型，通过对大鼠行为学测试以及染色观察梗死周边组织神经细胞凋亡情况等，发现石菖蒲能够减轻脑梗死大鼠认知功能障碍，抑制梗死周边组织神经细胞凋亡。

2. 苏合香

来源：拉丁学名为 Styrax。本品为金缕梅科植物苏合香树所分泌的树脂。

性味与归经：辛、温。归肺、肝经。

功效：通窍，辟秽，开郁，豁痰。治猝然昏倒，痰壅气厥，惊痫，温疟，心腹猝痛，疥癣，冻疮。

现代药理作用：苏合香精油芳香疗法对卒中后认知功能障碍患者进行干预，发现苏合香芳香疗法可以改善卒中后认知功能障碍患者的认知功能，并使认知障碍患者的血清中 BDNF 含量上升，Hcy 含量下降，减轻患者学习记忆障碍。体外培养大鼠皮层神经细胞，采用糖氧剥夺/再复氧（OGD/R）构建脑缺血再灌注损伤模型，以苏合香挥发油处理，结果表明苏合香挥发油可通过下调 TLR9 表达来促进糖氧剥夺/再复氧诱导的神经细胞增殖，并抑制凋亡，减轻氧化应激损伤，从而保护脑缺血再灌注损伤。另外，苏合香具有明显的芳香开窍作用，可通过降低炎症因子的含量，减轻血脑屏障内皮细胞间紧密连接的破损，减缓自由基引起的细胞损伤，增加血脑屏障通透性。

（二）养心安神药

1. 远志

来源：拉丁学名为 Polygala tenuifolia Willd。本品为远志科植物细叶远志的根。

性味与归经：辛、温。归心、肾经。

功效：安神益智，祛痰，解郁。治惊悸，健忘，梦遗，失眠，咳嗽多痰，痈疽疮肿。

现代药理作用：远志可以通过调控转运蛋白 RAGE 和 LRP1 使 Aβ 诱导的神经细胞内的氧化应激状态得到显著改善，SOD、GSH-Px 活性升高，MDA、ROS 的活性降低，减少 Aβ 导致的神经毒性，对神经元具有一定的保护作用。利用 D－半乳糖致衰鹅膏蕈氨酸诱导 AD 模型大鼠，通过电生理检测模型组与灌胃远志皂苷组各海马长时程增强（LTP）的变化，结果发现，当给予一定的高频刺激时，模型组海马 CA1 区兴奋性突触后电位（EPSP）明显下降，给药组 EPSP 可显著提高突触效能；利用水迷宫等行为学检测大鼠学习记忆的能力，发现远志皂苷组的学习记忆能力显著提高。研究表明，远志同样能够有效地控制 tau 蛋白磷酸化，抑制神经细胞凋亡，下调活化的蛋白激酶抑制炎症因子的发生等。

2. 酸枣仁

来源：拉丁学名为 Semen Ziziphi spinosae。本品为鼠李科植物酸枣的种子。

性味与归经：甘、平。归心、脾、肝、胆经。

功效：养肝，宁心，安神，敛汗。治虚烦不眠，惊悸怔忡，烦渴，虚汗。

现代药理作用：酸枣仁皂苷可以通过提高大鼠血清中五羟色胺、褪黑素、褪黑素受体的浓度，延缓 tau 蛋白过度磷酸化的程度，调节 AD 大鼠的睡眠来改善认知功能障碍。酸枣仁皂苷 A 能提高 APP-NSCs 的增殖能力，并促进其向神经元分化。酸枣仁皂苷除具有镇静催眠、抗焦虑、抗抑郁等作用外，还能够抑制小胶质细胞活化引起的炎症反应，增强 AD 模型小鼠学习记忆能力。酸枣仁皂苷能缓解七氟烷麻醉活化线粒体相关的凋亡信号通路，减少 Aβ 聚集，降低 tau 蛋白磷酸化，抑制小鼠海马神经元的凋亡，上调抗凋亡基因 BcL－2 的表达，下调促凋亡基因 Bax 和细胞凋亡基因 Caspase 发生的表达。

（三）补气药

1. 灵芝

来源：拉丁学名为 Ganoderma lucidum（Curtis）P. Karst.。本品为多孔蒐科真菌灵芝的子实体。

性味与归经：温、淡。归心、肺、肝、肾经。

功效：滋补强壮。用于健脑、消炎、利尿、益肾。

现代药理作用：灵芝的主要化学和药效成分为三萜类灵芝酸，研究表明灵芝三萜可改善癫痫大鼠的学习记忆能力及神经元形态结构，其机制可能与影响海马突触生长，重塑相关基因表达有关，以达到保护大脑神经元的作用。白肉灵芝水提物可改善衰老大鼠的认知功能，其机制可能与其激活大脑 PKA/CREB 信号通路，增加神经营养因子含量，抑制大脑细胞 DNA 损伤有关。灵芝酸是灵芝的主要生物活性成分之一，具有免疫调节及抗炎的作用，抑制脑缺血损伤，其机制主要是通过与 MD2 结合，抑制 MD2 与 TLR4 形成复合物，下调 MAPK 及 NF-κB 信号通路，进而抑制小胶质细胞过度激活，减少炎症因子的表达。灵芝子实体醇提物治疗给药可以显著降低大鼠脑缺血再灌注损伤脑梗死率和脑含水量，改善大鼠神经运动功能，并且灵芝子实体醇提物可有效改善患者血液流变学指标，与阳性药氯吡格雷效果类似，表现出较好的抗凝血作用，提示我们灵芝子实体醇提物或许是对缺血性脑卒中治疗药物的有效补充。

2．黄芪

来源：拉丁学名为 Astragalusmembranaceus（Fisch.）Bunge。本品为豆科植物蒙古黄芪的根。

性味与归经：温、甘。归脾、肺经。

功效：补气固表，托毒排脓，利尿，生肌。用于气虚乏力、久泻脱肛、自汗、水肿、子宫脱垂、慢性肾炎蛋白尿、糖尿病、疮口久不愈合。

现代药理作用：黄芪颗粒可以通过升高老年痴呆性大鼠海马组织细胞中 Bcl－2 蛋白水平和降低 Bax 和 Caspase－3 蛋白水平，阻碍神经细胞凋亡进程，从而提高其学习与记忆能力。黄芪多糖是黄芪的重要成分，研究表明黄芪多糖可能通过抗氧化应激和抗凋亡作用，改善糖尿病大鼠认知功能障碍。研究结果显示，接受高剂量的黄芪多糖治疗的糖尿病大鼠海马组织 SOD 活性显著增强，MDA 含量显著降低，认知功能显著改善。此外，黄芪甲苷是黄芪的主要活性成分，对不同痴呆模型的学习记忆能力具有一定的改善作用，研究表明在 $A\beta_{1-42}$ 处理的小鼠海马神经细胞 HT－22 中，黄芪皂苷通过促进 PPARγ 表达，进而上调 BDNF 水平并激活 BDNF/Trk B 信号通路，修复突触损伤，减轻神经炎症，抑制海马神经元损伤和凋亡，从而发挥神经保护作用，改善认知功能障碍。

3．人参

来源：拉丁学名为 Panax ginseng C. A. Mey.。本品为五加科植物人参的根。

性味与归经：甘微苦，温。归脾、肺经。

功效：大补元气，固脱生津，安神。治劳伤虚损，食少，倦怠，反胃吐食，大便滑泄，虚咳喘促，自汗暴脱，惊悸，健忘，眩晕头痛，阳痿，尿频，消渴，妇女崩漏，小儿慢惊，及久虚不复，一切气血津液不足之证。

现代药理作用：人参具有抗神经炎症、抗氧化应激、免疫调节、调节胆碱能功能、提高突触可塑性、调节线粒体功能、抗神经元凋亡等药理作用。人参皂苷 Rb1 具有增强胆碱系统的功能，增加乙酰胆碱的合成和释放以及改善记忆力作用。人参皂苷 Rg1 通过上调可塑性相关蛋白，如突触后密度蛋白 95（PSD－95）、同型蛋白激酶 C（PKCG）和 BDNF，改善小鼠海马区的损伤和老年鼠的记忆丧失。人参皂苷 Rg2 以 AMPK 依赖和 mTOR 非依赖的方式激活自噬过程，增强了淀粉样物质的清除，改善了 AD 小鼠模型中的认知行为。此外，人参皂苷还可通过激活缺氧诱导因子 1α/血管内皮生长因子通路，使血管新生能力增强从而减轻脑缺血再灌注损伤，保护脑神经细胞不被损害。

（四）助阳药

1．山药

来源：拉丁学名为 Rhizoma Dioscoreae。本品为薯蓣科植物薯蓣的块茎。

性味与归经：甘、平。归肺、脾、肾经。

功效：健脾，补肺，固肾，益精。治脾虚泄泻，久痢，虚劳咳嗽，消渴，遗精、带下，小便频数。

现代药理作用：现代药理表明山药具有降血糖、降血脂、抗氧化、调节脾胃、抗肿瘤、免疫调节等药理作用。山药多糖能显著提高痴呆模型小鼠脑系数、$Na^+ - K^+ - ATP$酶和 $Mg^{2+} - ATP$ 酶活性，以及 SOD 和 CAT 活力；显著降低 MDA 含量；能够增强脑组织ATP 酶活性和提高机体抗氧化能力可能是山药多糖防治老年性痴呆的作用机制之一。

2．淫羊藿

来源：拉丁学名为 Epimedii Folium。本品为小檗科植物淫羊藿、心叶淫羊藿或箭叶淫羊藿的茎叶。

性味与归经：甘、温。归肝、肾经。

功效：补肾壮阳，祛风除湿。治阳痿不举，小便淋沥，筋骨挛急，半身不遂，腰膝无力，风湿痹痛，四肢不仁。

现代药理作用：淫羊藿苷能改善认知障碍小鼠海马 DG 区神经元的形态变化，缓解认知障碍小鼠海马神经元电特性指标的衰退，提高神经元的兴奋性，有效改善东莨菪碱致小鼠认知障碍。灌胃淫羊藿苷（50 mg/kg、100 mg/kg、200 mg/kg）可明显增加 AD 小鼠大脑皮层乙酰胆碱的含量，提高小鼠皮层 M - 胆碱能受体结合能力（MCBC）和乙酰胆碱转移酶（ChAT）的活性进而改善小鼠学习记忆。淫羊藿苷还可以通过抗细胞凋亡、抗炎以及不同的信号通路对缺血性卒中产生神经保护作用，从而成为治疗缺血性脑卒中潜在的药物成分。

3．巴戟天

来源：拉丁学名为 Morinda officinalis How。本品为茜草科植物巴戟天的干燥根。

性味与归经：甘、辛、微温。归肝、肾经。

功效：补肾阳，强筋骨，祛风湿。用于阳痿遗精，宫冷不孕，月经不调，少腹冷痛，风湿痹痛，筋骨痿软。

现代药理作用：生巴戟天与盐巴戟天水提物均能明显提高小鼠抗氧化能力，降低氧化产物对脑神经的损伤，提高单胺类神经递质含量，起到改善老年痴呆小鼠学习记忆能力的作用。盐巴戟天对老年痴呆小鼠学习记忆能力能改善作用显著优于生巴戟天。巴戟天醇提物可能通过调控 MAPK/ERK 信号通路，降低炎症因子表达以及抑制凋亡，进而对大鼠脑缺血再灌注损伤起到一定的保护作用。另外，巴戟天也可以通过改善抑郁过程中单胺类神经递质、神经肽、神经营养因子水平的降低，抑制脑部炎症水平的升高。

（五）温里药

1．核桃仁

来源：拉丁学名为 Juglans regia L.。本品为胡桃科植物胡桃的干燥成熟种子。

性味与归经：甘、温。归肺、肾、大肠经。

功效：补肾，温肺，润肠。用于腰膝酸软，阳痿遗精，虚寒喘嗽，大便秘结。

现代药理作用：核桃仁含有脂溶性成分，包括亚油酸、亚麻酸、花生四烯酸等多不饱和脂肪酸与维生素 E。研究表明，核桃仁丙酮提物在抗氧化、抗衰老过程中确有一定的作用，能明显提高血液中过氧化氢酶的活性，降低脑组织中过氧化脂质含量，提高脑组织中超氧化物歧化酶及过氧化物酶的活性。

2. 肉桂

来源：拉丁学名为 Cinnamomum cassia Presl。本品为樟科植物肉桂的干皮及枝皮。

性味与归经：甘、热。归脾、肾、膀胱经。

功效：补元阳，暖脾胃，除积冷，通血脉。治命门火衰，肢冷脉微，亡阳虚脱，腹痛泄泻，寒疝奔豚，腰膝冷痛，经闭症瘕，阴疽，流注，及虚阳浮越，上热下寒。

现代药理作用：在研究肉桂对 D-半乳糖注射导致的 AD 大鼠模型学习记忆功能影响的实验中，水迷宫和电生理实验结果均提示肉桂明显改善了模型大鼠学习记忆能力和突触可塑性，生化检测显示肉桂减少了海马 MDA 含量，提高了 SOD 和 GSH-Px 活性。此外，肉桂能抑制海马脑组织氧化应激有关肉桂能改善慢性脑缺血大鼠的认知能力，其机制可能与提高脑组织 SOD 活性及 NGF、BDNF 表达，降低 MDA 含量，改善血液流变学有关。

3. 高良姜

来源：拉丁学名为 Alpiniae Officinarum Rhizoma。本品为姜科植物高良姜的根茎。

性味与归经：辛、温。归脾、胃经。

功效：温胃，祛风，散寒，行气，止痛。治脾胃中寒，脘腹冷痛，呕吐泄泻，噎膈反胃，食滞，瘴疟，冷癖。

现代药理作用：对 60 只雄性沙鼠通过结扎双侧颈总动脉建立脑缺血再灌注模型，对其进行水迷宫测试、过氧化物检测等实验，结果表明高良姜素（100 mg/kg）对脑 I/R 损伤沙鼠海马神经元有保护作用，通过激活 SLC7A11/GPX4 通路降低氧化应激水平，增加 SLC7A11 和 GPX4 的表达，促进脂质过氧化物代谢，从而抑制海马神经元铁死亡。高良姜素也能明显提高缺血性脑卒中大鼠脑线粒体 Na^+-K^+ ATP 酶和 Ca^{2+}-Mg^{2+} ATP 酶活性，缓解缺血脑细胞的能量代谢障碍，是其发挥脑缺血保护作用的可能机制之一。此外，高良姜水及乙醇提物可有效降低急性脑缺血后脑含水量和脑血管的通透性，对脑血管有一定的保护作用。

（六）滋阴药

1. 白芍

来源：拉丁学名为 Radix Paeoniae Alba。本品为毛茛科植物芍药（栽培种）的根。

性味与归经：苦酸、凉。归肝、脾经。

功效：养血柔肝，缓中止痛，敛阴收汗。治胸腹胁肋疼痛，泻痢腹痛，自汗盗汗，阴虚发热，月经不调，崩漏，带下。

现代药理作用：芍药苷是芍药根的主要化学成分之一，具有抗氧化、调控自噬、抑制炎症、调节免疫、防止细胞凋亡、刺激血管生成等方面的药理作用。芍药苷可显著降低 AD 小鼠模型在水迷宫实验中的逃避潜伏期和路径距离，并显著减轻 Aβ 斑块沉积，降低 APP/PS1 小鼠海马区及皮质区 Aβ 斑块面积。芍药苷对神经元、神经毒性和神经细胞损伤也具有明显的保护作用。研究表明，芍药苷通过激活 PI3K/Akt 通路而上调 Bcl－2 蛋白表达水平，下调 Caspase－9、Caspase－3 和 Bax 蛋白表达水平，从而抑制神经细胞凋亡和保护神经细胞，芍药苷长期治疗可以改善神经退行性疾病的症状，从而延缓该疾病发生。此外，芍药苷也具有脑星形胶质细胞保护活性，对肺损伤心脏等有保护作用。

2. 枸杞子

来源：拉丁学名为 Lycii Fructus。本品为茄科植物枸杞或宁夏枸杞的成熟果实。

性味与归经：甘、平。归肝、肾经。

功效：滋肾，润肺，补肝，明目。治肝肾阴亏，腰膝酸软，头晕，目眩，目昏多泪，虚劳咳嗽，消渴，遗精。

现代药理作用：研究表明，枸杞多糖可以改善大脑皮层神经元形态损伤，降低脑内 tau 蛋白的磷酸化水平，改善 AD 小鼠的学习能力。枸杞多糖可通过维持线粒体膜上抗凋亡蛋白和促凋亡蛋白的平衡稳态，阻止线粒体内外促凋亡蛋白因子的过度表达来抑制线粒体介导的细胞凋亡，进而改善脑缺血灌注损伤。此外，枸杞多糖能够减轻脑出血导致的神经功能缺失、脑组织水肿、氧自由基损伤、神经细胞凋亡。

3. 黄精

来源：拉丁学名为 Polygonatum sibiricum。本品为百合科植物黄精、囊丝黄精、热河黄精、滇黄精、卷叶黄精等的根茎。

性味与归经：甘、平。归肺、脾、肾经。

功效：补中益气，润心肺，强筋骨。治虚损寒热，肺痨咳血，病后体虚食少，筋骨软弱，风湿疼痛，风癞癣疾。

现代药理作用：研究通过对黄精诱导的 D-Gal 衰老模型小鼠进行自主活动测试、避暗及 Morris 水迷宫行为学实验，相关过氧化指标检测等发现黄精能够改善 D-Gal 模型小鼠学习记忆的能力，清除自由基，增加抗氧化酶活性，提高抗氧化能力，还能够抗脂质氧化，抑制自发或诱导的脂质过氧化反应产物的产生，改善海马 CA1 区神经元损伤程度来改善小鼠的学习记忆力。黄精多糖可改善慢性脑缺血大鼠学习记忆能力，减轻大脑超微结构损伤，减少尼氏体的丢失，减轻海马神经元的损伤和破坏，从而改善学习记忆能力。

（七）活血药

1. 丹参

来源：拉丁学名为 Salvia miltiorrhiza Bunge。本品为唇形科植物丹参的根。

性味与归经：苦、微温。归心、肝经。

功效：活血祛瘀，安神宁心，排脓，止痛。治心绞痛，月经不调，痛经，经闭，血崩带下，症瘕，积聚，瘀血腹痛，骨节疼痛，惊悸不眠，恶疮肿毒。

现代药理作用：丹参酮是从丹参根茎中分离得到的一种亲脂性二萜类化合物，研究表明丹参酮可抑制胆碱酯酶活性、调控 Aβ 生成和聚集、调控 tau 蛋白磷酸化和抗炎作用，而在 AD 中发挥神经保护作用。丹参酮提取物能够提升 AD 大鼠学习记忆能力，减轻脑组织炎症反应，调控细胞凋亡相关蛋白 Bcl-2、Bax、caspase-3 相对表达量，抑制 AD 大鼠海马区细胞凋亡，具有一定神经元保护作用。

2. 当归

来源：拉丁学名为 Angelica sinensis（Oliv.）Diels.。本品为伞形科植物当归的根。

性味与归经：甘辛，温。归心、肝、脾经。

功效：补血和血，调经止痛，润燥滑肠。治月经不调，经闭腹痛，症瘕结聚，崩漏；血虚头痛，眩晕，痿痹；肠燥便难，赤痢后重；痈疽疮疡，跌扑损伤。

现代药理作用：当归的乙醇提取物 INM-176 对脂多糖（LPS）诱导的小鼠认知功能受损具有保护作用，对模型动物海马区小胶质细胞或星形胶质细胞的激活具有抑制作用。阿魏酸是当归的主要成分之一，研究表明阿魏酸能降低 VD 大鼠大脑海马组织 MDA 含量，提高 SOD 活性，对慢性脑缺血动物表现出良好的抗氧化作用，故推测阿魏酸的抗氧化作用可能亦是其发挥抗 VD 作用的机制之一。此外，藁本内酯、当归多糖等还具有一定的预防神经元损伤，减少模型大鼠顶叶皮层和海马树突的损伤和神经元的凋亡、抗氧化应激等作用。

3. 三七

来源：拉丁学名为 Radix Notoginseng。为五茄科植物人参三七的根。

性味与归经：甘微苦，温。归肝、胃、大肠经。

功效：止血，散瘀，消肿，定痛。治吐血，咳血，衄血，便血，血痢，崩漏，症瘕，产后血晕，恶露不下，跌扑瘀血，外伤出血，痈肿疼痛。

现代药理作用：三七总皂苷是三七的主要有效成分之一，研究表明三七总皂苷可增强 SAMP8 小鼠脑内抗氧化物酶 SOD、GSH-PX 和 CAT 的表达和活性，减少脑内 8-羟基脱氧鸟苷（8-OHdG）的含量，其抗氧化应激作用可能与其抑制 JAK2/STAT3 信号通路、激活 Nrf2/HO-1、PI3K/Akt、PLCγ1/PKC 和 ERK 信号通路有关。三七总皂苷还能够有效降低皮质中 AChE 的表达，与栀子苷配伍使用可以有效提高海马中 CHT1 的表达，通过对相关蛋白的调控，进而提高了胆碱能神经末梢 ACh 的含量水平，并达到改善认知障碍的最终目标。此外，三七多糖具有改善 Aβ 沉积、抗氧化、减少乙酰胆碱水解等作用。

（八）其他类中药

1. 天麻

来源：拉丁学名为 Gastrodiae Rhizoma。本品为兰科植物天麻的根茎。

性味与归经：甘、平。归肝经。

功效：息风，定惊。治眩晕眼黑，头风头痛，肢体麻木，半身不遂，语言蹇涩，小儿惊痫动风。

现代药理作用：利用 Aβ 诱导神经细胞毒性建立 AD 细胞模型，天麻素干预后发现炎性细胞因子和一氧化氮的释放减少，且细胞存活率增加。利用 Aβ 和 tau 转基因小鼠观察淀粉样斑块沉积以及 tau 磷酸化的情况，天麻素能改善 AD 小鼠的学习和记忆能力，降低脑匀浆中的 Aβ 含量，以及减少脑内磷酸化 tau 蛋白的表达。研究表明乙酰天麻素通过调节 AChE 或 ChAT 活性以发挥胆碱能效应，增强神经突触兴奋，从而改善学习记忆能力，可减少短暂大脑中动脉闭塞大鼠的脑梗死面积和水肿面积。研究表明鲜天麻通过提高氧化应激和神经递质水平，改善睡眠干扰引起的学习记忆障碍。天麻素还可以通过抑制神经元损伤以及抗凋亡，营养神经元，促使神经元修复，起到神经保护作用。

2. 甘草

来源：拉丁学名为 Glycyrrhiza uralensis Fisch.。本品为豆科植物甘草的根及根状茎。

性味与归经：甘、平。归脾、胃、肺经。

功效：和中缓急，润肺，解毒，调和诸药。炙用，治脾胃虚弱，食少，腹痛便溏，劳倦发热，肺痿咳嗽，心悸，惊痫；生用，治咽喉肿痛，消化性溃疡，痈疽疮疡，解药毒及食物中毒。

现代药理作用：甘草素是从天然植物甘草中提取的一种二氢黄酮单体化合物，具有抗氧化、抗炎、抗肿瘤和抗病毒等多种生物活性。研究表明甘草素可有效抑制 AD 模型细胞 NLRP3、caspase - 1 以及炎症因子 IL - 1β 和 TNF - α 的释放，对 AD 模型起到保护作用。此外，甘草有效成分之一异甘草素具有提高 DUSP6 蛋白表达并抑制激活小胶质细胞 ERK1/2 活性和促炎因子，明显改善 AD 小鼠的突触可塑性下降、tau 蛋白过度磷酸化和记忆缺陷的行为学表现。甘草苷能够选择性抑制 AChE 和促进 M1 胆碱受体表达、抑制由 NF-κB 介导的炎症和增强神经生长因子的神经营养作用，并且具有增加或维持原有正常大脑神经元细胞数量，减少东莨菪碱所致脑海马神经元细胞的损害、衰退或坏死等现象的出现。以上研究表明，甘草可能被开发为新一代高效低毒的抗 AD 药物。

三、中药单体及活性成分

（一）多糖类

多糖是人体生命活动中极其重要的生物大分子，在生物机体的生长发育中发挥着重要作用。多糖是由 20 余个单糖分子脱水缩合而成，并由糖苷键连接而成的高分子碳水化合物，广泛分布于动物及植物中，具有抗炎、抗氧化、抗肿瘤、抗疲劳及增强机体免疫力等多种药理作用。中药多糖治疗 AD 的研究目前已经取得了一定成果，如远志多糖、当归多糖、红芪多糖等。

远志多糖作为中药远志的化学提取物也是远志发挥其主要药理活性的物质基础。远志多糖能够对其诱导的记忆障碍有明显的改善，并且能够升高脑内的乙酰胆碱和脑源性神经元营养因子的含量，从而实现对小鼠的学习记忆方面的改善功能。

当归多糖是当归水溶性部分的提取物，多以酸性多糖和中性多糖的形式存在。当归多糖能明显改善延长衰老小鼠的触电潜伏期，减少错误次数，明显增强小鼠血清和脑组织中的 SOD 及端粒酶的活性，提示当归多糖改善衰老小鼠的学习记忆能力和延缓衰老的作用可能与其提高 SOD 及端粒酶活性有关。

红芪多糖作为应用较广泛的一种中药多糖，主要来源于一种叫作红芪的中药材，红芪多糖能够延缓衰老，分析其作用机制可能与减少自由基对脑细胞 DNA 的损伤，提升机体抗氧化能力，维持脑海马神经细胞及脑组织结构完整性，并能够提高老化小鼠脑组织中枢神经递质 DA、NE、5 – HIAA、5 – HT 水平，进而保护神经元免受损伤，改善小鼠记忆及学习能力。

（二）黄酮类

黄酮类化合物是广泛存在于自然界的一类化合物，常见于水果、蔬菜、茶和多种中草药中，具有抗菌、抗炎、抗氧化、抗肿瘤、止咳平喘等多种药理作用。研究表明，多种黄酮类化合物对 AD 都有抑制 AD 病情进展及改善记忆障碍的作用，如木犀草素、儿茶素、槲皮素、柚皮素等。

木犀草素作为一种天然黄酮类物质，因最初从木犀草科的木犀草中分离出而得名。现代研究发现其还存在于多种蔬菜、水果和药用植物中，其中包括金银花、锦灯笼、荆芥、紫苏、卷心菜、花椰菜、胡萝卜、石榴和菊花等。在 AD 中，木犀草素能够减少原代细胞中 Aβ 的生成，抑制内质网应激来抑制神经炎症的加重，从而减轻小鼠的学习记忆障碍。

儿茶素，又名儿茶酸、儿茶精，是从茶叶等天然植物体中提取出来的一类具有高活性的类黄酮化合物的总称，具有强大的抗氧化抗炎作用。表没食子儿茶素和表儿茶素没食子酸酯是儿茶素中的重要活性成分，能够改善氧化应激，减轻 Aβ 低聚物和原纤维的毒性，降低大脑中的 Aβ 的沉积，从而保护神经元免受损伤，减缓神经炎症以控制 AD 病情发展。

槲皮素是一种具有显著药理作用和治疗潜力的黄酮类化合物。它广泛分布在植物中，广泛存在于许多植物的茎皮、花、叶、芽、种子、果实中，通常在日常饮食中可以摄取，主要在水果和蔬菜中。槲皮素对神经的保护作用在几项体外研究中有报道。它已被证明可以保护神经元免受氧化损伤，同时减少脂质过氧化。除了抗氧化特性，它还抑制 Aβ 纤维的形成，抑制细胞溶解和炎症级联途径。

柚皮素是柚皮苷的一种黄酮苷元，主要存在于柑橘类水果中，对治疗 AD 也有很好的疗效，能够通过调节自噬、氧化应激和 tau 蛋白表达对 AD 患者的小脑改变起到神经保护作用，还可以通过调节应激反应通路、预防细胞凋亡、过量金属离子螯合等其他机制对抗神经功能障碍，从而改善神经功能障碍所致的认知功能障碍和记忆丧失。

（三）生物碱类

生物碱是一种含氮碱性有机物，广泛存在于大自然中，如植物、动物、微生物中。近年来的研究表明，多种植物中的生物碱成分均对治疗 AD 具有有益作用。

桑叶属解表药，1 – 脱氧野尻霉素是桑叶中分离出的一种多羟基生物碱，是桑叶主要的生物碱成分。高剂量 1 – 脱氧野尻霉素可使脑组织炎症因子水平降低，修饰海马神经元的微环境，减少小胶质细胞数量，增强海马区记忆相关蛋白表达，可改善 AD 患者大脑的病理改变。

石斛，为兰科植物中较大的一个属，又名石斛兰，其药用历史悠久，且其中石斛碱成分又在抗肿瘤、改善大脑记忆和认知功能障碍等方面具有活性。研究表明石斛总碱可

以通过 β - 分泌蛋白和 γ - 分泌蛋白，减少 Aβ 淀粉样沉积，可防止神经细胞凋亡和突触丢失，进而改善 AD 转基因小鼠记忆和空间辨别的功能。

吴茱萸碱为芸香科吴茱萸的果实提取物。研究表明吴茱萸碱具有较强的抗氧化能力，减轻 Aβ 诱导产生的神经毒性和氧化压力，抑制 tau 蛋白过度磷酸化，可以抑制炎症反应，抑制胶质细胞的活化和炎症介质的释放，改善能量代谢障碍，进而缓解学习记忆损伤。

（四）其他

蛇床子素主要是从当归中提取，属于香豆素类化合物，在治疗 AD 方面也有一定的效果。蛇床子素可以改善 AD 小鼠的学习记忆能力，减轻海马 CA3 区的病理性损伤，同时提高椎体细胞的数量，降低小鼠脑内 tau 过度磷酸化。藏红花色素 GJ - 4 是从栀子中提取分离出的一种活性成分，研究发现其也能提高 AD 小鼠的空间探索和学习记忆能力，其作用机制为抑制大脑皮层及海马神经元的凋亡和小胶质细胞的激活。

四、中药西药合用的临床研究

中药西药联合使用源于明末清初，最具有代表性的医家即被誉为"中国近代医学第一人"的张锡纯，作为近代进行中西医结合探索的代表人物，张锡纯先生总结出了多种治疗疾病的中西合璧方案。他大胆吸取西医之长，通过理论和实践的探索和研究，第一次将中药和西药合用在一首方剂里，开创了我国中西药物合用的先例。中药西药联合应用具有标本兼顾、取长补短、提高疗效、缩短疗程、减少不良反应等优点，如今在临床上依然广为所用。刘宁等将纳入研究的 40 例受试者随机分为治疗组和对照组，各 20 例，对照组采用盐酸美金刚片联合盐酸多奈哌齐片治疗，治疗组在西药多奈哌齐的基础上使用益肾化浊汤联合治疗，2 组疗程均为 12 周，结果表明相比单纯西药治疗，中西医联合用药治疗 AD 肾虚痰阻证疗效更优。张慧等将接受治疗的 80 例 AD 患者随机分为试验组和对照组。对照组采用多奈哌齐片进行研究，试验组在对照组基础上根据中药分型给予治疗，比较 2 组患者的治疗效果，结果发现中西医结合疗法对 AD 患者的治疗效果十分显著，血清 tau 蛋白和 P-tau 水平显著降低。迟淑梅等将 94 例 AD 肾虚髓亏证患者按照随机数字表法分为治疗组和对照组各 47 例。治疗组以补肾填精益髓方与盐酸多奈哌齐片治疗，对照组予盐酸多奈哌齐片治疗，2 组均治疗 6 月，结果发现补肾填精益髓方不仅可有效提高 AD 患者的认知功能和行为能力，还能减轻其焦虑抑郁等负面情绪，联合盐酸多奈哌齐片可作为临床治疗 AD 的方案。

参考文献

[1] 十束支朗，川勝忍. 老年痴呆に対する漢方療法の経験：当帰芍薬散にする治療. 現代東洋医学（臨増），1991，12：315 - 317.

[2] 高德义，黄贾生，何宏文. 当归芍药散治疗老年性痴呆 36 例临床研究. 中国全科医学，2004，7（11）：782 - 783.

［3］　阎艳丽，吉梅，宋晓宇，等. 当归芍药散对血脂异常大鼠抗氧化能力及动脉壁血管细胞黏附分子－1 基因表达的影响. 中国实验方剂学杂志，2007，13（2）：25－28.

［4］　QIAN YF, WANG H, YAO W B, et al. Aqueous extract of the Chinese medicine, Danggui-Shaoyao-San, inhibits apoptosis in hydrogen peroxide-induced PC12 cells by preventing cytochrome c release and inactivating of caspase cascade. Cell Biology International, 2008, 32（2）：304－311.

［5］　HU Z Y, LIU G, CHENG X R, et al. JD－30, an active fraction extracted from Danggui-Shaoyao-San, decreases beta-amyloid content and deposition, improves LTP reduction and prevents spatial cognition impairment in SAMP8 mice. Experimental Gerontology, 2012, 47（1）：14－22.

［6］　萩野信義，坂本秀一，為居塚和生. 当帰芍薬散の老齢ラットの脳内アヤチルユリン系細胞とその受容体への作用. 和漢医薬学会誌，1990（7）：340－341.

［7］　KOU J, ZHU D, YAN Y Q. Nemoprotective effects of the aqueous extract of the Chinese medicine Danggui-Shaoyao-San on aged mice. Journal of Ethnopharmacology, 2005, 97（2）：313－318.

［8］　石晶晶，郝徐艺，胡甜，等. 当归芍药散对 STZ 诱导的糖尿病雌性小鼠认知障碍和雌激素 α 受体 O-GlcNAc 糖基化的影响. 中华中医药杂志，2021，36（9）：5199－5205.

［9］　刘宪，吴甜，刘梦，等. 当归芍药散通过 PI3K/AKT 信号通路抗血管性痴呆的作用机制. 中药新药与临床药理，2019，30（3）：289－295.

［10］　CHEN G, HAN M, CHEN Y, et al. Danggui-Shaoyao-San Promotes Amyloid-β Clearance through Regulating Microglia Polarization via Trem2 in BV2 Cells. Journal of Integrative Neuroscience, 2023, 22（3）：72.

［11］　HUANG J, WANG X, XIE L, et al. Extract of Danggui-Shaoyao-San ameliorates cognition deficits by regulating DHA metabolism in APP/PS1 mice. Journal of Ethnopharmacology, 2020, 253：112673.

［12］　LUO Y, CHEN H, TSOI B, et al. Danggui-Shaoyao-San（DSS）ameliorates cerebral ischemia-reperfusion injury via activating SIRT1 signaling and inhibiting NADPH oxidases. Frontiers in Pharmacology, 2021, 12：653795.

［13］　SHI J J, LIU H F, HU T, et al. Danggui-Shaoyao-San improves cognitive impairment through inhibiting O-GlcNAc-modification of estrogen α receptor in female db/db mice. Journal Ethnopharmacology, 2021, 281：114562.

［14］　LIU P, ZHOU X, ZHANG H, et al. Danggui-Shaoyao-San attenuates cognitive impairment via the Microbiota-Gut-Brain axis with regulation of lipid metabolism in scopolamine-induced amnesia. Frontiers in Immunology, 2022, 13：796542.

［15］　陈云波，赖世隆，胡镜清，等. 补肾益智方拆方含药血清保护 Aβ 25－35 损伤 NG108－15 细胞的研究. 中国实验方剂学杂志，2002，8（5）：27－30.

［16］　HOU X Q, ZHANG I, YANG C, et, al. Alleviating effects of Bushen-Yizhi formula on ibotenic acid-induced cholinergic impairments in rat. Rejuvenation Research, 2015, 18：111－127.

［17］　张魁华，赖世隆，胡镜清，等. 补肾益智方对 AD 动物模型大脑神经元 tau 蛋白及其相关酶类的影响. 中国中医基础医学杂志，2002，8：30－32.

［18］　钟振国，赖世隆. 补肾益智方对 AD 细胞模型影响的研究. 现代中西医结合杂志，2002，11：1430－1432.

［19］　HOU X Q, WU D W, ZHANG C X, et al. Bushen-Yizhi formula ameliorates cognition deficits and attenuates oxidative stress-related neuronal apoptosis in scopolamine-induced senescence in mice. International Journal of Molecular Medicine, 2014, 34：429－439.

［20］　叶翠飞，张丽，张兰，等. 参乌胶囊对东莨菪碱模型大鼠学习记忆能力和脑内胆碱能系统的影

响. 中国药学杂志, 2010, 45 (9)：661-664.

[21] 王蓉, 赵志炜, 张丽, 等. 参乌胶囊及其有效成分二苯乙烯苷对老年大鼠海马神经元突触体素表达的影响. 首都医科大学学报, 2010, 31 (1)：60-64.

[22] 张兰, 邢颖, 赵玲, 等. 不同时程 APP 转基因小鼠学习记忆改变及参乌胶囊、二苯乙烯苷的干预作用. 中国行为医学科学, 2006 (3)：193-196.

[23] 陈莲珍, 李林, 安文林, 等. 参乌胶囊对糖尿病复合脑缺血模型大鼠学习记忆功能和细胞凋亡相关蛋白表达的影响. 中国药学杂志, 2005 (1)：28-32.

[24] 邢颖, 张兰, 李林. 参乌胶囊对 APP 转基因小鼠学习记忆能力及脑 β 淀粉样肽含量的影响. 中国康复理论与实践, 2005 (5)：324-326, 413.

[25] 高文雅, 冯敏, 高畅, 等. 石菖蒲中 α-细辛脑含量测定方法建立及其在经典名方开心散中量值传递研究. 中国中医药信息志：1-5.

[26] 王彦平, 张保朝, 闻公灵, 等. 石菖蒲对脑梗死大鼠认知功能障碍及神经细胞凋亡的影响及机制探讨. 中西医结合心脑血管病杂志, 2021, 19 (19)：3309-3314.

[27] 王妍妍. 苏合香芳香疗法对卒中后认知障碍患者的影响. 石家庄：河北医科大学, 2021.

[28] 陈雨, 林高城, 白亮. 苏合香挥发油对脑缺血再灌注诱导神经细胞损伤的影响. 中成药, 2020, 42 (12)：3298-3302.

[29] 郑尧杰, 尤付玲, 李巧, 等. 远志皂苷调控 RAGE 和 LRP1 的抗 Aβ 诱导的氧化应激作用研究. 广东药学院学报, 2016, 32 (2)：201-204.

[30] 陈树沙, 李新毅, 赵大鹏. 远志总皂苷增强鹅膏蕈氨酸诱导阿尔茨海默病大鼠的突触可塑性研究. 中国神经免疫学和神经病学杂志, 2012, 19 (6)：449-452.

[31] 张琦, 沈杨, 贺文彬. 远志、石菖蒲及药对干预 AD 发病机制的研究概况. 辽宁中医杂志, 2018, 45 (1)：209-211.

[32] 蔡玉芳. 酸枣仁皂苷择时给药对 Alzheimer 病大鼠认知功能的改善作用及其机制研究. 芜湖：皖南医学院, 2016.

[33] 陈吉聪, 邓艳, 肖洪贺, 等. 酸枣仁皂苷 A 促进阿尔茨海默病神经干细胞模型增殖和分化作用的研究. 现代中药研究与实践, 2021, 35 (6)：17-21.

[34] 王玉, 杨雪, 夏鹏飞, 等. 酸枣仁汤化学成分、药理作用、临床应用的研究进展及质量标志物的预测分析. 中国中药杂志, 2020, 45 (12)：2765-2771.

[35] 范军朝, 宋俊杰, 陈勇. 酸枣仁皂苷缓解阿尔茨海默病模型小鼠的机制研究. 中国比较医学杂志, 2020, 30 (9)：32-37.

[36] 农雪娟, 金佳熹, 周冰玉, 等. 灵芝三萜对癫痫大鼠学习记忆损伤的效果. 中国康复理论与实践, 2020, 26 (4)：440-446.

[37] 王昱, 秦序, 何九军, 等. 白肉灵芝水提物改善衰老大鼠认知功能的作用. 解剖学报, 2022, 53 (6)：711-718.

[38] 刘月阳, 高永峰, 杨静玉, 等. 拟人参皂苷-F11 对大鼠血栓栓塞性脑卒中的防治作用及血栓性炎症相关调控机制. 中国药理学与毒理学杂志, 2021, 35 (10)：792.

[39] 胡浪, 施巍巍, 周亚杰, 等. 灵芝子实体醇提物抗缺血性脑卒中研究. 特产研究, 2023, 45 (1)：1-5, 13.

[40] 叶三川. 黄芪颗粒对老年痴呆性大鼠海马组织细胞凋亡的影响. 神经药理学报, 2021, 11 (2)：11-14, 20.

[41] 李娜, 李慧丽, 刘德山. 黄芪多糖对糖尿病大鼠认知功能障碍的改善作用. 中国老年学杂志, 2017, 37 (9)：2098-2100.

[42] 王训翠. 黄芪甲苷对 $A\beta_{1-42}$ 诱发的阿尔茨海默病样表型的改善作用及其机制研究. 合肥：安徽医科大学，2020.

[43] 杨珊，赵暖暖，杨鑫，等. 人参活性成分及药理作用研究进展. 中医药导报，2023，29（1）：105 - 107，116.

[44] 李欣，王春玲，包海鹰. 人参三醇型皂苷黑根霉发酵产物与人参皂苷的增强记忆活性对比. 吉林农业大学学报，2016，38（1）：57 - 62.

[45] 王娟，申丰铭，张峥嵘，等. 人参皂苷 Rg1 对慢性应激小鼠抑郁样行为、海马突触蛋白及胶质细胞的作用. 生物学杂志，2021，38（3）：26 - 30.

[46] 宋佳，何俊桓，王仙婷，等. 人参皂苷神经药理作用研究进展. 人参研究，2021，33（6）：52 - 56.

[47] 石智珍，白宇，程记伟，等. 人参皂苷通过调节 HIF - 1α - VEGF 通路对大鼠脑缺血再灌注损伤的保护作用. 四川中医，2019，37（6）：43 - 46.

[48] 钟灵，王振富. 山药多糖对老年性痴呆小鼠抗氧化能力的影响. 中国应用生理学杂志，2015，31（1）：42 - 43，48.

[49] 司玉芳，严少普，王文博. 淫羊藿苷改善中枢神经系统疾病的研究进展. 现代药物与临床，2023，38（4）：988 - 994.

[50] 高琳娜，唐千淇，贺晓丽，等. 淫羊藿苷对快速老化小鼠 SAMP10 学习记忆能力以及胆碱能系统活性的影响. 中国中药杂志，2012，37（14）：2117 - 2121.

[51] 王瑞雯，白亚楠，史海龙，等. 淫羊藿苷对东莨菪碱致小鼠认知障碍及海马神经元兴奋性的作用. 中成药，2023，45（4）：1114 - 1119.

[52] 阚海峰，肖凤霞，李宇邦，等. 生巴戟天与盐巴戟天改善三氯化铝诱导的老年痴呆小鼠学习记忆能力的研究. 河南师范大学学报（自然科学版），2019，47（1）：93 - 98.

[53] 龚鸣. 巴戟天醇提物通过 MAPK/ERK 信号通路对脑缺血再灌注模型大鼠的保护作用. 浙江中西医结合杂志，2021，31（9）：798 - 803，816.

[54] 周月. 巴戟天提取物联合 γ - 氨基丁酸/茶氨酸改善抑郁症状的研究. 天津：天津医科大学，2020.

[55] 毕敏，尹政. 核桃仁提取物抗脑衰老作用的实验研究. 现代中药研究与实践，2006（3）：35 - 37.

[56] 杨坦. 肉桂改善阿尔茨海默病大鼠学习记忆通过抑制海马氧化应激. 中医临床研究，2017，9（2）：8 - 11.

[57] 张文风，梁茂新. 肉桂水提液对慢性脑缺血大鼠认知能力及脑组织 NGF、BDNF 表达的影响. 中药药理与临床，2009，25（6）：58 - 59.

[58] 关雪. 高良姜素对脑缺血再灌注损伤沙鼠海马神经元的保护作用及机制研究. 沈阳：辽宁中医药大学，2022.

[59] 黄志英，孙文利，张晓旭，等. 高良姜素对缺血性脑卒中大鼠脑线粒体代谢相关酶的影响. 世界中医药，2015，10（3）：394 - 398.

[60] 赵燕燕，刘新霞，陈春生，等. 高良姜不同提取物对急性脑缺血小鼠脑血管通透性的影响. 中国实验方剂学杂志，2011，17（1）：142 - 144.

[61] 雷超芳，陈志刚，刘现芸，等. 芍药苷治疗神经系统疾病药理作用研究进展. 中华中医药杂志，2023，38（4）：1697 - 1701.

[62] 邢敏，毛敬洁，陈文列，等. 芍药苷干预阿尔茨海默病作用机制研究进展. 中草药，2019，50（4）：1022 - 1026.

［63］曾嘉豪，杨承佑，文军，等. 芍药苷对 APP/PS1 小鼠的神经细胞保护作用及机制研究. 中国病理生理杂志，2018，34（6）：1049－1054.

［64］叶红霞，贺颖西，齐妍强，等. 枸杞多糖对阿尔茨海默病合并 2 型糖尿病小鼠学习记忆能力及脑内 tau 蛋白磷酸化水平的影响. 石河子大学学报（自然科学版），2023，41（3）：360－366.

［65］霍国进. 枸杞多糖对脑出血大鼠脑保护作用及其机制的实验研究. 银川：宁夏医科大学，2016.

［66］刘露露，李洪宇，苑广信. 黄精多糖对 D－半乳糖诱导衰老小鼠学习和记忆水平的影响. 北华大学学报（自然科学版），2021，22（2）：192－197.

［67］唐伟，王威，谭丽阳，等. 黄精多糖对慢性脑缺血大鼠学习记忆能力及脑组织超微结构影响. 中国中医药科技，2017，24（2）：173－176.

［68］张志华，王洪权，李强. 丹参酮在阿尔茨海默病中的神经保护作用机制研究进展. 中国药理学通报，2022，38（7）：983－986.

［69］李志海，杨勤珍，木崇仙. 丹参酮提取物对阿尔茨海默病模型大鼠的干预效果及作用机制研究. 蚌埠医学院学报，2021，46（12）：1659－1663.

［70］杨植媛，吴红彦，李海龙，等. 当归含药血清对阿尔兹海默病细胞模型损伤的保护作用. 辽宁中医杂志，2014，41（1）：164－167.

［71］罗云，赵海平，张婧，等. 阿魏酸对血管性痴呆大鼠学习记忆障碍的改善作用及其机制研究. 药学学报，2012，47（2）：256－260.

［72］谢守嫔，李海龙，吴红彦，等. 当归及其主要有效成分抗痴呆作用机制研究进展. 甘肃中医药大学学报，2017，34（3）：76－79.

［73］钟振国，吴登攀，黄金兰，等. 三七总皂苷对快速老化痴呆模型小鼠 SAMP8 脑内氧化应激相关信号通路的影响研究. 广西：广西中医药大学，2019.

［74］王旭. 三七、栀子有效组分及配伍对 AD 胆碱能系统作用机制的研究. 北京：北京中医药大学，2018.

［75］张姝妍，刘梦楠，徐新房，等. 三七多糖对阿尔兹海默症模型果蝇（Aβ42 转基因果蝇）的影响及其机制研究. 环球中医药，2023，16（3）：431－436.

［76］周楠楠，朱燃，赵雪梅，等. 天麻素抑制小鼠大脑内 Aβ 斑块形成及其作用机制. 药学学报，2016，51（4）：588－594.

［77］张浩，边诗宇，高飞，等. 天麻素对阿尔茨海默病小鼠的脑内氧化应激及 tau 蛋白磷酸化的影响. 中国现代医生，2020，58（17）：33－36，193.

［78］张昌飞，谷涓华，田孟华，等. 天麻素治疗老年痴呆症的研究进展. 临床合理用药杂志，2017，10（18）：179－181.

［79］黄红，陈碧清，姜宁，等. 鲜天麻对睡眠干扰诱导小鼠学习记忆障碍的改善作用. 中草药，2020，51（9）：2509－2516.

［80］魏富芹，黄蓉，何海艳，等. 天麻的药理作用及应用研究进展. 中国民族民间医药，2021，30（11）：72－76.

［81］杜烨湘，罗敏，冯敏，等. 甘草素通过抗炎发挥对阿尔茨海默病的保护作用. 免疫学杂志，2019，35（4）：327－333.

［82］杨云. 甘草苷抗阿尔茨海默病作用及机制研究. 北京：中国人民解放军军事医学科学院，2008.

［83］茅宇娟，窦训研，谢俊，等. 远志多糖改善东莨菪碱所致小鼠学习记忆障碍的研究. 中国社区医师，2017，33（25）：5，7.

［84］刘医辉，杨世英，马伟林，等. 当归药理作用的研究进展. 中国当代医药，2014，21（22）：192－193，196.

［85］ 曾晖，胡洁. 当归小分子多糖对血管性痴呆大鼠学习与记忆功能的影响. 中国临床药理学杂志，2015，31（11）：954－956.

［86］ 杨玉红. 红芪多糖用于阿尔茨海默病的探讨. 中国处方药，2018，16（9）：27－29.

［87］ 耿广琴，邵晶，谢晓蓉，等. 红芪总多糖对脑缺血再灌注损伤大鼠脑、心的保护作用. 中国现代应用药学，2021，38（3）：269－273.

［88］ 于倩，巫冠中. 木犀草素抗炎机制的研究进展. 药学研究，2019，38（2）：108－111＋119.

［89］ KOU J J，SHI J Z，HE Y Y，et al. Luteolin alleviates cognitive impairment in Alzheimer's disease mouse model via inhibiting endoplasmic reticulum stress-dependent neuroinflammation. Acta Pharmacologica Sinica，2022，43（4）：840－849.

［90］ CHEN T，YANG Y，ZHU S，et al. Inhibition of Aβ aggregates in Alzheimer's disease by epigallocatechin and epicatechin-3-gallate from green tea. Bioorganic Chemistry. 2020，105：104382.

［91］ KHAN H，ULLAH H，ASCHNER M，et al. Neuroprotective effects of quercetin in Alzheimer's disease. Biomolecules，2019，10（1）：59.

［92］ HASSAN H M，ELNAGAR M R，ABDELRAZIK E，et al. Neuroprotective effect of naringin against cerebellar changes in Alzheimer's disease through modulation of autophagy，oxidative stress and tau expression：an experimental study. Frontiers in Neuroanatomy，2022，16：1012422.

［93］ POUDINEH M，GHOTBI T，AZIZI F，et al. Neuropharmaceutical properties of naringin against Alzheimer's and Parkinson's diseases：naringin protection against AD and PD. Galen Medical Journal，2022，11：e2337.

［94］ 孙丽丛，张丹参. 生物碱类成分对阿尔茨海默症潜在治疗的研究进展. 神经药理学报，2020，10（5）：33－37.

［95］ 赵菊润，王艺涵，金艳，等. 石斛属植物化学成分及药理活性研究进展. 中国中药杂志，2022，47（9）：2358－2372.

［96］ 姚寅. 金钗石斛总生物碱对阿尔茨海默病转基因模型 Tg2576 小鼠的影响. 遵义：遵义医学院，2013.

［97］ 张明辉，李菲，张玮，等. 金钗石斛总生物碱对 $Aβ_{25-35}$ 所致大鼠海马组织 Aβ 含量的影响. 遵义医学院学报，2016，39（1）：18－21.

［98］ 抗晶晶，崔宁. 吴茱萸碱类化合物对阿尔茨海默病及脑血管疾病的药理作用研究进展. 南京师大学报（自然科学版），2021，44（3）：137－141.

［99］ 胡蒙蒙，刘起发，臧小豪，等. 吴茱萸次碱抑制脂多糖诱导的 BV2 小胶质细胞炎症反应并改善神经炎症模型小鼠学习记忆功能损伤. 中华中医药学刊，2021，39（3）：110－115，267－268.

［100］ 臧彩霞，鲍秀琦，张丹. 栀子藏红花色素部位 GJ－4 治疗阿尔茨海默症的药效学与作用机制研究. 神经药理学报，2018，8（3）：38.

［101］ 刘宁，周丽华. 中西医结合治疗阿尔茨海默病肾虚痰阻证临床观察. 光明中医，2021，36（10）：1676－1678.

［102］ 张慧，张萌，汪莉. 中西医结合治疗阿尔茨海默病临床观察. 中国中医药现代远程教育，2020，18（10）：115－117.

［103］ 迟淑梅，沈涌. 补肾填精益髓方联合西药治疗阿尔茨海默病临床研究. 新中医，2018，50（7）：71－74.

（沈洪、焦莹莹、赵威、陈云波、李伟荣）

第八章 阿尔茨海默病的非药物疗法

第一节 阿尔茨海默病的中医非药物疗法

一、针灸疗法

(一) 普通针刺疗法

针刺疗法是以中医理论为指导,运用针刺防治疾病的一种方法。针刺疗法具有适应证广、疗效明显、操作方便、经济安全等优点。在使用此法时,施术者应选取患者适当的体位,将针具及施术部位皮肤消毒后,方可进行操作。

1. 进针方法

在进行针刺操作时,应双手协同,紧密配合。临床上多用右手持针操作,故称右手为"刺手";用左手指按压所刺部位或辅助针身,故称左手为"押手"。刺手的作用是掌握针具,施行手法操作。押手的作用是固定腧穴位置,夹持针身,以协助刺手进针。目前常用的进针方法有指切进针法,夹持进针法、提捏进针法、舒张进针法。

指切进针法,以左手拇指或食指的指甲切掐于所刺腧穴部位,右手持针将针紧靠左手指甲缘刺入皮下。此法适用于短针的进针。

夹持进针法,左手拇、食二指夹持针身下端,将针尖固定于皮肤表面部位,右手持针柄,使针体垂直。右手指力下压时,左手拇、食指同时用力,将针刺入皮肤。或用右手拇、食二指夹持针体下端,露出针尖 3~5 mm,对准穴位利用腕力快速刺入,然后再与押手配合刺入所需深度。此法适用于长针的进针。

提捏进针法,左手的拇指、食指将穴位部的皮肤捏起,右手将针从捏起部上端刺入皮下的进针方法。此法适用于皮肉浅薄的穴位,特别是面部腧穴的进针。

舒张进针法,左手五指平伸,食、中二指分开置于所刺处,右手持针从食、中二指之间刺入。此法适用于皮肤松弛或有褶皱的部位。

2. 针刺角度

针刺角度是进针时针身与皮肤表面所形成的夹角,有直刺、斜刺和平刺 3 种。直刺是针身与皮肤表面呈 90°角垂直刺入。适用于人体大部分腧穴。斜刺,是针身与皮肤表面呈 45°角倾斜刺入,适用于肌肉较浅薄处或内有重要脏器,不宜直刺、深刺的腧穴和在关节部的腧穴。平刺是针身与皮肤表面呈15°角沿皮下刺入，适用于皮薄肉少的腧穴。

3. 辨证论治

（1）髓海不足型。

肾虚是阿尔茨海默病（AD）发生的主要病因病机，不仅虚证以补肾为主，即使是以痰浊、瘀血、火邪等实为主要临床表现的实证，也常在祛邪时兼顾肾气。《素问·五脏生成篇》曰："诸髓者皆属于脑"。《医林改错》："精汁之清者，化而为髓，由脊骨上行入脑，名曰脑髓。"肾为封藏之本，藏精主骨生髓，"脑为髓海"又"脑为元神之府"，脑之神明依赖髓之荣养。此类患者智能低下，头晕耳鸣，怠情嗜卧，发脱齿槁，毛皮干枯，呆滞愚笨，耳鸣重听，眩晕健忘，肢体不用，动作缓慢，半身不遂，语言謇涩，舌体瘦小，脉沉细弱。治法为补脑养脑，益髓醒神。常用穴位有百会、气海、关元、风池、三阴交、肾俞、复溜、照海、神门等。

（2）肝肾亏虚型。

肝郁日久，化火伤精，肝肾精亏，则阴精不足，脑髓失养为其本，而肝阳化风，痰湿蒙窍为其标。《辨证录》："大约其始也，起于肝气之郁；其终也，于胃气之衰。肝郁则木克土，而痰不能化，胃衰则土不治水而痰不能消，于是痰积于胸中，盘踞于心外，使神明不清，而成呆病矣。"此类患者表情呆滞，颧红盗汗，耳鸣，眩晕，腰膝酸软，或精神抑郁，行动迟缓，哭笑无常，或烦躁易怒，甚则狂躁，肢体麻木，舌红少苔，脉细数。治法为滋补肝肾、滋阴潜阳、养阴醒神。常用穴位有百会、太溪、复溜、三阴交、肝俞、肾俞、志室等。

（3）脾肾两虚型。

实证的痰浊、瘀血日久，损及脾肾，脾肾阳虚，脑髓失养则转化为痴呆的虚证。此类患者表情呆滞，智力低下，气短懒言，畏寒肢冷，纳呆乏力，腹胀便溏，终日寡言，行动迟缓，记忆减退，思维迟钝，小便清长或失禁，重者失语肢瘫，舌质胖嫩，苔白腻，脉细缓。治法为健脾益肾，温阳醒神。常用穴位有百会、足三里、脾俞、肾俞、绝骨、志室、关元、神门等。

（4）心火亢盛型。

心主血脉神明，年老体衰，心血不足，脑失所养，藏神失职，神不守舍而病痴。心火过盛或由肾水不足不能上济于心；或五志化火或感受六淫"火毒"或嗜食辛辣，阳热内盛以致心火亢盛，扰乱神明而病痴。此类患者眩晕头痛，心烦不寐，咽干口燥，神情呆滞，语言错乱，夜间谵妄，善忘颠倒，尿赤便干，舌红苔黄，脉数。治法为清心泻火、醒神开窍。常用穴位有百会、人中、劳宫、后溪、复溜、太冲、行间、大钟等。

（5）痰浊阻窍型。

痰浊蒙蔽清窍而成痴呆临床也很常见，并且有痰郁日久，化热生火，致痰热塞盛，痰瘀互结，闭阻经络而病痴。此类患者智力衰退，头重如裹，腹胀痞满，哭笑无常，或呆若木鸡，终日无言，倦怠嗜卧，泛吐涎沫，舌淡苔白腻，脉滑。治法为健脾化痰，醒神开窍。常用穴位有百会、人中、足三里、丰隆、阴陵泉、公孙、大陵、太冲、神门等。

（6）气虚血瘀型。

气血是神志活动的物质基础，如因气虚而致血行不畅，瘀血内阻，则脑失濡养而发为痴呆。此类患者神情呆滞，智力减退，思维异常，语言错乱，善忘，行为怪僻，面色晦暗，健忘易惊，口干不欲饮，肢体麻木，久病反复加重，舌质紫暗，有瘀斑，脉细涩。治法为益气活血、补精填髓、醒脑益智、开窍通络。常用穴位有百会、气海、关元、三阴交、膈俞、血海、合谷等。

4. 体针治疗

大量研究表明，体针治疗能明显改善 AD 的症状，绿色安全，无毒副作用。韩景献教授认为 AD 不是某单一因素所导致的某单一脏器病变，而是涉及上、中、下三焦多个脏腑：无论上焦心肺、中焦脾胃、下焦肝肾中的任何一个脏（腑）气化功能异常，都可最终导致三焦整体气化失常，气血津液升降出入的通道不畅，清阳不升、浊阴不降，气血津液衰败，痰瘀浊毒滋生，元神受损而发为呆病，三焦气化失司是 AD 的基本病机。治疗上采用三焦针法（原"益气调血、扶本培元"针法），主穴为膻中、中脘、气海、足三里、血海、外关。组方中膻中以疏利上焦气机，调补宗气，以行气血；中脘、足三里以促进中焦气化，益气和中，以生气血，化痰浊；气海以总调下焦气化，培补、振奋和升发元气，外关通调三焦。六穴既各司其气，又上下贯通，有利于全身气化功能的通畅条达，加之血海的行血养血，共奏益气调血、扶本培元之功，从而恢复大脑正常智能状态。

李志刚教授根据"督脉—脑—神"之间的关系，总结提出"通督启神"法。主穴：百会、印堂、人中。配穴：郁郁寡欢、胁肋胀痛，属肝郁气滞者，则加合谷、太冲、期门、肝俞以疏肝理气；若脾气急躁、大便干，属气郁化火者，则加内庭、行间、侠溪等理气降火；若体型肥胖、大便溏稀，属痰湿阻滞证者，可加丰隆、阴陵泉、中脘、足三里等化痰祛湿；心悸失眠、腹胀纳差等属心脾两虚者可加内关、神门、心俞、脾俞、血海等补益心脾；腰膝酸软、关节屈伸不利等属肝肾不足者可加肝俞、太冲、肾俞、太溪滋补肝肾；潮热盗汗等属阴虚火旺患者可加太溪、涌泉、照海、三阴交等滋阴降火；肌肤甲错、舌有瘀斑瘀点等属瘀血阻络者，可加膈俞、太冲、合谷、三阴交等活血通络。

李全等应用"孔雀开屏"针法，选风池、完骨、天柱、风府及翳风五穴，分属胆、膀胱、三焦经及督脉等上行头目的经脉，且多为交会穴，旨在通行头颈之气血，与中脘穴相配达到益气活血的治疗目的，改善 AD 患者脑部供血。

黄琴峰经总结文献认为：主要取百会、神庭、水沟、内关、风池、神门、四神聪、足三里，并随症加减；进针得气后，行捻转与提插补泻手法，虚证为主者用补法，实证为主者用泻法。

（二）电针疗法

电针疗法是针刺入肌肉组织获得针感后，在针上通以微量电流以针刺和电的双重刺激，辅助治疗疾病的一种方法。本法是毫针刺激与电生理效应的结合，不仅提高了毫针的治疗效果，而且扩大了针灸的治疗范围。电针治疗 AD，可在"通督启神"法普通针刺治疗基础上，电针刺激百会、印堂、人中三大主穴。刺激此三穴可起到通达督脉，开启神窍的功效。其余配穴均可参照以上"通督启神"法辨证选穴。

（三）穴位注射疗法

穴位注射法是以中医经络理论为指导，选用中西医肌内注射的有关药物，用注射器将药液注入相关穴位或部位，通过针刺及药液对穴位的刺激和药理作用，调整机体功能，改善病理状态，从而达到防治疾病目的的一种方法，又称水针疗法。日洋姑等应用穴位注射法对 50 例 AD 患者进行治疗，将 2 mL 人参注射液与 4 mL 复方当归注射液混合后对患者穴位进行注射治疗。主要的针刺穴位为肾俞穴，用补法，取得了良好的治疗效果。

（四）头针疗法

头针疗法，又称头皮针疗法、颅针疗法，是根据大脑皮质的功能定位的理论，在头皮划分出皮质功能相应的刺激区，在有关刺激区进行持续、快速捻针以治疗疾病的一种方法。研究表明，头针可以改善 AD 患者大脑的空间记忆能力、长时程增强效应和学习的可塑性机制，减少损伤后神经元的自然死亡，促进突触的可塑性等。治疗 AD 时选取患者的顶中线、额中线、颞前线、颞后线，或双侧语言区进行针刺治疗、晕听区。头部腧穴治疗均用 28 号 1 寸的毫针，进针时针体与头皮呈 30°左右的夹角，针尖向穴线方向，快速将针刺入头皮下，当针下阻力减小时，再将针体沿帽状腱膜下层按穴线方向进针，根据不同头部穴位线的长度，刺入不同的深度。拇指掌面和食指桡侧面夹持针柄，以食指的掌指关节连续屈伸，使针身左右旋转，捻针速度应保持在 200 次/分左右，捻针角度则取决于患者的病情和耐受程度，一般在 180°~720°的范围内，每次可连续捻转 2~3 分钟，留针 20~30 分钟，留针期间，每隔 5 分钟，重复捻针一次。

（五）耳针疗法

耳针是指在相应的耳穴上采用针刺或其他方法进行刺激以防治疾病的方法，具有操作简便、奏效迅速等特点。操作：针刺选用 0.5 寸毫针，每次选用 2~3 个穴（双侧取穴），每日 1 次，20 次为 1 个疗程，取穴神门、皮质下、肾、脑点、交感、心、枕等耳穴，亦可将王不留行用胶布固定在相应穴位上，每日按压数次。

（六）艾灸疗法

艾灸疗法简称"灸法"或"灸疗"，是运用艾绒或其他药物制成的艾炷或艾条在体表的穴位上烧灼、温熨，借灸火的热力及药物的作用，通过经络的传导，起到温通气血、扶正祛邪的作用，达到防治疾病效果的一种治法，是中医学的重要组成部分。操作方法：每次取单侧，左右两侧轮换交替使用，采用艾条灸，每次 30 分钟，3 个月为 1 个疗程，取穴涌泉、足三里。

（七）其他特色针法

广州中医药大学教授靳瑞创立"靳三针"疗法，被誉为"岭南针灸新学派"。"智三针"是"靳三针"疗法的一部分，由神庭（单）、本神（双），共三个穴位组成。可应用于 AD 认知功能障碍的治疗。操作时进针方向有两种：一为向头顶百会方向平刺，二为沿前额皮肤向下平刺，进针深度为 1.5～2 寸。

二、气功疗法

气功（炁功）是一种中国传统的保健、养生、祛病的方法。是以呼吸的调整、身体活动的调整和意识的调整（调息、调身、调心）为手段，以强身健体、防病治病、健身延年、开发潜能为目的的一种身心锻炼方法。有研究结果发现，通过持续健身气功锻炼，能够对老年轻度认知障碍患者早期认知能力有改善效果进而影响其日常生活能力，延缓认知障碍病程发展。

三、按摩疗法

按摩是以中医的脏腑、经络学说为理论基础，并结合西医的解剖和病理诊断，而用手法作用于人体体表的特定部位以调节机体生理、病理状况，达到理疗目的的方法。王媛等对 AD 患者进行穴位按摩，改善了 AD 患者的日常活动功能，具体操作如下。取穴：四神聪、百会、太溪、大钟、悬钟、足三里；耳部。按摩手法：五指并拢用五指指尖轻轻叩击患者以上各穴位各 60 次，对肌肉丰厚部位稍稍用力，然后护理者双手上下、左右、内外捏患者双耳各 60 次，每日早晚各一遍。

第二节　阿尔茨海默病的西医非药物疗法

一、认知干预疗法

认知干预是指采用非药物干预的手段直接或间接对认知功能进行治疗的一种方法，常分为三种类型：认知训练、认知刺激和认知康复。

（一）认知训练

认知训练指通过对个体或群体进行有组织的、有指导的练习来维持或提高记忆、注意力等特定认知功能。

1. 训练记忆力

（1）瞬间记忆：也可以称作超短时间的记忆，训练这种记忆力最基本的方法，就是不按照顺序地列出一串数字，然后念出来，以三位数作为开始，然后逐次增加一位数，治疗师念完，患者迅速说出，一直到回忆不出来才算结束。

（2）短时记忆：在一定时间内，让患者熟悉治疗师所展示的东西然后让患者记忆，接着让患者把看到的物品回忆出来。

（3）长时记忆：这个方法主要是让患者去回忆近期来过家里的人、近期患者家中所发生的大大小小的事情、最近看过什么样的电视节目以及情节如何等。

（4）在我们的日常生活中，时刻让患者进行记忆的练习，这样会达到意想不到的效果。例如，为了使患者有良好的生活作息，在治疗师的指导下，让患者制定一个适合自己的生活作息时间表格，这样可以很直观地让患者对时间、日期感兴趣，留意这些变化：在和患者一起出门运动时，该怎么走、走哪个方向这些要让患者判断以及辨别；规定一个地方放置患者的生活用品，每次取和放的时候都让患者自己动手；让患者多和身边的人进行交流，鼓励其对家庭中的各种事情多多关心和留意。另外，针对老年痴呆患者，种花是一个不错的选择，患者要留意花期，每天费心照料这些花卉，这样每天都在锻炼自己的记忆力，也锻炼了自己的动手能力。

2．智力训练

智力训练的活动内容是丰富多彩的，涉及逻辑联想能力和思维的灵活性、面对社会的应变能力、计算分析和综合能力等。

（1）逻辑联想、思维灵活性训练：从儿童玩具中去寻找一些有益于智力的玩具。

（2）分析和综合能力训练：经常让患者对一些图片、实物、单词做归纳和分类。

（3）理解和表达能力训练：给患者讲述一些事情，讲完后可以提一些问题让患者回答。

（4）社会适应能力训练：对于外部的一些信息，让患者尽可能地去了解，从封闭的生活环境中走出去，鼓励与他人的接触交流；有目的地让患者参与家庭生活中的种种事情；患者无措时，要及时地给予帮助以及指导。

（5）常识的训练：人们所认知的常识，实际上就是患者曾经经历过的或者是知道的一些内容，这些内容一直在记忆库中储存着，但是痴呆的情况越来越严重，这些内容也随之不断地开始丢失。为了防止患者遗忘的速度过快，就要使患者时常去回忆然后再次储存起来，如此反复。

（6）计算能力和数字概念的训练：抽象的数字针对的是有一定文化水平的人群，对于文化欠缺的老人来说，存在一定的困难，更别提在认知方面有障碍的患者了，但在生活中只要我们稍加留意，随处可见关于数字概念以及计算的事物，这样患者锻炼的机会就增多了。

此外，计算机化认知训练用于改善阿尔茨海默病（AD）患者的认知能力和精神症状，该干预手段一方面提供一些常识性问题，患者在回答时训练其认知功能；另一方面提供一些积极的、有趣的回复，患者在给出答案后获得正面的反馈，可增强患者的自信，减少了抑郁焦虑情绪。

（二）认知刺激

认知刺激指以提高认知和强化社交功能为重点的广泛活动，通常采用拼图、文字游戏、看图回忆等以讨论或者团体活动的形式来进行的非特异性认知干预。例如怀旧疗法，选择一个安全、舒适的环境，用老照片、音乐、电影及过去患者常用的物件作为记忆触发，唤起患者的往事记忆并鼓励其分享、讨论个人生活经历。现实定向疗法，通过环境记忆训练，帮助患者分辨方向、路线、亲友姓名等，改善患者的认知功能。研究表明，认知刺激治疗后的患者语言能力、理解能力、记忆力和定向力有明显改善。

（三）认知康复

认知康复指通过医生和家属之间的相互配合帮助 AD 患者维持或改善生活自理能力和认知能力，是一种个性化设计和补偿式的干预策略，训练内容如洗漱、穿衣、进餐、服药等日常简单活动，对患者记忆、思维、智力等进行反复强化训练。

二、物理疗法

应用自然界和人工的各种物理因素作用于机体，以达到治疗康复和预防疾病的方法，称为物理疗法或理学疗法。包括重复经颅磁刺激（rTMS）、经颅脑直流电刺激（tDCS）、深部脑刺激（DBS）等。

（一）重复经颅磁刺激（rTMS）

重复经颅磁刺激（repeated transcranial magnetic stimulation，rTMS）是一种重复使用脉冲磁场在颅外作用于局部中枢神经系统，改变皮质神经细胞的膜电位，使之产生感应电流，影响脑内代谢和神经电活动，从而引起一系列生理生化反应的治疗技术。它能通过改变大脑皮层中感应的电流来改变大脑皮层神经元的电活动，从而影响大脑的物质能量代谢及神经电生理活动，在 AD 等疾病的临床治疗中均取得良好效果。

（二）经颅脑直流电刺激（tDCS）

经颅直流电刺激（transcranial direct current stimulation，tDCS）是一种非侵入性的，利用恒定、低强度直流电（1～2 mA）调节大脑皮层神经元活动的技术。研究发现，tDCS 可以通过调节神经可塑性、脑网络及神经递质和营养因子等多种途径，改善 AD 认知功能和精神行为症状。

（三）深部脑刺激（DBS）

深部脑刺激（deep brain stimulation，DBS）是一种采用立体定位技术在脑内特定的靶点植入刺激电极进行高频电刺激，从而调节相应核团兴奋性以达到治疗目的的神经外科微创手术方法。研究者已经发现 DBS 能够重塑 AD 患者不同脑区的结构、代谢以及神经环路，而这些脑区或脑网络与记忆等认知功能相关。

三、心理疗法

心理疗法又叫精神疗法，与化学、天然药物及物理治疗不同，是医生与患者交往接触过程中，医生通过语言来影响患者的心理活动的一种方法。做到以下几点，可减轻患者的心理行为异常：①情感支持，鼓励、安慰、体贴患者。②多与患者交流。③对患者提问和回答患者的问题尽可能简单明了，以免使患者迷惑。④患者生气和发怒时不必争执。⑤如果患者吵闹应冷静坚定地予以劝阻。⑥不要经常变换对待患者的方式，使患者无所适从。⑦尽可能提供有利于患者定向和记忆的提示或线索，如日历，使用物品标注名称，厕所、卧室给予适当的图示等。

四、运动疗法

运动疗法是指利用器械、徒手或患者自身力量，通过某些运动方式（主动或被动运动等），使患者获得全身或局部运动功能、感觉功能恢复的训练方法。规律的运动锻炼可改善认知功能，降低 AD 患病风险，同时还可缓解痴呆伴发精神行为障碍（BPSD），加强日常生活能力。运动锻炼可影响多个神经网络，适用于广泛的人群。运动方式的选择上，有氧运动相较其他运动形式有更明显的益处。WHO 建议老年人（年龄≥65 岁）每周进行至少 150 分钟中等强度的有氧运动，或者至少 75 分钟的剧烈运动，辅以肌肉强化运动。研究表明中等强度的有氧运动或联合运动对 AD 患者、存在 AD 风险人群、非 AD 性痴呆患者的认知功能均有益，且仅进行有氧运动比联合力量训练更有效，仅进行非有氧运动则没有改善作用。患者每天可以保持做一个小时以上的有氧运动，例如打太极拳、散步、慢跑等。美国伊利诺伊州大学的研究者们将号称世界之拳的太极拳用于老年痴呆症的治疗。他们在一份研究报告中指出，在专家指导下练习太极拳，同时配合其他治疗手段，在延缓老年痴呆的发展方面能起到与服用特殊药物同样的效果。

五、感官艺术疗法

感官艺术疗法的定义为参与者制作创意作品或受到美学上令人愉悦的刺激的方式。包括音乐疗法、视觉艺术疗法、光照疗法等。

（一）音乐疗法

音乐疗法是通过调节情绪相关脑区的活性来发挥治疗作用，可分为主动和被动两种，被动疗法主要聆听音乐，主动疗法通过弹奏乐器或歌唱等活动参与音乐制作，音乐聆听可作为一种放松方式为患者提供长期影响，而主动疗法可通过社交互动使参与者获得额外的好处，现实中通常为两种方法的组合。研究表明，音乐疗法有利于提高认知能力，减少 AD 的神经精神综合征。在美国，音乐治疗早已经成为 AD 治疗中的一个重要方式，音乐治疗在 AD 领域的工作目标：①增进语言能力；②刺激长、短时记忆力；③促进社会交流；④增强现实取向；⑤改善情绪功能；⑥促进放松，缓解紧张焦虑。

1. 音乐治疗改善情绪功能

在 AD 人群中，抑郁症发病率为 24%，音乐治疗明显改善患者的抑郁状态，降低患者的焦虑症状，减少情绪爆发行为，改善患者的摄食行为。临床报告显示患者在音乐治疗后表现得比较安静和友好。

2. 音乐治疗能改善语言功能

歌曲演唱能够改善患者的语言功能。很多患者无法说话，却能够较好地歌唱，甚至能够清楚地唱出歌词。患者在音乐治疗中语言的流畅性和内容表达都有显著的提高，并且这种改善的效果能够延长和保持到治疗后的较长时间。

3. 音乐治疗能改善人际功能

音乐活动为患者提供了人际交往的场所和机会，减少患者的孤独感，为患者提供自我表达和情绪宣泄的机会。音乐治疗为患者提供支持系统，帮助患者改善自我评价，为患者提供成功感。

4. 音乐治疗在其他方面的作用

音乐治疗改善患者的大肌肉功能和精细肌肉的功能，以及关节的活动范围，提高患者的动机水平。

（二）视觉艺术疗法

视觉艺术疗法是通过使用各种材料和艺术方式（如绘画、雕塑、黏土、拼贴画等）的一种心理干预方法，该方法简单易操作、安全性高，在欧美发达国家应用十分广泛。视觉艺术疗法根据参与艺术的形式分为：①视觉艺术制作，比如绘画、拼贴画；②观看和讨论艺术，也称艺术欣赏，比如参观艺术博物馆、画廊，还有基于互联网技术的艺术观赏；③混合疗法，视觉艺术制作和艺术欣赏的组合。患者在干预人员的引导下欣赏、触摸和讨论艺术品或（和）在干预人员的指导下进行绘画、黏土和雕塑等艺术创作。视觉艺术疗法可以减轻 AD 患者的抑郁情绪，促进沟通，减少患者异常行为，改善患者心理健康。

（三）光照疗法

光照疗法是指利用自然光或合成光线（红外线、紫外线、可见光线、激光）来预防疾病和使身体恢复的方法。因为是人体可吸收光源，在照射位置生成的光产物，被毛细血管吸收之后，通过血液的流动，可到达体内更远的部位，从而可以间接调整机体生理功能。睡眠障碍是 AD 患者常见的并发症，与痴呆之间存在双向关系。痴呆患者视交叉上核发生退行性改变，黑色素视网膜神经节细胞受损，同时老年人由于社交活动受限、眼睛退化等原因使到达视网膜的光减少，从而导致昼夜节律紊乱，引起睡眠中断、认知障碍、精神行为异常等。光疗通过提供符合生理条件的光刺激促进内部昼夜节律与环境明暗周期同步。早晨的光照刺激可能改善痴呆患者的睡眠质量，缩短睡眠潜伏期，增加睡眠时间。4 周低强度（300 ~ 40 lx）的蓝白光照射可显著改善 AD 患者睡眠质量，降低郁和激惹评分。而强光疗也存在改善痴呆患者睡眠的趋势。

参考文献

[1] WU L, DONG Y, ZHU C, et al. Effect and mechanism of acupuncture on Alzheimer's disease: a review. Frontiers in Aging Neuroscience, 2023, 15: 1035376.

[2] 乔冬爽，卢梦晗，李志刚. "通督启神"法治疗阿尔兹海默病的经验总结. 世界科学技术·中医药现代化，2020，22（8）：2628 - 2633.

[3] 成海燕，于建春，彭应梅，等. 针灸治疗阿尔茨海默病研究进展. 辽宁中医杂志，2008（4）：

630 – 633.

[4] 张阔，陈波，郭义. "孔雀开屏" 针灸组方临床应用阐释. 针灸临床杂志，2015，31（1）：79 – 80.

[5] 中华人民共和国医药行业标准：电针治疗仪（YY 0780 – 2018）. 北京：国家药品监督管理局，2018.

[6] 王成虎. 现代针灸基础与临床实践. 北京：科学技术文献出版社，2019.

[7] 孙润权，王鑫，牟秋杰，等. "通督启神" 法电针治疗阿尔茨海默病作用机制的研究进展. 世界科学技术·中医药现代化，2020，22（8）：2647 – 2651.

[8] 仲远明，王茵萍. 针灸学. 2 版. 南京：东南大学出版社，2017.

[9] 日洋姑，陈旭红. 针灸治疗老年痴呆患者的临床探讨. 新疆中医药，2015，33（1）：22 – 23.

[10] 吴耀持，涂宇明. 针灸疗法. 上海：上海科学技术出版社，2020.

[11] BEKINSCHTEIN P, CAMMAROTA M, IZQUIERDO I, et al. BDNF and memory formation and storage. Neuroscientist, 2008, 14（2）：147 – 156.

[12] 廖华薇. 头针结合认知功能训练治疗阿尔茨海默病临床研究. 中医学报，2017，32（8）：1566 – 1569.

[13] 王华，杜元灏. 针灸学. 北京：中国中医药出版社，2016：191.

[14] 王雁慧. 实用内科疾病针灸治疗. 长春：吉林科学技术出版社，2019.08.

[15] 孙冰. 临床医学 5 + 3 "十三五" 规划教材：中医学. 2 版. 南京：江苏凤凰科学技术出版社，2018.

[16] 焦鹏. 中西医结合疾病诊疗与康复. 北京：科学技术文献出版社，2019.

[17] 张占武，单于德. 自然疗法大全. 北京：中国中医药出版社，2019.

[18] 吴军，陈尚俊，吴铮. 老年病中西医防治与法医学鉴定. 上海：上海科学普及出版社，2019.

[19] 刘炎. 汉英对照针灸组合穴图解. 2 版. 上海：上海科学技术出版社，2008.

[20] 蔡俊，张忠兴. 持续健身气功锻炼对老年人轻度认知障碍干预效果研究. 白城师范学院学报，2018，32（6）：59 – 63.

[21] 王媛，奎继中. 穴位按摩在老年痴呆患者护理中的应用. 云南中医中药杂志，2014，35（4）：81 – 82.

[22] SZETO J Y, LEWIS S J. Current treatment options for Alzheimer's disease and Parkinson's disease dementia. Current Neuropharmacology, 2016, 14（4）：326 – 338.

[23] BAHAR-FUCHS A, WEBB S, BARTSCH L, et al. Tailored and adaptive computerized cognitive training in older adults at risk for dementia：a randomized controlled trial. Journal of Alzheimer's Disease, 2017, 60（3）：889 – 911.

[24] LIANG J H, XU Y, LIN L, et al. Comparison of multiple interventions for older adults with Alzheimer disease or mild cognitive impairment：a PRISMA-compliant network meta-analysis. Medicine（Baltimore），2018, 97（20）：e10744.

[25] CLARE L, WOODS R T, MONIZ COOK E D, et al. Cognitive rehabilitation and cognitive training for early-stage Alzheimer's disease and vascular dementia. Cochrane Database of Systematic Reviews, 2003,（4）：CD003260.

[26] VAN BOGAERT P, VAN GRINSVEN R, TOLSON D, et al. Effects of SolCos model-based individual reminiscence on older adults with mild to moderate dementia due to Alzheimer disease：a pilot study. Journal of the American Medical Directors Assocciations, 2013, 14（7）：528e9 – 528e13.

[27] CHIU H Y, CHEN P Y, CHEN Y T, et al. Reality orientation therapy benefits cognition in older people

with dementia：a meta-analysis. International Journal of Nursing Studies, 2018, 86：20 – 28.

[28] HALL L, ORRELL M, STOTT J, et al. Cognitive stimulation therapy (CST)：neuropsychological mechanisms of change. International Psychogeriatrics, 2013, 25 (3)：479 – 489.

[29] CAPOTOSTO E, BELACCHI C, GARDINI S, et al. Cognitive stimulation therapy in the Italian context： its efficacy in cognitive and non-cognitive measures in older adults with dementia. International Journal of Geriatric Psychiatry, 2017, 32 (3)：331 – 340.

[30] CHAN J Y C, CHAN T K, KWOK T C Y, et al. Cognitive training interventions and depression in mild cognitive impairment and dementia：a systematic review and meta-analysis of randomized controlled trials. Age Ageing, 2020, 49 (5)：738 – 747.

[31] 乔永明. 重复经颅磁刺激联合帕罗西汀治疗抑郁症首次发病患者的起效时间及对执行功能的影响. 中西医结合心血管病电子杂志, 2017, 5 (19)：167, 170.

[32] 雷幸幸, 杜晓霞, 宋鲁平. 经颅直流电刺激在阿尔兹海默病中的应用进展. 中国老年保健医学, 2018, 16 (3)：65 – 69.

[33] ALDEHRI M, TEMEL Y, ALNAAMI I, et al. Deep brain stimulation for Alzheimer's disease：an update. Surgical Neurology International, 2018, 9：58.

[34] GROOT C, HOOGHIEMSTRA A M, RAIJMAKERS PG, et al. The effect of physical activity on cognitive function in patients with dementia：a meta-analysis of randomized control trials. Ageing Research Reviews, 2016, 25：13 – 23.

[35] PANZA G A, TAYLOR B A, MACDONALD H V, et al. Can exercise improve cognitive symptoms of Alzheimer's disease?. Journal of the American Geriatrics Society, 2018, 66 (3)：487 – 495.

[36] LI C H, LIU C K, YANG Y H, et al. Adjunct effect of music therapy on cognition in Alzheimer's disease in Taiwan：a pilot study. Neuropsychiatric Disease and Treatment, 2015, 11：291 – 296.

[37] SATOH M, YUBA T, TABEI K, et al. Music therapy using singing training improves psychomotor speed in patients with Alzheimer's disease：a neuropsychological and fMRI study. Dementia and Geriatric Cognitive Disorders Extra, 2015, 5 (3)：296 – 308.

[38] SCHOUTEN K A, VAN HOOREN S, KNIPSCHEER J W, et al. Trauma-focused art therapy in the treatment of posttraumatic stress disorder：a pilot study. Journal of Trauma & Dissociation, 2019, 20 (1)：114 – 130.

[39] 蒋泽先, 张令达, 王共先. 心理与健康. 北京：中国盲文出版社, 2005.

[40] KLINE J A, VANRYZIN K, DAVIS J C, et al. Randomized trial of therapy dogs versus deliberative coloring (art therapy) to reduce stress in emergency medicine providers. Academic Emergency Medicine, 2020, 27 (4)：266 – 275.

[41] 江山秀, 蒋培余, 俞臻梁. 视觉艺术疗法在痴呆病人护理中的应用进展. 护理研究, 2021, 35 (5)：856 – 860.

[42] FIGUEIRO M G, PLITNICK B A, LOK A, et al. Tailored lighting intervention improves measures of sleep, depression, and agitation in persons with Alzheimer's disease and related dementia living in long-term care facilities. Clinical Interventions of Aging, 2014, 9：1527 – 1537.

[43] MITOLO M, TONON C, LA MORGIA C, et al. Effects of light treatment on sleep, cognition, mood, and behavior in Alzheimer's disease：a systematic review. Dementia and Geriatric Cognitive Disorders, 2018, 46 (5 – 6)：371 – 384.

（张千、陈云波、赵威）

第九章　阿尔茨海默病的康复护理与预防

第一节　阿尔茨海默病的康复护理

一、认知功能障碍康复

（一）复合性注意训练

常用训练方法包括：Stroop 色词测验、同时性双任务（如单词朗读和字形判断）、双耳分听任务、数字或字母划销、数字顺背或倒背等。此外还可采用钓鱼游戏、拼图游戏、填色游戏、棋牌游戏、阅读图书、手工操作等方法。

（二）执行功能训练

让患者尽快列举动物、水果和鸟类等不同范畴的词汇进行快速词汇分类提取训练；将动物、植物、食品等物品或卡片按用途或相关性进行归纳和分类训练。可以按颜色（蓝、黑、白）、形状（圆、方、三角）和大小（大、中、小）对成套卡片进行不同属性的分类和判断训练；也可利用双手进行运动执行训练，如握拳、切、拍等连续变换动作训练，或先右手握拳左手伸展，再右手伸展左手握拳等交替动作训练。

（三）学习和记忆训练

根据阿尔茨海默病（AD）患者记忆损害的类型和程度，可采取不同的训练内容和方法。根据记忆的类型进行训练，例如针对瞬时记忆（又称感觉登记）的训练方法和注意广度训练；针对短时记忆的训练包括视觉和听觉词汇与图形记忆、故事的逻辑记忆；针对长时记忆的训练可让患者回忆最近来访的亲戚或朋友姓名、回忆看过的电视内容、背诵诗歌和谜语等。通过记忆物品和面孔等进行形象记忆训练；通过记住抽象化的符号如某个手势的意思等进行抽象记忆训练；通过让患者回忆伴有鲜明情绪体验的经历如婚礼的情景等进行情绪记忆训练；通过让患者回忆事件发生的时间、地点、人物和故事情节进行自传体记忆训练；通过让患者记住一个概念的含义，如北京是中国的首都、地球是圆的等进行语义记忆训练；通过教会患者完成某项任务的动作步骤，如使用筷子夹菜等进行动作记忆（程序性记忆）训练；通过视觉、听觉、触觉、味觉、嗅觉等不同感觉通道进行各种感觉记忆的训练。

记忆训练方法除上述传统记忆训练模式外，还可采用无错误学习法（自始至终提供给患者正确的信息）和间隔提取法（反复告知患者需要记住的信息并逐渐延长回忆间隔），带无错误学习法的间隔提取法是 AD 患者记忆训练的有效干预措施。此外，可使用辅助记忆工具，如记事本、活动日程表，使用绘图、记忆提示工具，帮助患者保持记忆功能。

（四）语言训练

根据语言表达和理解受损程度制定不同的目标和训练方法，语言障碍较轻、基本能进行交流的患者以改善语言功能为主；语言交流较困难的患者应以恢复残存功能改善交流能力为主；针对理解和表达严重障碍而无法进行交流的重度患者，可利用残存功能或代偿方法，采用手势姿势等视觉性语言和沟通交流板等方法改善实用性交流功能，建立简单的日常交流方式。语言表达能力训练包括构音训练、口语和文字表达、口语命名、文字称呼和复述以及数数、背诗、唱歌等自动化程度较高的序列语言；语言理解能力训练包括单词与画及文字匹配、是非反应、会话、听写和执行口头指令等；阅读和书写障碍的患者应给予相应训练。随着语言功能变化，可逐渐更改训练的重点和方法。

（五）知觉性运动训练

训练方法包括：临摹或重新摆放二维拼图或三维积木等，重新布置家具玩具等，辨认重叠图形，描述图片中两物品之间的位置关系。训练患者对物品、人、声音、形状或者气味的识别能力，如通过反复看照片和使用色卡训练患者命名和辨别颜色以改善视觉失认；进行声—图辨认或声—词辨认改善听觉失认；闭目触摸不同性状的物品而后睁眼确认以改善触觉失认。

（六）社会认知训练

训练患者对不同情绪的识别能力；通过附有问题的故事卡片引出患者对故事卡片上任务的精神状态（思想、欲望和意图等）或经历过的事件的推测，如"女孩在哪里寻找她丢失的包？"或"为什么男孩感到悲伤？"等。

二、运动功能障碍康复

（一）运动疗法

运动疗法是指通过徒手以及借助器械进行训练，恢复或改善其功能障碍。训练类型包括被动运动、牵张活动、主动辅助运动、主动运动、肌力增强训练、关节活动度训练、平衡训练以及步行训练等。早中期患者在保证安全的前提下，根据基础活动能力进行适合的协调和平衡功能训练非常重要。

1. 协调功能训练方法

令患者按动计数器、抓取玻璃球、穿纽扣和垒积木，记录特定时间内完成动作的次数；分别记录睁眼和闭眼前进、后退和横行 5 m 或 10 m 所需时间；绕瓶步行，将 10 个矿泉水瓶每隔 50 cm 放置一个，计算走完所需时间，或被碰倒的瓶子数。

2. 平衡功能训练方法

在坐位和立位下，分别训练静态（1 级）、自动态（2 级）和他动态（3 级）平衡功能。晚期卧床患者需及时翻身和良肢位摆放，进行关节被动活动，以预防肺炎、压疮和关节挛缩等各种并发症，应对肢体的每个关节进行被动活动，做各关节轴向全范围活动，每个关节活动 3~5 次，每日 1~2 遍。

（二）体育锻炼

定期的体育锻炼可以改善 AD 患者在日常生活活动中的表现，并可以改善认知水平和平衡能力，体育锻炼被认为是轻度认知障碍（MCI）的有效干预方法，具有延缓各种并发症发生的作用。早期患者可以打乒乓球、打门球、跳舞以及做体操等，中期患者在家属陪伴下散步和进行简易手指操等运动。

体育锻炼以有氧运动为主，有氧运动为身体大肌群参与、强度较低和持续时间较长的规律运动，包括游泳、行走和球类活动等，可通过改善皮层的连接和活动提高认知功能。

训练程序包括准备阶段—基本训练—放松阶段，40 min/天、3~5 天/周，持续 3 个月中等强度的有氧运动可以改善轻度 AD 患者的认知功能。

交互式视频游戏主导的体育锻炼能改善 AD 患者平衡功能和对跌倒的恐惧。

中国传统体育锻炼包括太极和八段锦等，太极不仅提高了 MCI 和 AD 患者的平衡性与协调性，降低跌倒风险，而且可改善遗忘型 MCI 患者的认知功能。器械有跑步机、功率自行车和站立床等。

（三）失用症的康复治疗

可以给予 AD 患者触觉、本体觉等刺激，治疗师通过动作指导患者，出现错误动作及时纠正。治疗过程中减少指令性语言、多使用提示性语言，可选择日常生活中由一系列分解动作组成的完整动作来进行训练，如泡茶后喝茶、洗菜后切菜、摆放餐具后吃饭等。由于次序常混乱，治疗者除将分解的动作一个一个地进行训练以外，还要对一个步骤后的下一个步骤给予提醒；或用手帮助 AD 患者进行下一个运动，直至有改善或基本正常为止。如已知患者的整体技能已不可能改善时，可集中改善其中的单项技能。

运动性失用是指能理解某项活动的概念和目的，也无运动障碍，但不能付诸行动，能完成粗大运动，但是不能完成精细动作。意念运动性失用患者不能按命令执行上肢动作如洗脸、梳头，但可自动地完成这些动作。训练时应大量给予暗示、提醒或用治疗者的手教患者进行，改善后再减少暗示、提醒等，并加入复杂的动作。

穿衣失用表现为辨别不清衣服的上下、前后及里外，治疗者可用暗示、提醒，甚至每个步骤用言语指示的同时用手教患者进行，最好在上下装和衣服左右标上明显的记号或贴上特别的标签以引起注意，辅之以结构失用的训练方法常可增加治疗的效果。

步行失用指患者不能启动迈步，但遇到障碍物可自动越过，遇到楼梯能上楼，迈步开始后拐弯有困难等异常表现。患者虽起步困难，但遇到障碍物能越过，越过后即能开始行走，故可给患者一根"L"形拐棍，当不能迈步时，将拐棍的水平部横在足前，以诱发迈步。此外，开始行走后可用喊口令等听觉提示或加大手臂摆动以改善行走。

三、综合康复与管理

（一）音乐治疗

音乐治疗可以改善 AD 患者的认知、心理和行为，提高社会参与性及情绪稳定性，减少问题行为，激活回忆和语言能力，促进 AD 患者和看护者的关系。音乐治疗的方式包括被动聆听式和主动参与式两类，其中主动式音乐治疗是患者通过参与音乐行为（如演奏、演唱等）来达到治疗与康复的目的。

无论音乐干预方式如何，根据患者的年龄、个性和喜好等制定个性化音乐方案能为患者提供最佳效果。治疗性音乐的曲目分类有多种方法，选曲应因病因人而异，推荐以中国民族乐曲为主。

（二）怀旧治疗

怀旧疗法（reminiscence therapy，RT）主要是通过回忆过去的经历，促进患者内在心理功能、认知功能以及人际关系的恢复。AD 患者远期记忆力在疾病的大部分时间内仍保存着，有着回忆和整合过去的能力。怀旧可借不同形式进行，包括个人回想、与人面谈、小组分享、展览及话剧等。最基本的是，它涉及讨论过去的活动、事件和经验，通常是借助有形的提示（如过去的照片、家庭和其他熟悉的物品、音乐和录音档案）。最近，数字存储和展示照片、音乐和视频剪辑已被广泛使用。

（三）虚拟现实

模拟产生三维空间为患者提供视觉、听觉、触觉等多感官逼真的现实体验，可将 VR 与传统的认知功能训练方法相结合，通过高仿真场景模拟给患者带来沉浸式、交互式体验的同时完成标准化设计的任务，以改善认知、情绪和运动功能。

（四）重复经颅磁刺激

重复经颅磁刺激（rTMS）是在脑组织部位给予重复刺激，其可诱导改变神经回路的兴奋性，延长刺激周期，调节认知功能相关脑区的活动，从而改善认知功能。rTMS 刺激部位不同，调控的认知领域也不一样。

AD 患者认知功能障碍主要表现为情景记忆、语言、注意力、执行力、定向力等方面异常。rTMS 作为一种新型物理治疗手段，对 AD 患者认知功能各方面均有良好的改善作用。

四、心理护理

AD 患者常常会表现焦虑症状，如坐立不安、来回走动等。对于经常出现焦虑的患者，要给予足够的照顾，保证居室安静，安排有趣的活动；也可以指导患者听一些轻松、舒缓的音乐。对于表现抑郁症状的患者，如常出现呆滞、睡眠障碍、疲倦等，要耐心倾听患者的叙述，不强迫患者做不情愿的事情，对患者多说一些关爱的语言。劝导患者增加活动，如递给他梳子，说："你的头发很漂亮，梳一下吧。"让他做决定。如果能对他们展示你的想法和想做的事情，他们会和你一起做。如：一起吃饭、下棋、读报等。

而对于有激越症状的患者，如常为小事发火，甚至出现攻击行为等，应该尽量避免一切应激原，如病房环境应尽量按患者原有的生活习惯设置等。患者出现激越行为时，应分析产生激越的具体原因，不能用禁止、命令的语言，更不能将其制服或反锁在室内，这样会增加患者的心理压力使病情加重。在有激越行为的患者中，试图将注意力转移到患者感兴趣的方面，可有效地减少激越行为的发生。

对 AD 患者发生的一些精神症状和性格变化，如猜疑、自私、幻觉、妄想，家人及医护人员应理解是由疾病所致，要宽容、给予爱心。用诚恳的态度对待患者，耐心听取患者的诉说，尽量满足其合理要求，有些不能满足的应耐心解释，切忌使用伤害感情或损害患者自尊心的言语行为，使之受到心理伤害，产生低落情绪，甚至发生攻击性行为。

五、用药护理

AD 患者多同时患有许多伴随疾病，需要服用多样药物，而患者又常忘记吃药、吃错药，或忘了已经服过药又过量服用，如果疏忽，会引起漏服、少服、用药过量，甚至中毒等。所以，所有口服药必须由护理人员按顿送服，不能放置在患者身边。患者服药过程，必须有护理人员帮助，以免患者遗忘或错服。对于经常出现拒绝服药的患者，除要监督患者把药服下外，还要让患者张开嘴，检查是否已经将药物服下，防止患者在无人看管的情况下将药物吐掉或取出。中、重度痴呆患者服药后常不能诉说其不适，护理人员要细心观察患者服药后的反应，及时反馈给医生，以便及时调整给药方案。对于卧床患者、吞咽困难的 AD 患者，不宜吞服药片，最好将药片掰成小粒或研碎后溶于水中服用。

六、安全护理

（一）跌伤

AD 多伴有锥体外系统病变，表现为扭转痉挛、震颤麻痹，以及各种各样的行动失调，站立、行走都会出现困难，所以常常容易跌伤，加之老人骨质疏松，极易骨折，所以病房内、浴池、厕所地面要干燥、无积水，不要让老人做其难以承担的事情。患者上、下床及变换体位时动作宜缓，床边要设置护栏；上、下楼梯、外出散步一定要有人陪伴和扶持。

（二）自伤

AD 患者心理脆弱，丧失自理能力，为了不给家人增加负担，很容易发生自伤、自杀事件，而有的患者则会受抑郁、幻觉或妄想的支配，而下意识地出现自伤、自杀行为。护理人员及家人要进行全面照顾，严密观察，随时发现可疑动向，及时排除患者可能自伤、自杀的危险因素，保管好利器、药物等。

（三）走失

AD 患者因记忆功能受损，尤其是中、重度痴呆患者，定向力出现障碍，应避免患者单独外出，同时家属要在患者衣兜内放置"名片"，写清患者姓名、疾病、家庭住址、联系电话号码等，一旦患者迷路，容易被人发现送回。

七、饮食起居护理

对于 AD 患者，饮食上要选择营养丰富、清淡可口的食品，荤素搭配，食物要温度适中、无刺、无骨、易于消化。对吞咽困难者，食物易呛入气管，固体食物则易阻塞，所以，食物要以半流质或软食为宜。应给以缓慢进食，不可催促，每次吞咽后要让患者反复做几次空咽运动，确保食物全部咽下，以防噎食及呛咳。对少数食欲亢进、暴饮暴食患者，要适当限制食量，以防止因消化吸收不良而出现呕吐、腹泻。患者进食时必须有人照看，以免呛入气管导致窒息或死亡。一日三餐应定时、定量，尽量保持患者平时的饮食习惯。

饮食种类方面，应品种多样化，以清淡、低糖、低脂、低盐、高蛋白、高纤维素的食品为主，如蔬菜、水果、干果、瘦肉、奶和蛋类、豆制品及动物脑髓。五谷杂粮能保证老年人纤维素的来源，多食粗粮可防止便秘。应少食糖及高胆固醇食品，如动物肝脏、鱼等。患者不可吃刺激性食物，忌烟酒、咖啡、浓茶，少食油煎、油炸食物。对气血亏虚的患者，应选用益气生血的食物，如胡萝卜、菠菜、花生、大枣、龙眼肉、鸡蛋、羊肉等。若伴有腰膝酸软、潮热盗汗，为肾精亏虚，应食用黑芝麻、黑豆、枸杞子、桑椹子、牛奶、龟肉、海参等。

起居应有规律，保证充足、高质量的睡眠，特别是精神兴奋型患者更应注意。大多数患者喜卧多寐，常白天休息，夜间吵闹，或者常常卧床不起。这样会导致出现许多并发症，加重痴呆症状，加快缩短其寿命，应调整患者睡眠。可以白天多给患者一些刺激，鼓励患者做一些有益、有趣的手工活动及适当的体育锻炼。晚上要为患者创造良好的入睡条件，周围环境要安静、舒适，入睡前用温水泡脚，不要进行刺激性谈话或观看刺激性电视节目，不要给老人饮浓茶、咖啡或吸烟，失眠者可给予小剂量的安眠药。衣着宜适中，室温宜偏凉。夜间不要让患者单独居住，以免发生意外。应保证有 6～8 小时的睡眠。

对卧床不起患者,要经常清洁口腔,定时给患者洗澡、洗头,要勤换衣服。重度痴呆患者时常出现大小便失禁,排尿和解大便后要及时处理,清洗干净,保持皮肤的清洁干燥,以防感染。

八、各国痴呆康复中心简介

(一)荷兰

阿姆斯特丹阿尔茨海默病研究中心的数据显示,荷兰老人中近 1/10 患有 AD,且数字仍在不断上升。于是,荷兰在各地建造了多个老年痴呆症中心,患此病的老人可申请入住。老年痴呆症中心内,老人都有自己的卧室,八九个老人共用一个大起居室。老人们在专业人员引导下过集体生活,一起做力所能及的家务,如洗衣、做饭等。

荷兰还开设了全球首家"老年痴呆症村"———Hogewey。村子里有广场、花园、剧院、邮局、超市、咖啡厅和餐厅等。152 位老人居住在 23 栋各具特色的房屋里,屋内的家具是根据老人们记忆中的样子布置。每栋房屋住六七位老人。老人都有自己的独立房间,每栋房屋最多由四位护理人员照看。

在 Hogewey,摄影头 24 小时监控老人们的行动。村子只有一个入口和一个出口,250 名全职、兼职的护士、医生以各种各样的身份出现在村子里,如收银员、杂货店顾客和邮局职员等。阿姆斯特丹阿尔茨海默病研究中心的专家认为,许多老人罹患 AD 后会失去正常的生活行为,甚至是感觉。Hogewey 给 AD 患者提供了一个正常的生活环境,能唤醒他们的一些行为,让他们感觉舒适安全,也可以缓解其症状。

(二)法国

位于达克斯的阿尔茨海默病疗养村(Alzheimer's Village),是法国第一家为痴呆症患者设计的疗养院。

建筑师将养老居民、医护人员、当地文化以及自然环境纳入考虑,因此从居民家属到科研工作者,每个人都会感觉这里的人们(包括痴呆症患者)生活在一个重视个人尊严的养老环境中。

阿尔茨海默病疗养村的中心位置整合了居民熟悉的功能——杂货店、理发店、餐厅和集市广场——使人联想到居民以前的社区生活。这有助于营造一种相对典型且可识别的日常生活感。设计灵感来自当地的建筑风格和传统,并与场地相适应,以可识别的建筑带给居民家的感觉和天然的归属感。理发店、集市广场、餐厅等功能也对周边社区开放,阿尔茨海默病疗养村的居民也因此有了与当地人接触的机会。

(三)中国重庆

2020 年 5 月 27 日,西南首个美国南加州大学药学院中国中心阿尔茨海默病(AD)康复中心落户重庆道本医疗集团。作为重庆最大民营医疗服务及养老护理机构,道本医疗集团引入阿尔茨海默病康复中心可有效帮助区域病患延缓病情恶化,减轻疾病负担。

据悉，阿尔茨海默病康复中心建筑面积 3 000 平方米，可同时容纳百名老人。中心可提供包括阿尔茨海默病筛查、患病风险评估、康复干预、持续健康管理等在内的多项服务。

第二节　阿尔茨海默病的预防

一、脑部训练

英国埃克塞特大学和伦敦大学国王学院的研究人员对超过 1.7 万名年龄为 50 岁的健康人的记忆力、注意力和推理能力进行了网上测试。他们发现，越是经常玩填字游戏，参与者在评估注意力、推理能力和记忆力的任务中表现得就越好。从研究结果来看，在有关语法推理速度和短期记忆准确性的测试中，每天完成填字游戏的人，其大脑功能相当于实际年龄比他们年轻 10 岁的人，可以帮助防止老年的大脑衰退。研究发现，玩填字游戏的频率与完成 9 项评估注意力、推理能力和记忆力的认知任务的速度和准确性有直接联系。在那些自称经常玩填字游戏的人中，其表现总是更好一些，而且随着游戏频率的增加表现会更好。

（一）经常玩迷宫游戏

玩迷宫对大脑的作用：

1. 方向感

走迷宫有助于提高辨别方向的能力；特别是对老人，方向感在退化，迷宫是一个很好的训练工具。

2. 逻辑能力

迷宫游戏的规则通常需要极好的逻辑能力，不同的游戏规则训练效果也不一样。

3. 推理能力

要顺利走出迷宫，走对路是关键，这就需要严谨的推理，找到正确的路。

4. 记忆能力

在迷宫里，走错路是常见的事情，为避免重复走原来的路，需要细心地记住走过的路，记忆一些特定的标识。

5. 判断能力

人生面临着很多选择，有选择就要有判断；很多人对事情缺乏判断，通过迷宫训练，能够在不同程度上帮老人提高判断能力。

6. 观察能力

要对自己面临的选择做出准确的判断，前提是细致入微的观察。通过迷宫训练，能够在不同程度上帮老人提高观察能力。

（二）经常计算数学题

例如 100 减 8，再减 8，再减 8，等于多少？100 减 7，再减 7，再减 7，等于多少？100 加 8，再加 8，再加 8，等于多少？

（三）经常阅读并复述

复述（rehearsal）指个体通过言语重复以前识记过的文字、视觉或听觉材料，以巩固记忆的心理过程。它是短时记忆信息存储的有效方法，可以防止短时记忆中的信息受到无关刺激的干扰而发生遗忘。通过复述，学习材料才得以保持在短时记忆中，并向长时记忆中转移。通过经常不断地复述，可以使相关脑区神经细胞的功能不断得到锻炼，维持神经细胞功能状态，减缓神经细胞功能衰退的速度。

例如阅读下列一段文字，30 分钟后，复述文字或说明该段文字的意思：

在亚洲国家，时常可在晨间或傍晚过后的公园或广场等空地看到大批跳土风舞的中年人，动作并不激烈，但轻微的活动，以及稍微需要记性的舞蹈，其实好处不少。神经科学家发现，跳舞可以延缓老化带给人类的身心压力，是最有效的抗老活动之一。

以后经常回忆，锻炼大脑记忆能力。阅读和复述将会对减缓老年大脑认知能力衰退产生有益影响。

（四）适当玩围棋、象棋、桥牌、扑克牌和麻将等

老年退休后，由于社会活动减少，各种社会信息刺激也大幅度减少，适当玩一玩扑克牌、麻将，对于减缓大脑功能衰退是有益的，但以不要过于疲劳为宜。适当玩一玩围棋、象棋、桥牌、扑克牌和麻将等的好处在于通过玩牌与同伴的交流，玩牌可以动脑，促进大脑功能处于活跃状态，有利于预防痴呆的发生。

（五）适当玩电子游戏

国内外有些电子游戏，适合于老年人，适当玩一玩这些电子游戏，可能有利于减缓大脑衰退的速度。一些研究也显示，电子游戏对于减缓大脑衰退有一定作用。

二、控制危险因素

AD 的危险因素分为不可控因素和可控因素。不可控因素有二，一是年龄：随着年龄的增长，患 AD 的风险会增加。对于大多数人来说，65 岁之后 AD 的患病风险开始明显上升。二是家族史：如果父母或兄弟姐妹患有 AD，自己患该病的可能性也会增加。

可控因素包括：①低受教育程度；②听力下降；③膳食因素，比如酗酒；④长期吸烟；⑤高血压、高血糖、高血脂（俗称三高）；⑥肥胖；⑦抑郁；⑧社交孤立，独居的老人患 AD 的风险会增加；⑨缺乏运动；⑩女性雌激素水平低，绝经后妇女患 AD 的风险会增加。

存在以上危险因素仅提示患 AD 风险增加，通过积极调控危险因素，能有效降低患

病风险。

（1）建立健康的生活方式，积极防治慢性病。高血压病、糖尿病、高脂血症、肥胖等与不良生活方式密切相关的疾病会导致血液循环不良，脑功能低下，积极预防和治疗这些疾病是非常必要的。

（2）均衡的饮食。增加绿色蔬菜、干果、深海鱼类、橄榄油等食物的摄入。

（3）多运动。闭门不出或卧床不起是 AD 发病、恶化的危险因素。

（4）戒烟、限酒。

（5）积极学习、生活多样化。学习活动和兴趣对大脑有益。可以试着做家务、去旅行或学习自己感兴趣的技能。

（6）加强社交活动。保持日常人际关系的和谐。

（7）定期体检。健康管理靠自己，定期接受健康检查。

（8）注意保护听力，及时纠正听力障碍。听力受损者鼓励佩戴助听器，避免高频噪声的影响，以保护听力，降低听力受损的风险。

三、精神调养

长期受到精神压力的影响会导致人们的大脑受损，加快年龄的老化。因此，处于良好的心理状态对预防 AD 有着十分重要的作用。建议可以采用瑜伽、冥想等方式来放松身体和心情。

人们常说："笑一笑，十年少"。注意保持乐观情绪，只有这样，才能更好地帮助我们保持健康。

四、饮食调养

我们认为，健康食谱具有四个方面作用：一是充分提供大脑需要的营养，满足大脑功能需求；二是健康食谱可以预防心脑血管疾病，促进脑健康；三是健康食谱有利于培育肠道健康菌群；四是健康食谱具有抗炎抗氧化作用，可以延缓衰老，促进大脑健康。有研究表明，肠道细菌或在 AD 中发挥作用。瑞典 Lund 大学的新研究表明，肠道细菌可以加速 AD 的发展。研究人员称，我们的肠道细菌对我们的肠黏膜免疫系统和我们的饮食之间的相互作用具有重大影响，因此，研究诸如 AD 的研究人员对于肠道微生物群的组成是非常感兴趣的。我们的肠道菌群组成是如何组成的，取决于我们在出生时收到的细菌、我们的基因和我们的饮食。通过研究健康和患病小鼠，研究人员发现，与健康小鼠相比，患有 AD 的小鼠具有不同的肠细菌组成。研究人员还在完全缺乏细菌的小鼠中研究 AD，以进一步测试肠道细菌与疾病之间的关系。没有细菌的小鼠在脑中具有显著更小量的 β – 淀粉样蛋白（Aβ）斑块。Aβ 斑块是在患 AD 的情况下在神经纤维处形成的斑块。为了弄清肠道菌群与疾病的发生之间的联系，研究人员将肠道细菌从患病小鼠转移到无菌小鼠，结果发现，小鼠在大脑中发展更多的 Aβ 斑块。研究显示肠道细菌和 AD 之间的直接因果关系，完全缺乏细菌的小鼠在大脑中发展出更少的斑块。

下列是多种健康食谱，老年人可以根据自己情况，以 MIND 食谱为基础，进行适当调整，建立自己的日常健康食谱。

（一）MIND 食谱

2015 年，Morris 带领其在拉什大学和哈佛大学的团队制定了一份特殊的食谱——MIND（取自"Mediterranean-DASH Intervention for Neurodegenerative Delay"的缩写），他们基于关于食物、应用影响大脑健康的研究定制了食谱，为临床试验做准备。顾名思义，MIND 混合了地中海（Mediterranean）和 DASH（防治高血压）的食物结构，这两种饮食习惯均被证实能够降低心血管疾病的患病风险，例如高血压、糖尿病、心脏病和中风。MIND 饮食规定每天要吃十种食物——绿叶蔬菜、其他蔬菜、坚果、浆果、豆类、全谷物、鱼类、家禽、橄榄油和葡萄酒。避免吃五种食物——红肉、黄油和人造黄油、奶酪、糕点和糖果、油炸食品或快餐。研究表明，MIND 饮食能够减缓认知能力的衰退，从而降低 AD 的发生概率。

（二）DASH 饮食

DASH 饮食是由 1997 年美国的一项大型高血压防治计划（Dietary Approaches to Stop Hypertension，DASH）发展出来的饮食，在这项计划中发现，饮食中如果能摄取足够的蔬菜、水果、低脂（或脱脂）奶，以维持足够的钾、镁、钙等离子的摄取，并尽量减少饮食中油脂量（特别是富含饱和脂肪酸的动物性油脂），可以有效地降低血压。因此，现在常以 DASH 饮食来作为预防及控制高血压的饮食模式。DASH 饮食的饮食原则：多吃全谷食物和蔬菜。这类食物富含纤维、钙、蛋白质和钾，有助于控制或降低高血压。适度吃瘦禽肉和鱼类将有益心脏。爱吃甜食的话，就多吃水果，拒绝饭后甜点。限制食盐摄入量，最好以辣椒等调味料和柠檬取代额外食盐。以 2 000 大卡为标准热量设计的每日 DASH 饮食，你可以根据自己每日所需的热量，按比例调整食物的量。

1. 全谷物

全谷物相比精制谷物有更多的纤维素和营养，比如 B 族维生素。选择糙米、全麦面包来代替我们日常吃的白米饭和白面包，五谷饭、杂粮面或是麦片粥都是不错的选择。谷类食物中脂肪的含量很低，在烹饪的过程中，请不要加额外的油脂（奶油意面、花生酱抹面包等要适可而止，炒饭也应少放油）。

2. 蔬菜

蔬菜富含膳食纤维、维生素以及微量元素（比如镁和钾）。蔬菜不只是配菜，种类丰富的蔬菜和糙米饭搭配，就是健康的主餐。为避免蔬菜太多的感觉，除了绿叶类还可选择不同口感的蔬菜，比如黄瓜、萝卜、笋。还可以应用很多机智的小方法，比如将菜入饭，做成菜饭；或是在蔬菜炒肉中，把肉的量减半，而把蔬菜的量翻倍，这样，每天的蔬菜摄入量就提高了。

3. 水果

和蔬菜一样，水果富含膳食纤维、钾和镁，而且脂肪含量也很低。当然，牛油果和椰子例外。用完每餐后可以加个水果。如果选择果汁，则不要额外添加糖。

4．奶制品

奶制品是钙、维生素 D 和蛋白质的主要来源。但是别忘了选择低脂的奶制品，要不然它们可能会是脂肪的主要来源，而且大部分是饱和脂肪。可能大部分亚洲人会受到乳糖不耐受的困扰，这时候可以选择酸奶。低脂的酸奶可以满足你对甜食的需要，同时也提供奶制品的营养。还可以配上水果一起吃，既美味又健康。但不要选择糖渍水果。除了直接喝，还可在牛奶中加入燕麦、麦片，煮成牛奶麦片粥。

5．瘦肉、家禽和鱼类

肉类是蛋白质、B 族维生素、铁和锌的丰富来源。但是由于瘦肉中也含有脂肪和胆固醇，所以，别让它们成为饮食的主角。把禽肉和瘦肉的皮和脂肪去掉之后再烹饪，炒、蒸的烹饪方式比油炸更健康。有条件的话可以选择一些有益于心脏健康的鱼类，比如三文鱼、鲫鱼或金枪鱼。这些鱼类富含不饱和脂肪酸，有助于降低总胆固醇水平。

6．坚果、种子和豆类

它们是很好的镁、钾和蛋白质的来源。也许不少人担心坚果的脂肪含量很高，但其实坚果含更健康的脂肪成分——单一不饱和脂肪和不饱和脂肪酸。它们的确热量很高，所以，学会适度地食用。可以在日常菜肴中加入坚果，比如松仁、玉米；在沙拉和粥中加入适量坚果也是不错的选择。选购时请避免过咸或裹糖的坚果。

五、运动锻炼

人口增长最快的群体是 65 岁以上的老年人，预计到 2030 年将达到世界总人口的 20％。随着人体的衰老，身体机能的变化有迹可循。老年阶段大脑的敏锐度和认知能力无比关键。目前任何针对大脑神经健康的药物都无法保证安全性和有效性。可以确定的是，运动帮助人们锻炼身体的同时，可以促进大脑健康、维持大脑的青春状态。究竟哪些运动才是大脑喜欢的理想运动呢？

（一）球类运动

乒乓球运动需要策略性、协调性和注意力，它和象棋有相似的大脑思维策略，在进行下一步动作开始前，需要预测对手的运动和方向，并及时找到对手的破绽。重要的是，乒乓球还能根据自己的节奏掌握运动强度。

纽约大学神经心理学教授 Suzuki 认为，乒乓球刺激控制人体精细动作的大脑部分。人体在衰老的过程中，由于感觉器官敏感下降，导致动作精确度和准确度下降，乒乓球练习可以帮助人们提高动作控制的能力。此外，神经学研究显示，进行乒乓球运动时前额叶皮层和海马区有不同程度的激活，这些区域负责注意力和计划能力。另外，进行乒乓球运动过程中，身体高低起伏的变化，能帮助老人改善运动皮层和小脑维持身体平衡的能力。

羽毛球和网球也有相似的作用，但是老年人在运动过程中应注意掌控球速，避免身体伤害。

（二）慢速有氧运动

太极、瑜伽和普拉提之类的慢速有氧运动，不仅能帮助老年人伸展和放松骨骼肌，还能通过运动中调整呼吸的过程提高认知能力。主要表现在以下三个方面：①增强注意力水平和学习能力；②提高神经营养因子，促进神经细胞更好发育，降低神经炎症；③提升神经突触的可塑性，帮助人们提高信息处理能力。此外，还有研究显示，有氧运动能够防止老年人海马体积减少，对维持记忆力有极大的作用。

首尔大学 2018 年发表的研究在对 19 项已有的包含 2 539 名老年人的综述研究中发现，有氧运动能够提高老年人的认知能力、注意力水平、执行能力和学习记忆能力。他们的语言能力也有相应的促进。此外，有氧运动还能有效缓解精神类疾病，如情绪失调、睡眠问题等。

日本冈山大学 2019 年发表了一项对瑜伽练习效果的研究，他们对 385 名平均年龄 75.5 岁的老年人进行了 12 个月的瑜伽训练。在训练前 6 个月和 12 个月的时候评估他们的认知能力、情绪状态、身体功能和日常生活活动水平。研究结果显示，在瑜伽练习后，老年人的视觉空间记忆能力、注意力和短期记忆能力、反应速度、情绪状态和身体机能都有所改善，语言能力也有一定的提高。此外，瑜伽可能会增加血清素、多巴胺、肾上腺素的合成水平，从而改善情绪。

（三）阻抗类练习或力量练习

阻抗练习是指人体克服外界阻力进行的主动练习，阻力的大小可以根据自身力量进行调节，如俯卧撑、蹲起、器械运动（卧推、深蹲、沙袋）等都是阻力练习内容。

一些患有心肺功能疾病或肢体受伤的人，无法进行有氧运动或对抗类的运动练习，在老年人中尤为如此。老年人肢体不便、心肺功能受损的情况更为常见。因此阻抗类运动可能是最适合、最有效的健身健脑方法。

阻抗类练习对保护大脑认知，防止大脑衰老有明显作用。2020 年 7 月份发表的一项综述研究在综合评价了 24 个过往研究后发现，使用阻力带、器械或自由重量的抗阻力训练能够帮助提高人体的综合认知评分，包括注意力、学习能力和情绪能力等。阻抗运动可能会增加神经营养因子的生成，增加体内蛋白质的合成，改善激素水平，提高脑部血流量。让大脑的白质和灰质体积增加，从不同方面促进大脑的认知效果。

另外，老年人进行阻抗练习对老年人增强肌肉力量、维持身体稳定性和防止跌倒有很大作用。2012 年的研究显示，老年人通过阻抗练习，会降低他们心理上对跌倒的恐惧感，增加日常活动水平，变得更爱运动。另外，阻抗练习还会改善老年人做家务的能力，锻炼执行功能，对于维持老人的自理自立格外重要。

需要明确的是，以上每种运动都有各自的特点，每个人的锻炼效果也会有所差异。只要参与了运动，就会有一定的促进作用。对于老年人来说，最理想的锻炼建议是，每周 5 次，每次 30 分钟。既符合老年人身体素质现状，又能有效帮助老年人维持大脑活跃。

六、保持社交联系

加强社交联系有助于预防老年痴呆症。人类是高度社交的生物。我们不会孤立地成长，我们的大脑也不会如此。保持社会交往可以有效地预防 AD 和其他形式的痴呆症。加入感兴趣的志愿者组织、经常去社区的老年活动中心或老年大学、和朋友们固定每周的活动、加入俱乐部或社交团体等等都是非常好的选择。

七、调节睡眠障碍

不良的睡眠方式与 AD 和其他痴呆症的发展之间存在许多联系。越来越多的研究强调了优质睡眠对于清除脑部毒素的重要性，改善睡眠可以帮助预防老年痴呆症，并且与大脑中淀粉样蛋白清除有关。

良好的睡眠管理应该包括：每晚应保证七至八个小时充足的睡眠，建立定期的睡眠时间表，养成良好的生物节律，创造轻松的就寝环境，洗个热水澡，选择柔和的灯光，听轻松的音乐，随着习惯的养成，夜间这些举措将向您的大脑发出强烈的信号，表明该进行深度恢复性睡眠了。静下心来，当压力、焦虑或忧虑使您无法入睡时，请起床并尝试在另一个房间里阅读或放松二十分钟，然后再回去睡觉。筛查睡眠呼吸暂停，这是一种潜在的危险状况，在睡眠期间呼吸会中断，治疗可以极大地改善健康和睡眠质量。

第三节　阿尔茨海默病患者家庭照护者的压力调适

一般的慢性疾病，只要用心照护，患者的身体功能及健康或许可以恢复或减缓退化，照护者也能从患者身体状况的改善中，得到些许的成就感或欣慰感，但老年痴呆症患者的认知功能持续退化，逐渐丧失正常的语言及情感表达或沟通能力，甚至无法认出亲人，此外，他的情绪反应及失常的行为问题，也常使照护者不知所措。相比之下，老年痴呆症照护者要比其他疾病的家庭照护者承受更多的压力、更多的挫折感，会有更少的幸福感。长时间的压力累积，超出照护者身心所能承受及处理的负荷，会使照护者感到身心疲惫。

绝大多数的阿尔茨海默病（AD）患者均为家庭照护治疗，其中家属遇到的问题也多种多样。其中最常见的一种困难是照护过程中老人出现情绪和行为的异常。一般来说，疾病的早期会出现认知能力的下降，但到了疾病中期，患者会出现情绪行为的异常，有的人会不听话，容易冲突，比如不高兴、生气、打人、骂人等，没有定数。面对没有定数的问题，就要求家属达成有效的沟通，这是实施所有照护的前提。

家属应保持同理心，要倾听、体验老人的感受，给他一个表达的机会，尊重他的感受而不是去跟他辩明是非。要接受老人现在的样子，尽管很困难也要慢慢来。借助照护者的支持团体可以帮助更多的家庭来逐渐接受老人的现状，但不建议用哄骗的方式和他们进行交流。有很多具体的方法，比如，用他喜欢的称谓，适当给他赞扬，每次都把事情说清楚，这都是可以用的方法。也可以更多地使用非语言的交流，尽量不要为老人造成困惑。关键的一点是，要用善待老人的态度跟他相处，这也是认知照护中所特别强调的。讲话的时候不能太快，否则他们听不懂；不要瞪着眼睛嚷着说话，或许放低声音、面带笑容就会得到不一样的结果。给他带来舒适的体验，这才是以人为本的照护。

当然，家属在照护的过程中也会承受种种压力，压力不仅仅体现在情绪上，对身体的各个脏器都会产生影响，包括消化系统、免疫系统等。如果说这种压力不能得到解除的话，肯定会对身体带来不良作用。因此，除了关注照护的老人，也要把照护者的健康列为最重要的事项，每个家庭照护者自己也需要关爱自己。可以通过举办的家属支持团体，让他能够把他的苦恼和困惑提出来，缓解一部分压力。

照护者须有充分的心理准备和体力准备。在照护过程中，合理安排自己的生活起居，保证饮食的营养搭配和良好的睡眠，每天至少有 1 小时的空闲时间，通过外出散步、运动、聊天、听音乐等活动放松自己、缓解心理压力。如果条件允许，最好能保证每周有 1 天不照护患者，充分地放松休息。另外，由于家属往往与患者有共同的遗传基础，在日常生活中尽量不要暴露在相同的危险因素下，对于痴呆的预防甚为重要。

照护者一定要学会自我调节心理。照护痴呆老人的过程很漫长，会出现形形色色的问题。照护者要经常跟别人沟通，把自己的真实想法说出来，排解不快的情绪。如果发现原本心情开朗的照护者变得不愿意与人交流，要及时将照护者送到医院接受专业人士的疏导，以排解压力。其他家人平时要经常跟照护者沟通，给他关爱，共同解决问题。

社会团体可以成立照护者之家，建立联系渠道将照护者集中在一起，让他们互相倾诉，互相沟通，宣泄憋屈，以愉悦身心。照护者一旦出现易感疲惫、头痛或常感冒等免疫力降低症状，缺乏生活的动力、失去兴趣，常有无助感、挫败感、无力感，无法调节和管理自己的情绪，注意力无法集中，有生活无望感甚至轻生等情绪，且自身无法调节，须及时寻求专业人士的帮助，及时干预焦虑、抑郁等心理健康问题。

参考文献

[1] JANG J S, LEE J S, YOO D H. Effects of spaced retrieval training with errorless learning in the rehabilitation of patients with dementia. Journal of Physical Therpy Science, 2015, 27 (9): 2735 – 2738.

[2] GINIS K A, HEISZ J, SPENCE J C, et al. Formulation of evidence-based messages to promote the use of physical activity to prevent and manage Alzheimer's disease. BMC Public Health, 2017, 17 (1): 209 – 225.

[3] PETERSEN R C, LOPEZ O, ARMSTRONG M J, et al. Practice guideline update summary: mild cognitive impairment: report of the guideline development, dissemination, and implementation subcommittee of the American Academy of Neurology. Neurology, 2018, 90 (3): 126 – 135.

[4] CAMMISULI D M, INNOCENTI A, FUSI J, et al. Aerobic exercise effects upon cognition in Alzheimer's disease: a systematic review of randomized controlled trials. Archives Italiennes de Biologie, 2018, 156

(1 – 2): 54 – 63.

[5] ROLLAND Y, PILLARD F, K LAPOUSZCZAK A, et al. Exercise program for nursing home residents with Alzheimer's disease: a 1-year randomized, controlled trial. Journal of the American Geriatrics Society, 2007, 55 (2): 158 – 165.

[6] MORRIS J K, VIDONI E D, JOHNSON D K, et al. Aerobic exercise for Alzheimer's disease: a randomized controlled pilot trial. PloS One, 2017, 12 (2): e0170547.

[7] YU F. Guiding research and practice: a conceptual model for aerobic exercise training in Alzheimer's disease. American Journal Alzheimer's Disease & Other Dementias, 2011, 26 (3): 184 – 194.

[8] YANG S Y, SHAN C L, QING H, et al. The effects of aerobic exercise on cognitive function of Alzheimer's disease patients. CNS & Neurological Disorders Drug Targets, 2015, 14 (10): 1292 – 1297.

[9] PADALA K P, PADALA P R, LENSING SY, et al. Home-based exercise program improves balance and fear of falling in community-dwelling older adults with mild Alzheimer's disease: a pilot study. Journal Alzheimer's Disease, 2017, 59 (2): 565 – 574.

[10] YAO L, GIORDANI B J, ALGASE D L, et al. Fall risk-relevant functional mobility outcomes in dementia following dyadic tai chi exercise. Western Journal of Nursing Resesch, 2013, 35 (3): 281 – 296.

[11] SUNGKARAT S, BORIPUNTAKUL S, CHATTIPAKORN N, et al. Effects of Tai Chi on cognition and fall risk in older adults with mild cognitive impairment: a randomized controlled trial. Journal of the American Geriatrics Society, 2017, 65 (4): 721 – 727.

[12] GÓMEZ G M, GÓMEZ G J. Music therapy and Alzheimer's disease: cognitive, psychological, and behavioural effects. Neurologia, 2016, 32 (5): 300 – 308.

[13] SIHVONEN A J, SARKAMO T, LEO V, et al. Music-based interventions in neurological rehabilitation. Lancet Neurology, 2017, 16 (8): 648 – 660.

[14] LAI D L, LAI C K. A case study on a home-based caregiver-delivered music-with-movement intervention for people with early dementia. SAGE Open Medical Case Reports, 2017, 5 (9): 1 – 4.

[15] OSMAN S E, TISCHLER V, SCHNEIDER J. 'Singing for the brain': a qualitative study exploring the health and well-being benefits of singing for people with dementia and their carers. Dementia (London), 2016, 15 (6): 1326 – 1339.

[16] LEGGIERI M, THAUT M H, FORNAZZARI L, et al. Music intervention approaches for Alzheimer's disease: a review of the literature. Frontiers in Neuroscience, 2019, 13 (3): 132 – 139.

[17] DE VREESE L P, NERI M, FIORAVANTI M, et al. Memory rehabilitation in Alzheimer's disease: a review of progress. International Journal of Geriatric Psychiatry, 2001, 16 (8): 794 – 809.

[18] WOODS B, O'PHILBIN L, FARRELL E M, et al. Reminiscence therapy for dementia. Cochrane Database of Systematic Reviews, 2018, 31 (3): CD001120.

[19] FLYNN D, VAN SCHAIK P, BLACKMAN T, et al. Developing a virtual reality-based methodology for people with dementia: a feasibility study. Cyberpsychology & Behavior, 2003, 6 (6): 591 – 611.

[20] MCEWEN D, TAILLON-HOBSON A, BILODEAU M, et al. Two-week virtual reality training for dementia: single case feasibility study. Journal of Rehabilitation Reseasch Development, 2014, 51 (7): 1069 – 1076.

［21］徐勇，谭琪著. 阿尔茨海默病早期预防实用技术研究. 北京：华龄出版社，2020.

［22］任玲，谢春明. 重复经颅磁刺激调控阿尔茨海默病患者认知功能的研究进展. 东南大学学报（医学版），2022，41（2）：278－282.

［23］傅中玲，陈正生，欧阳文贞. 老年痴呆症照护指南. 沈阳：辽宁科学技术出版社，2019.

（肖云庭、陈云波、冯梅）

第十章　阿尔茨海默病相关疾病的研究

第一节　轻度认知障碍

一、概述

（一）背景

轻度认知障碍（mild cognition impairment，MCI）于 1996 年被美国著名精神病专家 Petersen 正式命名，现已被公认为是痴呆的前期状态。经典的 MCI 是指正常老化和轻度阿尔茨海默病（Alzheimer's disease，AD）之间的过渡状态，即 AD 临床前期综合征。MCI 虽然有记忆力的下降，但总体认知功能和生活能力是正常的。发现和筛选 AD 的高危人群是提出 MCI 概念的最初目的，因而早期研究强调的是记忆力下降。

（二）定义

现普遍认为 MCI 代表了痴呆流行病学调查中除认知正常和痴呆之外的一个内涵广泛、程度各异的认知状态，处于这种状态的个体存在超出其年龄和文化水平所允许范围的记忆障碍，但其他功能完好，达不到痴呆的诊断标准。MCI 有两个概念：经典的概念和广义的概念。

经典的 MCI 是指正常老化和轻度 AD 之间的过渡状态，即 AD 临床前期综合征。它的临床意义是发现和筛选 AD 的高危人群，为 AD 的治疗提供最佳治疗时间窗。

广义的 MCI 是指正常老化与轻度痴呆之间的过渡状态，即各种痴呆前期综合征。广义的 MCI 的表现可以是记忆力的下降，也可以是轻度人格的改变，轻度语言功能的障碍等。

MCI 的总患病率为 15.56%，患病率随着年龄的增长而上升，50～59 岁受试者的患病率为 10.88%，80 岁以上者为 21.27%。受教育年限不超过 6 年（≤6 年）的受试者患病率为 19.7%，超过 6 年者患病率为 11.33%（$P = 0.0185$）。亚组分析显示，地理位置和男性比例与 MCI 患病率显著相关。全球 50 岁及以上社区居民的 MCI 患病率为 15.56%。每年有 10%～15% 的 MCI 转化为临床 AD，而正常老年人群每年仅 1%～2% 发展为 AD。

二、病因及发病机制

(一) 病因

现代医学研究表明：年龄、遗传是 MCI 的独立危险因素，精神性疾病、神经退行性疾病、心脑血管疾病、代谢性疾病、受教育文化程度以及吸烟、酗酒等生活方式均与 MCI 的发病密切相关，但 MCI 患者脑的损伤多是功能性变化，未达到明显的病理学改变。

(二) 发病机制

1. 西医发病机制

MCI 是一个异质性综合征，其发病机制必然是很复杂的。据报道，MCI 的发病机制过程可能涉及：①APP 代谢异常；②氧化应激、自由基损伤；③免疫炎症反应；④能量代谢异常；⑤胆碱能神经异常；⑥神经元 Ca^{2+} 失衡；⑦神经递质与受体异常。

2. 中医发病机制

目前中医证候研究表明：MCI 的病机为本虚标实，本虚以肾、心、脾虚为主，标实主要有痰浊和瘀血。分型为：肝肾阴虚、痰蒙清窍、脑萎髓空、瘀血痹阻、气血亏虚。

三、病理学

研究资料表明，MCI 可能是常见的年龄相关性神经疾病最早的临床表现。AD 的主要病理特征是细胞间质和血管壁的 Aβ 沉积和细胞内神经原纤维缠结、突触减少、神经元脱失和脑萎缩。海马结构包括内嗅区皮质、海马和前脑下脚是 AD 期病损的最易受累区。Aβ 沉积和 tau 蛋白病变比内嗅区皮质和海马的神经元脱失要早。

四、临床表现

MCI 是一个异质性临床综合征，体现在临床上 MCI 有三个亚型：遗忘型轻度认知障碍（aMCI）、多领域轻度认知障碍（mdMCI）和单个非记忆领域轻度认知障碍（snmMCI）。后两型的认知障碍不仅非常轻，而且转归也不一样，反映了 MCI 在病因学上的异质性。

五、辅助检查

近年来对 MCI 临床诊断的生物学标志的研究主要集中在测量 CSF 中的 $Aβ_{42}$ 和 tau 蛋白以及脑影像学检测，这些指标对 MCI 的诊断和鉴别诊断有重要价值。其中，CSF 中的 $Aβ_{42}$、P-tau（181，231）和 $Aβ_{42}$ 与 $Aβ_{40}$ 的比值对诊断 MCI 或预测其是否发展为 AD 的敏感度和特异度较高，已经可以作为 AD 的早期诊断和鉴别诊断指标。脑影像学的研究发展很快，特别是基于老年斑的免疫机制而发展起来的 MRI 显微镜技术，可以检测活体动物的老年斑数量，估计不久也可用于临床。

六、诊断与鉴别诊断

（一）现代医学西医诊断标准

MCI 防治属于世界性难题，其重要原因在于难以早期诊断，诊断标准也尚未统一。西医诊断标准、临床表现、实验室检查与影像学检查指标均参照《阿尔茨海默病源性轻度认知障碍诊疗中国专家共识 2021》与《美国国立老化研究所与阿尔茨海默病协会诊断指南协作组：阿尔茨海默病源性轻度认知障碍诊断标准推荐 2012》。见表 10 - 1。

表 10 - 1　MCI 诊断标准推荐（2012）

指标	表现
临床表现	①工作能力及日常生活能力轻度受损，但可保持独立生活能力； ②比以往功能与执行力水平下降； ③通过病史采集及客观认知评价证实存在认知损害； ④存在以下一个或多个领域认知与行为损伤的客观证据：学习记忆、推理、视空间功能、语言功能、人格及行为举止改变等； ⑤尚未达到痴呆的诊断标准
实验室检查	⑥脑脊液检查：$A\beta_{42}$、$A\beta_{42}/A\beta_{40}$、P-tau181、P-tau217、T-tau、NfL； ⑦血液检查；血浆 $A\beta_{42}/A\beta_{40}$、P-tau217、P-tau181 和 NfL； ⑧基因测序：携带致病基因或基因突变
影像等检查	⑨MRI、CT：$A\beta$ 轻度沉积，脑组织形态异常； ⑩PET 功能神经影像：海马、颞顶叶和后扣带等区域葡萄糖代谢和灌注降低

（二）中医诊断标准

参照《中医神志病临床诊疗指南（2015 年版）》与《中西医结合康复临床实践指南·认知障碍 2020》拟定轻度认知障碍中医辨证分型的诊断标准，可将 MCI 分为以下七个证型：阴虚阳亢证、脾肾两虚证、痰浊蒙窍证、瘀血内阻证、气血亏虚证、热毒内盛证及腑滞浊留证。见表 10 - 2。

表 10 - 2　轻度认知障碍中医辨证分型的诊断标准

中医证型	主症	次症
阴虚阳亢证	记忆力减退，神情呆钝	头晕耳鸣，发脱齿动，腰酸骨软，二便失禁
脾肾两虚证	表情呆钝，沉默不言，记忆力减退	气短懒言，食少纳呆，口水外溢，肌肉萎缩，腰膝酸软，二便失禁

续上表

中医证型	主症	次症
痰浊蒙窍证	表情呆钝，智力下降，反应迟钝	不欲饮食，脘腹胀满，口多涎沫，头昏且重
瘀血内阻证	表情呆钝，言语不能，记忆衰退	口干不饮，双眼暗淡，肌肤甲错，爪甲灰暗
气血亏虚证	呆滞善忘，神思恍惚，身疲嗜睡，失认失算	心悸难安，多梦眠浅，面唇无色，爪甲苍白，大便溏薄
热毒内盛证	表情呆滞，烦躁不安，双目无神	口气臭秽，肢麻颤动，面色暗淡，尿赤便干或二便失禁
腑滞浊留证	情志不舒	大便干结，腹部痞满，食欲减退

七、治疗与预后

（一）治疗

MCI 是一组异质性人群，所以对其防治无统一方案。其原则是：①识别及控制危险因素进行一级预防；②根据病因进行针对性治疗，或对症治疗，进行二级预防；③在不能根治的情况下，尽量延缓病情，进行三级预防。

1. 西药治疗

（1）对因治疗：应当根据 MCI 的病因进行针对性治疗，如叶酸、维生素 B12 缺乏导致的 MCI 需补充叶酸和维生素 B12；甲状腺功能低下导致的 MCI 应当进行激素替代治疗；脑卒中导致的 MCI 应当积极治疗脑卒中，尽量减轻认知障碍后遗症；对酒精中毒导致的 MCI 应补充维生素 B1 等。

（2）对症治疗：到目前为止，改善认知障碍的药物非常多，包括促智药、麦角生物碱类制剂、钙离子拮抗剂、银杏叶提取物、胆碱酯酶抑制剂等，但是截至目前，还没有 FDA 批准的治疗 MCI 认知症状的药物。

2. 中药治疗

（1）归脾汤合血府逐瘀汤：归脾汤合血府逐瘀汤对脾、肺、血、髓、肾均存在保护作用，增强抗动脉粥样硬化活性，改善心脏微循环，防止血小板聚集，调节血管生成，增强 t-PA，降低炎症标志物，并提供神经保护，可减轻脑梗死神经功能的损伤，加强免疫调节，改善行为异常，减缓认知障碍程度的进展。

（2）补肾益髓汤：肾脏虚损，生髓不足，脑窍空虚，脑神失养，五神失司而致健忘，可保护神经元，补肾益血，增加脑内血流量，改善脑循环，减缓认知症状的进展，若存在肾功能损害，补肾益髓汤的效果将大幅降低。

3. 非药物治疗

以往研究发现，对卒中后及外伤后的认知功能障碍患者采用综合康复疗法（药物结合日常生活能力训练、认知功能训练、体能训练、功能性电刺激及心理干预）可取得明显效果。因此，这种综合训练对退行性病变导致的认知功能下降是否有效引起研究者的关注。

（二）预后转归

MCI 提出的最初目的是发现和筛选 AD 的高危人群，为 AD 的治疗提供最佳治疗时间窗，预防或推迟 AD 的发生。随着对 MCI 的研究深入、MCI 定义的扩大，诊断 MCI 的目的已变为发现和筛选各种痴呆的高危人群，预防或推迟各种痴呆的发生。在 MCI 各个亚型的发展转归中，aMCI 多进展为 AD；snmMCI 多进展为非 AD 型痴呆；mdMCI 可进展为 AD，也可能进展为血管性痴呆，或是混合性痴呆。还有部分 MCI 始终保持认知功能较低的状态或有改善。很多学者用三个 1/3 来描述 MCI 的转归：1/3 MCI 进展为痴呆，1/3 MCI 维持认知功能较低状态，1/3 MCI 随时间延长症状有好转。

第二节　路易体痴呆

一、概述

路易体痴呆（dementia with Lewy body，DLB）是一种中枢神经系统变性痴呆，临床表现有三大特点：波动性认知障碍、帕金森综合征及以视幻觉为突出代表的精神症状。病理特征为大脑皮层及皮层下核团弥散分布路易小体（Lewy body，LB）。20 世纪 80 年代，随着免疫组化方法的出现，在中枢神经许多部位发现 LB，引发了对 DLB 的深入研究。许多西方学者认为老年期痴呆中，DLB 是一种常见类型，患病率仅次于 AD。我国虽有少数路易小体在脑内分布的病理报告和个别病例的报道，但目前尚缺乏系统的、详细的临床病理资料。

二、病因及发病机制

目前 DLB 的病因及发病机制不清。已发现 DLB 和帕金森病路易小体是 α - 突触核蛋白（α-synuclein）（亦称 α - 共核蛋白）由可溶性变为不溶性异常聚集而成，影响 α - 突触核蛋白表达和代谢的因素可能与 DLB 发病有关。根据目前研究可能存在两种发病机制，即 α - 突触核蛋白代谢障碍和神经递质损伤。

三、病理学

DLB 主要病理特点是 α-突触核蛋白与其他蛋白连接后沉积于大脑皮质及小脑脑干神经元细胞质、星形胶质细胞质及小胶质细胞质等，其典型的病理特征是神经元细胞质、星形胶质细胞质及小胶质细胞质出现路易小体。神经元细胞质出现路易小体后，会干扰神经元轴突结构，还会影响神经元细胞膜及细胞核结构，最后影响神经元树突结构，使神经元信息传递、信息整合及信息收集出现障碍，干扰了神经元之间联系，引起神经元功能低下，出现学习记忆功能减退、认知功能减退等。同时，神经元细胞质出现路易小体后，还可促进神经元正常蛋白质含量增加，引起神经原纤维缠结，干扰神经元蛋白质合成，促使神经元合成蛋白质功能低下，神经元传递信息能力下降。

四、临床表现

DLB 多发生于 60 岁以上人群，男性多于女性，容易出现渐进性波动性认知功能障碍、视幻觉、锥体外系功能异常、快速眼动睡眠行为障碍、抑郁、严重妄想及不同程度意识丧失等。

（一）渐进性波动性认知功能障碍

DLB 可表现渐进性波动性认知功能障碍；多与大脑皮质及海马区结构受损有关，同时可伴有执行能力、注意力及空间识别障碍，也可伴有周期性意识模糊、白天昏昏欲睡及凝视远方目光呆滞。

（二）视幻觉

DLB 早期可出现视幻觉，多与视皮质血流量不足及视皮质结构异常有关，多发生于颞叶前内侧，使用胆碱酯酶抑制剂具有较好的治疗效果。

（三）锥体外系功能异常

DLB 易出现锥体外系功能异常，表现为手足运动迟缓、面部口角歪斜及肌组织张力增加，多与脑组织黑质细胞变性引起多巴胺能投射纤维减少有关，也与多巴胺转运体功能下降有关。

（四）快速眼动睡眠行为障碍

DLB 易出现快速眼动睡眠行为障碍，在快速眼动睡眠期间肌组织紧张与松弛交替出现，常伴有复杂肢体运动，如摆臂、系扣、手舞足蹈等，多与肢体肌张力增高有关，也与多巴胺转运体表达上调有关。此期 DLB 脑组织常有大量 α-突触核蛋白沉积。

（五）抑郁

DLB 可出现情绪低落、意识模糊、抑郁心境、恐惧失眠、紧张不安、头晕目眩等，多与机体脑组织多巴胺功能异常有关。

五、辅助检查

（一）神经影像学

CT、MRI 检查可见广泛皮质萎缩和脑室扩大，还常见到脑室周围和白质高信号。最近研究认为壳核萎缩可能是路易体痴呆一个典型体征。脑室周围和白质高信号，特别是枕叶白质高信号病灶，可能与 DLB 患者视幻觉有关。

PET 和 SPECT 检查显示大脑和小脑代谢低下，同时伴有双侧颞叶和枕叶代谢降低是 DLB 功能影像学的一个特点。用特异的示踪剂 PET 和 SPECT 可发现 DLB 患者有严重的多巴胺功能降低。

（二）脑电图

大多数 DLB 患者脑电图显示背景活动弥漫性减慢。50% 的患者可见早期优势节律减慢与颞叶局灶性短暂 delta 节律或额叶爆发活动，甚至出现周期性三相波。睡眠脑电图出现快速眼动期异常对诊断有参考价值。

六、诊断与鉴别诊断

（一）2017 年新版 DLB 诊断标准

1. 必要特征

痴呆，定义为进行性认知功能减退，其严重程度影响到患者正常的社交和工作能力，以及日常生活活动能力。在早期阶段并不一定出现显著或持续的记忆功能障碍，但随着疾病进展，记忆功能损害通常会变明显。注意力、执行功能和视觉功能损害可能在早期出现。

2. 核心临床特征

①波动性认知功能障碍，伴有注意力和警觉性显著变化；②反复出现的生动、形象的视幻觉；③快速眼动期睡眠行为障碍可能在认知功能下降之前出现。（前 3 者通常在早期出现并且贯穿于整个疾病病程）④出现自发性帕金森综合征主要临床特征的一种或多种，包括运动迟缓（动作的缓慢和动作的幅度或速度的降低）、静止性震颤和肌强直。

3. 支持性临床特征

对抗精神病药物高度敏感；姿势不稳；反复摔倒；晕厥或其他短暂性意识丧失；严重的自主神经功能障碍，如便秘、直立性低血压、尿失禁；嗜睡；嗅觉减退；其他形式的幻觉；系统性妄想；淡漠、焦虑和抑郁等。

4．提示性生物标志物

①SPECT/PET 检查显示基底节区多巴胺转运体摄取下降；②123I－间位碘代苄胍心肌闪烁扫描成像异常（摄取减低）；③多导睡眠图证实快速眼动期肌肉迟缓缺失。

5．支持性生物标志物

①CT、MRI 显示内侧颞叶结构相对保留；②SPECT/PET 灌注成像/代谢扫描提示普遍的低灌注/低摄取，FDG-PET 显示枕叶代谢下降，伴或不伴扣带回岛征；③脑电图显示显著的后部慢波活动，且出现前 α/θ 波之间周期性波动。

6．以下情况诊断 DLB 可能性较小

出现其他任何躯体疾病或脑功能紊乱包括脑血管病，足以部分或全部解释患者的临床症状，虽然 DLB 诊断不能完全排除，但是也可能提示混合性或多种病因导致目前患者临床表现，或在严重的痴呆患者中，帕金森症状是仅有且首发的核心临床症状。

7．很可能的 DLB 诊断

①出现 2 项或以上的 DLB 核心临床特征，伴或不伴有提示性生物标志物阳性；②或仅出现一项 DLB 核心临床特征，但伴有一项或一项以上的提示性生物标志物。很可能的 DLB 诊断不能仅仅基于生物标志物。

8．可能的 DLB 诊断

①仅出现一项 DLB 的核心临床特征，无提示性生物标志物证据；②或出现一个或多个提示性生物标志物，但缺乏核心临床特征。在需严格区分两者的临床研究中，"1 年原则"仍推荐使用。

（二）鉴别诊断

AD 与 DLB 鉴别要点：两者均有认知功能损害，但 AD 的认知功能是全面减退，早期的记忆力减退突出，随后计算力、定向力、抽象思维能力、语言能力等认知功能全面减退，锥体外系损害症状多在病程的晚期出现。AD 的认知功能损害症状呈进行性加重，一般没有明显的波动性。疾病的早期很少出现幻觉，视幻觉多出现于病程的 6 年左右。而 DLB 回忆及再认功能均相对保留，而言语流畅性、视觉感知及操作任务的完成等方面损害更为严重。

七、治疗与预后

（一）治疗

DLB 目前尚无特异治疗，主要是对症治疗。如通过适度体育锻炼来改善骨骼肌及心肌结构；通过输液来纠正不同程度酸碱平衡紊乱；通过给予抗菌药物预防潜在细菌感染；通过改善生活习惯来减少相关危险因素；通过适当开展心理治疗提高社会交往的能力、改善自责自卑及悲观失望等情绪；通过使用多奈哌齐可有效改善 DLB 认知功能障碍及视幻觉；

通过使用利培酮可改善 DLB 视幻觉，对错觉、幻觉及肌张力障碍和运动障碍缓解有帮助。

（二）预后

患者预后较差，病程平均 5~6 年（跨度 2~20 年）。若以认知障碍评价进展速度，其为每年 MMSE 评分下降 4~5 分。

第三节　额颞叶痴呆

一、概述

额颞叶痴呆（fronltotemporal dementia，FTD）是一组临床痴呆综合征，由额叶和（或）颞叶变性引起，以行为改变和语言障碍为主要临床表现。根据美国的流行病学调查和病理学分类，FTD 是仅次于阿尔茨海默病（AD）、路易体痴呆（DLB）的第三种痴呆类型。目前，对 FTD 虽有了一些比较统一的认识，但是仍有很多问题存在着争论。

二、病因及发病机制

FTD 可分为散发性和遗传性两种类型，其病理特点呈异质性，不同亚型的病因和发病机制可能不同。尽管病因和发病机制尚未完全阐明，但近年来在致病基因研究方面取得了较大进展。

三、病理学

病理特点：病理改变最明显的部位是额颞叶皮质、海马的 CA1 区，另外基底节、黑质、壳核、脑神经核亦有不同程度受累。一般可见神经元脱失、微小空泡形成、胶质增生和海绵样变。这种改变以皮质Ⅱ层明显。神经元和胶质可见 tau 的沉积。但未必有其他病理改变，如老年斑、神经原纤维缠结（NFT）或路易小体，仅约 15% 患者病理出现 Pick 小体。在萎缩皮质处，神经元数量明显减少，残存神经元呈现不同程度的变性、萎缩，其中胞体呈梨形膨大的变性细胞称之为 Pick 细胞，而其胞浆内存在与细胞核大小相似、嗜银性球形的包涵体称之为 Pick 小体。电镜研究 Pick 小体主要由大量 tau 原纤维杂乱排列形成，对泛素（ubiquitin）、α-共核蛋白（α-synuclein）和 ApoE 等抗体也可着色。这些 tau 免疫反应、分散的微丝样物，呈狭窄、不规则卷曲的带状，宽度约 15 nm，交叉空间 >150 nm，且周围并无包膜。所以，认为此并非真正的包涵体。部分神经胶质细胞内也可发现有 Pick 小体样包涵物。Pick 小体也可见于其他神经变性病如皮质基底节变性（CBD）及进行性核上性瘫痪（PSP）等。而大多数 FTD 并无 Pick 小体出现，所以是否存在 Pick 小体对于 FTD 的诊断无肯定价值。

Lund 和 Manchester 研究组提出 FTD 病理改变主要为前额叶、颞叶非对称性萎缩和纹状体变性。而组织学表现主要有三种类型：①微空泡型，最常见，占 60%，特征表现为大量皮质神经细胞脱失和浅表神经毡的海绵状变性或微空泡形成，胶质增生轻微，残留细胞也无特征性改变。边缘系统和纹状体受累，但程度相对较轻；②Pick 型，约占 25%，以大量皮质细胞脱失和广泛的胶质增生为特征，轻度或无海绵状变性或微空泡形成。大多数病例出现肿胀神经元或对 tau 和泛素均阳性的包涵体，边缘系统和纹状体较严重受损。以上两种不同的组织学类型在额叶和颞叶皮质有相似的分布；③运动神经元型，占 15%，FTD 和运动元病（MND）临床表现合并出现，即微空泡形成（或非常少见的 Pick 型）的组织学表现合并脊髓 MND 表现，前角细胞变性，数目减少，尚存的变性细胞深染固缩，胞浆内可见脂褐质沉积，并有星形胶质细胞增生。

四、临床表现

一般 70 岁前起病，以 45~65 岁多见，平均 59 岁，早于 AD 发病。呈隐匿起病、缓慢进展。一般病程 2~20 年，平均 8~10 年。男女均可发病，男性多于女性。40%~50% 的患者有痴呆家族史。FTD 主要包括 FTD 行为异常型或额叶型（即狭义的 FTD）、语义性痴呆和进行性非流利性失语共三种临床综合征。

（一）FTD 行为异常型

以伴有执行能力损害的个性和行为异常突出表现。亦可出现语言障碍，但通常不是突出表现，可能被个性改变等更显著的临床症状所掩盖。个性改变和社交失范是最主要的临床表现，在疾病早期即出现并贯穿整个病程。感知力、视空间能力运用和记忆功能相对保留。少数 FTD 行为异常型诊断标准，但在相当长的时间内病情不进展，称为缓慢进展型 FTD。在视空间短时记忆，词语的即刻、延迟、线索记忆和再认，内隐记忆，注意力持续性测验中，FTD 患者的表现优于 AD 患者，而威斯康星卡片分类测验（WCST）、Stroop 测验、连线测验 B 等执行能力则相反，其检测成绩较 AD 者差。FTD 记忆缺损的模式属于额叶型遗忘。尽管认知障碍测验可以区分大多数 AD 与 FTD，但是，单一的神经心理学测验表现并不足以诊断 FTD，而非认知状态，如自知力缺乏、人际交往失范、反社会行为或淡漠、意义缺失等，鉴别 AD 与 FTD 比认知测验更为敏感。

（二）语义性痴呆

以语义记忆损害出现最早且最严重，MRI 表现为外侧颞叶皮质严重萎缩而颞叶内侧及海马系统（包括海马、海马旁回和内嗅区皮质）结构相对正常；AD 则以弥漫性脑萎缩为主，不存在颞叶皮质的局限性萎缩。因此，颞极和颞叶下外侧萎缩程度是语义性痴呆与 AD 的影像学鉴别诊断特征。语义性痴呆患者主要表现为找词困难、物品常识丧失和理解障碍，还可出现不同程度的面孔失认；也可出现行为异常，但其特征有别于 FTD 行为异常型。语义性痴呆患者以颞叶萎缩为主，根据萎缩严重程度，还可以进一步分为左颞叶型和右颞叶型；行为异常主要出现在右颞叶型语义性痴呆患者。

（三）进行性非流利性失语

是一种基于语言损害的痴呆，以语言表达不流畅、语法错误和电报式语言为主要表现。至少在发病的最初 2 年，语言的进行性损害是唯一明显受损的领域。语言能力的标准化神经心理学测验有助于早期识别原发性进行性失语（PPA）。行为和人格改变在进行性非流利性失语中极为罕见，可以此区别 FTD 行为异常型和语义性痴呆。进行性非流利失性语进展至晚期，常出现锥体外系症状与体征，有时会使临床医生的诊断变更为皮质基底节变性综合征（CBS）。

五、辅助检查

（一）脑电图

早期一般无异常发现，在中晚期可见单侧或双侧额区或颞区出现局灶性电活动减慢，但是无诊断价值。

（二）神经影像学

疾病早期，CT 多见额叶萎缩，MRI 则可见前额、颞叶萎缩而后部半球相对保留。多为对称性，也有少数为非对称性。CT 或 MRI 检查最终可见额颞叶萎缩。Boccardi 等对 FTD 与 AD 患者 MRI 资料研究后提出，FTD 多表现为非对称性前额、颞叶萎缩，而海马受累相对较轻，有助于与 AD 鉴别。

（三）SPECT/PET

可较敏感显示前部大脑半球异常，额、颞或额颞叶皮质局部脑血流量降低或代谢降低，这些改变与神经心理异常相关。PET 检测发现，FTD 患者脑部代谢降低主要见于额前皮质的背外侧和腹侧、额极、扣带回前部区域，亦可见于双侧额叶前部、右侧顶叶下部和双侧纹状体。这种改变可对称或不对称，顶枕叶相对不受累。采用突触后多巴胺 D2 受体的配体^{123}I－苯甲酰胺（^{123}I-iodobenzamide，^{123}I-IBZM）SPECT 检查 FTD 和 AD，并与 Tc-HMPAO SPECT 结果比较。结果显示，Tc-HMPAO SPECT 提示 AD 和 FTD 均呈额叶低灌注，而^{123}I-IBZM SPECT 提示 FTD 额叶上部区域配体吸收率明显低，表明在 FTD 患者额叶皮质多巴胺系统受损比 AD 明显严重。这无疑是这两种痴呆鉴别的有效手段。

六、诊断与鉴别诊断

（一）主要的 FTD 诊断标准

1. Chow 标准

①50～60 岁时发病（平均 56 岁）；②以失抑制或犯罪行为起病；③社交意识丧失；

④强迫行为；⑤精神错乱或冲动（此症也可见于 AD，但以 FTD 多见）；⑥心境异常（常为忧郁，有时欣快）；⑦刻板重复语言。

2．Lund 和 Manchester 标准

于1998年再次修订由核心诊断（行为障碍、情感症状、语言障碍、体征、实验室检查）、支持诊断、排除诊断和相对排除诊断四方面临床表现及检查项目组成。此标准可100% 鉴别 FTD 与 AD 患者和社交时丧失口部活动度，以及刻板、重复行为对鉴别两种疾病的敏感性63% ~73%，特异性可高达97% ~100%。

3．Work Group 标准

①出现行为或认知缺陷，表现为早期进行性人格改变，以行为调整困难为特征，常致不合时宜的反应或活动；或表现为早期进行性语言功能改变，以对语言理解异常，或严重命名困难及词义异常为特征；②社交或职业功能明显异常，或以往功能水平的明显降低；③病程以渐进性发病、持续性进展为特征；④第 1 条症状排除由其他神经系统疾病（如脑血管病）、全身性疾病（如甲状腺功能减低）或物质诱导性疾病等引起；⑤这些缺陷症状在谵妄状态时不发生；⑥这些异常不能以精神疾病诊断解释（如抑郁症）。

（二）鉴别诊断

FTD 主要与 AD 鉴别，症状在病程中出现的时间次序和影像学特征为两者的主要鉴别点。AD 通常早期出现遗忘、视空间定向力和计算力受损，智能改变，社交能力相对保留；而 FTD 早期表现明显的人格改变、言语障碍和行为障碍，记忆力障碍轻，空间定向力相对保留，日常生活能力障碍重于 AD。并且 FTD 常合并运动障碍，语言障碍、痴呆的进展也更为迅速。影像学上 AD 显示广泛脑萎缩，FTD 则显示局限性额颞叶萎缩，顶枕叶皮层常不受累。PET 研究显示，FTD 患者左侧脑岛、左侧额下回和双侧额中回的糖代谢明显低于 AD 患者，而后者糖代谢在颞中回下降更明显。

七、治疗与预后

目前 FTD 尚无有效治疗措施，可采用对症治疗方法。对于 FTD 患者语言功能障碍，特别是出现非流利性失语，可采用金刚烷胺治疗3 ~6 个月，患者主观感到语速有所改善；也可采用溴隐亭治疗。5 - 羟色胺选择性重摄取抑制剂（SSRIs）如氟西汀、舍曲林、帕罗西汀等可用于治疗情感、行为障碍症状。对于躁动或精神病症状的患者，可采用经典神经安定剂，但可能会加重运动症状；可采用非经典抗精神病药物如奥氮平、利培酮，但大剂量可致帕金森综合征；丙戊酸可能有助于非经典抗精神病治疗。FTD 晚期可出现运动障碍，以左旋多巴/卡比多巴治疗有效，多巴胺受体激动剂治疗也有效，但有致精神症状的不良反应。如同其他类型痴呆一样，FTD 的预期寿命缩短，但具体死亡率不详。部分合并 MND 的 FTD 患者死亡率高，主要与吞咽困难及吸入性肺炎有关。

第四节 帕金森病痴呆

一、概述

帕金森病痴呆（Parkinson's disease with dementia，PDD）是指帕金森病（PD）患者的认知危害达到痴呆的程度。目前，PD 患者的痴呆是否直接由 PD 的病理生理病变引起还很难确定。PDD 还可能与其他痴呆性疾病，如阿尔茨海默病（AD）或路易体痴呆（DLB）同时存在形成共病，尤其是 PDD 与 DLB 关系尚存在较多争议。临床通常采用痴呆症状与 PD 运动障碍出现的时间关系对 PDD 和 DLB 进行区分：认知功能障碍发生于 PD 运动症状出现 1 年以后者诊断为 PDD，认知功能障碍和运动症状在 1 年内先后出现或同时出现者，则诊断为 DLB。

二、病因及发病机制

有关 PD 病因学研究很多，但仍无确切结论，目前认为年龄是 PD 发生的最重要的危险因素，环境与遗传因素共同作用在 PD 发展中起关键作用，此外线粒体功能障碍、氧化应激、蛋白降解功能损伤、兴奋性毒性都是 PD 发病重要因素。目前对 PDD 的病因缺乏有力和一致的解释。

三、病理学

根据导致 PD 伴发痴呆的原因不同，可以将 PDD 的病理改变分为三个类型：

（一）皮层下型

由于黑质多巴胺神经元变性是 PD 的主要病理学特征，因此推测其可导致认知损害，虽然很多年轻患者除严重的运动异常外未表现出明显的认知损害。研究发现中脑黑质细胞减少与痴呆相关。此外，PDD 患者与无痴呆 PD 患者相比，中脑黑质神经元细胞丢失更明显，但皮层和海马的 AD 样病理改变也更加明显。

（二）AD 型

部分 PDD 患者大脑皮质中可见到神经原纤维缠结（NFT）和 β - 淀粉样蛋白（Aβ）沉积，与 AD 的神经病理改变类似。研究显示局部 NFT 的严重程度与 PD 患者痴呆程度关系密切，提示 AD 型病理改变是预测 PD 患者痴呆的良好指标。有尸检结果发现：与单纯 PD 患者比较，PDD 患者中 AD 样病理改变明显增多，推测 PDD 患者的 AD 样病理改变可能与 PDD 病情严重程度相关。

（三）路易体型

有研究表明皮层和边缘系统的路易小体（Lewy body）变性是 PDD 的主要原因。研究发现皮质路易体变性在 PDD 发病机制中具有重要作用。PD 患者中颞叶、扣带回、杏仁核和中央前回等处的皮质路易体变性与患者的认知损害程度明显相关。PDD 患者分布在新皮质和边缘系统的路易体数量是不伴痴呆的 PD 患者的 10 倍。基底前脑和边缘系统广泛出现的路易小体是 PDD 重要的神经病理变化特征。

总之，临床病理研究提示上述三种类型的病理改变可能导致 PDD，其中皮层和边缘结构的路易体变性可能起主导作用，且与 AD 型病理改变密切联系。

四、临床表现

PDD 起病隐匿，多在 60 岁以后，进行性发展，表现为锥体外系症状、认知功能的损害及一定的精神症状。

（一）锥体外系症状

中轴症状更明显，主要表现为步态异常、姿势与平衡障碍、跌倒发作，对 LDA 反应差，而震颤为主者少见，尤其是始终仅表现为震颤的患者。

（二）认知功能损伤

其发生与边缘系统和大脑新皮质路易小体的沉积有关。①执行功能受损；②注意力受损；③视空间能力障碍；④记忆障碍；⑤语言功能障碍；⑥智力障碍。

（三）精神症状

幻觉，通常为视幻觉，也可与听幻觉混合出现，内容色彩鲜明、形象生动，其表现和发病率与 LBD 相似；部分患者表现为妄想，表现为多疑、感到陌生人住在自己的房间里。部分患者还有淡漠、抑郁、焦虑等情绪改变。此外还有眼球运动障碍，表现为复杂扫视障碍；睡眠障碍，表现为快速眼动睡眠障碍与夜间过度睡眠，与 LBD 发病率相似，高于 AD。

五、辅助检查

（一）神经心理检查

简明智能精神状态检查（MMSE）是临床上最常用的认知功能检查方法，认知功能量表（ADAS-Cog）检测认知功能，线方向辨别测验（LOT）、人面再认测验（FRT）、视觉组织测验（VOT）可用来检测视空间能力的损伤，韦氏智力量表（WAIS）可用来检测智力障碍，数值跨度测验（The Digit Span Test）可用来检测短期工作记忆，威斯康星卡片分类测验（WCST）可用来检测概念的形成能力。

（二）影像学

CT、MRI 对 PDD 诊断意义不大，部分症状严重的可能出现全脑萎缩。功能成像 PET、SPECT 发现 PDD 患者可有颞叶、顶叶、扣带回后部、枕叶，甚至全脑血流量减少，但基底节血流量增加；额叶、顶叶、顶叶周围皮质及扣带回后部葡萄糖代谢减低；18F-dopa PET 可见基底节区 18F-DA 摄取降低；尾状核、壳核可见 DAT 降低。

（三）脑电图

PDD 患者脑电图可见背景活动弥漫性减慢，alpha 波波幅降低。

六、诊断与鉴别诊断

根据 2007 年运动障碍协会（MDS）制定的诊断标准，临床表现如下：

（一）核心症状

（1）诊断为 PD［符合皇后广场脑库 PD 诊断标准（Queen's Square Brain Bank Criteria）］。

（2）诊断为 PD 的患者，痴呆隐袭发生、缓慢进展，根据病史、临床表现及神经心理检查具以下特点：①认知功能损害≥一个认知域；②病情较前一阶段呈加重趋势；③认知功能的损害影响日常生活（社会、工作、个人），与运动及自主神经症状无关。

（二）相关症状

（1）认知功能：①注意力损害；②执行功能损害；③视空间能力损害；④记忆力损害；⑤语言能力损害。

（2）行为症状：①淡漠；②人格和情绪改变，包括抑郁和焦虑；③幻觉；④妄想；⑤白天过度睡眠。

（3）使诊断不确定的因素：①PD 与其他可能引起认知功能障碍但不能引起痴呆的疾病共存；②运动症状和认知功能损害出现的间隔不确定。

（4）排除诊断特征：①认知和行为症状仅在其他条件下发生，如系统性疾病或药物毒性作用引起的急性发作，根据 DSM－Ⅳ诊断为严重的抑郁；②据瑞士神经科学研究国际协会（NINDS-AIREN）表现为"很可能的血管性痴呆"。

七、治疗与预后

（一）药物治疗

包括对运动症状与认知功能改变的治疗。

（1）运动症状：首选复方左旋多巴，必要时可加用 DR 激动剂、MAO-B 或 COMT 抑制剂。

（2）认知功能：PDD 患者胆碱能系统的明显损伤，提示胆碱酯酶抑制剂如多奈哌齐、利凡斯的明、加兰他敏可以改善 PDD 患者的认知功能与行为改变。

（3）情绪与精神症状幻觉、错觉，多采用非典型的神经安定剂，可应用选择性 5-羟色胺再摄取抑制剂（SSRI）。

（二）康复与心理治疗

科普教育、心理疏导、营养和运动也是 PD 治疗中不容忽视的重要措施。

第五节　血管性痴呆

一、概述

血管性痴呆（vascular dementia，VD）是一种缺血性脑卒中、出血性脑卒中以及造成记忆、思维和行为等严重认知功能障碍的脑区低灌注的脑血管疾病。其临床表现一般体现在记忆的丧失、认知功能障碍、知识技能的缺失，导致丧失生活自理能力，其过程一般多为慢性、进行性、持续性发展。其发病率仅次于阿尔茨海默病（AD）。据调查发现，仅中国目前就有超过 950 万例痴呆患者，且中国的痴呆患者人数在全球罹患痴呆人数中占比高达 20%。调查显示，中国到 2030 年痴呆患者将突破 1 600 万例。近年来，VD 备受各类医家学者关注。

二、病因及发病机制

按照国内外文献的分类标准，VD 包括：

1. 多发性梗死性痴呆（MID）

MID 是由多发性脑梗死累及大脑皮质或皮层下区域所引起的痴呆综合征，是 VD 的主要类型，表现为梗死灶的体积大和数目多。病理显现大脑双侧多发性梗死，临床循证有一次或多次卒中病史，表现为有局灶神经症状、体征（如偏瘫、失语、偏盲）、假性球麻痹，可能伴有语言障碍、小步态、强哭强笑、巴宾斯基征阳性、自制力丧失等。CT 检查发现大脑的双侧低密度的阴影，并伴有一定程度的脑皮质萎缩。

2. 关键部位梗死性痴呆

关键部位梗死性痴呆是与高级皮质功能有关的特殊关键部位缺血性病变引起的梗死所致的痴呆。这些损害常为局灶的小病变，可位于皮质或皮质下。皮质部位有海马、角回和扣带回等，皮质下部位可有丘脑、穹隆、基底节等，这是与人的学习语言、认知等功能有密切关系的区域，一次梗死，即使小面积也可引起痴呆。

3. 小血管疾病引起的痴呆

主要病变于脑小血管，引起腔隙性脑梗死和缺血性白质损害。病变主要位于皮质下部位，所以皮质下症状群是主要临床表现。皮质下缺血性血管性痴呆常重叠 Binswange 病和腔隙状态，腔隙病灶分布于纹状体、苍白球或丘脑或半球白质，发病常较隐袭，认知功能障碍与脑影像学改变。

4. 缺血和缺氧性低灌注引起的痴呆

动脉硬化和高血压等引起血管损害或颈动脉狭窄/闭塞，使大脑参与认知功能的重要部位长期处于缺血性低灌注状态，神经元发生迟发性坏死、凋亡和缺失，基底神经节、白质、重要脑区产生明显损害，逐渐出现认知功能障碍。

三、病理学

（一）VD 的血管与脑组织病理特征

（1）VD 按病理特征大致分为缺血性、出血性脑损害导致的 VD 及低血氧—低灌流脑损害性 VD。血管动脉的病理改变而导致脑组织及关键神经元的病理改变，与 VD 的发生发展密切相关。动脉硬化性改变会导致血管弹性丧失，进而引起组织灌注的改变。

（2）VD 的病变分布特点有：①病变多发，梗死灶总体积有一定程度标准；②病灶多分布于额、颞叶及丘脑；③脑室旁白质常受损。这些区域的损害与临床出现的认知障碍密切相关。头颅 CT 和 MRI 对 VD 的诊断十分重要，可显示病变范围、部位及病情程度。VD 的影像学特征为：多发腔隙灶、关键部位梗死、微出血灶、白质病变灶等，MRI 常显示脑白质高信号。

（二）VD 的神经细胞特征

当脑部缺血时，患者脑内缺氧和缺血会导致神经元的死亡，进而影响认知功能，最终转变为 VD。脑部缺血可从多个方面影响神经元，常见的包括：炎性反应、分子机制、脑血屏障被破坏和神经毒性物质的释放。这些因素往往相互关联，通过特定物质的释放形成恶性循环，加重病情。

四、临床表现

VD 的临床表现主要由两部分组成，一是构成痴呆的记忆障碍和精神症状，二是脑损害的局部症状和体征。VD 起病急缓不一，缓慢起病者，近记忆力减退常为首发症状，并有情绪不稳、抑郁哭泣等，生活、工作能力下降，但人格保持良好。下面根据临床亚型分述其临床表现。

（一）多发梗死性痴呆

多个梗死灶引起的痴呆综合征。其主要临床表现有：①脑血管病高危因素，如高血压、糖尿病、高血脂等；②反复发作的脑梗死引起的局灶性神经系统体征；③进行性痴呆，可伴随脑梗死反复发生呈阶梯样发展。临床表现包括记忆力减退、定向力障碍、综合判断能力降低及精神症状；④影像学检查显示多发性梗死灶。

（二）关键部位梗死性痴呆

脑重要部位梗死（几个小面积或单一梗死）引起的痴呆。具有关键性的脑重要部位包括角回、丘脑、基底节、内囊膝部等。如角回梗死性痴呆：①痴呆特点包括记忆力障碍、定向力障碍、语言欠流利；②主侧半球可有失读症、格斯特曼综合征（左右失认、手指失认、计算障碍）；③病灶较小 CT 难以发现，易误诊为 AD。

五、辅助检查

（一）神经心理检查

简明智能精神状态检查（MMSE）是临床上最常用的认知功能检查方法。

（二）影像学

CT、MRI 检查有脑血管疾病的证据，影像学表现：多个腔隙性脑梗死或者大梗死灶或重要功能部位的梗死（如丘脑、基底前脑），或广泛的脑室周围白质损害。

六、诊断与鉴别诊断

VD 病因复杂，临床表现多样，而且尚无一致的临床分型，所以建立统一的 VD 诊断标准具有很大的挑战性。迄今为止多个协作组织或国际研究小组先后制定发表了五个 VD 诊断标准，包括《国际疾病分类》第 10 版（ICD－10）标准，美国加利福尼亚阿尔茨海默病诊断和治疗中心（ADDTC）标准，美国国立神经病、语言障碍和卒中研究所—阿尔茨海默病和相关疾病学会（NINDS-AIREN）标准，美国《精神障碍诊断和统计手册》第 5 版（DSM-V）标准以及我国的标准草案。这五个标准均包括以下三个要素：

（一）2000 年 DSMIV-TR 痴呆诊断标准

（1）发生多个认知领域功能障碍。包括以下两个方面：①记忆功能障碍；②至少同时具有以下认知功能损害之一：失语、失用、失认和执行功能障碍。

（2）上述认知功能障碍必须严重到足以干扰社会或职业功能，而且与以往相比明显下降。

（3）认知功能障碍不只是发生在谵妄过程中。

（二） ADDTC 标准中对 VD 的定义

存在两个认知领域异常，但不强调记忆障碍；对于脑卒中和痴呆的相关性，如果病史中只有一次脑卒中，需要在卒中事件和痴呆发生之间有明确的时间上的相关性，有 2 次或以上卒中事件则不要求这种时间上的相关性。ICD‑10 标准中对 VD 的定义为有记忆和其他认知功能障碍并持续 6 个月以上，认知功能缺陷分布不均衡，部分功能受损，其他功能相对保留，有局灶性神经系统症状和体征，以及脑血管病的证据。

（三） NINDS-AIREN 的 VD 诊断标准

（1）临床诊断可能（probable）VD 标准：痴呆。认知功能较以往减退，表现为记忆力损害及 2 项或 2 项以上认知领域内的功能损害（定向、注意力、语言、视空间功能、执行功能、运动控制和实施功能）。最好由临床和神经心理测试确定。这些功能缺陷足以影响患者日常生活，而不单纯是由卒中所致的躯体障碍引起。排除标准：有意识障碍、谵妄、精神病，重度失语，明显感觉运动损害，但无神经心理测验证据的病例。且排除其他能引起记忆、认知功能障碍的系统性疾病和其他脑部疾病。脑血管病。神经病学检查有局灶性体征，如偏瘫、下部面瘫、巴宾斯基征、感觉缺失、偏盲、构语障碍等，与卒中一致（不管有无卒中史）。脑部影像学检查（CT 或 MRI）有相关脑血管疾病的证据，包括多发性大血管卒中，或单发性重要区域内梗死（角回、丘脑、前脑基底部、前脑动脉和后脑动脉的供血区域），多发性基底神经节和白质内的腔隙性病灶，以及广泛性脑室周围缺血性白质损害，或两者兼有。以上两个疾病诊断具有相关性。至少有下列 1 个或 1 个以上的表现：①痴呆表现发生在卒中后 3 个月；②有突发的认知功能恶化，或波动性、阶段性进展的认知功能缺损。

（2）临床特征与可能 VD 一致的情况有：①早期的步态不稳（小步态、共济失调步态或帕金森步态）；②有不稳定的、频发的、原因不明的跌倒情况；③早期有不能用泌尿系统疾病解释的尿频、尿急和其他尿路症状；④假性球麻痹；⑤人格改变、情感淡漠、抑郁、情感失禁，其他皮层下缺损症状，如精神运动迟缓和执行功能异常。

（3）排除 VD 诊断的特征有：①早期表现为记忆缺损渐进性加重，同时伴其他认知功能的损害如语言（经皮层的感觉性失语）、运动技巧（失用）、感知觉（失认）方面的损害，且没有相关的脑影像学检查上的局灶性损害；②除认知功能损害外，没有局灶性神经体征；③脑 CT 或 MRI 上无血管性病损。

（4）可考虑（possible）VD：存在痴呆并有局灶性神经体征，但没有脑影像学检查上的脑血管疾病（Cerebrovascular Disease，CVD）发现；或痴呆和卒中之间缺乏明显的短暂的联系；或虽有 CVD 存在，但缓慢起病，病程特征不符（没有平台期及改善期）。

（5）肯定 VD 的诊断标准：①临床上符合可能（probable）VD；②组织病理学检查（活检或尸解）证实 VD；③没有超过年龄限定数目的神经原纤维缠结和老年斑；④没有其他引起痴呆的临床和病理的疾病。

对上述诊断标准进行具体分析，对指导临床实践具有十分重要的意义。NINDS-AIREN 标准应用比较广泛，该标准中对 VD 的定义为：患者存在记忆及至少 2 个其他认知领域的障碍。有脑血管病的临床和影像学证据，以及在脑卒中发生后 3 个月内发生痴呆。

（四）DSM-V 标准中对 VD 的定义

记忆损害和一项以上的其他认知障碍，并且有脑血管病的证据。

以病理诊断为金标准对上述 VD 诊断标准进行分析，结果表明各标准的敏感度均非常低，而均有较高的特异度，各标准对 VD 和 AD 均有很好的区分能力，但不能很好地区别单纯 VD 和混合性痴呆。与其他标准相比，DSM-V 标准的敏感度较高但特异性较差，适合于临床使用，以减少漏诊；而 NINDS-AIREN 的很可能 VD 标准特异度最高，但敏感性差，适合于研究中使用，以确保入选患者的准确性。

七、治疗

（一）西医治疗

多奈哌齐与尼莫地平联合使用可以有效地改善患者痴呆程度，提高患者生活质量，且不良反应较少。丁苯酞注射液联合前列地尔能够改善 VD 患者学习记忆功能与增强自理能力。

（二）中医治疗

在中医理论中，VD 属健忘、呆病的范畴；其主要发病机制是肾精亏损、髓减脑消，病因病机涉及虚、瘀、痰、火、风等多种因素。历代医家均认为该病是虚实夹杂，本虚标实，病机较为复杂。中医善辨证论治，发挥方剂平衡阴阳、整体调理的作用，对于治疗 VD 具有独特优势。目前中医治疗 VD 治则治法主要以"补"法为主，补益肾精，辨证后佐以活血化瘀，祛痰逐瘀等方药。在中药治疗的同时，配合中医心理、中医康复、中医食疗以及适当的运动锻炼，例如八段锦、五禽戏等，在康复治疗中起到重要作用。辨证论治是中医治疗的主体。

第六节　其他

一、遗传代谢病与痴呆

（一）亨廷顿病

亨廷顿病（Huntington disease，HD）为常染色体显性遗传病，1872 年由 George Huntington 首先报道，Huntington 最初描述本病的最主要特征为遗传性进行性神经变性病，以异常运动和精神障碍为特点。现在仍以异常运动、痴呆和家族史三联征为本病的临床特点。因亨廷顿病的异常运动—舞蹈症常为首发的突出的临床特点，因此曾将本病命名为亨廷顿舞蹈病。近20年来，已报道包括随意和不随意的其他异常运动增多，因此再次称其为亨廷顿病。痴呆为本病的另一突出症状，ICD-10 在器质性精神障碍痴呆的分类中，称其为亨廷顿病性痴呆。

1. 临床症状

亨廷顿病的临床症状包括三方面：

（1）运动障碍：进行性发展的运动障碍表现为四肢、面、躯干的突然、快速地跳动或抽动，这些运动不可预先知道，也可以表现为不能控制的缓慢运动。查体发现舞蹈样不自主运动和肌张力不全。舞蹈样不自主运动是本病最突出特征，大多开始表现为短暂的不能控制的装鬼脸、点头和手指屈伸运动，类似无痛性的抽搐，但较慢且非刻板式。

（2）认知障碍：进行性痴呆是亨廷顿病患者另一个特征。痴呆在早期具有皮质下痴呆的特征，后期表现为皮质和皮质下混合性痴呆。认知障碍在亨廷顿病的早期即可出现。

（3）精神障碍：首先出现的精神状态变化为人格行为改变，包括焦虑、紧张、兴奋、易怒或闷闷不乐，或不整洁以及兴趣减退，出现反社会行为、精神分裂症、偏执和幻觉。

2. 诊断及鉴别诊断

（1）诊断要点：①典型亨廷顿病的家族史；②非其他因素导致的进行性运动异常伴舞蹈和僵直；③非其他因素导致的精神障碍伴随进行性痴呆；④影像学检查发现对称性尾状核萎缩可以进一步支持亨廷顿病的诊断。头部 CT 或 MRI 对于诊断亨廷顿病具有重要的临床价值，典型的影像学特点是双侧尾状核萎缩，导致侧脑室额角外侧面向外膨起。SPECT 检查发现尾状核和豆状核区血流明显下降，额叶和顶叶血流也有下降，与患者这些部位的病理改变有关。PET 表现尾状核区葡萄糖代谢明显降低。尾状核区的代谢活性下降可出现在尾状核萎缩前。

（2）鉴别诊断：与 AD 鉴别，亨廷顿病认知障碍具有皮质下痴呆的特征即记忆缺陷、认知缓慢、淡漠和抑郁。与皮质性痴呆如 AD 不同的是无失语、失用和失认。认知缺陷在亨廷顿病的早期即可出现。但记忆损害的模式与 AD 早期所见遗忘不同。AD 患者是记住新信息能力首先破坏，而对旧信息的回忆相对保留。亨廷顿病患者对记住近期材料和回忆远期的信息同样困难。仔细分析记忆缺陷发现最初记住新信息仅有轻度损害，而将信息做修饰以便有效储存则有明显困难，回忆有显著缺陷。

（二）唐氏综合征

唐氏综合征（Down syndrome，DS）又称21三体或先天愚型，是小儿染色体病中最常见的一种，也是最常见的一种严重的先天性智力发育不全性疾病，具有特殊面容、四肢短小、肌张力低，有的合并先天性心脏病、肠道闭锁及精神发育迟滞等多种表现。该病是由21号染色体三体所致，因发病机制尚属未知，故做不到事先预防，只能通过产前诊断和选择性流产预防 DS 新生儿的出生。

1. 临床表现

DS 患儿的主要特征为智能低下、体格发育迟缓和特殊面容。患儿在出生时即已有明显的特殊面容，智力发育不全是本综合征最突出、最严重的表现。患儿出生后常呈现嗜睡和喂养困难。随着年龄增长，其智能低下表现逐渐明显，动作发育迟滞。智商通常在 25～50 之间。如存活至成人期，则常在 40 岁以后出现认知功能减退等老年性痴呆症状，有时还伴发肌阵挛癫痫，而且女性患者的痴呆症状往往重于男性患者。

2．诊断与鉴别诊断

由于有典型的体格特征，唐氏综合征患儿在娩出不久即可获诊断。新生儿期应注意以下 10 个主要体征，如有 6 个以上时，就可诊断先天愚型，不足 6 个时，需依靠染色体核型分析，才能最后确认。这 10 个体征及其阳性率是：拥抱反射消失，85％；肌张力低，80％；面部平圆，90％；眼裂上斜，80％；耳发育不良，60％；颈后皮肤增厚，80％；通贯手，45％；关节活动过度，80％；骨盆发育不良，70％；小指中指骨发育不良，60％。对于伴有 AD 的年长 DS 患者，在对其进行相应的智力量表检测时，一定要参考患者发病前的智力水平。

二、感染性疾病引起的痴呆

（一）皮质—纹状体—脊髓变性

克－雅病（creutzfeldt-jakob disease，CJD）是人类可传播的海绵状脑病，是一种潜伏期长、病程较短、病死率高的神经退行性脑病。病理学表现为脑组织有海绵状空泡变性、淀粉斑块沉积和神经元丢失等。该病又称为朊病毒病，同类型的病还有人类的库鲁病（kuru）、致死性家族性失眠症（fatal familial insom-nia，FFI）以及动物的羊瘙痒病（scrapie）、疯牛病（bovine spongiform encephalopa-thies，BSE）等。

1．临床表现

CJD 的发病年龄多为 40～80 岁。潜伏期很长，可超过 10 年，病程 3～12 个月。主要表现为精神衰退、记忆力障碍、肌阵挛、小脑性共济失调、言语障碍、无动性缄默，晚期有痴呆中枢性瘫痪、锥体外系体征及尿便失禁，少见的体征有感觉障碍、眩晕、听力减退及视觉和（或）眼球运动障碍。

2．诊断标准

临床 CJD 可根据诊断依据的不同分为确诊 CJD、拟诊 CJD 及可疑 CJD。通过尸体解剖或脑活组织神经病理学检查发现脑组织海绵状变和致病型朊病毒蛋白（PrPSc）能确诊 CJD。

3．可能诊断

具有进行性痴呆，临床病程短于 2 年。以及至少具有以下四种临床表现中的两种：①肌阵挛；②视觉或小脑功能障碍；③锥体及锥体外系功能异常；④无动性缄默。所有诊断应排除其他痴呆相关疾病。

（二）艾滋病痴呆综合征

艾滋病痴呆综合征（AIDs dementa complex，ADC）亦称 HIV 相关性痴呆、HIV 脑

HIV-1 相关性认知/运动综合征，是最常见且最严重的神经系统并发症，但是国内尚少关注。ADC 以认知功能障碍、运动能力减退和行为改变为特征。该病主要发生在 HIV 感染的进展期，此时 CD4 细胞计数相对较低（CD4 < 200/mm）。然而，功能障碍的进展使它被认为是一种严重的并发症，预示患者将在 1 年内死亡。早期患者的临床表现轻微或不典型，随着病情进展，大多数患者可逐渐出现认知、运动典型的认知功能障碍及渐进性健忘、专注困难、淡漠、倦怠和对一切事物失去兴趣。临床特征包括痉挛性下肢轻瘫伴累及膀胱的感觉性共济失调。感觉神经病变可与运动损害同时发生。病变很少累及上肢。神经系统定位体征往往提示中枢神经机会性感染，而非痴呆症。

目前，ADC 的最佳治疗似乎是高活性抗反转录病毒治疗（HAART），其中齐多夫定是被了解最多，或许也是 ADC 的最有效的治疗药物。发达国家自从应用 HAART 以来其HIV 相关的神经系统病变以及中枢神经系统的机会性感染已显著减少。然而，ADC 仍然是一个重要的公共卫生问题，特别是在那些抗病毒药匮乏的发展中国家。正因如此，目前 HIV 正成为全世界继 AD 和 VD 后的又一主要的痴呆原因。

三、运动损伤导致痴呆

慢性创伤性脑病

1. 背景

1928 年，Martland 首次用"拳击醉态综合征"这一名称描述拳击手的慢性神经精神病学后遗症，后来被称为"拳击手痴呆症"。随后的几份报告详细阐述了这些早期观察结果并逐渐呈现了某种一致性、特征性的临床现象，包括精神症状、情绪不稳、人格改变、记忆障碍、痴呆、小脑损伤、锥体和锥体外系功能障碍等。1954 年，Brandenburg 与Hallervorden 首次描述了"拳击手痴呆症"的神经病理学特点。20 年后，Corsellis 等对拳击手进行了具有里程碑意义的尸检研究，详细描述了与"拳击手痴呆症"相关的典型神经病理学特点且不断更新至今，即大脑质量减轻、胼胝体变薄、黑质变苍白、第三脑室和侧脑室变大、透明隔空洞和过度磷酸化的神经原纤维缠结（neurofibrillary tangles，NFT）。而后越来越多证据表明上述情况不仅限于拳击手，故引入了慢性创伤性脑病（CTE）这一术语。30 多年来人们对 CTE 进行了多种描述，直至 2016 年，学术界才基于尸检脑组织就 CTE 的病理特征达成了共识，即神经元和星形胶质细胞中异常磷酸化 tau 的积聚，分布在皮质沟深部的小血管周围，呈不规则的形态。至今仅累积报道了约 300 例经病理学证实的 CTE 病例。目前正在对拳击手以外的接触式运动员进行前瞻性研究，将有助于解决 CTE 发病率、CTE 神经病理学概况、自杀倾向等问题，并可确定这些特征是否与很久以前在拳击手身上观察到的不同。

2. 概念

慢性创伤性脑病（chronic traumatic encephalopathy，CTE）是一种以脑内磷酸化 tau 蛋白异常积聚为特征的神经病理学疾病。CTE 是一种进展性的 tau 蛋白疾病，以 tau 蛋白沉积为 NFTs 分布于额叶和颞叶皮质浅层。宏观特点包括大脑质量减轻、脑室增大、胼胝体变薄、透明隔空洞；微观表现为 NFTs 和神经纤维丝状突起的磷酸化两方面的神经病理学特征。

3. CTE 风险人群

①从事或曾经从事接触式运动的人群，如拳击、橄榄球、冰球、足球、曲棍球；②头部受伤的退伍军人；③重复性轻型颅脑创伤（traumatic brain injury，TBI）患者，单次中—重型 TBI 患者。

4. 临床表现及分型

临床上 CTE 患者通常表现出两种不同的表型，一种亚型以情感变化为主，另一种亚型以认知障碍为主。McKee 等阐述了 CTE 4 个进展阶段的临床表现：第 1 阶段，典型的 CTE 患者无症状，或可能抱怨、轻度短期记忆力下降或抑郁症状，可以观察到轻微的攻击行为；第 2 阶段，情绪和行为症状可能爆发，或更严重的抑郁症状；第 3 阶段，更严重的认知障碍，包括记忆丧失、执行功能缺陷、视觉空间功能障碍、冷漠和帕金森病早期症状；第 4 阶段，晚期语言障碍，精神病症状包括偏执、运动缺陷和帕金森病完全形成。

参考文献

[1] 吴正治，田先翔. 轻度认知障碍国内外研究概况与进展述评. 深圳中西医结合杂志，2008，182（2）：76 – 86.

[2] YAO Y，CLARK C M，TROJANOWSKI J Q，et al. Elevation of l2/15 lipoxygenase products in AD and mild cognitive impairment. Annals of Neurology，2005，58（4）：623 – 626.

[3] 田金洲，时晶，张新卿，等.《轻度认知损害临床研究指导原则（草案）》编制说明. 中西医结合学报，2008，6（1）：15 – 21.

[4] 李文颖，吴知凡，王凯，等. 归脾汤合血府逐瘀汤加减治疗脑梗死后轻度认知障碍的临床疗效. 中国实验方剂学杂志，2022，28（2）：147 – 153.

[5] 李和教，黄毅岚，黄易. 基于网络药理学研究血府逐瘀汤治疗血管性认知功能障碍的作用机制. 海南医学，2021，32（9）：1092 – 1098.

[6] 赵鑫，王珊珊，赵楠楠，等. 补肾益髓汤联合针刺对脑梗死后轻度认知障碍认知功能改善、脑血流动力学及脑红蛋白水平的影响. 辽宁中医药大学学报，2022，24（2）：140 – 144.

[7] 房立岩，田金洲，时晶，等. 遗忘型轻度认知损害患者认知功能水平与其中医证候的相关性探讨. 中国康复理论与实践，2011（7）：668 – 671.

[8] MCKHANN G M，KNOPMAN D S，CHERTKOW H，et al. 美国国立老化研究所与阿尔茨海默病协会诊断指南写作组：阿尔茨海默病源性轻度认知障碍诊断标准推荐. 贾建平，陆璐，张逸驰，等译. 中华神经科杂志，2012，（5）：345 – 351.

[9] 中华医学会神经病学分会痴呆与认知障碍学组. 阿尔茨海默病源性轻度认知障碍诊疗中国专家共识 2021. 中华神经科杂志，2022，55（5）：421 – 440.

[10] 中华中医药学会. 中医神志病诊疗指南. 北京：中国中医药出版社，2015：49 – 52.

[11] 杨珊莉，蔡素芳，吴静怡，等. 中西医结合康复临床实践指南·认知障碍. 康复学报，2020，30（5）：343 – 348.

［12］常青，王鲁宁. 轻度认知功能障碍的治疗现状与进展. 中国现代神经疾病杂志，2006，6（6）：485－488.

［13］RODDA J, OKELLO A, EDISON P, DANNHAUSER T. et al. 1C-PIB PET in subjective cognitive impairment. European Psychiatry, 25（2），123－125.

［14］SCHEEF L, SPOTTKE A, DAERR M, JOE A. et al. Glucose metabolism, gray matter structure, and memory decline in subjective memory impairment. Neurology, 79（13），1332－1339.

［15］OKAZAKI H, LIPTON L S, AMMSON S M. Diffuse intracytoplasmic ganglionic inclusions（Lewy type）associated with progressive dementia and guadriparesis in flexion. Journal of Neuropathology and Experimental Neurology, 1961（20）：237－244.

［16］HIGUCHI M, ARAI H, TASHIIRO, M, et al. Diagnosis assessment and neuropathological correlations of cerebral metabolic changes in dementia with Lewy bodies：PET and postmodern brain studies. Neurobiology of Aging, 1998,（4）：205.

［17］MACLEAN L E, COLLINS C C, BYRNE E J. Dementia with Lewy bodies treated with rivastigmine：effects on cognition, neuropsychiatric symptoms, and sleep. International Psychogeriatrics, 2001, 13：277－288.

［18］The Lund and Manchester Groups. Clinical and neuropathological criteria for frontotemporal dementia. Journal of Neurology, Neurosurgery, and Psychiatry, 1994, 57：416－418.

［19］PEARCE N, GALLO V, MCELVENNY D. Head trauma in sport and neurodegenerative disease：an issue whose time has come?. Neurobiology of Aging, 2015, 36（3）：1383－1389.

（李许诺、陈云波、冯梅）

下　编

第十一章　阿尔茨海默病与能量代谢

第一节　脑能量代谢

大脑是能量代谢高度活跃的器官，能量代谢与神经元的存活或凋亡密切相关，在神经系统的主要生理和病理过程中起着核心作用。神经退行性疾病是一类渐进性神经元变性、丧失及坏死的疾病，如阿尔茨海默病（Alzheimer's disease，AD），当脑能量代谢异常时，直接影响神经退行性疾病的发生和发展。

AD 是一种多病因导致的疾病，因无有效根治的药物，其早期的病理变化备受关注。大脑作为高能量需求器官，对燃料供应和能量变化非常敏感，糖脂代谢紊乱和线粒体功能缺陷是大脑老化的重要标志，也是能量合成障碍的重要环节，早于 AD 的认知障碍和病理特征，被认为是 AD 发病的关键环节。已有研究显示，在 AD 患者发病早期即可发生脑能量代谢障碍，且脑能量代谢的改变与认知能力下降呈正相关。近期，科学家们提出来的新兴治疗理念亦认为，通过改善脑能量代谢来对抗神经退行性疾病（如 AD）具有广阔的发展前景。由此可见，考虑到能量代谢障碍作为 AD 更为早期的重要病理事件，调控能量代谢有望成为防治 AD 的重要途径之一。

一、燃料供应

大脑需要 ATP 形式的持续能量供应，其中大部分由线粒体氧化磷酸化的葡萄糖产生，细胞质中的有氧糖酵解补充。所以维持葡萄糖稳态对大脑功能至关重要，葡萄糖是满足神经元和神经胶质细胞能量需求的主要燃料。大脑内的葡萄糖（和糖原）储备只能提供几分钟的 ATP 需求。当葡萄糖水平有限时，肝脏中产生的酮体和骨骼肌运动产生的乳酸也可以成为大脑重要的能量基质。酮体和乳酸是葡萄糖的主要替代燃料，通过星形胶质细胞和毛细血管内皮上的单羧酸转运体传递到大脑。在饮食碳水化合物或能量限制的情况下，两种主要的酮体，乙酰乙酸和 D－β－羟基丁酸（BHB），是葡萄糖的主要替代脑燃料。同时，在婴儿中，酮体是必不可少的脑燃料，也是脑脂合成的主要底物。

脑以葡萄糖、乳酸、脂肪酸、酮体、谷氨酸等为主要能量底物。这些底物小部分用于生物合成过程，大部分用于能量代谢，即为维持离子梯度、神经递质的吸收和循环、保持神经元的活化提供能量基础。如果脑细胞能量供应受损，如低血糖或缺氧/缺血，细胞膜内外的离子梯度会迅速被破坏，神经元活性降低，甚至死亡。因此，脑能量代谢对于维持脑功能至关重要。

二、线粒体功能

线粒体是一种存在于大多数细胞中的双层膜细胞器，负责从葡萄糖代谢、脂肪酸氧化和呼吸等生化过程中产生大量的细胞能量，并以 ATP 的形式表现出来。葡萄糖酵解产物丙酮酸进入线粒体后经丙酮酸脱氢酶催化产生乙酰辅酶 A，除参与能量合成外，还是合成与学习记忆密切相关的神经递质乙酰胆碱的原料，也可通过天冬氨酸 – 草酰乙酸合成 N – 乙酰天冬氨酸参与神经髓鞘磷脂的生物合成。α – 酮戊二酸脱氢酶复合物可以转变成谷氨酸和 GABA，参与维持突触可塑性。

大量的研究结果显示，线粒体损伤是 AD 的主要病理特征，在家族型和散在型 AD 患者和多种 AD 动物模型中均可见不正常的线粒体、TCA 循环和 OXPHOS 受损，表现为线粒体数量和体积减小，线粒体膜电位、线粒体呼吸和葡萄糖代谢降低，相关代谢酶如丙酮酸脱氢酶复合物（pyruvate dehydrogenase complex，PDHC）、α – 酮戊二酸脱氢酶复合物（α-ketoglutarate dehydrogenase complex，KDHC）、细胞色素 c 氧化酶（cytochrome c oxidase，COX）、异柠檬酸脱氢酶、琥珀酸脱氢酶等的表达和活性降低。用 ^{13}C 标记葡萄糖，利用核磁共振波谱分析发现，APPswe-PS1dE9 和 3xTG-AD 小鼠脑内葡萄糖利用明显降低，TCA 循环代谢产物谷氨酸、GABA 和谷氨酰胺减少，提示这些小鼠大脑中葡萄糖氧化和神经递质循环受损。研究发现 APP 可以在线粒体中经细胞质中 β – 分泌酶（β-site APP cleaving enzyme，BACE1）和线粒体上的 γ – 分泌酶复合物（γ-secretase）的剪切产生 Aβ。Aβ 可以与线粒体膜上蛋白结合进入线粒体，与 Aβ 结合乙醇脱氢酶（Aβ-binding alcohol dehydrogenase，ABAD）结合导致线粒体功能障碍，降低 COX 活性并损伤线粒体 ETC，从而导致活性氧生成增加和 ATP 生成减少，生成的活性氧进一步加重线粒体功能障碍，如此形成一个恶性循环。转染 AD 患者 mtDNA 的细胞内活性氧明显增加，AD 患者脑线粒体 mtDNA 中被氧化的碱基含量高于核 DNA，提示出现线粒体功能障碍和氧化损伤。"线粒体级联学说"认为线粒体功能障碍是能量合成障碍的重要环节，也是 AD 发病早期的最主要特征。促进线粒体合成，恢复线粒体功能，改善大脑能量代谢被认为是一种抗 AD 的治疗策略。

第二节　阿尔茨海默病与糖代谢异常

在大脑中，神经元有最高的能量需求，需要从血液中持续输送葡萄糖。在人类中，大脑占体重的约 2%，但大脑消耗约 25% 的葡萄糖衍生能量，使其成为葡萄糖的主要消耗者（每 100 克人脑组织每分钟约 5.6 毫克葡萄糖）。葡萄糖代谢通过生成 ATP 为脑的生理功能提供燃料，ATP 是神经元和非神经元细胞维持的基础，同时也是生成神经递质的基础。因此，葡萄糖代谢对大脑的生理活动至关重要，大脑中葡萄糖代谢紊乱是影响大脑本身以及整个生物体的几种疾病的基础。

葡萄糖可用性和线粒体功能的缺陷是众所周知的大脑衰老的标志，在阿尔茨海默病

（AD）等神经退行性疾病中尤其突出。大脑利用全身葡萄糖的 25% 来满足能量需求，其中大部分用于通过糖酵解和线粒体氧化磷酸化来转导能量，以支持突触传递。衰老诱导葡萄糖可用性和线粒体能量转导能力的变化，包括神经元葡萄糖摄取的下降，电子传递链活性的降低，氧化剂产生的增加。因此，维持葡萄糖稳态对大脑功能至关重要，葡萄糖是满足神经元和神经胶质细胞能量需求的主要燃料。在长时间禁食和饥饿期间，酮体构成第二燃料。明显的能量不足是大脑衰老的一个特征，伴随着神经元的损失，认知和记忆受损，以及神经退行性疾病的风险增加。在大脑衰老和一些神经退行性疾病期间，能量代谢的逐渐下降导致低代谢状态。AD 患者死后组织表现出线粒体功能紊乱，表现为功能失调的三羧酸循环（TCA），电子传递和氧化磷酸化受损，以及线粒体形态改变。"线粒体级联假说"提出，在晚发型散发性 AD 中，一个人的电子传递序列的基因组成为氧化剂的产生和氧化损伤奠定了基础，这推动了 AD 特征的其他病理的进展。

神经元葡萄糖代谢包括：①控制大脑葡萄糖摄取的机制，如胰岛素和胰岛素信号通路；②葡萄糖转运体（GLUT）依赖的大脑葡萄糖摄取和糖酵解途径；③糖酵解终点进入线粒体，在 TCA 循环中进一步代谢，并通过氧化磷酸化产生 ATP。由于大多数神经元能量转导途径发生在线粒体中，因此考虑线粒体 H_2O_2 参与氧化还原敏感信号的调控是很重要的，如胰岛素/IGF1（IIS）信号通路，JNK 信号、AMPK 信号。线粒体也接收和响应细胞质信号，通过它们的代谢和氧化还原调节功能。总的来说，一些信号通路及其第二信使、代谢物、转运蛋白、受体和酶与线粒体协同工作，以确保足够的燃料供应和能量守恒，以支持神经元功能。以线粒体为中心的低代谢是大脑衰老和 AD 的一个关键特征，表现为胰岛素信号改变、神经元葡萄糖摄取减少、葡萄糖受体变化和星形胶质细胞代谢表型的变化。

一、调节脑内葡萄糖摄入的胰岛素/IGF1 信号（IIS）通路

胰岛素在大脑中的生理作用已得到越来越多的认识。直到脑中检测到胰岛素，中枢神经系统才被认为是胰岛素依赖组织。在大脑中，PI3K-Akt 通路参与葡萄糖摄取、神经元存活和突触可塑性。敲除神经元胰岛素受体导致小鼠超重，胰岛素抵抗和葡萄糖不耐受。

胰岛素/胰岛素样生长因子 1 信号（IIS）主要通过胰岛素和 IGF1、PI3K/Akt 和 ERK1/2 信号通路进行调控（见图 11 - 1）。配体与胰岛素受体结合后，激活的信号网络可以从胰岛素受体底物（IRS）、PI3K 和 Akt 所包围的关键节点上观察。PI3K 与磷酸化的 IRS 结合激活 PI3K/Akt 信号网络，而向 IRS 招募 Grb2 导致 sos 介导的 Ras-MAPK 通路激活。PI3K/Akt 通路影响碳水化合物和脂质代谢的变化并调节葡萄糖摄取，而 Ras-MAPK 通路参与细胞生长、细胞分化和蛋白质合成。最佳的 IIS 已被建议最大限度地延长寿命，并控制能量消耗器官（如大脑）的代谢需求。IIS 和 JNK（c-Jun N-terminal kinase）信号的平衡至关重要，因为两者都会引起线粒体功能的变化。胰岛素抵抗通常伴有线粒体功能受损。

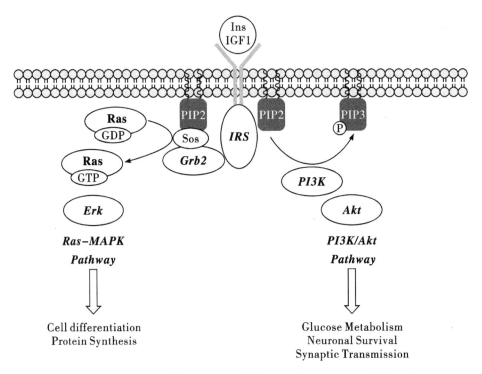

图 11 – 1　调节脑内葡萄糖摄入的胰岛素/IGF1 信号（IIS）通路作用过程

〔引自：YIN F, SANCHETI H, PATIL I, et al. Energy metabolism and inflammation in brain aging and Alzheimer's disease. Free Radical Biology & Medicine, 2016, 100（suppl. 2）：108 – 122〕

二、脑内的葡萄糖转运体（GLUTs）摄取葡萄糖

AD 与葡萄糖转运蛋白表达降低有关。对 AD 患者死后大脑的研究显示 GLUT1 和 GLUT3 的表达下降，与异常的 tau 过度磷酸化和 HIF1α 的下调有关（这导致 GLUT 的转录激活）。GLUT2 表达增加，可能是由于星形胶质细胞的激活。在齿状回中发现 GLUT3 免疫反应性大幅降低（49.5%），该区域的细胞在 AD 中被选择性破坏。在血脑屏障（BBB）和大脑皮层也发现了 AD 中 GLUTs 表达的减少。

大脑葡萄糖摄取可分为三个步骤（见图 11 – 2）：①葡萄糖通过 GLUT1（55kDa）通过内皮转运；②GLUT1（45kDa）介导葡萄糖转运到星形胶质细胞；③葡萄糖通过神经元 GLUTs 转运到神经元。大脑葡萄糖摄取下降与胰岛素敏感葡萄糖转运蛋白表达下降之间已经建立了很强的相关性。Fischer 344 大鼠显示，随着年龄的增长，大脑葡萄糖摄取量减少，神经元 GLUTs 也相应减少。神经元 GLUT3 和 GLUT4 的表达随着年龄的增长而急剧下降，而血管内皮 GLUT1（55 kDa）的表达随着年龄的增长而略有下降。胶质细胞表达的 GLUT1（45 kDa）的表达随着年龄的增长而增加。这些结果预示着神经元和星形胶质细胞的代谢转变。

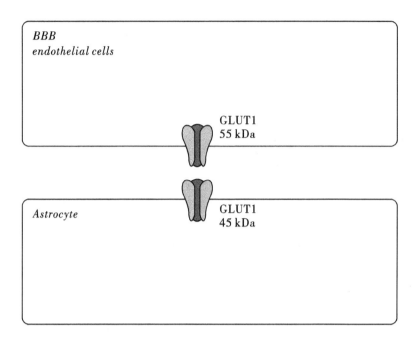

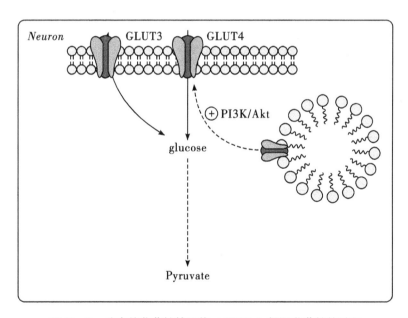

图 11 - 2 脑内的葡萄糖转运体（GLUTs）摄取葡萄糖的过程

［引自：YIN F，SANCHETI H，PATIL I，et al. Energy metabolism and inflammation in brain aging and Alzheimer's disease. Free Radical Biology & Medicine，2016，100（suppl. 2）：108 - 122］

三、线粒体能量代谢

线粒体处于细胞能量供应的中心阶段，对大脑尤其重要，因为大部分的葡萄糖（大脑能量的主要来源）在大脑中被氧化为二氧化碳。在这一过程中产生的能量被用于维持神经传递和神经元电位，并防止兴奋性毒性。因此，神经元葡萄糖代谢的任何改变（主要由线粒体支持）都会影响神经元功能，并最终影响认知、学习和记忆。糖酵解的最终代谢产物丙酮酸通过线粒体丙酮酸载体（MPC）进入线粒体（见图11-3）。丙酮酸是丙酮酸脱氢酶复合物（PDH）的底物；这是葡萄糖代谢的一个中心反应，在衰老和AD的啮齿动物模型中观察到PDH通量下降。当考虑到MPC活性的降低可导致PDH通量的减少时，MPC具有进一步的意义。由PDH催化氧化脱羧生成的乙酰辅酶a，然后在TCA循环中代谢。乙酰辅酶a也是Asp-NAT合成N-乙酰天冬氨酸（NAA）的共底物；NAA是大脑中最丰富的氨基分子，被认为是神经元和轴突的生物标志物。其分解产物醋酸酯在少突胶质细胞中参与髓磷脂的生物合成。当电子传递链出现缺陷时，由草酰乙酸转氨化产生的天冬氨酸似乎是限制增殖的代谢物。α-酮戊二酸是TCA循环的中间体，分别通过谷氨酸脱氢酶和谷氨酸脱羧酶（GAD）用于谷氨酸和GABA的转化。来自TCA的还原物（NADH）通过呼吸链和相关的氧化磷酸化生成ATP。后者与谷氨酸和GABA一起对突触可塑性的维持至关重要。

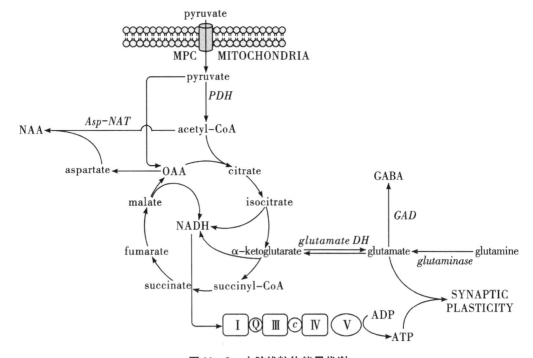

图11-3　大脑线粒体能量代谢

［引自：YIN F, SANCHETI H, PATIL I, et al. Energy metabolism and inflammation in brain aging and Alzheimer's disease. Free Radical Biology & Medicine, 2016, 100 (suppl. 2)：108-122］

第三节　阿尔茨海默病与脂质代谢异常

脂质包括脂肪、磷脂和胆固醇。血液中的主要脂质有胆固醇、三酰甘油、磷脂和游离脂肪酸，与蛋白质结合组成脂蛋白。按照蛋白质的含量和密度将脂蛋白分为乳糜微粒（CM）、极低密度脂蛋白（VLDL-C）、低密度脂蛋白（LDL-C）和高密度脂蛋白（HDL-C）。CM 转运外源性三酰甘油，VLDL-C 转运内源性三酰甘油，LDL-C 携带胆固醇运送到全身组织，HDL-C 吸收外周组织中多余的胆固醇运送到肝脏。脂蛋白中的蛋白部分称为载脂蛋白（Apo），Apo 在脂蛋白的代谢及完成其生理功能中具有重要作用。其主要功能有：构成并且稳定脂蛋白的结构；修饰并影响和脂蛋白有关的酶的代谢和活性；是一些酶的辅因子；作为脂蛋白受体的配体，决定和参与脂蛋白和细胞表面脂蛋白受体的结合及其代谢过程。各种 Apo 主要合成部位是肝脏，小肠也可少量合成。近年发现除肝脏外，脑、肾、肾上腺、脾、巨噬细胞也能合成载脂蛋白 E（ApoE）。Apo 一般分为载 A、B、C、E 和（a）五大类，每类中又有亚类，如 A 类中可分为 A Ⅰ、A Ⅱ、AN，B 类中又包括 B48、B100 等，还可能有一些变异体。不同脂蛋白含不同的 Apo，如 HDL 主要含 ApoA Ⅰ、A Ⅱ；LDL 几乎只含 ApoB100；VLDL 除含 ApoB100 外，还含 ApoC Ⅰ、C Ⅱ、C Ⅲ及 E；CM 含 ApoB48 而不含 ApoB100。Apo 不仅在结合与转运脂质及稳定脂蛋白的结构上发挥主要作用，而且还调节脂蛋白代谢关键酶如脂蛋白脂肪酶、卵磷脂脂蛋白脂酰转移酶、肝脂肪酶活性等，参与脂蛋白受体如 HDL 受体、LDL 受体、清道夫受体、ApoE 受体的识别，在脂蛋白代谢上发挥重要作用。脂质是参与构成生物体的化合物，氧化分解提供能量，参与维持、调节人体正常新陈代谢、生长发育、储存能量等。脂质代谢异常导致多种疾病。

脑脂质至少占干脑重量的 50%，使得大脑成为脂质最丰富的器官，仅次于脂肪组织。脂质是神经元细胞膜的基本结构成分。脑脂质由 50% 的磷脂、40% 以下的糖脂、10% 的胆固醇、胆固醇酯和微量的甘油三酯组成。长链多不饱和脂肪酸（LC-PUFAs）占人脑总脂肪酸（FAs）的 25%~30%，包括二十二碳六烯酸（DHA）和花生四烯酸（AA）。脑脂质过氧化被发现是阿尔茨海默病（AD）的早期事件。AD 患者的大脑胶质细胞中含有较多的脂质颗粒（或脂肪包涵体），提示脂质代谢异常。

长期以来，人们已熟知胆固醇代谢异常与动脉粥样硬化和心脑血管疾病关系密切。自从 1994 年 Sparks 首次提出胆固醇与 AD 发病相关以来，一些流行病学、AD 动物实验和大宗他汀类药物临床试验报告相继问世。越来越多的证据显示，脂质代谢异常在 AD 发病机制中起了重要的作用。

一、脂质代谢

脂质在化学上被定义为不溶于水但能溶于非极性溶剂（如丙酮）的物质。它们不溶于水是由于存在长疏水的碳氢链，此碳氢链可以是饱和的或不饱和的。脂质通常分为类脂（磷脂、胆固醇和胆固醇酯等）和脂肪（甘油三酯）。类脂对多种细胞功能至关重要，包括膜构建、信号转导和其他生物活动。甘油三酯（TG）是细胞能量的主要来源。作为维持细胞存活的先决条件，脂质稳态由集成系统协调以快速响应代谢变化。

脂质作为细胞膜的基本成分，在人体健康和大脑功能中起着重要作用。大脑富含脂质，脂质稳态的破坏与神经系统疾病以及 AD 等神经退行性疾病有关。衰老与脂质组成的变化有关；脂肪筏和脑脂质过氧化水平的脂肪酸改变在 AD 的早期被发现；遗传和环境因素如载脂蛋白和脂质转运体携带状态、膳食脂质含量与 AD 有关。

二、脂质代谢与 Aβ

由于丰富的脂质含量和高能量需求，大脑可能比身体其他部位更容易受到氧化损伤，而且氧化应激和线粒体功能障碍都与 Aβ 病理有关。ApoE 是中枢神经系统主要的载脂蛋白和胆固醇转运体，可增加 Aβ 纤维的发生率和总数量。当 Aβ 过量产生和（或）清除效率低时，就会发生 Aβ 聚集，而且有证据表明 ApoE 基因型调节大脑中的淀粉样蛋白病理进展，人类 ApoE 亚型主要通过对 Aβ 清除和聚集的不同影响来调节 AD 发病机制。

（一）胆固醇

胆固醇广泛存在于动物体内，是动物组织细胞所不可缺少的重要物质。高胆固醇水平会增加 AD 患病风险。胆固醇通过结合 APP，影响淀粉样前体蛋白 β - 分解酶1（β-site amyloid precursor protein-cleaving enzyme 1，BACE1）和 γ - 分泌酶复合物（γ-secretase）处理 APP 蛋白。此外，胆固醇与细胞膜中的鞘脂关系密切，参与形成脂肪筏（lipid rafts）。脂肪筏可以锚定许多与 AD 相关的跨膜蛋白，如 BACE1 和 γ - 分泌酶复合物。AD 发病早期阶段，额叶和内嗅皮质的脂肪筏组成发生改变，并伴有 BACE1 在脂肪筏域中的积聚。海马神经元中胆固醇消耗减少 Aβ 集聚，淀粉样变的发病机制始于 APP 被 BACE1 和 γ - 分泌酶破坏，产生不溶性的 Aβ 原纤维。然后，Aβ 寡聚，扩散到突触间隙，并干扰突触信号。因此，它聚合成不溶性淀粉样纤维，聚集成斑块。这种聚合导致激酶激活，从而导致微管相关 tan 蛋白的过度磷酸化，并聚合成不溶性神经原纤维缠结。斑块和缠结聚集后，小胶质细胞聚集在斑块周围。这促进小胶质细胞活化和局部炎症反应，并可导致神经毒性，进而导致 AD。因为 Aβ 在 APP 的两步蛋白水解过程中产生，使用针对淀粉样前体蛋白 β - 分泌酶裂解位点的抗体，可降低表达 APP 的人细胞系和培养的原代神经元的内源性 BACE1 活性和 Aβ 的产生。因此，通过针对 BACE1 裂解位点的抗体为治疗 AD 增加了一种潜在方法。有研究表明 ApoE ε4 变异体调控许多脂质代谢和转运基因的表达，并且新陈代谢或运输的改变似乎与多种神经退行性疾病中的多种病理表型有关。又因为神经元脂质筏的形成和 Aβ 的产生可能受到大脑中 ApoE ε4 的影响，所以 ApoE ε4 引起的胆固醇代谢异常可能介导 AD 相关的病理过程。因此，胆固醇可以增强 BACE1 和 γ - 分泌酶剪切 APP 蛋白，特别是对于 AD 患者。由此，胆固醇代谢可能是治疗 AD 的潜在新靶点。

（二）鞘磷脂

鞘脂对离子通道和神经元表面受体的功能至关重要。鞘磷脂是大脑中最丰富的鞘脂，在髓鞘中含量丰富。采用 31P 核磁共振研究发现 AD 受试者脑组织鞘磷脂增加。关于 AD 大脑的代谢组学分析发现，高浓度的鞘磷脂与 AD 病理严重程度和认知异常风险的增加有关，鞘脂代谢紊乱与临床前和前驱性 AD 的内表型以及尸检时 AD 的病理一致相关。鞘脂类可能是早期发现 AD 的生物学相关生物标志物，纠正鞘脂类代谢紊乱可能是一种合理的、新颖的 AD 治疗策略。鞘磷脂富集于髓鞘中，与脂肪筏中的胆固醇密切相关，因此，鞘磷脂代谢异常可导致 AD。鞘磷脂途径由许多不同信号的生物活性分子组成，包括鞘磷脂、神经酰胺（ceramide）、磺胺肽（sulfatide）、鞘氨醇（sphingosine）和鞘氨醇 - 1 - 磷酸（sphingosine-1-phosphate）。鞘磷脂可以被酸性鞘磷脂酶（acid sphingomyelinase）水解产生神经酰胺。神经酰胺可被酸性神经酰胺酶（acid ceramidase，AC）代谢成鞘氨醇，并进一步磷酸化生成 1 - 磷酸鞘氨醇（sphingosine-1-phosphate）。神经酰胺可以诱导细胞凋亡，同时在大鼠的衰老模型中显著增加。使用鞘脂合成抑制剂治疗小鼠，可以减少鞘脂堆积，有助改善小鼠健康，延长寿命。并且 Aβ 与外泌体的细胞外囊泡相关，在一项研究中，来自家族性 AD 转基因小鼠模型（5xFAD）的脑组织和血清以及来自 AD 患者的血清中含有丰富的神经酰胺和来源于星形胶质细胞的外泌体（称为星状体），此研究显示星状体使神经元对 Aβ 敏感，并表明使用新型神经酰胺类似物干扰 Aβ 与星状体的结合可能为治疗 AD 提供一种新的治疗策略。防止星形胶质细胞过多分泌外泌体是治疗 AD 值得进一步研究的切入点。鞘氨醇 - 1 - 磷酸（S1Ps）是一组结构简单、具有明确代谢途径的单酰化生物活性脂类，S1P 介导的受体信号可调节中枢神经系统多种过程，如神经元的分化、存活和兴奋性，星形胶质细胞介导的神经炎症的激活以及淀粉样前体蛋白的加工。AD 患者 S1P 信号发生改变，S1P 水平可作为 AD 或脑血管疾病驱动过程的生物标志物，其介导的通路可作为改善慢性神经炎症的新治疗靶点，慢性神经炎症可能导致或加剧 AD 和血管性认知障碍。此外，与健康老年人相比，AD 患者的血浆酸性鞘磷脂酶（Acid sphingolipase，ASM）水平显著增加。而 ASM 水平恢复正常可改善 AD 样病理，这表明抑制 ASM 水平是 AD 患者潜在的新治疗手段。口服生物利用的中性鞘磷脂酶 2 抑制剂可用于临床治疗 AD。因此，靶向鞘脂代谢可能是治疗 AD 等神经系统疾病的重要靶点。

（三）磷脂

磷脂是主要的膜形成脂质家族，影响许多复杂的细胞过程，包括膜蛋白的增殖、运输和调节及其功能。AD 患者大脑中不同种类的磷脂减少，包括磷脂酰胆碱、磷脂酰肌醇、磷脂酰乙醇胺和血浆激素。血清和脑脊液中磷脂水平与 AD 患病密切相关。脑脊液中，AD 前驱期患者的鞘磷脂、神经酰胺以及磷脂水平均显著升高。血液中，鞘磷脂、磷脂水平均在 AD 患者中显著降低。磷脂是细胞膜的主要成分之一，对其功能至关重要，而且在 AD 发病机理中起着重要作用，并且在磷脂中，缩醛磷脂在维持最佳脑功能中起着更大作用。大脑缩醛磷脂水平随着年龄的增长而急剧下降，血清和脑缩醛磷脂缺乏与年龄相关的神经退行性疾病（如 AD 和帕金森病）的疾病进展密切相关。乙醇胺缩醛磷脂（PlsEtns）是磷脂的一种亚型，AD 患者 PlsEtns 水平降低，并且与认知缺陷和疾病严重程度相关。PlsEtns 对 AD 有益作用的潜在机制可能与催化 Aβ 合成的 γ－分泌酶活性的降低有关。并且某些磷脂双层可对 Aβ 原纤维形成有抑制性作用，而脂质双分子层影响 Aβ 原纤维的生长和稳定性。这种联系机制为治疗 AD 提供了潜在的一个治疗方向。口服缩醛磷脂在 AD 患者中显示出可喜的健康益处，这表明缩醛磷脂在神经退行性疾病中可能具有治疗潜力。利用小鼠模型，发现异常升高的神经元磷脂酶 D（PLD1）是寡聚淀粉样蛋白驱动的突触功能障碍和潜在的记忆缺陷的关键，并且证明了使用耐受性良好的 PLD1 特异性小分子抑制剂进行的长期抑制，可防止小鼠模型早期阶段的突触功能障碍。这些研究提供了抑制 PLD1 作为预防与 AD 和相关痴呆相关的认知功能减退进展的潜在治疗策略的证据。

（四）神经节苷脂

神经节苷脂是脊椎动物中普遍存在的细胞膜成分，在中枢神经系统中含量最高，在中枢神经系统中发挥神经保护和恢复功能。神经节苷脂调节信号传导，影响细胞功能和参与疾病发病机制。AD 患者大脑中神经节苷脂水平出现显著变化。AD 患者的额叶皮质中可以观察到神经节苷脂 GM2、GM3 和 GM4 的增加。神经节苷脂能与 Aβ 蛋白结合，促进 AD 患者大脑内 Aβ 聚集。中枢神经系统中的神经节苷脂缺乏或过量均可导致神经退行性变，维持最佳神经节苷脂水平对神经元功能是必要的。AD 发病早期，在 APP 转基因小鼠模型及人类大脑中可以检测到神经节苷脂锚定的 Aβ（GM1-ganglioside-bound Aβ，GAβ）表达。临床试验研究表明神经节苷脂 GM1 治疗 AD 患者可改善患者的认知症状和幸福感。这项研究的样本量很小，并且设计不受控制，因此，无法就 GM1 治疗 AD 的疗效得出任何明确的结论。然而 AD 的发病率很高，对新的治疗方法的医疗需求很高，尽管 GM1 在 AD 中的临床经验还不确定，但对 GM1 在 AD 中的神经保护潜力的新见解可能会重振这一领域的临床研究。

（五）脂肪酸（FAs）

脂肪酸是更复杂的脂类的基本组成部分。甘油三酯（TG）是脂肪酸的储存形式，通过 β－氧化降解，同时释放能量用于 ATP 的生产。脂肪酸的主要种类有饱和脂肪酸、反式脂肪酸、单不饱和脂肪酸和多不饱和脂肪酸。根据双键的数目，脂肪酸可分为饱和脂肪酸和不饱和脂肪酸。大脑富含 LCPUFAs-DHA（22：6n－3）和 AA（20：4n－6）。在大脑中，多元不饱和脂肪酸（PUFAs）多与神经膜磷脂结合，影响膜流动性、信号转导、基因转录，并保护神经元免于凋亡和死亡。PUFAs 作为主导炎症反应的脂质介质生物合成的前体。n－6 脂肪酸是类二十烷的前体，包括前列腺素、血栓烷、白三烯、脂毒素、溶解蛋白。因此，饮食中的 n－3/n－6 PUFA 比例可以影响膜质磷脂的 FA 组成，这些磷脂被代谢为脂质介质，可能产生有害的（AA 衍生物的促炎作用）、有益的（DHA 代谢产物的抗炎、神经保护和抗氧化作用）或神经调节作用（AA 衍生的内源性大麻素）。红细胞 FA 组成的改变也发生在 AD 的早期，在认知障碍之前。与新皮质 Aβ 负荷较低的个体相比，Aβ 负荷较高的个体血浆 AA 升高，DPA 降低。

游离脂肪酸（FFAs），特别是皮层游离脂肪酸的升高，在体外诱导淀粉样蛋白和 tau 蛋白细丝的组装。虽然更大的刺激通常与不饱和脂肪酸有关，但所有长链脂肪酸都在一定程度上具有增强作用。对亚油酸（LA）、AA、α-亚麻酸（ALA）、DHA、二十碳五烯酸（EPA）和油酸（OL）等6种不饱和脂肪酸的研究表明，这些不饱和脂肪酸与神经斑块和 NFT 负担呈正相关，与认知能力负相关。在易受 AD 病理影响的大脑区域——额叶中回和颞下回，LA、ALA 和 AA Int 均有下降而 DHA 则增加。这6种不饱和脂肪酸均可直接与 $A\beta_{40}$ 和 $A\beta_{42}$ 肽相互作用，并通过阻止淀粉样蛋白纤维的形成而表现出优异的抗聚集特性，尤其是 OA 和 DHA。然而，在研究不同不饱和脂肪酸在调节神经保护性 α-分泌酶-可溶性 APP（sAPPα）分泌和细胞膜流动性中的作用时，只有 AA、EPA 和 DHA 具有四个或四个以上双键能够增加膜流动性和 sAPPα 分泌，而硬脂酸（SA，18:0）、LA、ALA 和 OA 则不能。

1. n-3 脂肪酸：二十二碳六烯酸（DHA）

DHA 是一种 n-3 脂肪酸，是所有脑区中含量最丰富的 PUFA。DHA 来源于 α-亚麻酸（ALA），在此过程中形成 EPA。在出生前，FAs 的浓度达到一个平台，但 DHA 是一个例外，在突触发生之前，它继续快速积累并增加。人类的 DHA 来源包括鱼类等膳食来源，以及肝脏中的 DHA 生成。肝脏从短链 n-3 脂肪酸前体 ALA 和 EPA 合成的 DHA 是人脑所需的 1.8~36 倍。大脑中的 DHA 水平取决于在低 n-3 脂肪酸饮食消耗条件下，肝脏对饮食来源的 n-3 脂肪酸的代谢能力。随着年龄的增长，DHA 水平逐渐下降。正常的衰老会导致整体脑萎缩，而 DHA 水平的降低与海马萎缩的增加有关。

AD 患者整个大脑包括抗病区域的 DHA 水平下降，但最显著的下降是在海马体，DHA 含量与痴呆呈正相关。AD 患者的肝脏也含有较低水平的 DHA，但含有较高水平的短链 n-3 前体，包括四碳六烯酸（THA），这表明 THA 通过过氧化物酶体 β-氧化转化为 DHA 的过程存在缺陷，而过氧化物酶体氧化是 DHA 合成的最后一步。然而，一些研究表明，AD 患者红细胞或脑组织中 DHA 含量与对照组无显著差异。

在 Framingham 研究中，血浆 DHA 水平最高的四分之一受试者患痴呆的风险降低了 47%。在轻度认知障碍（MCI）患者中，与安慰剂治疗组相比，n-3 FA 治疗组的认知能力下降率降低，认知能力改善，但在 AD 患者中没有效果。在小鼠实验中，8 周的富含 DHA 的饮食治疗可以延缓小鼠的认知能力下降，也可以提高小鼠 7 个月的学习能力。DHA 具有多种拮抗 AD 发病机制的作用，包括通过抑制早老素 1（PSEN1）和 c-Jun n 末端激酶（c-JNK）增加脑血流量，减少 Aβ 沉积和 tau 磷酸化，降低 β- 和 γ-分泌酶的活性，同时增强 α-分泌酶对 APP 的裂解，增加树突棘密度和恢复海马突触功能。由于 n-3 脂肪酸是 SPMs 的前体，MCI 患者补充 n-3 脂肪酸增加了 SPM 分解蛋白 D1 的产生，并将巨噬细胞从高度促炎的 M1 转移到中间 M1-M2 表型，有利于 Aβ 的吞噬。

虽然许多研究支持 DHA 对认知的有益作用，但包括两项双盲随机对照试验在内的其他研究报告没有效果。此外，尽管 PUFAs 通常被认为具有神经保护作用，但过氧化损伤往往会影响其双键。在 4 种 n-3 和 n-6 脂肪酸中，DHA 被氧化程度最大，其次是 EPA、AA 和 LA。因此，长期使用 DHA 治疗应谨慎考虑。最近，研究发现氘增强 PUFAs（D-PUFAs）比正常氢化 PUFAs（H-PUFAs）更能抵抗活性氧物种引发的脂质过氧化链式反应，与 H-PUFAs 相比，皮质和海马中的前列腺素 F2α 和 F2 异前列腺素明显降低。虽然与喂食 H-PUFA 的 APP/PS1 AD 小鼠相比，喂食 D-PUFA 的 APP/PS1 AD 小鼠海马中的脂质过氧化产物和 $A\beta_{40}$/ $A\beta_{38}$ 的产生较低，但学习和记忆缺陷没有改变。

2. n-6 脂肪酸：亚油酸（LA）和花生四烯酸（AA）

AA 及其前体 LA 为 n-6 脂肪酸。一项研究表明，与健康对照组相比，MCI 和 AD 患者 AA 水平升高，LA 水平降低，并且从健康对照组到 MCI 再到 AD 患者，LA 水平逐渐降低。AA 级联的激活导致 Aβ 增加，并引起白介素-1β 诱导的工作记忆损伤。小鼠喂食含 2% AA 的日粮 21 周后，Aβ 的产生和沉积增加。AA 被 5-脂氧合酶（5-LO）转化和代谢为白三烯，被环氧合酶（COX）转化为前列腺素和凝血素，所有这些都与促炎作用有关。5-LO 酶途径在 AD 中上调，5-LO 过表达导致 Aβ 水平升高，而 5-LO 抑制导致 Aβ 和 γ-分泌酶降低。

3. n-9 脂肪酸：油酸（OA）

OA 是一种 n-9 脂肪酸，也是最丰富的膳食 FA，在大多数研究中被认为可以预防 AD。AD 患者脑额叶皮质和海马的 OA 减少。地中海饮食的益处，如富含 OA 的橄榄油，被强调可以预防 AD 的发病和与年龄相关的认知能力下降。在 AD 的细胞和动物模型中，补充 OA 可减少分泌的 Aβ 并改善淀粉样蛋白的形成。AD 患者与失忆症相关的脯氨酸内肽酶（PEP）活性增高，OA 在不饱和脂肪酸中 PEP 抑制活性最高。此外，一项研究表明，OA 导致转染细胞中 γ-分泌酶活性升高，PSEN1 和 Aβ 升高。

三、脂质代谢与 tau 蛋白

（一）胆固醇

tau 蛋白是一种微管相关蛋白，对于微管的构成和保持稳定性起关键作用。tau 蛋白含有 79 个潜在丝、苏氨酸磷酸化位点，正常 tau 蛋白已检测到 30 个磷酸化位点，其磷酸化水平的改变将影响 tau 蛋白的生理功能。正常生理条件下，人体 tau 蛋白磷酸化/去磷酸化处于平衡状态，而 AD 患者的 tau 蛋白发生磷酸化与去磷酸化失去平衡，过度磷酸化的 tau 蛋白聚集形成成对双螺旋细丝，并移位至神经元胞体和树突沉积形成神经原纤维缠结。

C 型尼曼-匹克病（Neimann-Pick type C，NPC）是一种致命性脂质沉积和神经变性疾病。Kawarabayashi 等研究发现 NPC 患者大脑内存在胆固醇代谢异常，亦同时在其脑内发现大量与 AD 病极为相似的神经原纤维缠结，提示 AD 患者 tau 蛋白过度磷酸化可能与胆固醇代谢异常有关。他们还发现在神经原纤维缠结的神经元中存在胆固醇聚集，进一步提示胞内胆固醇增高可能与 tau 蛋白异常磷酸化存在关联。Shoji 等报道在 Tg2576 模型鼠的 CRDS 区发现磷酸化 tau 蛋白含量增高，提示该区域存在与 tau 蛋白异常磷酸化有关的信号。因此，有学者提出，tau 蛋白磷酸化与细胞内游离胆固醇含量无关，而是受细胞的特殊区域（如脂质筏）的调控。尽管具体机制不十分清楚，但上述研究提示胆固醇代谢异常与 tau 蛋白异常磷酸化存在某种关联。

（二）ApoE

Tesseur 等实验表明，神经元过度表达 ApoE ε4 可导致 tau 蛋白过度磷酸化。体外研究发现 ApoE ε3 和 ApoE ε4 对 tau 蛋白磷酸化、凝集的效果不同。在体外，ApoE ε3 和

ApoE ε4 均不能与已磷酸化的 tau 蛋白结合，而 ApoE ε4 能与非磷酸化的 tau 蛋白结合并阻止其继续磷酸化，ApoE ε4 则无类似效应。相对 ApoE ε4 而言，ApoE ε3 能抑制 tau 蛋白过度磷酸化而产生保护作用。此外，对 ApoE 水解片段的研究显示，C－末端被切除的 ApoE 片段存在于 AD 的神经原纤维缠结中，并与高度磷酸化的 tau 蛋白组成复合物。C－末端被切除的 ApoE 片段具有诱导神经原纤维缠结样结构形成的能力，而 ApoE ε4 片段诱导神经原纤维缠结样结构形成的能力远大于 ApoE ε3 片段。上述研究均支持 ApoE ε4 与 tau 蛋白异常磷酸化有关，但其具体机制仍待深入研究。

参考文献

[1] 宗桂芬. 浅谈老年痴呆的中医治疗，新中医. 2005 (6)：84－85.

[2] NAKAMURA T, LIPTON S A. 'SNO' -storms compromise protein activity and mitochondrial metabolism in neurodegenerative disorders. Trends in Endocrinology & Metabolism, 2017, 28 (12)：879－892.

[3] MELLEN E J, HARPER D G, RAVICHANDRAN C, et al. Lamotrigine therapy and biomarkers of cerebral energy metabolism in older age bipolar depression. American Journal of Geriatric Psychiatry, 2019, 27 (8)：783－793.

[4] DI DOMENICO F, BARONE E, PERLUIGI M, et al. The triangle of death in Alzheimer's disease brain：The aberrant cross-talk among energy metabolism, mammalian target of rapamycin signaling, and protein homeostasis revealed by redox proteomics. Antioxidants & Redox Signaling, 2017, 26 (8)：364－387.

[5] BUTTERFIELD D A, HALLIWELL B. Oxidative stress, dysfunctional glucose metabolism and Alzheimer disease. Nature Reviews：Neuroscience, 2019, 20 (3)：148－160.

[6] YIN F, SANCHETI H, PATIL I, et al. Energy metabolism and inflammation in brain aging and Alzheimer's disease. Free Radical Biology & Medicine, 2016, 100 (Suppl. 2)：108－122.

[7] DE FELICE F G, FERREIRA S T. Inflammation, defective insulin signaling, and mitochondrial dysfunction as common molecular denominators connecting type 2 diabetes to Alzheimer disease. Diabetes, 2014, 63 (7)：2262－2272.

[8] SIMPSON I A, CHUNDU K R, DAVIES-HILL T, et al. Decreased concentrations of GLUT1 and GLUT3 glucose transporters in the brains of patients with Alzheimer's disease. Annals of Neurology, 1994, 35 (5)：546－551.

[9] HOYER S. Glucose metabolism and insulin receptor signal transduction in Alzheimer disease. European Journal of Pharmacology, 2004, 490 (1－3)：115－125.

[10] BLASS J P, SHEU R K, GIBSON GE. Inherent abnormalities in energy metabolism in Alzheimer disease. Interaction with cerebrovascular compromise. Annals of the New York Academy of Sciences, 2000, 903：204－221.

[11] IMTIAZ B, TOLPPANEN A M, KIVIPELTO M, et al. Future directions in Alzheimer's disease from risk factors to prevention. Biochemical Pharmacology, 2014, 88：661－670.

[12] ROSSI S, ZANIER E R, MAURI I, COLUMBO A, et al. Brain temperature, body core temperature, and intracranial pressure in acute cerebral damage. Journal of Neurology, Neurosurgery and Psychiatry, 2001, 71：448－454.

[13] SWERDLOW R H, BURNS J M, KHAN S M. The Alzheimer's disease mitochondrial cascade hypothesis. Journal of Alzheimer's Disease, 2010, 20 (2)：S265－S279.

（王薇、李伟荣）

第十二章 阿尔茨海默病和神经微环境

第一节 脑微环境

大脑的正常活动需要外部平衡的微环境，该环境需要富含营养物质以满足其高代谢需求，且不含损害神经组织的有毒成分。这种精密调节的需求是由脑部两个独有的特征来实现的。首先，血脑屏障作为中枢神经系统与循环血液之间的分隔，起到了守门人的作用，使物质在血液和组织之间选择性地传输。其次，神经血管耦合机制在局部神经被激活后，会相应地增加该区域的血流量，以便迅速提供更多的营养物质并清除代谢废物。

大脑是一个高度血管化的器官，每个神经元与血管的距离都小于 15 μm。这种非常近的距离使大脑可以高效进行营养物质和代谢废物的交换，尽管其固有的能量储存有限，仍能进行高代谢活动。通过选择性地扩张和收缩血管，血流量被精细地锁定在活动区域，甚至可以在功能 MRI 中使用血流量作为大脑活动的指标。血脑屏障（blood-brain barrier，BBB）和神经血管耦合（neurovascular coupling，NVC）是由组成神经血管单元（neurovascular unit，NVU）的几种细胞共同作用的结果（见图 12 - 1）。

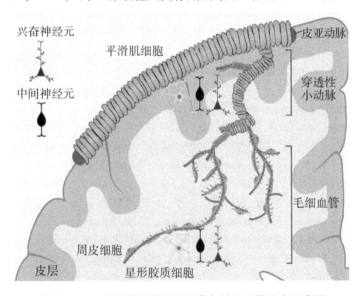

图 12 - 1 血脑屏障的神经元调节与神经血管耦合示意图

[引自：KAPLAN L, CHOW B W, GU C. Neuronal regulation of the blood-brain barrier and neurovascular coupling. Nature reviews：Neuroscience, 2020, 21（8）：416 - 432]

中枢神经系统血管系统由不同的节段组成，每个节段都由分子上不同的细胞类型组成。在血流最上游的是动脉，以及它们的分支小动脉。动脉内皮细胞（arterial endothelial cells，aECs）被小动脉平滑肌细胞（smooth muscle cells，SMCs）包裹，SMCs 可急性收缩或扩张这些血管，控制血液流入下游毛细血管床。毛细血管占脑部血管系统的 85%，是 BBB 功能的主要贡献者。毛细血管内皮细胞（cECs）与周细胞的联系非常紧密，周细胞是一类与 SMCs 相关但在分子和功能上与 SMCs 不同的壁细胞。在成人的血管系统中，毛细血管也被星形胶质细胞终纽所包围。最后，从毛细血管排出的血液进入小静脉和静脉。小静脉和静脉是 CNS 血管中最小的部分。虽然静脉内皮细胞类似于 aECs，被 SMCs 包围，但这些 SMCs 在分子水平上不同于一般 SMCs，静脉的血管运动被认为是上游血流变化的被动结果。

一、血脑屏障

最早由 Reese 和 Karnovsky 描述了 BBB 的超微结构基础，他们表明静脉注射示踪剂不能通过 CNS 和内皮细胞（ECs）之间的特殊紧密连接（TJs）。然而，同样的示踪剂可以很容易地通过外周内皮的细胞连接（细胞旁渗漏）。因此，历史上，脑部血管的渗透性受到限制被归因于 TJs，特别是与相邻 ECs 之间的特殊接触，认为是这一结构阻止了水溶性分子的细胞旁通过。

物质也可以通过胞吞转运作用穿过 ECs，这一过程是物质进入穿过细胞的内吞囊泡并在另一侧释放其内容物的过程。事实上，已经发现外周 ECs 中含有大量示踪剂填充的囊泡，而 CNS ECs 中含有极少量的示踪剂。最近的证据表明，抑制中枢神经系统 ECs 中的转胞吞作用是确保 BBB 完整性的主动过程，屏障的完整性需要限制细胞旁和跨细胞泄漏。然而，有些分子可以通过 BBB，因为 BBB ECs 大量表达营养物质转运蛋白、外排转运蛋白，并具有一定水平的受体介导跨细胞转运，所有这些都允许血液和 CNS 之间的分子特异性交换。

（一）结构因素

CNS ECs 形成特殊的 TJs，被认为是 BBB 的关键结构特征，它将血管腔从 CNS 组织中封闭。紧密连接的特点是密集排列的跨膜蛋白所决定的，特别是 claudin 家族成员、occludin 和连接黏附分子，这些跨膜蛋白形成细胞间接触。这些跨膜因子由许多其他蛋白组成，包括闭锁带蛋白。然而，这些 TJ 蛋白中有许多并不是中枢神经系统血管系统所特有的，这就提出了一个问题，即 BBB 相对于周围连续的 ECs 段的不渗透性有什么作用。

可能的情况是，中枢神经系统 ECs 具有较高的 TJ 蛋白水平，从而导致更密集、渗透性更低的 TJs。尽管 EC TJ 蛋白存在于外周血管中，但转录组学显示，编码多种 TJ 蛋白的转录本，特别是 occludin，在 CNS ECs 中的表达水平特别高。也有可能翻译后修饰对 CNS 中 TJ 蛋白的功能具有调节作用。

与物质易穿过外周 ECs 的胞移作用不同，CNS ECs 抑制非特异性胞吞转运作用。调节胞吞转运作用的细胞生物学机制在上皮细胞中已被广泛研究，但在 ECs 中的研究较少。

一般来说，穿胞可以通过受体介导的穿胞或流体相穿胞进行。前者传递分子特异性的转运，而后者可以是非特异性的。血脑屏障上存在多种囊泡穿胞途径，其中网格蛋白和小窝蛋白介导的途径研究得最多，也得到了广泛的讨论。

（二）NVU 对 BBB 的调节作用

尽管屏障功能最终定位于 ECs，但 BBB 特性并不是 CNS ECs 的固有特性。相反，BBB 的诱导和维持依赖于局部环境——来自 NVU 中其他细胞对 ECs 的信号。这种相互作用包括：神经元和星形胶质细胞分泌 WNT 配体；星形胶质细胞对转化生长因子 - β（transforming growth factor - β，TGFβ）的加工；通过周细胞和星形胶质细胞分泌的细胞外基质（ECM）因子进行信号传导；以及 ECs 与血管周膜细胞之间直接的细胞—细胞接触。神经生态位对 BBB 诱导的影响已在研究中得到证明，将神经组织移植到外周可以驱动异位 BBB 的形成。研究表明星形胶质细胞和周细胞在维持 BBB 和 NVC 中发挥作用。

1. 周皮细胞

周皮细胞在发育早期随着内皮细胞侵入神经管而被募集到中枢神经系统血管系统。早期的研究表明，在发育过程中通过拮抗血小板衍生生长因子受体 - β（PDGFRβ）信号来减少周皮细胞的募集，从而可以阻止功能性 BBB 的形成。这些动物表现出大量的胞转作用，以及紧密连接异常。

在整个发育过程中周皮细胞的募集被整体抑制时，成年动物的 CNS 血管持续渗漏。尽管这些研究表明周皮细胞是 BBB 形成所必需的，但它们并没有阐明 BBB 形成后周皮细胞是否为 BBB 维持所必需。相关证据表明它们是。首先，随着年龄的增长，中枢神经系统毛细血管周皮细胞覆盖率的减少与 BBB 通透性的增加和脑血流量的减少相一致。其次，即使在中枢神经系统的不同区域，血管通透性与周皮细胞覆盖率也密切相关。

2. 星形胶质细胞

星形胶质细胞与周皮细胞一样，是参与 BBB 和 NVC 调节的重要 NVU 成分。星形胶质细胞突触小结铺在 CNS 毛细血管上，并且分泌营养因子和 ECM 蛋白。仅仅是星形胶质细胞突触小结对血管系统的立体覆盖就可能提供一定程度的屏障功能。此外，星形胶质细胞在调节神经功能中的作用目前受到重视。同时与神经元和 NVU 的其他部分的直接相互作用，这一点使星形胶质细胞成为在组织和血管之间传递信号的有力候选者。然而，与周皮细胞不同的是，它们在屏障形成后成熟。仍然难以确定它们在屏障维持和调节中的确切作用，部分原因是星形胶质细胞群体的多样性使它们在实验上难以处理。

星形胶质细胞是维持血脑屏障功能的重要细胞外基质（ECM）来源。当星形胶质细胞中的层粘连蛋白（Lamc1）基因被条件性敲除时，动物表现出神经血管单元（NVU）特性的显著变化。这些变化包括水通道蛋白4阳性终纽覆盖减少、周皮细胞分化异常以及血脑屏障通透性的大幅增加。此外，星形胶质细胞分泌的可溶性因子（如载脂蛋白 E）也被证实能够防止血脑屏障功能障碍。

（三）EC 分子通路

中枢神经系统 ECs 中的许多信号通路对屏障的形成和维持至关重要。这些通路包括

WNT-β-catenin、TGFβ、Hedgehog、Notch、血管生成素和视黄酸通路。这些通路往往对中枢神经系统血管生成和血管模式也很重要，因此很难解开它们的屏障特异性效应。我们重点关注在发育和成年动物的屏障功能中具有明确意义的两条通路：WNT 和 TGFβ。

1. WNT 信号通路

WNT 信号对 CNS 特异性血管生成和屏障形成至关重要。ECs 中 WNT 通路的激活可在 CNS 血管化的早期阶段检测到，始于小鼠胚胎9.5天，在功能屏障形成之前就已激活。虽然 ECs 中 WNT 活性在动物出生后显著下降，但在血管形成完成后，它仍然是整个生命过程中屏障功能所必需的。在该通路中，WNT 的几种配体之一在局部环境中分泌，与 ECs 上的 Frizzled 受体结合，并发出阻止 β–catenin 降解的信号。这使得 β–catenin 转位进入细胞核，并诱导基因的表达。星形胶质细胞和神经元是 WNT 配体的重要来源。

在 WNT 的下游有几个对细胞自主屏障功能非常重要的蛋白，包括 claudin 5 和葡萄糖单向转运体 GLUT1，它们被 WNT 信号上调。WNT 信号还下调质膜囊泡相关蛋白（PLVAP），PLVAP 是与不具有屏障的有孔血管相关的标记物。此外，最近的研究表明，WNT 信号通路影响抑制转胞吞作用：通过敲除编码 WNT 共受体低密度脂蛋白受体相关蛋白5（LRP5）的基因来拮抗 WNT 信号通路，降低脂质转运蛋白 MFSD2A（一种抑制转胞吞作用的抑制剂）的表达，然而 β–连环蛋白增益小鼠显示 MFSD2A 的上调。WNT 信号通路在整个中枢神经系统（CNS）的屏障功能中至关重要，不同的 CNS 区域主要依赖于不同的 WNT 配体。

2. TGFβ 信号通路

TGFβ 信号通路对于神经血管单元（NVU）内所有细胞类型的细胞命运至关重要。该配体受到多个翻译后调控步骤的调控，并且该通路具有多效性，尤其是在非屏障内皮细胞（ECs）中。TGFβ 与受体 ALK1 结合导致 SMAD1 和 SMAD5 的磷酸化，并导致内皮细胞渗漏增强，而与 ALK5（也称为 TGFβ 受体1）结合则导致 SMAD2 和 SMAD3 的磷酸化，并使内皮细胞处于稳定的静息状态。这些多重调控使 TGFβ 信号通路成为 BBB 活性调节的重要因素。

敲除 TGFβ 通路中的不同成分会导致血管生成和血管再生的严重缺陷，并经常导致胚胎致死。敲除内皮细胞、神经元或 OPCs 中 TGFβ–ALK5 信号通路的关键因素会导致 BBB 功能严重受损和 ECs 过度增殖。

（四）神经活动是否调节 BBB？

神经活动对 BBB 调节的一个可能机制是神经递质对 NVU 细胞直接的作用。胶质细胞具有丰富的神经递质受体。在发育中的视网膜中，Müller 胶质细胞通过自发神经活动释放的神经递质溢出而被激活，这是完善视觉神经回路所必需的。Müller 胶质细胞对 Norrin 的分泌也至关重要，进而激活视网膜 ECs 中的 WNT 通路，促进屏障形成。抑制视网膜胆碱能神经元介导的自发神经活动可同时损害视网膜深层血管丛中的血管新生和屏障形成，进一步证明了神经活动对屏障功能的影响。

在成年动物中，神经活动急性增加也与 BBB 功能变化有关。在黑暗中饲养后，暴露于光的小鼠在视皮层血管中显示出 BBB 相关基因转录的变化，包括血管生成素 2（ANG2）的增加，这可以拮抗 ANG1-TIE2 信号并导致 BBB 破坏。此外，通过经颅磁刺激直接激活神经活动导致小鼠和人类受试者的 BBB 通透性显著增加。

异常高的神经活动也与 BBB 开放有关。在以病理高谷氨酸能活性为特征的癫痫中，观察到 BBB 开放，与直接应用 1 mM 谷氨酸引起的 BBB 开放一致。BBB 也可能对特定的分子开放，以响应神经活动。胰岛素样生长因子 1（IGF1），这是一种肽类生长激素，对大脑发育和神经发生至关重要。IGF1 主要由肝脏分泌入血，通常与载体蛋白如 IGF 结合蛋白 3（IGFBP3）结合。IGF1 通过在大脑内皮细胞和组织细胞中都很丰富的 IGF1 受体（IGF1R）起作用。

（五）BBB 通透性是否调节神经元功能？

血液中含有许多分子，包括许多细胞因子，可以作为神经和胶质受体的配体。它们受到 BBB 的调节，这使得 BBB 完整性的破坏经常与神经功能障碍和行为表型相关。例如，向脑实质内灌注白蛋白会导致神经高兴奋性。同时，屏障功能还控制了组织细胞的营养和废物交换，因此通透性的降低也可能对神经活动产生相当大的影响。

在小鼠中的研究表明，内皮细胞特异性敲除氨基酸中性转运体 Slc7a5（编码中性氨基酸转运体）会导致大脑中代谢物谱的改变。这些动物表现出自闭症谱系障碍（ASD）样行为（包括减少社交互动），通过侧脑室注射亮氨酸和异亮氨酸绕过 BBB 从而得到缓解。类似地，葡萄糖单向转运蛋白 GLUT1 的减少可能对神经功能产生病理影响，与阿尔茨海默病有关。

除了营养交换，BBB 功能的改变可能影响神经功能的信号分子的通透性。个体之间 BBB 通透性的差异可能影响他们对神经和精神疾病的易感性。例如，野生型实验小鼠对社会应激的恢复能力与包括 claudin5 在内的多种 BBB 相关蛋白的水平呈正相关。在应激易感小鼠中，社会应激导致 BBB 在伏隔核和海马中的通透性增加。值得注意的是，短发夹 RNA（shRNA）使压力小鼠中 claudin 5 减少，加重了抑郁样行为，BBB 功能障碍是神经元表型的直接原因。

母体炎症发生在胎儿功能性 BBB 形成之前相对可能对后代的神经系统和精神障碍的易感性有所影响。血液携带许多神经活性分子，包括生长因子和细胞因子，这些分子通常不透过 BBB。同时，BBB 专门促进营养物质进入组织细胞，废物产品从组织细胞中排出。因此，BBB 通透性的变化可能对神经功能产生相当大的影响。这种影响关键取决于 BBB 通透性的时空动态。

二、神经血管耦合

神经活动能够增加局部脑血流量的能力，即神经血管耦合（NVC），已经被认可了一个多世纪。在体研究已经表明，NVC 反应快速，神经活动后不到一秒钟内就会发生血流变化，并且血管反应可以在离神经活动中心数百微米到毫米的范围内发生。最近的研究进展使我们深入了解了 NVC 的复杂性以及神经元、星形胶质细胞、壁细胞和内皮细胞之间的协调相互作用。

（一）神经血管耦合是如何实现的？

在大脑血管网络中，皮层动脉进入脑组织，变窄并分支成穿入动脉，最终分支成密集的毛细血管网络。有趣的是，动脉和小动脉仅占整个大脑血管系统的一小部分，它们本身可以远离活跃的神经元。然而，它们是唯一被收缩性的平滑肌细胞（SMC）包裹的血管段，这些平滑肌细胞通常具有调节脑血流的能力。还有证据表明，周细胞也可以收缩，并通过调节毛细血管直径来控制血流。值得注意的是，与老年野生型对照相比，老年、中度周细胞缺陷的小鼠在神经活动没有减少的情况下，受刺激的毛细血管运动减少。这些老鼠还表现出 BBB 渗漏和脑部低氧。中度周细胞缺乏小鼠在表现出其他更明显的病理之前，也表现出类似的血流不足。

（二）分子和细胞机制

NVC 始于增加的神经元激活，最终诱导血管扩张和增加血流量。尽管已经研究了诱导 NVC 的信号，但许多问题仍未解决。任何激活的神经元都可以诱导血管扩张，还是有特定的神经元亚型介导 NVC？NVC 是否受一般或特定神经信号的调控？神经元是直接向平滑肌细胞（SMC）发送信号，还是向其他细胞类型发送信号，然后由这些细胞类型向SMC 发送信号？在这里，我们讨论有助于解决这些问题的证据。

1. 哪些神经元诱导神经血管耦合？

鉴于皮层中兴奋性神经元的激活会引起净神经活动的增加，许多研究已经研究了兴奋性神经元对 NVC 的影响。光遗传学和化学遗传学已经实现了对兴奋性神经元的特异性激活，证实其激活可导致局部血流增加。例如，在麻醉小鼠中，激活在兴奋性神经元中特异性表达的通道会增加局部血流量。

抑制性神经元倾向于与血管紧密相关。使用光遗传学特异性激活大脑皮层中的抑制性神经元也增加了麻醉和清醒小鼠的血流量，但导致神经活动的净减少。同样，化学遗传技术刺激表达小清蛋白的齿状回神经元导致充血。

激活兴奋性和抑制性神经元都可以诱导神经血管耦合，并且神经血管耦合可以在总体神经活动的净减少下发生。然而，兴奋性和抑制性神经元的全部或特定亚型能否诱发NVC 仍未可知。

2. 是什么信号诱导神经血管耦合？

通过了解介导 NVC 的特定细胞参与者，我们可以精确定位能直接或间接与小动脉沟通的神经元释放的分子来诱导 NVC。这将解决 NVC 是由所有神经元释放的共同信号诱导的，还是由特定神经元亚型所特有的特定神经递质、神经肽和神经调质诱导的。支持前者假设的研究报告称，所有激活神经元释放的信号，如 K^+，在体外和体内都可以诱导血管扩张。由于所有神经元在动作电位期间释放 K^+，这些发现表明，任何神经元发放动作电位都可以引起血管扩张。虽然增加的细胞外 K^+ 可能增加特定神经元的兴奋性，然后释放其他血管活性因子，但细胞外 K^+ 的增加足以直接扩张离体脑小动脉。

相比之下，许多研究已经报道了特定的神经信号诱导神经血管耦合。兴奋性神经元表达环氧合酶2（COX2）生成前列腺素 E2，前列腺素 E2 与 SMCs 上的 EP2 受体和 EP4 受体结合，使 SMCs 松弛。单细胞 RNA 测序研究表明，COX2 在兴奋性神经元中表达，并且 COX2 敲除小鼠在感觉诱发的神经活动中表现出 NVC 受损。

此外，特定的神经递质、神经肽和神经调质，包括血管活性肠肽（VIP）、神经肽 Y（NPY）、生长抑素（SST）和一氧化氮合酶1（NOS1），它们分别定义了抑制性中间神经元的不同亚型，在体外调节 NVC。

3. 神经元直接向 SMC 发送信号，还是通过其他细胞类型间接发送？

兴奋性和抑制性神经元直接向 SMCs 释放血管舒张信号，还是这些神经元先向其他细胞类型释放信号，然后再向 SMCs 释放血管活性物质？兴奋性锥体神经元表达 COX2 来代谢花生四烯酸为 PGE2，然后释放到 SMC 上，靶向 EP2 和 EP4 受体促进松弛。然而，通过单细胞 RNA 测序，EP2 和 EP4 受体在 SMC 中均无法检测到，但在 GABA 能中间神经元中表达。因此，兴奋性神经元可能释放 PGE2，与中间神经元上的 EP2 受体或 EP4 受体结合，然后释放血管活性物质到 SMC 上。

许多研究表明，神经元先向星形胶质细胞发送信号，然后星形胶质细胞向 SMC 发送信号以介导 NVC。兴奋性锥体神经元释放谷氨酸，与星形胶质细胞上的代谢型谷氨酸受体 1 和 5（mGluR1 和 mGluR5）结合。这导致内质网上的三磷酸肌醇受体（IP3R）开放，使星形胶质细胞内钙升高，激活 COX1 将花生四烯酸代谢为 PGE2186，并开放 BK 通道，释放 K^+ 使 SMCs187 超极化，引发 NVC。

4. 神经血管耦合是如何感知的？

以往认为，神经元和星形胶质细胞向穿通小动脉的平滑肌细胞释放血管舒张因子，使其舒张。然而，神经活动的改变发生在毛细血管床内的脑组织深处，而 SMCs 仅包绕上游的小动脉，最远可达 200 微米。在如此短的时间内，局部产生的因子，如 NO，不太可能在几百毫秒内扩散到这一长距离，并引起血管舒张反应。这种扩散机制没有考虑血管扩张的空间特异性。因此，之前的模型没有考虑由血管网络结构决定的 NVC 的时空现实。

有证据表明内皮细胞在 NVC 中起着关键作用，大脑皮层的深层毛细血管感知神经活动。cECs 是感知神经活动的理想选择，因为它们位于大脑深处，靠近所有神经元。研究发现，脑 cECs 表达钾通道 Kir2.1，因此可以感知神经活动期间产生的细胞外钾的增加；小鼠 ECs 中缺乏 Kir2.1 时，NVC 减弱。报告还称，大脑内皮细胞表达神经递质受体，包括谷氨酸受体和 GABA 受体。

5. 神经血管耦合是如何传播的？

除了作为神经活动的感受器外，ECs 还被认为通过电耦合将这些信息"逆行"传播到血管上，以扩张上游的小动脉。由于跨内皮细胞的电信号传播速度快，并且可以穿越长距离，因此该模型符合 NVC 固有的时空限制。许多人猜测，像外周内皮细胞一样，大脑内皮细胞也通过缝隙连接电耦合，从而实现从毛细血管到动脉的电超极化在血管树上的传播。然而，关于大脑内皮细胞间隙连接的证据一直很稀缺。大多数血管间隙连接研究都是在外周血管中进行的，很少有研究间隙连接在脑血管中的作用的，特别是在 NVC 的体内背景下。

此外，研究缝隙连接在脑血管运动中的作用的大多使用假定的缝隙连接阻断剂，它们已被多次证明具有非缝隙连接相关的作用。这些效应包括阻断离子通道，如 GABAARs 和更有针对性的内皮小和中电导钙激活 K^+ 通道（IK 和 SK 通道），这些离子通道与 NVC 有关。因此，缝隙连接在 NVC 中的作用以及形成缝隙连接的连接蛋白的身份仍然未知。

6. 内皮细胞如何与 SMCs 通信以介导 NVU？

研究表明，动脉内皮细胞通过细胞类型特异性机制主动介导 NVC。与毛细血管内皮细胞不同，动脉内皮细胞缺乏 MFSD2A，aECs 有丰富的细胞膜囊泡，将信号传递给 SMCs 以介导动脉扩张。动脉内皮细胞特异性的囊泡缺失会损害 NVC 期间的血管扩张。此外，囊泡介导的通路独立于 eNOS 介导的通路，因为囊泡和 eNOS 的基因敲除完全消除了 NVC，而单独的 Cav1 或 Nos3 基因敲除导致了 NVC 部分损伤，表明动脉内皮中囊泡介导通路对 NVC 的重要性。未来的工作应研究囊泡将信号传导到 SMCs 以促进扩张的机制。

第二节　阿尔茨海默病和血脑屏障

除了与阿尔茨海默病（AD）相关的 Aβ 和 tau 病理外，脑血管功能障碍和血管病理也会导致 AD 的认知功能下降和神经元丢失。许多证据表明，AD 中的脑血管功能障碍不能简单地归因于共病血管性痴呆。例如，在一项关于脑血管与神经退行性疾病相关性的研究中，美国国家阿尔茨海默病协调中心数据库识别了 5 715 例基于尸检诊断为单一神经退行性疾病（AD、额颞叶变性、α 突触核蛋白病、海马硬化、朊病毒病、脑血管病等）的患者。在 4 629 例诊断为 AD 且无混合性痴呆证据的患者中，80% 的患者有血管病变，包括脑血管疾病、缺损和多发性微梗死，以及脑小血管病、出血、动脉粥样硬化、小动脉硬化和脑淀粉样血管病（CAA）。

脑血管病是 AD 痴呆的主要危险因素，与大多数认知领域的病症有关。CAA 是导致 BBB 破坏的重要原因，也是 AD 的三大病理特征之一，可诱发各种血管病理改变，导致认知功能下降。此外，在临床前 AD 中，血管标志物的变化发生在认知障碍发生之前，并且在可检测到的 AD 标准生物标志物包括淀粉样蛋白沉积，Aβ 的脑脊液水平降低，tau 和磷酸化 tau 的脑脊液水平增加之前发生变化。脑小血管病在 AD 患者中非常突出，约占全球痴呆患者的 50%。

根据 AD 的"二次损伤血管假说"，血管的损伤是最早影响因素，造成 BBB 功能障碍和脑灌注减少，进而导致神经元损伤和 Aβ 在大脑中的积累。脑血管破裂受生活方式的影响，可能与 Aβ 独立或协同作用促进 AD 病理。遗传风险因素如载脂蛋白 E 的 ε4 等位基因（ApoE ε4）、血管风险因素（如高血压、糖尿病和血脂异常等）和环境风险因素（如污染）加速了 AD 的病理进程。

一、BBB 破坏的神经影像学证据

（一）增加 BBB 对钆的通透性

利用动态对比增强（dynamic contrast-enhanced，DCE）MRI 观察到轻度认知障碍（mild cognitive impairment，MCI）患者的记忆和学习中枢海马血脑屏障破坏。在这项技术中，钆对比剂进入大脑，可以使用 Patlak 分析方法来量化局部 CNS BBB 渗透性常数 Ktrans。一项比较 MCI 患者与年龄匹配的对照组海马 BBB 破坏的研究发现，BBB 破坏的程度不受血管危险因素的影响，但与脑脊液中可溶性血小板衍生生长因子受体 - β（PDGFRβ）水平升高相关，PDGFRβ 是周细胞损伤的标志物。海马中 BBB 的破坏发生在海马萎缩之前，通常在 AD 早期出现，这增加了 BBB 破坏可能先于神经退行性变的可能性。这一概念得到了 BBB 破坏实验模型的数据支持，BBB 破坏会导致神经退行性变化。早期 AD 患者的随访研究证实了多个灰质和白质区域的 BBB 破坏。与这些发现一致的是，在人类早期的对比增强 MRI 研究中，与健康对照组相比，MCI 患者海马中的 BBB 通透性增加了，这表明造影剂可能通过血—脑—脑脊液途径在 AD 患者的大脑中积累。

（二）微出血

血管损伤可导致明显的 BBB 破坏，表现为脑微出血（microhemorrhages），常见于遗传风险增加的 AD、MCI 以及 ApoE ε4 个体。CAA 是导致 AD 血管变性和脑叶微出血的主要原因之一，可导致 BBB 破坏、梗死、脑白质改变和认知障碍。微出血部位与其病因有关：CAA 引起脑叶微出血，高血压血管病变引起基底节、丘脑、小脑和脑干微出血。AD 中的微出血以脑叶（类似于 CAA 相关性微出血）为主，主要见于枕叶。

皮质浅层铁沉积已被建议作为 CAA 的替代影像学生物标志物。AD 患者皮层浅表铁沉积、脑叶微出血和淀粉样斑块负荷的程度高于认知正常对照。

（三）葡萄糖转运受损

葡萄糖是大脑的关键能量底物。使用放射性标记的葡萄糖类似物，F - 氟 - 2 - 脱氧葡萄糖（FDG），作为 PET 示踪剂，测量大脑对葡萄糖的摄取。FDG 通过溶质载体家族 2，易化葡萄糖转运蛋白成员 1 ［也称为葡萄糖转运蛋白 - 1（GLUT1）］进入大脑，仅在 BBB 的内皮中表达，而在神经元中不表达。除 GLUT1 外，脑对 FDG 的摄取取决于脑血流量，在 MCI 和早期 AD 中，脑萎缩之前，脑血流量减少。

虽然葡萄糖和 FDG 都是通过 GLUT1 快速转运入脑，被脑细胞摄取，然后被细胞内的己糖激酶磷酸化，但它们在脑内的代谢命运却完全不同。葡萄糖 - 6 - 磷酸在糖酵解途径中代谢迅速，而 FDG - 6 - 磷酸不是葡萄糖 - 6 - 磷酸异构酶的底物，因此不能转化为果糖 - 6 - 磷酸，从而阻碍了其进一步代谢。由于脑细胞具有非常低的葡萄糖 - 6 - 磷酸酶活性，以及 FDG - 6 - 磷酸盐在细胞膜上的运输很差，FDG - 6 - 磷酸盐仍然被困在脑细胞中，只能缓慢地从大脑中消除。由于脑内 FDG 跨 BBB 摄取。

FDG-PET 研究也表明，在任何可检测到的神经退行性改变、脑萎缩和（或）转化为 AD113 之前，MCI 患者在几个脑区（包括楔前叶、后扣带回、右侧角回和双侧颞叶皮层）的葡萄糖摄取减少。AD 患者的后扣带回和顶颞叶的 FDG 摄取减少在校正和未校正部分体积效应的情况下被观察到，证实这些减少不是由于脑萎缩。纵向 FDG-PET 研究结果还表明，正常老化过程中海马葡萄糖摄取的减少可以提前预测临床 AD 诊断的认知下降年。类似地，与早发型常染色体显性 AD 相关的早老蛋白–1（PSEN1）突变的无症状携带者在没有脑萎缩的情况下表现出 AD 样的 FDG 摄取减少。在早期 AD、遗传风险 AD、有 AD 和（或）MCI 阳性家族史，以及无认知障碍继续发展为 AD 的个体中，海马、顶颞叶皮层和（或）后扣带回皮层的葡萄糖摄取减少已被 FDG-PET 反复显示。FDG 脑摄取模式也可以区分认知正常的个体与 MCI 和 AD 的个体。神经退行性变前的 FDG-PET 改变不仅见于人类，也见于 AD 转基因小鼠模型，反映了葡萄糖跨 BBB 转运的减少。

（四）P–糖蛋白功能受损

Aβ 不能从脑内清除是 AD 中 Aβ 脑蓄积的部分原因。跨血脑屏障清除 Aβ 的关键蛋白是外排转运体 P–糖蛋白（P-gp）。在 AD 中，P-gp 水平降低，导致 Aβ 脑清除受限。然而，导致 P-gp 水平降低的机制尚不清楚，也没有可用的策略来保护 P-gp。在离体脑毛细血管中证明人 $A\beta_{40}$（$hA\beta_{40}$）通过激活泛素—蛋白酶体途径触发 P-gp 降解。在此途径中，$hA\beta_{40}$ 引起 P-gp 泛素化，导致 P-gp 的内化和蛋白酶体降解，进而导致 P-gp 蛋白表达和转运活性水平降低。用微管抑制剂抑制 P-gp 的内化可以用来保护 P-gp 不被降解，这有助于降低 AD 中的 Aβ 水平。

（五）细胞浸润

T 细胞是适应性免疫系统的关键免疫细胞，在 AD 中往往功能失调，并参与 AD 的病理过程。研究表明神经炎症是 AD 发病的重要调节因素，异常的 T 细胞通过与浸润在大脑中的胶质细胞直接串扰分泌促炎介质间接促进神经炎症。先天性免疫反应是一些神经退行性疾病发生和发展的共同通路。有研究者系统地比较了淀粉样蛋白沉积或 tau 聚集和神经变性的小鼠大脑中的免疫微环境，发现有 tau 病变但没有淀粉样蛋白沉积的小鼠产生了独特的先天适应性免疫反应。小胶质细胞或 T 细胞的缺失阻断了 tau 介导的神经退行性改变。在 tau 蛋白病小鼠和 AD 小鼠脑中，tau 病理区域的 T 细胞数量显著增加，尤其是细胞毒性 T 细胞。T 细胞数量与神经元丢失的程度相关，细胞动态地将其细胞特征从活化状态转变为耗竭状态，并伴随着独特的 TCR 克隆性扩增。抑制 IFN-γ 和 PDCD1 信号均可显著改善脑萎缩。

二、BBB 坏死证据

在本节中，我们从 AD 和其他神经退行性疾病患者的死后组织分析中检测 BBB 破坏的证据。在这些研究中，BBB 破坏表现为脑毛细血管渗漏、BBB 相关细胞（包括周细胞和内皮细胞）的变性、循环白细胞和红细胞的脑浸润、异常血管生成和分子改变。

（一）毛细管泄漏

多项针对 AD 患者死后脑组织的研究发现（使用各种分析方法：免疫组织化学、免疫印迹和普鲁士蓝染色），前额叶和内嗅皮层及海马中血源性蛋白的毛细血管渗漏，包括纤维蛋白原、凝血酶、白蛋白、IgG 和含铁蛋白如含铁血黄素的积聚。

（二）周细胞变性

弥漫性脑白质病在老年人中普遍存在，与小血管病和痴呆有关，但其生物学机制尚不清楚。通过使用周细胞缺陷小鼠、磁共振成像、基于病毒的束路追踪、行为和组织分析，发现周细胞变性破坏了白质微循环，导致有毒的血源性纤维蛋白（原）沉积和血流量减少，从而触发髓鞘、轴突和少突胶质细胞的丢失。这破坏了大脑回路，导致在神经元丢失发生之前的白质功能缺陷。纤维蛋白原和纤维蛋白原纤维在少突胶质细胞和周细胞培养中启动了自噬依赖的细胞死亡，而在周细胞缺乏但没有控制的小鼠中，对系统性纤维蛋白原水平的药理学和遗传操作影响了纤维蛋白（原）沉积、周细胞变性、血管病理和白质变化的程度。因此，周细胞对于维持白质的结构和功能至关重要，这对与小血管病相关的人类白质疾病的发病机制和治疗具有重要意义。

在 AD 患者死后脑组织中的灰质脑区中，观察到与对照组相比，AD 患者皮层下白质中的周细胞覆盖减少了 50%，血源性血管外纤维蛋白（原）沉积（提示毛细血管渗漏和血管完整性丧失）增加了 3 倍。通过对周细胞标记物 PDGFRβ 的免疫染色，内皮特异性标记物 lectin 的荧光染色，以及纤维蛋白（原）的免疫染色，定量分析周细胞覆盖和纤维蛋白（原）血管外沉积。AD 患者脑白质中的微血管病理与少突胶质细胞谱系转录因子 2（Olig2）免疫染色显示 50% 少突胶质细胞丢失髓鞘和碱性蛋白（MBP）免疫染色显示髓鞘丢失。

（三）内皮变性

在脑毛细血管中，内皮细胞通过跨膜紧密连接蛋白相互紧密连接，形成血脑屏障。由于血脑屏障紧密地调节脑与血液之间的分子交换，维持大脑稳态，其损伤被认为是导致 AD 发病的关键因素。皮层紧密连接蛋白的丢失是 AD 中的常见事件，并且与突触退行性变相关。通过对脑区的主要紧密连接蛋白定量，发现它们在 AD 患者的皮层区域选择性减少。皮质紧密连接蛋白减少与神经原纤维缠结阶段相关。皮质区紧密连接蛋白的量与不溶性 AD 相关蛋白，特别是 Aβ 的量之间负相关。此外，这些区域的紧密连接蛋白的数量与突触标记物的数量呈正相关。因此，AD 中皮层紧密连接蛋白的丢失与不溶性 Aβ 的 β 和突触标记物的丢失有关。在 AD 进展过程中，紧密连接蛋白的丢失主要发生在新皮质中。

（四）异常的血管生成

在 AD 患者脑中已报道促血管生成因子水平升高。在 AD 患者脑中，丢失的毛细血管网的更新受到影响，这可能是由于持续的周细胞变性和内皮低表达的 MEOX。

（五）分子改变

离子葡萄糖转运蛋白 GLUT1 由 SLC2A1 编码，介导葡萄糖转运入脑。GLUT1 表达于 BBB，但不表达于神经元。脑葡萄糖摄取与脑微血管 GLUT1 水平相关。在癫痫、运动障碍和认知障碍患者中发现 GLUT1 缺失。在小鼠中，GLUT1 单倍体不足降低葡萄糖脑脊液（CSF）水平，导致小脑畸形。在斑马鱼中，GLUT1 对于 BBB 的形成是必需的。在 AD 患者中也发现脑微血管中 GLUT1 水平降低。

LRP1 是神经元中 tau 蛋白内吞的主要调节因子，对 tau 蛋白在大脑中的扩散具有重要作用。靶向神经元 LRP1 可显著减少 tau 在体内的扩散，为 tau 相关的神经退行性疾病提供了新的治疗方法。LRP1 在 AD 中的重要性因其在 Aβ 降解/产生和 ApoE 内化中的调控作用而受到人们的重视。ApoE ε4 已被证明可加重依赖于 LRP1 表达的 Aβ 病理，最近 ApoE ε4 也被证明可加重 tau 病理。AD 脑微血管显示 LRP1 表达减少。

RAGE 属于免疫球蛋白（Ig）超家族，广泛表达于多种细胞类型，从血管细胞（内皮细胞和平滑肌细胞）到免疫/炎症反应细胞（中性粒细胞、单核/巨噬细胞、淋巴细胞和树突状细胞）。RAGE 由于其分子结构和性质，有助于循环血浆中的 Aβ 通过 BBB 进入大脑。与其诱骗受体可溶性 RAGE（sRAGE）一起，它们可能通过操纵 Aβ 向大脑的转运或通过调节炎症机制来引起 AD 的发病。临床研究中发现，死后 AD 患者海马和额下回皮层中 RAGE 水平的上调与脑病理的严重程度相关。微血管 RAGE 水平随着 AD 的发病而升高，并且随着 AD 的严重程度而持续上调。

三、BBB 破坏的脑脊液证据

脑脊液白蛋白水平会受到蛋白水解裂解以及脑巨噬细胞、小胶质细胞、星形胶质细胞、神经元和少突胶质细胞摄取白蛋白的影响。通过质谱分析，可以在人脑脊液中检测到多个星形胶质细胞和小胶质细胞代谢模块蛋白成员。这些蛋白中有多个在 AD 患者中表达升高，包括 M4 枢纽蛋白 CD44、PRDX1 和 DDAH2。

四、BBB 破坏和神经退化

血管功能障碍导致神经元功能障碍和神经退行性变，并可能促进蛋白质脑和脑血管"储存"不利因素。这类疾病包括脑 β-淀粉样变性和脑淀粉样血管病（CAA），分别由 Aβ 肽在大脑和血管壁的积聚引起，是 AD 的特征。证据表明，在认知下降、Aβ 沉积和脑萎缩之前，散发性 AD 和这种疾病的实验模型中可能出现 BBB 功能障碍，脑血流量减少和调节障碍。毫无疑问，BBB 损伤介导、放大了几种神经系统疾病中神经元功能障碍和丢失的阈值。

五、BBB 破坏如何影响药物递送

任何可能有效的治疗 AD 的药物都需要通过血脑屏障，但约 98% 的潜在神经药物被血脑屏障所阻碍。在受到神经退行性病变影响的脑区，会发生以血管功能和结构变化为特征的病理性血脑屏障破坏。这些变化通常在神经退行性病变之前出现，并在疾病的过程中持续存在。这些血管变化包括内皮变性，紧密连接和黏附连接在血脑屏障中的表达减少，内皮大流穿胞增多，血脑屏障转运蛋白表达破坏，周细胞变性，血管周围有毒产物的积累，炎症和免疫反应等，这些都阻碍了治疗药物向大脑的递送。由于疾病驱动的血脑屏障破坏，实质细胞外间隙的溶质运输受损，脑脊液（ISF）区域流量减少，治疗剂（包括抗体、蛋白质、多肽和小分子等）很可能被困在扩大的血管周围间隙内的病理改变的脑组织中，以及其他血液来源的碎片，阻止它们到达目标神经元。

第三节　阿尔茨海默病和神经血管耦合

在阿尔茨海默病（AD）等许多神经系统疾病的早期阶段，由于脑血流量、O_2 递送和神经元活动之间的不匹配而导致脑的功能连接中断和神经血管解耦联。根据 AD 的二次打击血管假说，Aβ 非依赖性和 Aβ 依赖性机制在独立或协同导致神经元和突触功能障碍、神经变性和认知障碍的血管上相互作用。除了脑血流量减少和失调、BBB 破坏和功能障碍对神经元功能和脑内 Aβ 积累的直接负面影响外，Aβ 介导的血管功能障碍也可能是 AD 发病机制中的早期事件。

一、动物模型的 Aβ 非依赖性血管改变

未检测到 Aβ 病理的周细胞缺陷转基因模型在最初正常的神经元活动、内皮依赖性和非依赖性血管舒张、星形胶质细胞数量和血管覆盖的情况下，在灰质中出现早期脑血流量（CBF）减少和 CBF 异常反应。周细胞变性也会导致激活的大脑早期 O_2 供应减少。这些血管变化独立于 Aβ 而发展，并先于数月后发展的神经元功能障碍和神经退行性变。这些发现表明周细胞可能是与渗出丢失和神经血管功能障碍相关的神经系统疾病的一个重要靶点。在 AD 患者中，BBB 相关的周细胞在脑毛细血管上积累大量的 Aβ。周细胞在清除包括单体和小分子量寡聚体混合物在内的不同 Aβ 中发挥主要作用。BBB 相关周细胞通过 LRP1 依赖的 ApoE 亚型特异性机制清除 Aβ 聚集体，与 ApoE ε3 相比，ApoE ε4 阻碍 Aβ 清除。

高血压可以损伤大脑中的小血管，影响负责记忆和思维的部位。在分子和细胞生物学领域的进展揭示了经典的 Wnt/β-Catenin 通路在高血压和 AD 中的下调。在 AD 中，谷氨酸转运功能降低，这种降低与突触丢失和神经元死亡有关，β-catenin 信号是谷氨酸转运体表达的主要调节因子，可用于清除 AD 中多余的谷氨酸。

二、动物模型的 Aβ 依赖性血管改变

AD 的特点是脑细胞（包括神经元、星形胶质细胞和小胶质细胞等）中出现与氧化应激（OS）相关的记忆丧失。氧化应激可能源于 β-淀粉样蛋白（amyloid beta，Aβ）聚集及其与金属的相互作用、线粒体损伤以及抗氧化剂和氧化剂酶（如烟酰胺腺嘌呤二核苷酸磷酸，NADPH）之间的变化。NADPH 氧化酶在 AD 中过度表达，产生大量活性氧（ROS），如超氧阴离子和过氧化氢，进而损害脑细胞和血管。此外，有研究指出，NADPH 氧化酶导致的 pH 失衡也可能影响 Aβ 的产生。

APP/PS1 小鼠中 BBB 通透性降低，周细胞数量减少。在体内模型中，$Aβ_{1-40}$ 增加 BBB 通透性并下调 CD36 的表达，逆转 Aβ 诱导的 BBB 通透性改变。CD36 高表达的周细胞摄取 $Aβ_{1-40}$。该分子抑制周细胞增殖，引起线粒体损伤，线粒体自噬增加。$Aβ_{1-40}$ 通过 CD36/PINK1/Parkin 通路诱导周细胞线粒体自噬依赖性铁死亡。PDGFRβ（周细胞的标记物）、CD36 和 Aβ 在体内外共定位，$Aβ_{1-40}$ 通过上调周细胞中 CD36 的表达导致 BBB 破坏。$Aβ_{1-40}$ 破坏 BBB 的机制涉及通过 CD36/PINK1/Parkin 通路诱导周细胞线粒体自噬依赖性铁死亡。

三、AD 的脑血流量减少

大脑的代谢需求由其接受的脑血流量勉强满足，很少有局部能量储备，这使得脑功能对脑血流量的减少特别敏感。在 AD 和其他神经退行性疾病的发展过程中，以局部低灌注为主要特征的正常血液供应中断是一种早期出现且持续的症状。许多研究表明，脑血流量减少、认知功能受损和包括 AD 在内的痴呆的概率增加之间存在相关性。与痴呆风险增加相关的血流量减少超过了与正常、健康的衰老相关的血流量减少水平。

四、AD 中的神经血管解耦联

AD 进展的二次打击血管假说提出神经血管功能障碍导致 Aβ 病理，Aβ 肽反过来对脑血管（形成一个正反馈回路）产生有害影响。尽管萎缩脑的代谢需求降低可能导致神经血管功能需求降低，但证据表明神经血管功能降低先于显著的神经退行性变，这表明其他因素导致了 AD 的脑低灌注。除了全脑低灌注，在 AD 患者和 AD 小鼠模型中也有神经血管解耦联（将神经元活动与局部神经血管功能增加联系起来的生理机制受损）的证据。这种神经血管解耦联可能导致认知障碍，并通过增强 Aβ 的作用为"二次打击血管假说"的"二次打击"铺平了道路。

参考文献

[1] KAPLAN L, CHOW B W, GU C. Neuronal regulation of the blood-brain barrier and neurovascular coupling. Nature Reviews: Neuroscience, 2020, 21 (8): 416-432.

［2］ SWEENEY M D, SAGARE A P, ZLOKOVIC B V. Blood-brain barrier breakdown in Alzheimer's disease and other neurodegenerative disorders. Nature Reviews: Neurology, 2018, 14 (3): 133－150.

［3］ DING Y, ZHONG Y, BALDESHWILER A, et al. Protecting P-glycoprotein at the blood-brain barrier from degradation in an Alzheimer's disease mouse model. Fluids and Barriers of the CNS, 2021, 18: 10.

［4］ DAI L, SHEN Y. Insights into T-cell dysfunction in Alzheimer's disease. Aging Cell, 2021, 20 (12): e13511.

［5］ CHEN X, FIRULYOVA M, MANIS M, et al. Microglia-mediated T cell infiltration drives neurodegeneration in tauopathy. Nature, 2023, 615 (7953): 668－677.

［6］ MONTAGNE A, NIKOLAKOPOULOU A M, ZHAO Z, et al. Pericyte degeneration causes white matter dysfunction in the mouse central nervous system. Nature Medicine, 2018, 24 (3): 326－337.

［7］ YAMAZAKI Y, SHINOHARA M, SHINOHARA M, et al. Selective loss of cortical endothelial tight junction proteins during Alzheimer's disease progression. Brain: A Journal of Neurology, 2019, 142 (4): 1077－1092.

［8］ WINKLER E A, NISHIDA Y, SAGARE A P, et al. GLUT1 reductions exacerbate Alzheimer's disease vasculo-neuronal dysfunction and degeneration. Nature Neuroscience, 2015, 18 (4): 521－530.

［9］ RAUCH J N, LUNA G, GUZMAN E, et al. LRP1 is a master regulator of tau uptake and spread. Nature, 2020, 580 (7803): 381－385.

［10］ PAUDEL Y N, ANGELOPOULOU E, PIPERI C, et al. Impact of HMGB1, RAGE, and TLR4 in Alzheimer's disease (AD): from risk factors to therapeutic targeting. Cells, 2020, 9 (2): 383.

［11］ JOHNSON E C B, DAMMER E B, DUONG D M, et al. Large-scale proteomic analysis of Alzheimer's disease brain and cerebrospinal fluid reveals early changes in energy metabolism associated with microglia and astrocyte activation. Nature Medicine, 2020, 26 (5): 769－780.

［12］ ZLOKOVIC B V. Neurovascular pathways to neurodegeneration in Alzheimer's disease and other disorders. Nature Reviews: Neuroscience, 2011, 12 (12): 723－738.

［13］ VALLÉE A, VALLÉE J-N, LECARPENTIER Y. WNT/β-catenin pathway: a possible link between hypertension and Alzheimer's disease. Current Hypertension Reports, 2022, 24 (10): 465－475.

［14］ FRAGOSO-MORALES L G, CORREA-BASURTO J, ROSALES-HERNÁNDEZ M C. Implication of nicotinamide adenine dinucleotide phosphate (NADPH) oxidase and its inhibitors in Alzheimer's disease murine models. Antioxidants (Basel, Switzerland), 2021, 10 (2): 218.

［15］ LI J, LI M, GE Y, et al. β-amyloid protein induces mitophagy-dependent ferroptosis through the CD36/PINK/PARKIN pathway leading to blood-brain barrier destruction in Alzheimer's disease. Cell & Bioscience, 2022, 12 (1): 69.

［16］ BRACKO O, CRUZ HERNÁNDEZ J C, PARK L, et al. Causes and consequences of baseline cerebral blood flow reductions in Alzheimer's disease. Journal of Cerebral Blood Flow and Metabolism: Official Journal of the International Society of Cerebral Blood Flow and Metabolism, 2021, 41 (7): 1501－1516.

［17］ ZHU W M, NEUHAUS A, BEARD D J, et al. Neurovascular coupling mechanisms in health and neurovascular uncoupling in Alzheimer's disease. Brain: A Journal of Neurology, 2022, 145 (7): 2276－2292.

（魏桢之、赵威）

第十三章　阿尔茨海默病与脑—肠轴、肝—肠—脑轴

痴呆症是一种综合性的脑部疾病，足以影响一个人的日常功能。最常见的痴呆类型是阿尔茨海默病（AD），并存在于大多数病例。AD 是老年期痴呆最常见的一种类型，是一种慢性中枢神经系统的复杂退行性病变，该病的特征为进行性认知能力和行为能力损害，临床主要表现为近期记忆力、认知减退，运动能力下降等，精神状态、思维、记忆和独立性会受损，严重影响着患者生活质量，美国食品药品监督管理局（FDA）说"这是一种毁灭性疾病"。从全球来看，据国际阿尔茨海默病协会（ADI）发布的《世界阿尔茨海默病 2018 年报告》显示，目前全世界至少有 5 000 万的痴呆患者，到 2050 年预计将达到 1.52 亿，其中 60% ~ 70% 为 AD 患者，这将成为一个严重的全球公共卫生问题，给社会和家庭带来巨大的经济负担。

什么？肠道内有我们的第二个"大脑"？

总是腹痛腹泻，但是各项检查没问题，医生说可能是因为工作压力大？

长期摄入高糖高脂肪食物，怎么人胖了，变"笨"了，情绪也差了？

阅读以下内容，或许能够获得以上问题的答案。

第一节　阿尔茨海默病与脑—肠轴的关系

中医学认为痴呆病位在脑，涉及五脏，主要是由髓海不足、痰瘀蒙阻脑窍、神机失用导致。朱丹溪认为："健忘精神短少者多，亦有因痰者。"张介宾曰："痴呆证，凡平素有痰，或以郁结，或以不遂，或以思虑，或以惊恐而渐至痴呆。"其指出本病病因复杂。陈士铎在《辨证录》中云："脑为元神之府，精髓之海，实记忆所凭也。"《本草备要》中也指出："人之记忆皆在脑中……老人健忘者，脑渐空也。"上述均阐述了古代医家认为髓海不足、肾精亏虚是阿尔茨海默病（AD）的根本病因。《血证论》曰："凡心有瘀血，亦令健忘……凡失血家猝得健忘者，每有瘀血。"上述表明了痰浊血瘀痹阻脑络是 AD 发病的基本病机。因此中医药对本病的治疗也多以生津养髓、活血化瘀等为原则。

中医学虽然没有明确提出脑—肠轴具体的名称，但在整体观念思想的指导下已存在对脑—肠轴的描述及临床应用。首先脑与肠在生理上密切联系。《灵枢·经脉》言："人始生，先成精，精成而脑髓生。"《素问·六节藏象论》曰："五味入口，藏于肠胃……神乃自生。"《灵枢·五癃津液别》云："五谷之津液，和合而为膏者，内渗入于骨空，补益脑髓，而下流于阴股。"由此可见，脑髓虽由先天之精所化生，但后天肠腑吸收的水谷精微是补益气血、滋生脑髓的重要源泉。在中医理论中，"脑为元神之府"，《灵枢·平人绝谷》曰："神者，水谷之精气也。"阐述了"神"与"水谷"二者相互为用，同时

间接表明了胃肠与脑的紧密联系。《医学衷中参西录》记载"心脑息息相通，其神明自湛然长醒"。脑为神明寄居之所，主宰一身精神意识、感觉运动，而心藏神主神明，为"君主之官""五脏六腑之大主"，脑代心统神，同时"心与小肠相表里"，进一步体现出脑与肠相通的关系。其次，脑与肠在病理上相互影响。《伤寒论》曰："伤寒，若吐若下后，不解……不恶寒，独语，如见鬼状。""阳明证，其人喜忘者，必有蓄血……故令喜忘。"该论述诠释了胃肠的病变可通过脑—肠轴影响脑。临床上，治疗阳明病的方剂不仅用于胃肠病，也广泛用于治疗神经系统疾病。如大承气汤用于治疗肝性脑病、颅脑损伤等，白虎汤也用于治疗脑出血、脑卒中等。

由上述可见，中医理论及临证治疗中，脑肠两个脏腑相互为用，联系紧密，共同构成了一个休戚相关的整体，在生理、病理机制中均发挥重要作用。因此，脑肠同治是中医学的整体观念在临床治疗的灵活运用与体现。

中医（中药、针灸）从肠治脑的治法对治疗 AD 具有明显的效果，通过中药生津养血、健脾化痰、活血通窍法及针灸均可改善肠道菌群，达到通过脑—肠轴防治 AD、改善AD 症状的目的。

中药治疗 AD：（1）从肠治病，生津补血养髓。《脾胃论》曰："神无所养，津液不行，不能生血脉也。"津液是由脾胃、三焦所化生的营养物质，津可滋养脑窍，液则灌注于骨而补脑髓。若气血津液充足，则化血生髓之源充足，脑髓充，大脑功能强健；若气血津液不足，则脑髓空虚，神机失用，大脑功能减退，记忆力亦随之减退。因此，津液充足与否与大脑功能的盛衰有直接的联系，中医学"大肠主津，小肠主液"的理论为从肠治脑法在临床上应用于由津液不足引起的 AD 虚证治疗提供了理论基础，提示可采用生津补血养髓的治法。滋阴以生津、益气以养血，常用单味药包括石斛、玉竹、生地黄、熟地黄、山药、人参、肉苁蓉等，组方多选地黄饮子、四君子汤、七福饮等。山药可通过调控脑—肠轴，使大脑皮质及肠道菌群中的短链脂肪酸含量增多，进而降低氧化应激和炎症反应水平，促进脑源性营养因子的表达，保护大脑认知功能。肉苁蓉可促进益生菌生长，稳定肠道菌群，通过调节脑—肠轴控制大脑内神经递质和神经营养因子的表达，改善 AD 大鼠的认知功能和学习能力。七福饮可以抗氧化、抑制胆碱酶活性，从而改善AD 大鼠的学习记忆能力。

（2）从肠治脑，化痰理气醒神。中医学认为 AD 痰浊实证由脾运化水液功能失常所致。胃、大肠和小肠水液不能及时排出，水饮停滞，日久成痰，最终痰浊上蒙脑窍，神机失用。此外湿浊酿痰，阻遏气机，脾胃升降功能失调，使得浊气不降、清阳不升，大脑功能受损。因此在治疗 AD 痰浊实证时，常采用石菖蒲、白术、苍术、砂仁及藜芦等达到化痰健脾、升清降浊之效。有研究表明，温运合剂（麸炒苍术、砂仁等）可使小鼠肠道内丁酸、异丁酸、异戊酸、庚酸等短链脂肪酸的水平明显升高，使肠道内环境稳定，达到温运脾阳、健脾化湿的效果。石菖蒲可以改善 AD 小鼠肠道菌群失调的情况，使小鼠的学习、记忆功能被提升。成方涤痰汤、四磨汤、参苓白术散等表现出显著疗效，涤痰汤加减方可减少 AD 大鼠海马组织中炎症反应，提高认知记忆能力。参苓白术散可抑制致炎因子 IL-1α、IL-10 和肿瘤坏死因子 -α 水平，调节肠道菌群，进而使大脑功能得到改善。因此，中医常以化痰理气醒神来调整脾胃肠道功能，抑制炎性反应，治疗 AD

的痰浊实证。

（3）从肠治脑，活血化瘀通窍。脾胃为气机升降枢纽，若脾胃功能受损，脾升胃降功能失司，可进而影响大肠气机，大肠腑气不通，气滞则血瘀，瘀血痹阻脑窍导致神机失用。又脾胃虚弱，运化无权，气血生化乏源，气虚则血行迟缓阻滞脉络，瘀血日久则气血不能上荣脑窍，易出现记忆力下降、注意力不集中等症状，正如《伤寒论》曰"阳明证，其人喜忘者……本有久瘀血"。因此，在治疗 AD 瘀血阻络实证之时，应首先保证其胃肠功能正常，血运通畅，大肠腑气通则神自明。临床上以活血化瘀通窍为原则，常采用中药鸡血藤、当归等，复方常用通窍活血汤来治疗 AD 瘀血阻络实证。有学者通过对比后发现，中药复方通窍活血汤结合西药比单纯西药治疗 AD 效果更明显。

针灸治疗 AD。针灸治疗 AD 的临床疗效也十分显著。《针灸大全》曰："虚损天枢而可取。"天枢穴是足阳明胃经穴位，也是大肠经的募穴，通过针刺天枢穴可以改善肠道功能，维持神经网络结构、胃肠细胞形态结构的完整，起到调整肠道菌群的作用。足三里是足阳明胃经之合穴、胃之下合穴，可起到健脾益胃的功用。研究发现针刺足三里、丰隆穴治疗 AD 比单纯西药治疗 AD 的疗效更为显著。另有研究证实，针刺及加用电针"百会""大椎""肾俞"等脑肠共治穴位，可显著减轻 AD 模型大鼠的肠道及海马神经元损伤，并明显降低肠道有害菌丰度，促进有益菌增加，从而提高痴呆大鼠的认知水平。天枢、关元、足三里等穴位补虚泻实，有调节胃肠功能的功效，针灸天枢、足三里不仅可以上调肠内益生菌的丰度，也能有效改善肠道内菌群紊乱的情况，同时降低血清 β - 淀粉样蛋白（amyloid - β，Aβ）含量。以上穴位均可以直接或间接降低脑内或外周血 Aβ 含量，达到减缓 AD 发展进程的目的。

综上，目前多项实验和临床研究发现，肠道微生物（GM）与认功能联系密切，调节肠道菌群可经由脑—肠轴，影响中枢神经系统，通过改善肠道菌群，可治疗神经系统病变。同时，肠—脑轴理论进一步说明中医治疗整体观的正确，是中医理论运用于临床实践的良好体现。

一、肠道微生物

肠道微生物群被认为是一种不可见的器官，其在肠—脑轴之间的双向信号转导中起介导作用。肠道微生物是人体最大的微生物群体，包括益生菌、噬菌体和寄生虫等。肠道微生物细胞数量大约为人体细胞数量的 10 倍，肠道微生物基因组是人类基因组的 100 倍，肠道微生物被称为人类最大、最直接的外环境。肠道微生物生态系统是一种重要的内分泌"器官"，参与关键功能，如影响代谢和食物吸收，提供营养和保护功能，指导先天免疫，并作为宿主环境暴露的动态过滤器。已有研究显示，肠道微生物与主要脑疾病的发病密切相关，2012 年微生物—肠—脑轴假说被正式提出来，使人类基因研究从过去单纯强调脑调控肠道微生物，逐渐变成肠道微生物调节脑功能，为神经精神疾病的解析提供了新的切入点，也为神经精神疾病的治疗提供了新的靶点，突破了脑疾病"脑内分子"异常学说的限制，使"脑病肠治"成为可能。

人类肠神经系统（ENS）中有 2 亿 ~6 亿个神经元，70% 的人体免疫细胞和超过 100

万亿个微生物，相当于脊髓中的神经元数量，被称为"肠道中的小大脑"。当考虑到生物体与其管腔环境的界面所带来的挑战时，ENS 的尺寸和复杂性并不令人惊讶：它与我们最大的体表紧密相连（肠表面积，其比皮肤表面积大大约 100 倍），具有所有体表中最大的共生微生物群体（来自 4 万个物种的 100 万亿个微生物，其基因数量是人类基因组的 100 倍），与肠道相关的免疫系统（包含人体 2/3 的免疫细胞）和数千个肠内分泌细胞（包含 20 多种已确定的激素）。

在健康个体中，稳定的肠道微生物群组成在维持肠屏障完整性和炎症的平衡中起关键作用，肠屏障完整性是指由紧密结合的细胞组成的肠屏障确保营养物的选择性转移并限制病原生物体从肠腔进入宿主系统。肠道微生物组通过维持免疫信号传导机制或通过产生代谢物如短链脂肪酸（SCFA）来影响肠道屏障完整性。因此，这些因素中的任何一个的干扰都可能导致肠道通透性的增加。例如，在炎性疾病的情况下或由于摄入高脂肪饮食、酒精和抗生素导致的肠道微生物组的生态失调可导致肠道屏障完整性的丧失。

肠道微生物群的生态失调可能会损害肠黏膜完整性，增加肠通透性，然后扰乱肠内稳态，这可能有助于将潜在的病原体传播到靶器官，如脑。几项研究已经发现 AD 患者的肠道微生物群改变，这表明肠道微生物群可能参与 AD 发病机制。也有人已经观察到，益生菌、益生元，甚至粪便微生物群的移植可以通过调节肠道微生物群来改善患有 AD 的小鼠模型中的认知缺陷和神经变性。因此，肠道微生物群的生态平衡可能在预防 AD 和其他肠脑疾病的发生和发展中具有有益的作用。然而，肠道微生物群的组成和多样性的变化模式在 AD 患者中并不总是一致的，而是随着人口、地理位置、饮食和习惯而变化。西方和中国人群之间宿主遗传背景和饮食结构的差异可能导致他们之间微生物群组成的基线差异，这可能反过来影响特定细菌在 AD 发病机制中的作用。丽水是一个以茂密的山脉为特色的城市，植被覆盖率为 80.79%，在过去的 13 年中，丽水每年都在中国生态指数排名中位于第二，仅次于浙江。它也被称为中国长寿之乡，有近 200 名百岁老人。丽水市居民平均预期寿命为 80.06 岁，比全国平均水平高 2.76 岁。它的遗传、饮食模式和自然地理环境影响着人群的健康和疾病发病率，也可能影响人们肠道微生物群的整体结构和功能。有研究利用 16 S rRNA 高通量基因 MiSeq 平台，对丽水市一个大型 AD 队列和匹配的健康对照人群中与 AD 相关的粪便微生物群进行分析，并与临床指标进行关联，为 AD 的早期、无创诊断和个性化治疗提供新靶点，并为中国 AD 患者开发量身定制的益生菌。研究结果发现与健康老年受试者相比，AD 患者粪便微生物群的细菌组成发生改变，细菌多样性降低。AD 患者的粪便微生物群的结构性生态失调的特征在于产丁酸盐细菌（如粪杆菌属）的减少和产乳酸盐细菌（如双歧杆菌属）的增加，这两者均与宿主促炎细胞因子和抗炎细胞因子以及宿主中 AD 的临床指标显著相关。关键功能性细菌如粪杆菌属和双歧杆菌属的这些变化可用作非侵入性生物标志物以区分健康老年受试者和 AD 患者。通过个性化饮食或有益微生物群的干预将肠道微生物群从乳酸生产者转化为丁酸生产者可能有助于 AD 病例中患者定制的早期干预。此外，AD 相关粪便微生物群的功能失调也表明，改变的粪便微生物群与患者的功能和代谢活动的改变有关，这可能在 AD 的发病和发展中起重要作用。因此，使用大型且经证实的 AD 队列对粪便微生物群进行的研究提供了对疾病发病机制的新见解，这可以为通过调节肠道微生物群来管理神经发育障碍的科学轨迹提供新途径。

二、脑—肠轴

脑—肠轴由脑、肠及肠道微生物所构成，是控制脑和肠道功能的双向交通系统，包括肠神经系统（ENS）、自主神经系统（ANS）、中枢神经内分泌系统（CNS），以及下丘脑—垂体—肾上腺轴系统（HPA）。脑与肠之间的双向调节称为脑肠互动，中枢系统受到刺激时，可以通过传出神经影响胃肠道；内脏感觉通过肠神经系统也可以影响中枢神经系统，脑肠互动是通过脑肠肽实现的。脑—肠肽是存在于 ENS 和 CNS 的神经递质或肽类物质，主要通过体液途径或胃肠激素直接影响胃肠功能和情绪。

人类许多神经精神问题和消化问题明显关联，表明肠—脑轴不仅对食欲控制和肠道免疫十分重要，也在大脑认知功能中扮演了重要角色。胃肠道和大脑之间的这些无与伦比的关系，具有多个双向的、经常相互作用的内感受通信系统，强调了该系统在维持体内平衡中的重要性。尽管从肠道到大脑的内感受信号持续不断，但只有一小部分信息被有意识地感知，通常需要有意识的行为反应（例如，摄食行为和排便）。然而，最近的证据表明，来自肠道的各种形式的阈下内感受输入，包括肠道微生物产生的那些，可能会影响记忆形成、情绪唤起和情感行为。许多内在和外在因素影响着脑—肠轴的信号传导进而调节肠道和中枢神经系统的功能。迷走神经主要供应胸腔和腹腔。它是肠道微生物群与大脑之间的主要调节通信途径。在迷走神经切断小鼠的研究中已经证明了这种通信的证据。这些小鼠没有表现出神经化学和行为效应。大脑和肠道参与持续的双向交流的理解与古希腊一样遥远，其中希波克拉底、柏拉图和亚里士多德等哲学家假设大脑和身体的其他部分是内在联系的。这一概念导致了这样一种理解，即为了研究疾病过程，必须考虑整个人，而不是孤立的器官系统。然而，直到 19 世纪 40 年代，威廉·博蒙特才通过实验证明情绪状态会影响消化速度，因此大脑会影响肠道，并存在脑—肠轴。尽管这一概念随后被包括达尔文、巴甫洛夫、詹姆斯、伯纳德和坎农在内的现代生物学大师所认可，但直到 20 世纪初到中期，才首次有科学记录的观察结果将肠道生理学变化与情绪变化联系起来。然而，这些研究受到限制，因为技术简单，缺乏对肠道生理变化与心理功能的相互影响的研究。新出现的数据证实了大脑和肠道健康之间的联系，并进一步提出了几个机制基础。据报道，胃肠道（GI）功能和 GI 症状的改变伴随着越来越多的中枢神经系统（CNS）疾病，与帕金森病一样，甚至在中枢神经症状变得明显之前，GI 功能障碍就可能发生。类似地，GI 症状是脑—肠相互作用障碍的重要组成部分，如肠易激综合征（IBS），其通常与心理症状和精神诊断相关。此外，随着大脑成像的出现，相互作用可以首次可视化，证明肠道刺激可以激活参与情绪调节的关键大脑区域。胃肠道生理学的大多数方面是在神经控制下，这是通过跨越整个肠神经系统（ENS）、胃肠道平滑肌和黏膜固有层的内在肠神经元和神经胶质的巨大网络，以及来自初级传入纤维和自主纤维的外源神经支配来施加的，所述初级传入纤维和自主纤维将肠连接到脊髓和脑。尽管 ENS 可以很大程度上独立于 CNS 输入调节 GI 蠕动，但是 GI 蠕动也受到 ENS 外部因素的调节，包括脑和自主神经系统（ANS）的其他分支、肠道相关免疫系统和肠道微生物组。对肠道的影响不是单向的，因为肠道还通过复杂的途径将信息发送到这些不同的系统，这些途径充当动态平衡的双向管道，并且这种通信的改变与疾病相关。因此，足够的肠道功能不仅对于长期生存至关重要，而且对于脑—肠道稳态也至关重要。

（1）脑肠互动的作用机制。肠道和大脑之间存在着明确的双向沟通渠道，涉及神经、内分泌和炎症机制。脑肠轴双向应答机制可以概括为神经内分泌通路、内分泌通路、免疫调节通路、代谢系统调节通路。每一通路均需微生物菌群的参与，而脑与微生物菌群的信号传导通过肠屏障和血脑屏障渗透性的变化来调节。血脑屏障和肠黏膜屏障是脑肠之间重要的生物屏障，任何一个屏障的破损都会影响神经物质的传输。

（2）肠道屏障。肠道屏障是由紧密连接的上皮细胞的基底单层与包含分泌型免疫球蛋白 A 和抗菌肽的动态黏液层组成。针对特定的微生物产物，胃肠道黏膜中的相应识别受体可以激活抗菌防御、肠道炎症和免疫耐受。在内环境稳态的条件下，肠上皮屏障也发挥着重要的作用，微生物和大分子能够通过微褶细胞进入肠道和黏膜相关淋巴组织。黏液层外层是共生微生物，代表一个动态屏障，维持一个富含糖蛋白的生物膜。这种保护性生物膜可以在低膳食纤维时期被微生物降解，从而增加病原体的易感性。肠屏障的通透性可能会受到炎症介质和交感神经系统活动的影响。

（3）血脑屏障。血脑屏障代表循环系统与中枢神经系统脑脊液之间的扩散屏障，由紧密连接的大脑内皮细胞组成。肠道微生物群可以通过调节紧密连接蛋白的表达来影响这种屏障的通透性。研究表明：短链脂肪酸可能是一种关键的信号代谢物，通过遗传修饰来影响血脑屏障。脂多糖也可在血脑屏障中发挥作用，虽然作用很小，但是可以破坏血脑屏障。

脑—肠轴内的信号传导通过肠屏障和血脑屏障渗透性的变化来调节，肠道微生物与中枢神经系统的交流主要通过微生物的衍生中间体进行，包括短链脂肪酸、总胆汁酸和色氨酸代谢产物等。其中一部分中间体可以直接与肠内分泌细胞、肠嗜铬细胞和黏膜免疫系统相互作用，从而传播自下而上的信号；一部分中间体能够穿过肠屏障进入全身循环，甚至可能越过血脑屏障。

三、AD 与脑—肠轴

虽然 AD 的病理过程极其复杂，迄今尚未完全阐明，但已知 AD 的典型病理特征是细胞外 Aβ 的形成和沉积与神经元内 tau 蛋白过度磷酸化形成的细胞内神经原纤维缠结，引起一系列反应，如炎症因子的释放、能量代谢紊乱和神经元中的氧化应激，并最终导致大脑皮层和海马中神经元的变性和损失。因此 Aβ 肽（Aβ 蛋白前体裂解的产物）和异常 tau 蛋白的沉积可用作 AD 的诊断标志物，所以预防这些病理现象的形成将是解决这一问题的关键。

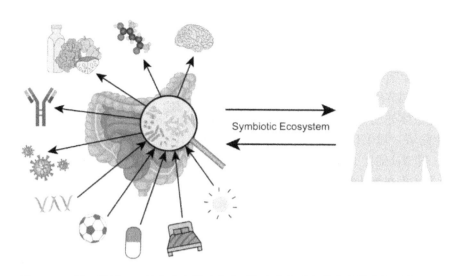

图 13 – 1　脑—肠轴——健康稳定的肠道菌群与宿主构成和谐共生的生态系统

（引自：LI J, LI D, CHEN Y, et al. Gut microbiota and aging: traditional Chinese medicine and modern medicine. Clinical Interventions of Aging，2023，18：963 – 986）

在过去的十年中，研究神经退行性疾病原因的几种理论已经形成，肠道微生物群的组成受个体因素、遗传学和生活方式的各种组成部分（例如饮食、锻炼、睡眠质量、消耗的药物甚至心理健康）的影响。二者相互作用、相互影响，符合中医整体观（见图 13 – 1）。过去，微生物并不被认为与脑发育和功能特别相关，也不被认为与慢性脑疾病的病理生理学特别相关，所述慢性脑疾病例如 AD、帕金森病（PD）、多发性硬化症（MS）或情绪障碍。健康人微生物组，特别是肠道微生物组的表征揭示了肠道参与调节脑功能和改变保护性和致病性免疫应答之间的平衡。有证据表明肠道相关的免疫系统、肠道系统、内分泌系统和神经系统之间存在紧密的相互作用。新的研究表明，胃肠道微生物群通过触发代谢性疾病和低度炎症进展与痴呆发病机制直接相关。

Aβ 的生成和清除失衡是神经元变性和痴呆发生的始动因素，异常水平的 Aβ 在大脑神经元之间形成的斑块具有神经毒性，导致神经元变性。研究神经退行性疾病原因的理论之间的共同特征是存在神经炎症，其与穿过 BBB 的小胶质细胞和外周单核细胞的活化相关。这些细胞产生炎性细胞因子和几种神经毒性分子，如 TNF – α 和 IL – 1β，试图抵消神经元蛋白的形成或延长错误折叠以及不溶性纤维聚集体的形成。AD 与认知功能受损和 Aβ 肽在脑内蓄积有关。

有研究评估了维生素 A 缺乏症（VAD）对 AD 病理学和 AD 模型小鼠认知功能下降的影响，并确定了肠道微生物群在该过程中所起的作用。作为一种必需的微量营养素，维生素 A（VA）及其衍生物与中枢神经系统（CNS）的发育密切相关，并且对于正常的学习和记忆功能是必需的。新出现的证据表明，VAD 可能损害肠道微生物群的稳态，导致大鼠结肠黏膜微生物群中厚壁菌门和拟杆菌门的不平衡且有研究阐明了 VAD 可以改变肠道微生物群的组成，并通过减少胃肠道中乳杆菌属的丰度和总细菌计数来损害胃肠道黏膜屏障的完整性。此外，肠道微生物群落的改变可以降低脑源性神经营养因子（BDNF）的水平，其被认为是脑中功能和形态突触可塑性的真正分子介体。VAD加重了AD患者学习记忆功能的下降，肠道菌群可能在此过程中起重要作用。

一些益生菌可以实现神经退行性疾病的有效治疗管理。几项研究已经描述了一些益生菌的免疫调节作用，其能够减少促炎细胞因子的产生并增加M2表型巨噬细胞的活性。最近已经在体外证明，含有鼠李糖乳杆菌、乳双歧杆菌和长双歧杆菌的益生菌混合物（血清生物瘤）对THP-1细胞发挥抗炎和免疫调节作用。特别是，他们报道了通过使用transwell模型使促炎细胞因子如IL-1β和IL-6的产生减少70~80%，抗炎细胞因子IL-10的产生在统计学上显著增加。在动物模型中，一些益生菌似乎通过肠—脑轴影响中枢神经系统（CNS）。有人报道，用植物乳杆菌PS128治疗使应激小鼠的焦虑样行为正常化并降低血浆中的炎性细胞因子水平，从而产生精神作用。有人研究了短双歧杆菌菌株A1对AD小鼠模型的行为和生理过程的影响，发现短A1对AD小鼠的空间记忆能力增强，抑制Aβ诱导的海马炎症和免疫反应基因的表达。在一项纳入60名AD患者的随机、双盲和对照试验中，据报道，12周食用益生菌混合物改善了认知功能（通过MMSE评分测量）和代谢状态（通过MDA、hs-CRP、胰岛素代谢标志物、甘油三酯和VLDL血清水平测量）。重要的是要强调，尽管益生菌方法可以是改善肠道微生物群组成的策略，但它没有显示出能够治疗生态失调的永久效果。研究显示，在早衰的衰老加速小鼠易感8（SAMP8）模型中，长期补充副干酪乳杆菌K71导致更好的认知表现。他们提供了一个可能的功能联系，显示补充小鼠表现出增强的血清素水平，脑源性神经营养因子（BDNF）的表达升高，和更高的磷酸化cAMP反应元件结合蛋白（CREB）在海马。这些变化是持续的神经元可塑性的标志，这对于支持学习过程至关重要。认为每天摄入副干酪乳杆菌K71可能是老年人与年龄相关的认知能力下降的一种有希望的预防策略。

AD引起不可逆的痴呆，而AD引起的轻度认知障碍（mild cognitive impairment，MCI）是痴呆发作前的一种临床状态。在症状出现前几年发生就有了各种病理的变化，如Aβ和tau蛋白的积累，这些生物标志物的检测需要正电子发射断层扫描或腰椎穿刺，很少有人能接受这些放射性或侵入性测试时，没有或只有轻微的症状观察。可以从粪便样品中分析的肠道微生物群被认为通过肠—脑轴参与神经退行性疾病。有研究发现，AD发病前肠道菌群发生改变，在MCI阶段即可检测到这种改变。这些发现可能会提供痴呆症发作前的诊断生物标志物。在转基因AD小鼠模型中，AD病理学显示肠道微生物群组成向炎症相关细菌谱转变，表明这些变化可能影响疾病进展和严重程度。饮食也影响AD进展。无菌小鼠在非空间和工作记忆任务中表现出缺陷，以及海马中脑源性神经营养因子的表达减少。在人类中，最近的研究调查了肠道细菌分类群，发现AD患者的丰度发生了改变。根据AD中肠道微生物群和神经炎症轴的关系，可以推测肠道上皮屏障的功能障碍导致外周炎症。这种病症与痴呆发作有关，因为炎性细胞因子如IL-1β的产生减少Aβ吞噬作用，诱导NLRP3-炎性体活化，随后释放NLRP3-相关细胞因子如半胱天冬酶-1和IL-18，从而增加Aβ沉积。因此，通过改变微生物群组成来调节先天免疫应答可以发挥健康作用，特别是对MCI患者的认知下降，可能减缓或避免向AD的进展。

AD患者死后脑组织显示脂多糖（LPS）和革兰氏阴性大肠杆菌片段与淀粉样斑块共

定位。关于致病因子到脑的途径，发现无菌小鼠正常肠道微生物群的缺乏与成年和胚胎动物血脑屏障（BBB）通透性增加之间的关系。小鼠中微生物群的破坏或缺失损害 BBB 的功能并诱导异常中枢神经系统（CNS）功能，包括皮质髓鞘形成、海马神经发生、认知功能和记忆形成。以这种方式，由细菌分泌的化合物引起的全身炎症反应可能损害 BBB 并促进神经变性。革兰氏阴性菌释放的促炎细胞因子能够介导淀粉样蛋白聚集和炎症信号传导。MCI 中肠道微生物群的变化表明早在痴呆发作之前就存在生态失调，其特征在于革兰氏阴性菌的过度表达。微生态失调对脑的不利影响的机制可能与淀粉样蛋白、神经甚至全身炎症有关。关于淀粉样蛋白，几种细菌，包括枯草芽孢杆菌、革兰氏阴性大肠杆菌、结核分枝杆菌、肠道沙门氏菌、鼠伤寒沙门氏菌和金黄色葡萄球菌能够产生淀粉样纤维。淀粉样纤维能够穿过肠屏障以及 BBB，并且淀粉样蛋白可以沉积在 CNS 中并促进 AD 发病。在人类中，有研究发现淀粉样蛋白阳性患者中大肠杆菌/志贺氏菌丰度较高，这些肠道微生物群差异与全身炎症特征相关。

关于神经炎症，一方面我们已经提到肠道微生物群对肠道通透性的影响，并且它们可以触发全身性促炎细胞因子。全身炎症可以协同作用以加速 AD 病理。另一方面，抗生素诱导的肠道微生物群正常化可以逆转炎症过程，并可能改变发生 AD 的风险。除了淀粉样蛋白发病的风险和来自肠道细菌的促炎细胞因子之外，有研究发现与脂肪酸的代谢和生物合成相关的微生物基因功能在 AD 和 MCI 肠道微生物群中被过度激活。

有研究说明了人类肠道微生物组产生的膳食色氨酸代谢物色胺与体外和小鼠神经变性之间的联系。色胺抑制蛋白质生物合成的关键酶——色氨酰 tRNA 合成酶。这些数据表明，蛋白质合成缺陷可能在神经退行性变中发挥了致病作用。葡萄球菌产生色胺，并在 60% 的人类粪便样本中发现。微生物产生的色胺可以修改人类饮食、药物和膳食补充剂。所提供的数据表明，色胺和其他色氨酸代谢物对色氨酰 tRNA 合成酶的抑制可能会损害蛋白质的生物合成，并可能因此导致神经变性。

第二节　阿尔茨海默病与肝—肠—脑轴

现代研究已经证实脑—肠轴与"脾主运化、肝主疏泄、肾通于脑"密切相关。中医学脑肠轴中对"脑"的调节可以理解为调节脑血管相关疾病及情志障碍；对"肠"的调节可以理解为调节与消化动能相关的脏腑功能。中医学对脑—肠轴的理解不仅指单纯解剖意义上脑与肠的相互作用，主要涉及心脑与脾（胃、肠）的关系，心脑与肝的关系，脾肾脑相关。临床上通过对脑—肠轴的调节可以治疗和改善不寐、痴呆等心系病证，胃痛和便秘等脾胃系病证，中风、头痛等肝胆系病证，郁证、消渴等气血津液病证。人体正常的生命活动有赖于五脏，受神统领。"心藏神，肺藏魄，肝藏魂，脾藏意，肾藏志"，元神一分为五，各自调控着五脏的生理活动。

"肝主神志"，肝脏通过疏泄气机来调理情志活动，外界刺激或七情内伤可致肝气郁结，疏泄无度，继而脾胃升降不畅，中气壅阻不通而出现腹痛、痞满等症，谓之"木郁土壅"。心神的濡养又依托肝肠对气血生化运行的作用。因此疏通肠道，恢复气机的通畅，有利于肝气疏泄，心神得养，进而调节情志内伤，相当于一个以气机为轴的"肝—脑—肠轴"，可为临床上"脑病治肠"提供相关依据。现代中医肝本质研究发现，肝气郁结证型患者存在神经—内分泌网络的调控紊乱。这就提示了中医临床上可通过"肝—脑—肠轴"进行辨证，如"脑病治肠"或"脑病治肝"，且中医在七情内伤所致的情志疾病治疗上经验丰富，具有独特的优势。同时脑、肝、肠三者所处的上下位置非常适用于针刺治疗的上下同治法，如开四关等经典配穴。

有学者提出希望利用肠道菌群转化中药成分，并研究其代谢产物，将中药研究与现代生物技术有机结合，为中药作用于肠道菌群治疗疾病提供了更加微观的依据。其次，针灸结合辨证取穴改善宿主功能以增强机体对益生菌的利用，达到调节肠道菌群紊乱的效果已得到多项研究的初步证实。因此探究针灸疗法是否能调节维持肠道微生态，对于从"肝—肠轴"乃至"肝—脑—肠轴"等新角度揭示针灸治疗肠道疾病的机制极具研究价值。元代朱震亨所创的"倒仓法"与"八法"中的"下法"近似，均通过排空胃肠道中的糟粕，以求最大限度地保持消化道的清洁。这一治法与阻断肠道内有害物质进入门静脉系统而对肝产生"二次打击"这一过程内涵相通。基于此，运用承气汤荡涤肠腑，排除糟粕的现代意义就在于减少肠黏膜的损害，进而减少进入门脉系统的有害物质，预防肝病发生。如黄疸的治疗，"下法"促进肠道粪便和有害物质的排出，进而降低肠道和胆总管内压，有助于胆汁排入肠道，保护肝胆并减少胆红素大量进入血液循环，最终达到减轻黄疸的目的。除此之外，还有研究研究了对肝硬化肝性脑病大鼠使用毒消清肝丸，观察其对脑组织 occludin 及 AQP－4 蛋白表达的影响，发现毒消清肝丸不仅能达到排除宿便、减少肠道内毒素吸收的效果，还可起到降低肝损害、减轻脑水肿的作用。

肝脏在免疫调节和免疫调节中起重要作用，并且拥有几乎80%的所有基于组织的巨噬细胞。它影响其他器官中的先天免疫，并负责分泌炎症介质如血清 IL－6 和急性期蛋白 CRP。因此，了解肠道微生物组的作用、肝脏中的生物合成代谢物以及对远端器官的总体影响是重要的。在上一节，我们提到了肠道屏障完整性，受损的肠道屏障完整性可能导致微生物和微生物衍生的分子易位到门静脉系统中。在这种情况下，这些微生物以及它们的生物合成代谢物可以易位到肝脏，从那里它们可以通过门静脉系统被携带到远端器官，从而引起它们的炎症和损伤。在肠道中形成的某些代谢物也可能直接与宿主因素相互作用，从而导致肝脏疾病的恶化。

肠道微生物群落（微生物组）在维持宿主健康方面的作用最近得到了很多关注。科学研究表明，微生物群的生态失调或紊乱与不仅影响肠道，而且影响脑、肝、肺、肾等器官的疾病之间存在联系。影响远端器官的疾病的病理生理学通常与胃肠不适或病症相关。由于肠道微生物生态失调增加了肠道通透性，其生物合成的代谢物可通过门静脉循环到达肝脏，影响肝脏免疫和炎症。由这些代谢物激活的免疫细胞也可以通过淋巴循环到达肝脏。肝脏影响身体多个器官的免疫和代谢，包括肠道。某些机制控制肠道和肝脏之间的紧密双向通信（见图13－2）。例如，一方面，宿主和常驻肠道微生物组的代谢机制代谢几种外源性饮食和环境组分以及内源性底物如氨基酸和胆汁酸。在此过程中产生的产物通过门静脉运送到肝脏，从而影响肝脏生理。类似地，由几种膳食化合物以及来自肠道微生物组的代谢物激活的免疫细胞可以进入淋巴系统并调节远端器官如肝脏中的免疫应答。另一方面，肝脏通过将胆汁酸和其他代谢物释放到体循环的胆道中与肠道连通。肝脏释放胆汁盐也有助于控制肠道微生物的不受限制的生长。微生物和微生物衍生代谢物通过门静脉循环的转移：肠道生态失调伴随着肠道屏障完整性的丧失和病原体相关分子模式（PAMPS）向门静脉循环的转移。这导致在肝细胞中诱导模式识别受体（PRR）如 Toll 样受体和 Nod 样受体，这导致促炎信号传导级联的激活，这进而引起局部炎症反应。Toll 样受体是一类在健康肝脏状况中被抑制的 PRR。病原体或其生物合成的分子递送至肝脏导致 Toll 样受体（TLR）信号传导的激活。这导致细胞因子如肿瘤坏死因子 α（TNF α）和白细胞介素 –1 β 的产生增加，例如，已知 NASH 影响 TLR 2（脂多糖）、TLR 4（肽聚糖）、TLR 5（鞭毛蛋白）和 TLR 9（细菌 DNA）的水平，所有这些都被微生物抗原激活，从而导致炎性信号级联。有研究表明，胆汁淤积还可以通过破坏肠道菌群稳态，诱发神经炎症，引起多发性硬化症、阿尔茨海默病（AD）、帕金森病等神经系统疾病，以及焦虑和抑郁等精神疾病。还有研究表明，胆汁可以通过激活类法尼醇 X 受体（FXR），干扰 FXR 下游 cAMP 反应元件结合蛋白/脑源性神经营养因子信号通路，从而诱发海马区神经细胞凋亡，引发认知障碍或情感障碍。还有研究表明可以通过增强胰岛素信号转导改善 AD 大鼠神经毒性和认知功能减退，这提示我们肠—肝—脑轴紊乱可导致神经系统疾病、认知障碍等。

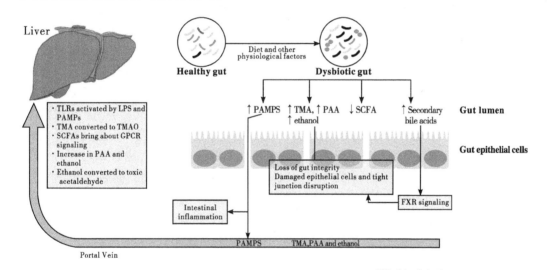

图 13 – 2　代谢物在肠—肝轴中的转运——由肠道中的微生物生物合成的代谢物和病原体相关分子模式（PAMP）通过门静脉循环转运到肝脏，在肝脏中它们对肝脏健康状况产生多种影响
　　[引自：ANAND S, MANDE S S. Host-microbiome interactions：Gut-Liver axis and its connection with other organs. NPJ Biofilms and Microbiomes, 2022, 8 (1): 89]

　　在患有肝病的人中经常观察到由肝性脑病（HE）以及肾脏疾病引起的脑功能障碍。肝性脑病是慢性肝病晚期的一种并发症，可使脑氨水平升高导致神经元丧失和认知功能障碍。HE 导致在患有晚期肝病的患者中经常观察到的脑功能受损。肝性脑病的发病机制体现了肝脑之间的病理性联系：当肠道微生态受到刺激而失衡时，肠道微生物的组成和功能状态随之发生改变，有报道证实部分肠道菌群，例如肠杆菌科、产碱菌科等产生的尿素酶可催化尿氨酸生成血氨，促使进入门脉系统的氨总量增高，进一步加重衰竭肝脏的负担，使肝脏解毒功能受到严重损害，血循环系统中的毒性物质增多而损伤神经乃至进入大脑，从而诱发 HE，出现性格改变、认知障碍甚至昏迷等中枢神经系统（CNS）受损的临床表现。

当一个人考虑如何影响和调节自己的健康时，必须从饮食和生活方式开始。除了我们直接的饮食选择和肠道细菌的改变，高等教育和运动积极影响与调节 AD 的风险和进展。

临床表明，肥胖和糖尿病不仅与脂肪肝密切相关，而且与认知功能障碍密切相关。此外，它们的存在，特别是在中年，被认为是 AD 的风险因素。AD 是痴呆的最常见原因，越来越多地被认为是一种代谢性疾病，尽管潜在的致病机制仍不清楚。肝脏在维持葡萄糖和脂质体内平衡以及清除 AD 神经致病因子 Aβ 和代谢脑固醇（一种脑源性氧化固醇，被提议作为 AD 生物标志物）中起主要作用，推测肥胖引起的肝损害有助于 AD 的发病机制。研究表明，AD 三重转基因小鼠模型（3xTg-AD）喂养的食物饮食提出了一个类似的非转基因对照（NTG）在 15 个月大的肝脏表型。高脂饮食（HFD），开始于 6 个月的年龄，并持续 9 个月，直到处死，诱导肝脂肪变性的 NTG，但不是在 3xTg-AD 小鼠，而 HFD 没有诱导肝脂肪酸氧化、脂肪生成和糖异生的变化。HFD 诱导的肥胖与胰岛素降解酶（负责 Aβ 清除的主要肝酶之一）降低，肥胖 3xTg-AD 组的肝脑甾醇葡萄糖醛酸化率低于非肥胖对照组（$P < 0.05$），高于肥胖 NTG 组（$P < 0.05$），尽管循环水平保持不变。肥胖 3xTg-AD 小鼠的肝脏脂质、Aβ 和脑固醇代谢的调节与对照小鼠不同。这项研究揭示了肝—脑轴，表明非脂肪性酒精肝病（NAFLD）的慢性存在和肝功能的变化影响外周 AD 特征，在开发生物标志物或 AD 治疗靶点时应予以考虑。此外，在 AD 小鼠模型和 AD 患者中观察到肝脏标志物改变。在 AD 中已经描述了由于肝脏脂质代谢受损导致的神经变性的肝—脑轴的失调，但是仍然缺乏研究 AD 和肝脏相关的代谢状态之间的关联的研究。包括胰岛素信号传导缺陷的外周代谢改变通常存在于 AD 动物模型和 AD 患者中。因为胰岛素调节肝脏中的主要途径，例如糖异生、脂解和脂肪生成，所以预期会有显著的代谢影响。事实上，有研究报道了在 AD 神经病理学的动物模型中，在高脂饮食后，肝底物从脂肪生成向葡萄糖产生转变，从而导致葡萄糖耐受不良。

Aβ 是 AD 患者脑内淀粉样斑块的主要成分。该肽从脑排泄到循环中，肝脏是重要的 Aβ 清除器官。肝脏在外周 Aβ 清除中起关键作用。有研究已经描述了 AD 患者的脑、脑脊液和循环中脑甾醇（24 S – 羟基胆固醇，24 S-OH-C）水平升高。脑固醇代表从脑中消除胆固醇的主要形式，并由肝脏代谢：约 50% 葡萄糖醛酸化为共轭衍生物，如 24 S-OH-C-24 葡萄糖醛酸苷（24 S-OH-C-24 G）和 24 S-OH-C-3 硫酸盐 – 24 葡萄糖醛酸苷（24 S-OH-C-3S, 24 G），而其余 50% 转化为胆汁酸。24 S-OH-C-24 G 和 24 S-OH-C-3S, 24 G 是脑甾醇最丰富的循环代谢物。这两种代谢物在肝脏中通过脑甾醇葡萄糖醛酸化和硫酸化形成，并代表通过胆汁和尿消除脑甾醇的途径。由于肝脏是参与脑固醇清除的主要器官，了解肝脏代谢如何影响这种代谢物可能有助于将其确立为相关的 AD 生物标志物。三重转基因 AD 小鼠模型（3xTg-AD）再现了 Aβ 和 tau 神经病理学（AD 的两个主要神经病理学标志），而且再现了外周代谢损伤如葡萄糖耐受不良。正常小鼠中的长期 HFD 诱导脑中的 AD 样神经病理学特征；此外，在 AD 小鼠模型中，2 个月的相同饮食足以加速斑块形成，发现肝脏胆固醇和 TG 而不是肝脏标志物 AST 和 ALT 与脑 Aβ 水平相关，这表明肝脏诱导的脂质改变而不是肝功能本身与脑 Aβ 蓄积相关。

参考文献

［1］万方，祝鹏宇. 基于脑肠轴理论探析针灸调节肠道菌群防治阿尔兹海默症思路. 河北中医药学报，2023，38（3）：29－34.

［2］MOU Y, DU Y, ZHOU L, et al. Gut microbiota interact with the brain through systemic chronic inflammation：implications on neuroinflammation, neurodegeneration, and aging. Frontiers in Immunology, 2022, 13：796288.

［3］OBRENOVICH M, TABREZ S, SIDDIQUI B, et al. The microbiota-gut-brain axis-heart shunt part Ⅱ：prosaic foods and the brain-heart connection in Alzheimer disease. Microorganisms, 2020, 8（4）：493.

［4］韩欢，王康锋，侯翰如，等. 基于"微生物—脑—肠轴"探析中医治疗阿尔茨海默病的思路. 上海中医药杂志，2023，57（3）：1－5.

［5］HANSCOM M, LOANE D J, SHEA-DONOHUE T. Brain-gut axis dysfunction in the pathogenesis of traumatic brain injury. J Clin Invest, 2021, 131（12）：e143777.

［6］BOSOI C R, VANDAL M, TOURNISSAC M, et al. High-fat diet modulates hepatic amyloid β and cerebrosterol metabolism in the triple transgenic mouse model of Alzheimer's disease. Hepatology Communications, 2020, 5（3）：446－460.

［7］CHEN B W, ZHANG K W, CHEN S J, et al. Vitamin a deficiency exacerbates gut microbiota dysbiosis and cognitive deficits in amyloid precursor protein/presenilin 1 transgenic mice. Frontiers in Aging Neuroscience, 2021, 13：753351.

［8］CHEN S Y, WANG T Y, ZHAO C, et al. Oxidative stress bridges the gut microbiota and the occurrence of frailty syndrome. World Journal of Gastroenterology, 2022, 28（38）：5547－5556.

［9］PARAISO I L, REVEL J S, CHOI J, et al. Targeting the liver-brain axis with hop-derived flavonoids improves lipid metabolism and cognitive performance in mice. Molecular Nutrition & Food Research, 2020, 64（15）：e2000341.

［10］WANG S Z, YU Y J, ADELI K. Role of gut microbiota in neuroendocrine regulation of carbohydrate and lipid metabolism via the microbiota-gut-brain-liver axis. Microorganisms, 2020, 8（4）：527.

［11］CERDÓT, DIÉGUEZ E, CAMPOY C. Early nutrition and gut microbiome：interrelationship between bacterial metabolism, immune system, brain structure, and neurodevelopment. American Journal of Physiology：Endocrinology & Metabolism, 2019, 317（4）：E617－E630.

［12］陈果，胡贤哲. "肝—脑—肠轴"与中医脏腑辨证. 四川中医，2020，38（12）：26－28.

［13］LA ROSA F, CLERICI M, RATTO D, et al. The Gut-Brain Axis in Alzheimer's Disease and Omega-3. A Critical Overview of Clinical Trials. Nutrients, 2018, 10（9）：1267.

［14］ANAND S, MANDE S S. Host-microbiome interactions：Gut-Liver axis and its connection with other organs. NPJ Biofilms and Microbiomes, 2022, 8（1）：89.

（郑宁香、赵威）

第十四章　阿尔茨海默病与干细胞治疗

第一节　概述

一、干细胞的概念

干细胞（stem cell）是指机体中可自我更新，并存在多向分化潜能的细胞类群。按照发育阶段来源可将哺乳动物干细胞分为胚胎干细胞（embryonic stem cell）和成体干细胞（adult stem cell）两类。按照分化潜能的大小可将其分为全能干细胞（totipotent stem cell）、多潜能干细胞（pluripotent stem cell）、多能干细胞（multipotent stem cell）和单能干细胞（unipotent stem cell）四类。

二、干细胞的分类

（一）按照发育阶段来源分类

1. 胚胎干细胞

胚胎干细胞是一类具有多潜能性的克隆细胞系，来源于囊胚内的细胞团。它们可持续生长于未分化状态下，亦可被诱导分化成任意胚层细胞，最终分化成机体的各种细胞类型。然而，由于胚胎干细胞无法分化为胚外组织，因此无法形成完整的个体。在早期，胚胎干细胞只能从流产的胎儿或体外受精的胚胎中获取，这导致了许多伦理争议。2011年，有科学家从小鼠的孤雌生殖囊胚中分离并建立了孤雌单倍体胚胎干细胞系，为胚胎干细胞的获取提供了新的思路。近年来，已报道可通过多种方法获得胚胎干细胞。例如，通过物理或化学方法使未受精的卵母细胞激活，可诱导其发育成为孤雌囊胚；通过将精子注入去核卵母细胞中，也可获得孤雄囊胚；将体细胞核移植到去核卵母细胞中，诱导体细胞重编程，可构建胚胎干细胞系。这些方法为胚胎干细胞的获取提供了多样化的途径。

诱导朝向外胚层分化形成视网膜色素上皮细胞或神经细胞是胚胎干细胞中最常见的应用，可用于治疗视网膜黄斑病变和神经系统疾病。将从胚胎干细胞中分化得到的外胚层细胞转变为视网膜色素上皮细胞后，将其移植到视网膜下腔，可促进黄斑受损区域的色素上皮细胞层重建，改善眼部功能。另外，通过使胚胎干细胞分化为外胚层的少突胶质细胞和多巴胺神经前体细胞等细胞类型，为治疗脊髓损伤和帕金森症等神经系统疾病提供了一种可能的方法。

2．成体干细胞

成体干细胞是指存在于表皮、脂肪、肌肉、骨髓等多处组织器官中的未分化细胞。间充质干细胞和造血干细胞等多能性干细胞以及神经干细胞和表皮干细胞等单能干细胞皆属于成体干细胞的范畴。在正常情况下，成体干细胞通常处于休眠状态，而当相关组织受到损伤时，它们可以被激活并实现对损伤组织功能的代偿或修复。成体干细胞的分化能力相对有限，主要分化为相应组织中的特定细胞类型。部分成体干细胞也具有横向分化的能力。举例来说，脐带间充质干细胞就具备多谱系分化的潜力，它们可以分别向内胚层、中胚层、外胚层方向分化为胰岛细胞、成骨细胞或神经细胞。

由于成体干细胞具有取材方便、不涉及伦理问题以及低免疫原性等优点，它们在治疗皮肤损伤、脑卒中、神经退行性疾病和心肌梗死等疾病时展现出了广泛的应用前景和良好的效果。

（二）按照分化潜能分类

1．全能干细胞

全能干细胞是指具备发育成完整个体的潜能或特性的一类细胞。目前普遍认为，16细胞期前胚胎中的所有细胞均属于全能干细胞，除具备三胚层分化能力外，还能分化为胚外组织。全能干细胞目前主要应用于动物克隆和转基因动物实验等方面的研究。在适当的条件下，全能干细胞具有发育成完整个体的能力，因此可以用来克隆大量动物。通过对全能干细胞进行转基因或基因编辑，还可以应用于改良动物品种并生产药物等。一般来说，全能干细胞只能从16细胞期前的胚胎中获得。然而，最近的研究表明，通过向培养基中添加特定的化合物，可以将人类多能干细胞分化成8细胞期胚胎样细胞，从而得到了人类体外培养细胞中的"最年轻细胞"。这一发现可以被视为一种人诱导全能干细胞，如果可以进一步验证，将成为人类干细胞研究历史上的里程碑式突破，为再生医学研究带来巨大的突破。

2．多潜能干细胞与多能干细胞

多潜能干细胞和多能干细胞都具有多向分化潜能，多潜能干细胞可分化为三胚层的任意细胞，但多能干细胞一般限于分化形成同胚层细胞。多潜能干细胞主要来源于胚胎时期的内细胞团和生殖嵴。由于获得这些干细胞涉及较大的伦理争议，现主要通过人工诱导的方法来获取多潜能干细胞。多能干细胞主要分为间充质干细胞（mesenchymal stem cell）和造血干细胞（hematopoietic stem cell）两类。

（1）诱导多潜能干细胞。

在2006年，日本科学家山中伸弥成功地将Oct3/4（八聚体结合转录因子3/4基因）、Sox2（性别决定相关基因簇2）、Klf4（Kruppel样因子4基因）和c-Myc（髓细胞增生原癌基因的细胞同源物）这四个基因通过病毒载体导入小鼠成纤维细胞，从而诱导出囊胚期干细胞，也被称为诱导多能干细胞（induced pluripotent stem cell，iPSC）。诱导多能干细胞经过体细胞重编程生成，具有多向分化的潜力。这一发现在干细胞研究中具有重要意义，不仅能避免从胚胎中获取多能干细胞所涉及的伦理问题，还能从根本上解决异体移植时的免疫排斥问题。由于这一突破性研究，山中伸弥于 2012 年荣获诺贝尔生理学或医学奖。然而，这种通过转录因子诱导的方法存在一些问题，例如部分转录因子容易发生基因突变、使用病毒载体可能带来整合到细胞基因组的风险，以及诱导效率较低等。在 2013 年，北京大学邓宏魁团队利用七种小分子化合物的组合成功地将中胚层来源的小鼠成纤维细胞诱导转化为多潜能干细胞。使用小分子化合物进行诱导具有许多优势，例如操作简便、更安全、作用可逆，而且能够进行精确调控。在 2016 年，该团队再次利用上述小分子组合成功地将外胚层来源的小鼠神经干细胞和内胚层来源的小肠上皮细胞重编程为多能干细胞，这证实了利用小分子化合物诱导小鼠多能干细胞的普遍性。相对于小鼠体细胞而言，人类表观基因组的稳定性较高，因此诱导重编程的难度非常大。经过多年的努力和尝试，该团队于 2022 年成功地将人类成纤维细胞和脂肪间充质基质细胞转化为多能干细胞。iPSC 技术的出现极大地推动了干细胞研究在基础应用和临床治疗领域的发展。当前，iPSC 已在视网膜病变、肿瘤等疾病的治疗研究中得到广泛应用，并在新药研发和药物安全性评估领域中扮演着重要的角色。

（2）间充质干细胞。

间充质大部分起源自中胚层，是分散于各胚层上皮之下的组织，由间充质细胞和细胞间基质组成，以后发育为成体的各种结缔组织。成体疏松结缔组织中存在的分化潜能与胚胎间充质细胞类似的细胞，称间充质干细胞。目前研究较多的有骨髓间充质干细胞、脐带间充质干细胞和脂肪间充质干细胞。

骨髓间充质干细胞是动物骨髓基质中具有较高分化潜能的一类干细胞。骨髓间充质干细胞能继续分化为成骨细胞、脂肪细胞、神经细胞和胰岛前体细胞等。骨髓间充质干细胞具有较低的免疫原性，因此在异体移植时发生免疫排斥的风险较小，成为干细胞治疗的理想选择。然而，由于其获取率较低，获取这种干细胞的难度较大。目前，临床上经常使用骨髓间充质干细胞治疗骨缺损、糖尿病等疾病。2001 年，有研究报道了首例利用自体骨髓间充质干细胞治疗肢体骨缺损的临床试验。此后，关于自体移植骨髓间充质干细胞治疗牙槽裂骨缺损、颌骨缺损、上颌囊性骨缺损等方面的研究陆续出现。骨髓间质干细胞在治疗糖尿病方面显示出了巨大的潜力。当将骨髓间充质干细胞移植到糖尿病患者体内后，这些干细胞可以有针对性地迁移到胰岛，并抑制原有的胰岛 β 细胞凋亡，同时还能够分化为新的胰岛 β 细胞。这一发现为糖尿病治疗提供了新的可能性。在将骨髓间充质干细胞移植到糖尿病患者后，这些干细胞可以有针对性地迁移到胰岛并抑制胰岛 β 细胞的凋亡，同时能够分化为新的胰岛 β 细胞。一个比较安慰剂治疗与异体骨髓间质干细胞移植治疗的临床研究充分证实了骨髓间质干细胞在糖尿病治疗中的有效性和安全性。

脐带间充质干细胞来源于脐带血或脐带血管周围组织，生物学特性与骨髓间充质干细胞相类似，但其增殖能力更强，免疫原性更低。脐带间充质干细胞有能力分化为受损组织细胞并且还可以分泌多种细胞因子，这些细胞因子能够调节炎症反应并促进附近受损组织的修复。目前，这些干细胞已经被应用于临床治疗研究，包括移植物抗宿主病、糖尿病、神经功能异常和循环系统疾病等方面。在 2001 年，Zuk 等人首次从脂肪组织中分离并获得了脂肪间充质干细胞。脂肪间充质干细胞具有广泛的来源、方便的取材、高获取率、低免疫原性以及高遗传稳定性等优势，因此迅速成为再生医学研究的热门领域。目前，研究已经涉及了脂肪间充质干细胞在皮肤组织再生、骨组织修复、肝损伤修复、免疫调节和脑神经元再生等多个领域的应用。

（3）造血干细胞。

造血干细胞是指具有分化成各种血细胞能力的成体干细胞。主要存在于动物骨髓、外周血、脐带血中，分化潜能高，是目前研究最为深入的一种多能干细胞。自 1957 年美国科学家首次进行临床骨髓移植以来，与造血干细胞相关的应用研究取得了飞速的发展，迄今已有超过 100 万名患者接受了造血干细胞移植。造血干细胞广泛应用于治疗多种恶性血液系统疾病和自身免疫病，能够有效重建患者的造血功能和免疫功能。在临床上，该技术已被广泛运用于治疗多发性骨髓瘤、急性白血病等疾病。

3. 单能干细胞

多能干细胞进一步分化后可以得到单能干细胞。单能干细胞分化潜能低，只能分化为一种细胞或是功能上密切相关、共同完成某一生理过程的几种细胞。目前，研究较为深入的单能干细胞主要有神经干细胞（neural stem cell）和小肠干细胞（intestinal stem cell）。

（1）神经干细胞。

神经干细胞主要存在于中枢神经系统中，具备分化为神经元与神经胶质细胞的潜能。神经系统功能受损时，神经干细胞可在脑内迁移、代偿性分化为缺损的神经细胞，并产生神经营养因子，重建脑部微环境，在一定程度上修复神经通路。神经干细胞移植为治疗阿尔茨海默病（AD）、帕金森病（PD）等疾病带来了新的希望。AD 患者的脑部神经组织会出现退行性变化，甚至坏死的情况。但是，当向患者体内移植神经干细胞后，受损部位会释放趋化因子，吸引神经干细胞聚集到疾病部位，并开始分泌神经营养因子，促进新的神经细胞的形成。经动物实验证实，将异体神经干细胞移植到 AD 大鼠体内可有效改善它们的学习和记忆能力。与此相似，PD 患者的脑黑质中的多巴胺能神经元损失严重，减少了黑质—纹状体通路转运的多巴胺含量，进而引发患者出现震颤、肌肉僵直等症状。移植神经干细胞有助于多巴胺神经元和胶质细胞的生成，为恢复神经功能提供了有利条件。临床研究表明，将人类孤雌神经干细胞移植到 PD 患者身体中，可以有效改善他们的运动障碍症状、认知能力和情绪。

（2）小肠干细胞。

小肠干细胞是存在于小肠上皮隐窝中的一类干细胞，能够分化形成小肠上皮细胞、杯状细胞（一种黏液分泌细胞，呈杯状）、潘氏细胞（一种能够分泌抗菌因子的细胞，可协助小肠组织抵御肠道微生物入侵）和肠内分泌细胞。小肠上皮更新的速度非常快，大约每隔 5 天就会进行一次更新。这是由于小肠干细胞不断进行自我更新和持续分化，可确保小肠上皮的完整性。研究小肠干细胞的调控对于理解肠炎、放射性肠损伤和结直肠癌等多种肠道疾病的发生和发展具有重要意义。另外，通过利用小肠干细胞进行三维培养可以获得类似于肠道结构和功能的器官，这一方法可以用于构建疾病模型以及进行药物筛选。

第二节　干细胞治疗阿尔茨海默病最新进展

自发现人胚胎干细胞以来，治疗阿尔茨海默病（AD）的方法和途径得到了新的启示。干细胞具有自我更新和高度分化的潜力，能分泌多种神经营养因子来调节神经可塑性和神经发生，并可能会增加脑的乙酰胆碱水平，从而改善动物的记忆和认知功能。根据其作用机制，干细胞治疗的主要作用模式可以分为内源性和外源性。内源性途径是指通过诱导机体内的干细胞分化，使受损的神经细胞得以恢复。外源性途径则是通过引入外源性干细胞或其衍生物来修复神经系统损伤。传统的干细胞替代疗法通过转导分化、输注、移植干细胞等途径直接参与组织再生增殖，以替换受损的组织。然而，当前的研究提示新生神经元并非主要来源于移植的干细胞。此外，与 PD 不同，AD 的特征在于各种不同神经细胞类型的死亡。这种多样性使得特定成熟细胞类型的移植并不可行。因此，研究人员越来越关注干细胞的旁分泌效应，这种效应可以刺激内源性修复机制。移植干细胞能够提供营养支持，改善微环境，从而促进受影响/剩余的神经细胞存活。在 AD 的治疗中，移植干细胞的主要目标是刺激海马神经的发生，这对于补偿神经变性非常重要。海马神经发生在记忆和学习中起着关键作用。神经营养因子、神经生长因子、胰岛素生长因子 1 和血管内皮生长因子等旁分泌介质是移植干细胞中的重要因素，对于修复 AD 患者脑内受损区域的神经损伤具有重要意义。目前，用于 AD 研究的干细胞主要有组织特异性干细胞，如神经干细胞和骨髓间充质干细胞，以及胚胎干细胞和诱导多能干细胞等。

一、神经干细胞在 AD 研究中的应用

在成年人的大脑中内源性的神经干细胞主要分布在颗粒下区和脑室下区。这些神经干细胞具有多能性，可以分化为不同类型的细胞，包括神经元、星形胶质细胞和少突胶质细胞。外源性的神经干细胞可以来源于胎儿和死亡新生儿的脑组织。在 AD 动物模型中，移植的神经干细胞能够经过分化成为成熟的脑细胞。这些移植的干细胞可以在受损脑组织中迁移和分布，保持其原始特性，并融入宿主大脑的神经网络中。然而，目前还不能明确脑内的神经干细胞可以分化为哪些类型的神经细胞。和其他类型的干细胞移植相比，神经干细胞移植后的旁分泌效应更为显著，而不是细胞替代效应主导。神经干细胞分泌的脑源性神经营养因子对于改善 AD 患者的认知功能至关重要。除此之外，神经干细胞移植还具有神经保护、神经再生和免疫调节的作用。体外培养神经干细胞具有调控细胞分裂频率、维持细胞密度和促使特定细胞类型分化的优势。神经干细胞移植后，它们与宿主机体产生较小的排斥反应，能与宿主细胞更好地融合，从而有助于疾病的治疗。研究表明，神经干细胞可以通过诱导的方式从其他类型的干细胞（如成纤维细胞和星形胶质细胞）分化而来。然而，移植后的神经干细胞在体内的活力仍然难以预测。因此，基于神经干细胞的这一特性，将其用作携带治疗剂如 Neprilysin 的递送载体可能是一

个有希望的策略。这种方法不是仅仅简单地替代神经细胞，而是利用神经干细胞作为药物的载体。因此，这一策略可能在 AD 的临床治疗中具有良好的应用前景。

二、胚胎干细胞在 AD 研究中的应用

胚胎干细胞具有多能性、自我更新以及无限增殖的能力，其主要来源于早期胚胎或原始性腺的分离。这些干细胞可以经过细胞分化的过程发展成多种不同类型的组织。如果能够精确控制胚胎干细胞的多能性，并将其诱导分化为目标的神经表型，那么胚胎干细胞将成为细胞替代疗法中最理想的细胞来源之一。胚胎干细胞无论在体内还是体外环境中都具备分化为机体中大部分细胞的潜力，因此常被应用于治疗神经退行性疾病。根据研究，将来源于小鼠胚胎干细胞的神经球移植到 AD 病模型小鼠的额叶和顶叶皮质中，与空白对照组移植胚胎干细胞相比，神经球移植组的小鼠显示出增强的学习记忆能力，并且移植部位的乙酰胆碱能神经元数量增加。相反，空白组的小鼠学习记忆能力下降。尽管目前正在进行胚胎干细胞的临床前研究，但是这项技术仍然面临成瘤性、表型不稳定和低移植细胞存活率等一些问题以及伦理和免疫原性方面的限制。事实上，鉴于道德、政策和法律的考虑，目前涉及胚胎干细胞研究的临床试验非常有限。

三、间充质干细胞在 AD 研究中的应用

间充质干细胞作为种子细胞具有许多优势，其中最重要的优势是它们可以通过静脉注射进行输送，具备穿过血脑屏障的能力，且其致瘤性较低，并且相较于其他类型的干细胞移植，间充质干细胞引起的免疫反应较少。有学者指出，在神经退行性疾病中，干细胞移植的关键细胞来源主要包括多能干细胞、胚胎生殖细胞以及神经干细胞。间充质干细胞是一种具有自我更新和多向分化能力的多潜能干细胞，其具有来源广泛、采集便捷以及强大的增殖能力和多向分化潜能。此外，它们还具有重要的免疫重建功能。因此，间充质干细胞为神经细胞提供了一种新的来源途径，成为治疗 AD 的重要干细胞来源。有学者认为，人类间充质干细胞向神经细胞的分化受到多种因素的调控。已有研究将基因 Nanog 作为重要的调控因子之一，用于提高人类间充质干细胞和其他成体干细胞的定向分化能力。此外，对 Nanog 基因进行调控的细胞技术工程相对较为简单，因此具有一定的临床应用前景。另有学者指出，凋亡细胞和淀粉样肽前体蛋白的表达之间存在重要的相关性。凋亡细胞中淀粉样肽前体蛋白的表达水平增加，可能会对邻近的干细胞分化产生影响。干细胞的分化调控是科研成果实现临床转化的关键环节之一。分泌型淀粉样肽前体蛋白的存在促使培养的神经元产生蛋白激酶 C 和突触发生。除了显著促进细胞增殖外，分泌型淀粉样肽前体蛋白还有可能优先诱导干细胞向神经胶质细胞分化，促进其他神经干细胞向脑部病变区域迁移，从而重建神经网络。这些发现对于移植骨髓间充质干细胞治疗 AD 时，在患者体内进行调控是一个重要的靶点。干细胞的分化调控是将科研成果实现临床转化的关键环节之一。分泌型淀粉样肽前体蛋白在培养的神经元中可以引发蛋白激酶 C 的产生以及突触形成。此外，它还能显著促进细胞增殖，并且有可能优

先诱导干细胞向神经胶质细胞方向分化，促进其他神经干细胞朝向脑部病变区域迁移，以此重建神经网络。这一发现为骨髓间充质干细胞移植治疗 AD 时，在患者体内进行调控提供了重要的治疗靶点。

第三节　中医药调控干细胞治疗阿尔茨海默病研究进展

中医药治疗阿尔茨海默病（AD）已有数千年历史，积累了丰富的临床经验，而且中医药对 AD 具有整体调节以及多途径、多靶点、多环节综合治疗的优势，AD 后改善神经再生和促进组织修复方面已成为近年来研究的热点。

一、补肾类中药辅助干细胞疗法治疗 AD 的相关机制研究

（一）补肾类中药激活内源性 NSCs 治疗 AD

枸杞具有滋补肾脏和增强精力的作用。研究表明，其活性成分枸杞多糖可以诱导大鼠骨髓间充质干细胞（BMSCs）和人脐血间充质干细胞（huc-MSCs）分化为神经元样细胞，这种诱导作用可能与枸杞多糖的抗氧化能力有关。海马神经干细胞（NSCs）可以分化为神经元和星形胶质细胞，而淫羊藿苷可以通过 BDNF-TrkB-ERK/Akt 信号通路促进处理过 $A\beta_{25-35}$ 的海马神经干细胞的增殖和分化。在 FFT 大鼠中，淫羊藿苷也使基底前脑的胆碱能神经元数量增加。

人参皂苷 Rg1 是另一种具有促进神经再生作用的中药成分。研究表明，人参皂苷 Rg1 可以增强移植 BMSCs 后痴呆大鼠的空间学习记忆能力，这可能是通过调节神经营养因子 NGF mRNA 的表达来实现的。此外，研究发现地黄饮子可诱导内源性神经干细胞的迁移，蛇床子素则可以促进神经干细胞增殖并增加神经元数量。Xiao 等人的研究使用了具有补肾和滋阴作用的神枣健脑口服液，治疗 28 天后神经干细胞的增殖明显增加。更多的 Nestin（+）和 BrdU（+）细胞在海马 DG 区被发现，皮质和海马 DG 区已标记为 NeuN 的成熟神经元数量也有所增加。补肾活血方由左归丸、丹参和川芎组成，具有滋阴补肾、活血化瘀的作用。研究发现，补肾活血方可通过促进 SAMP8 小鼠的海马神经干细胞增殖和分化来增加海马神经元的数量，从而改善学习认知记忆能力。另有研究发现，填髓中药也可激活内源性神经营养因子，促进神经元的存活和再生。中药复方右归丸可诱导 BMSCs 分化为成骨细胞。其中的龟板能够刺激成年个体内的神经干细胞繁殖，有助于促进神经元的再生和组织修复。

以上研究结果显示，随着年龄的增长，AD 的发病率会逐渐上升，同时内源性神经干细胞的活性也会逐渐降低，这表明衰老过程是不可逆的。因此，补肾类中药及其复方可以通过激活 AD 患者体内休眠的神经干细胞来促使其重新分裂和分化，以产生新的神经细胞来取代受损的细胞，从而实现修复和重建组织器官的目标。

（二）补肾类中药联合干细胞移植治疗 AD

人参皂苷是人参中的一种重要活性成分。有研究将 AD 模型大鼠分为 BMSCs 移植治疗组、人参皂苷联合 BMSCs 移植治疗组和生理盐水注射组，评估它们的学习记忆能力和神经元再生情况。结果表明，与 BMSCs 移植治疗组和生理盐水注射组相比，联合治疗组的逃避潜伏期成绩更低。此外，联合治疗组的 BrdU 阳性细胞数量高于 BMSCs 移植治疗组，这表明人参皂苷与 BMSCs 移植治疗相结合的效果更为显著，能够有效促进神经元再生，提高学习和记忆能力。另有研究结果显示，人参皂苷 Rg1 与 BMSCs 移植联合治疗，能够增加基底前脑区中 TrkA 阳性胆碱能神经元的数量及海马区中乙酰胆碱转移酶（ChAT）阳性神经纤维的光密度积分值，改善 AD 大鼠的中枢胆碱能系统功能。

研究发现通过构建高表达神经营养因子 – 3（NT – 3）的骨髓源神经干细胞（BM-NSCs）进行移植，并与蛇床子素联合可明显提高 AD 小鼠的学习记忆能力。该效果可能与其通过激活 PI3K/Akt – 1 信号通路，下调炎症介质的表达，改善脑内微环境以及增强胆碱能神经功能有关。研究发现，补脑 I 号联合 BMSCs 组能显著改善受损海马的血管、神经元、有髓神经纤维和突触的微观结构，其效果优于补脑 I 号组、BMSCs 组单独治疗。其作用机制可能与促进海马区 BDNF、VEGF 和 bFGF 的表达，从而促进神经血管再生和突触重塑有关。此外，还有研究发现将补脑 I 号与 BMSCs 移植到 AD 大鼠的海马中可发挥协同作用，明显提高自由基代谢和机体抗氧化的能力。另有研究表明，淫羊藿苷联合 NSC 移植治疗、黄芪联合 BMSCs 移植治疗也可能成为治疗 AD 的潜在新方法。

总结以上所述，与单纯治疗相比，联合应用补肾类中药和干细胞移植在治疗 AD 方面表现出更显著的效果，这说明两者的联合治疗更具优势。但目前相关研究报道较为有限，仍需要更多的证据来进一步验证该领域的发现。

二、针灸联合干细胞治疗 AD 的相关机制研究

中医药治疗 AD 有着悠久的历史，且治疗方法多样。针灸作为中医药的重要组成部分，在临床治疗中取得良好的疗效。研究认为针灸干预内源性神经干细胞可以通过多种靶点直接作用于神经干细胞本身，帮助其增殖存活和分化或者通过促进旁分泌作用优化 AD 损伤区微环境，从而帮助神经功能的恢复。而针灸联合神经干细胞移植，提高移植干细胞有效利用率，亦可能是对干细胞增效作用的一种有效策略。

目前研究基本证实针灸可直接促进海马区神经干细胞的增殖和分化，提高机体内源性神经干细胞的修复能力。Zhang S. J. 等观察电针对 AD 年轻小鼠海马体内源性神经干细胞增殖的影响，探讨其改善 AD 的机制，结果显示模型组 BrdU 的免疫活性以及 BDNF 和 Nestin mRNA 和蛋白质在海马体中的表达水平显著低于正常对照组（$P < 0.01$，$P < 0.05$），EA 组明显高于模型组（$P < 0.01$，$P < 0.05$）。模型组 BrdU/NeuN 双标记神经元的数量比正常对照组略有增加（$P > 0.05$），与模型组相关的 EA 组明显增加（$P < 0.05$），表明海马神经干细胞增殖。建模后，海马齿状回神经元排列松散、不规则，结构模糊，出现不同程度的核凹陷，而在 EA 组中，神经元轮廓清晰，核结构相对明显。他

们认为电针可以激活 AD 小鼠海马体中神经干细胞的增殖，这可能有助于通过上调 BDNF 的表达来改善神经元结构的功能。Zhao L. 等认为针灸可通过调节外源性神经干细胞移植的微环境，促进 SAMP8 小鼠的神经再生和突触发生，改善神经活性，促进 AD 损伤细胞的恢复。

参考文献

［1］ KOLTUNOW A M. Apomixis：embryo sacs and embryos formed without meiosis or fertilization in ovules. The Plant Cell, 1993, 5 (10)：1425 – 1437.

［2］ POPELKA O, SOCHOR M, DUCHOSLAV M. Reciprocal hybridization between diploid Ficaria calthifolia and tetraploid Ficaria verna subsp. verna：evidence from experimental crossing, genome size and molecular markers. Biological Journal of the Linnean Society, 2019, 189：293 – 310.

［3］ FIRETTI F. Apomixis in neotropical vegetation. Croatia：Intech Open, 2018, 129 – 148.

［4］ TAMARA N. Apomixis in angiosperms：nucellar and integumentary embryony. Boca Raton：CRC Press, 2018.

［5］ OZIAS A. Apomixis：developmental characteristics and genetics. Critical Reviews in Plant Sciences, 2006, 25：199 – 214.

［6］ WANG C, LIU Q, SHEN Y, et al. Clonal seeds from hybrid rice by simultaneous genome engineering of meiosis and fertilization genes. Nature Biotechnology, 2019, 37：283 – 286.

［7］ KHANDAY I, SKINNER D, YANG B, et al. A male-expressed rice embryogenic trigger redirected for asexual propagation through seeds. Nature, 2019, 565：91 – 95.

［8］ THOMSON J A, ITSKOVITZ-ELDOR J, SHAPIRO S S, et al. Embryonic stem cell lines derived from human blastocysts. Science, 1998, 282 (5391)：1145 – 1147.

［9］ 张喻, 肇玉明, 王晓良, 等. 干细胞治疗阿尔茨海默病的研究进展及挑战. 中国药理学通报, 2015, 31 (7)：889 – 894.

［10］ PARK D, YANG Y H, BAE D K, et al. Improvement of cognitive function and physical activity of aging mice by human neural stem cells over-expressing choline acetyltransferase. Neurobiology of Aging, 2013, 34 (11)：2639 – 2646.

［11］ SULLIVAN R, DUNCAN K, DAILEY T, et al. A possible new focus for stroke treatment：migrating stem cells. Expert Opinion on Biological Therapy, 2015, 15 (7)：949 – 958.

［12］ LINDVALL O, KOKAIA Z. Stem cells in human neurodegenerative disorders：time for clinical translation?. Journal of Clincal Investigation, 2010, 120 (1)：29 – 40.

［13］ MCGINLEY L M, SIMS E, LUNN J S, et al. Human cortical neural stem cells expressing insulin-like growth factor-I：a novel cellular therapy for Alzheimer's disease. Stem Cells Translational Medicine, 2016, 5 (3)：379 – 391.

［14］ AGER R R, DAVIS J L, AGAZARYAN A, et al. Human neural stem cells improve cognition and promote synaptic growth in two complementary transgenic models of Alzheimer's disease and neuronal loss. Hippocampus, 2015, 25 (7)：813 – 826.

［15］ THIER M, WÖRSDÖRFER P, LAKES Y B, et al. Direct conversion of fibroblasts into stably expandable neural stem cells. Cell：Stem Cell, 2012, 10 (4)：473 – 479.

［16］ CORTI S, NIZZARDO M, SIMONE C, et al. Direct reprogramming of human astrocytes into neural stem cells and neurons. Experimental Cell Research, 2012, 318 (13)：1528 – 1541.

[17] CHOI S S, LEE S R, KIM S U, et al. Alzheimer's disease and stem cell therapy. Experimental Neurobiology, 2014, 23 (1): 45-52.

[18] 徐海伟, 范晓棠, 吴旋, 等. 小鼠胚胎干细胞诱导的神经前体细胞大脑皮层移植对 AD 大鼠的治疗作用. 中国病理生理杂志, 2005, 21 (3): 449-454.

[19] 顾军. 胚胎干细胞在细胞治疗中的发展前景. 现代医学与健康研究, 2018, 2 (8): 132-133.

[20] WANG Q, MATSUMOTO Y, SHINDO T, et al. Neural stem cells transplantation in cortex in a mouse model of Alzheimer's disease. Journal of Medicine Investigation, 2006, 53 (1-2): 61-69.

[21] OH S H, KIM H N, PARK H J, et al. Mesenchymal stem cells increase hippocampal neurogenesis and neuronal differentiation by enhancing the Wnt signaling pathway in an Alzheimer's disease model. Cell Transplantation, 2015, 24 (6): 1097-1109.

[22] SHIHABUDDIN L S, AUBERT I. Stem cell transplantation for neurometabolic and neurodegenerative diseases. Neuropharmacology, 2010, 58 (6): 845-854.

[23] 李海锋, 赵振林. 骨髓间充质干细胞治疗溃疡性结肠炎的研究进展. 临床医药实践, 2013, 22 (6): 449-453.

[24] GE W, REN C, DUAN X, et al. Differentiation of mesenchymal stem cells into neural stem cells using cerebrospinal fluid. Cell Biochemistry and Biophysics, 2015, 71 (1): 449-455.

[25] MIMEAULT M, HAUKE R, BATRA S K. Stem cells: a revolution in therapeutics—recent advances in stem cell biology and their therapeutic applications in regenerative medicine and cancer therapies. Clinical Pharmacology and Therapeutics, 2007, 82 (3): 252-264.

[26] 袁佳欣, 管丽娜, 王梅慧, 等. 人类间充质干细胞治疗阿尔茨海默病相关调控的研究进展. 中国实用神经病学杂志, 2018, 21 (13): 1494-1498.

[27] YING Q L, NICHOLS J, CHAMBERS I, et al. BMP induction of Id proteins suppresses differentiation and sustains embryonic stem cell self-renewal in collaboration with STAT3. Cell, 2003, 115 (3): 281-292.

[28] ANDO K, OISHI M, TAKEDA S, et al. Role of phosphorylation of Alzheimer's amyloid precursor protein during neuronal differentiation. Journal of Neuroscience, 1999, 19 (11): 4421-4427.

[29] 林壮琳, 卢文岳, 陈萍, 等. 枸杞多糖对大鼠骨髓间充质干细胞增殖及向内皮谱系分化的影响. 中国组织工程研究与临床康复, 2010, 14 (27): 5058-5061.

[30] LU Q, ZHU H, LIU X, et al. Icariin sustains the proliferation and differentiation of Aβ25-35-treated hippocampal neural stem cells via the BDNF-TrkB-ERK/Akt signaling pathway. Neurological Research, 2020, 42 (11): 936-945.

[31] MA D, ZHAO L, ZHANG L, et al. Icariin promotes survival, proliferation, and differentiation of neural stem cells In vitro and in a rat model of Alzheimer's disease. Stem Cells International, 2021: 9974625.

[32] 邬伟, 杨景全, 何志勇, 等. 人参皂苷 Rg1 联合骨髓间充质干细胞移植对痴呆大鼠学习记忆能力的影响. 中国中西医结合杂志, 2011, 31 (6): 799-802.

[33] 王倩, 范文涛, 贺又舜. 地黄饮子含药血清对胎鼠海马神经干细胞迁移的影响. 中医药学报, 2015, 01: 8-10.

[34] YAO Y, GAO Z, LIANG W, et al. Osthole promotes neuronal differentiation and inhibits apoptosis via Wnt/β-catenin signaling in an Alzheimer's disease model. Toxicology and Applied Pharmacology, 2015, 289 (3): 474-481.

[35] KONG L, HU Y, YAOY, et al. The coumarin derivative osthole stimulates adult neural stem cells,

promotes neurogenesis in the hippocampus, and ameliorates cognitive impairment in APP/PS1 transgenic mice. Biological & Pharmaceutical Bulletin, 2015, 38 (9): 1290 – 1301.

[36] XIAO H, LI H, SONG H, et al. Shenzao jiannao oral liquid, an herbal formula, ameliorates cognitive impairments by rescuing neuronal death and triggering endogenous neurogenesis in AD-like mice induced by a combination of Aβ42 and scopolamine. Journal of Ethnopharmacology, 2020 (15) 259: 112957.

[37] 侯燕, 郭家奎. 补肾中药激活内源性神经干细胞与阿尔茨海默病的治疗. 吉林中医药, 2011, 08: 753 – 754.

[38] 张艳, 马莉, 杨爽, 等. 人参皂苷联合骨髓间充质干细胞移植对大鼠阿尔茨海默病模型学习记忆能力及神经元再生的影响. 实用药物与临床, 2020 (2): 107 – 110.

[39] 闫宇辉. 独活中蛇床子素协同 NT-3-BM-NSCs 移植治疗 AD 的作用及机制研究. 沈阳: 辽宁中医药大学, 2017.

[40] 杨辉, 钟方敏, 陈燕, 等. 补脑Ⅰ号对阿尔茨海默病模型小鼠脑内移植骨髓间充质干细胞后海马 VEGF、BDNF 表达及超微结构的影响. 中医杂志, 2021, 62 (15): 1349 – 1355.

[41] 杨辉, 贾桃, 况时祥, 等. BMSCs 移植对 AD 大鼠海马组织 SOD、AchE 活性与 MDA、Ach 含量的影响及补脑Ⅰ号的干预作用. 贵阳中医学院学报, 2019, 41 (1): 17 – 20.

[42] 李鹏涛, 杨晓楠, 霍艳丽, 等. 黄芪联合骨髓间充质干细胞治疗阿尔茨海默病的新思路. 神经药理学报, 2016, 02: 31 – 36.

[43] ZHAO L, ZHOU C, LI L, et al. Acupuncture improves cerebral microenvironmentin mice with Alzheimer's disease treated with hippocampal neural stem cells. Molecular Neurobiology, 2017, 54 (7): 5120 – 5130.

[44] 张松江, 高剑峰, 孙宁宁, 等. 民针对阿尔茨海默病模型幼鼠海马内源性神经干细胞增殖的影响. 中国针灸, 2022, 42 (2): 167 – 172.

[45] ZHAO L, LIU J W, KAN B H, et al. Acupuncture accelerates neural regeneration and synaptophysin production after neural stem cells transplantation in mice. World Journal of Stem Cells, 2020, 12 (12): 1576 – 1590.

（韩杉、陈云波、顾继洪）

第十五章　中药调节免疫防治阿尔茨海默病的研究进展

神经退行性疾病随年龄增长发病率急剧上升，衰老伴随神经和免疫系统功能失调，是 AD 的显著特征。一方面脑组织中持续发生的以小胶质细胞（microglia，MG）和星形胶质细胞（astrocyte，AS）激活为主要特征的慢性神经炎症直接参与神经元功能的损害；另一方面血脑屏障（blood brain barrier，BBB）通透性增大，外周免疫在调节中枢神经系统的神经炎症和病理改变上发挥重要作用。

第一节　中枢神经系统的免疫环境

小胶质细胞是脑内最丰富的免疫细胞，其他固有免疫细胞如肥大细胞也在脑组织中被检测到，特别是在发育中的人脑组织中，其功能尚不清楚。有研究显示正常状态下有少量活化的 T 细胞进入脑参与免疫监视，但是在疾病或损伤状态，更多的 T 细胞穿过血脑屏障浸润脑组织。T 细胞缺陷小鼠存在脑发育异常，T 细胞可能参与情绪相关行为能力的形成，穿过血脑屏障的 T 细胞很可能通过影响小胶质细胞功能发挥作用，相关认识有待深入。

神经胶质细胞又称胶质细胞，广泛分布于中枢神经系统和周围神经系统中，具有维持中枢神经系统内稳态、支持和保护神经元、参与免疫应答、调节神经递质代谢、影响突触传导等作用。在人脑中，胶质细胞占细胞总数目的 50% 左右，包括星形胶质细胞、小胶质细胞以及少突胶质细胞。目前认为慢性神经炎症的主要特征是中枢神经系统中的小胶质细胞和星形胶质细胞的激活。

一、小胶质细胞

（一）小胶质细胞的功能

小胶质细胞来源于胚胎发育期卵黄囊巨噬细胞，是定居于脑组织的固有免疫细胞，参与调节脑发育和病理改变。小胶质细胞约占中枢神经系统（central nervous system，CNS）细胞总数的 10%，负责吞噬和消除微生物、死细胞和蛋白质聚集体，以及其他可能危及中枢神经系统的颗粒和可溶性抗原，发挥免疫监视作用。此外，小胶质细胞分泌许多可溶性因子，如细胞因子、趋化因子和嗜神经因子，这些因子在中枢神经系统中参与免疫反应和组织修复的各个方面。小胶质细胞参与突触发生，并具有可塑性、营养支持等重要生理功能，对大脑的发育及维持脑功能的稳态起着重要作用。离子钙结合衔接蛋白 1 （ionized calcium binding adapter protein 1，Iba1），是小胶质细胞特异性表达的一种细胞骨架蛋白，它在大脑免疫监视过程中参与细胞迁移、膜重塑、吞噬作用等，通常作为小胶质细胞激活的标志分子。

（二）活化的小胶质细胞表型

生理条件下，小胶质细胞均匀分布，细胞体积较小，呈高度分支状，静息态小胶质细胞的典型多分支形态特征可扩大其表面积并延伸至周围环境中，不断伸缩以感知和监视局部微环境变化，并可与相邻神经元形成突触连接以重塑神经回路，在维持神经元存活和微环境稳态中起到重要作用。小胶质细胞具有高度敏感性，一旦感知到病原体、应激等病理性刺激即可转变为激活状态，活化的小胶质细胞常伴形态学改变，表现为细胞体积增大、分支回缩、呈阿米巴样，并表现出迁移、吞噬、释放大量细胞因子和炎性介质等功能特性。激活的小胶质细胞有两种表型："经典激活"的促炎 M1 表型和"选择激活"的抑炎 M2 表型。

M1 样表型，其特征是产生促炎细胞因子和趋化因子，如白细胞介素 - 1β（interleukin - 1β，IL - 1β）、白细胞介素 - 6（interleukin - 6，IL - 6）、肿瘤坏死因子 - α（TNF - α）、趋化因子基质细胞衍生因子 - 1（stromal cell-derived factor - 1，SDF - 1/CXCL12）和单核细胞趋化蛋白 - 1（mono-cyte chemotactic protein - 1，MCP - 1/CCL2），以及一氧化氮（nitrous oxide，NO）、活性氧（reactive oxygen species，ROS）、基质金属蛋白酶 - 12（matrix metalloprotein - 12，MMP - 12）等神经毒性物质。

M2 样表型由三种亚型（M2a、M2b、M2c）组成，M2a 型通过白细胞介素 - 4（interleukin - 4，IL - 4）或白细胞介素 - 13（interleukin - 13，IL - 13）诱导产生，可使精氨酸酶 - 1（arginase - 1，Arg - 1）、甘露糖受体（mannose receptor）和炎症区域分子 1（found in inflammatory zone 1，Fizz1）的表达增强，发挥抑制炎症的作用。M2b 表型可由免疫复合物 Toll 样受体（Toll - like receptors，TLRs）激动剂、白细胞介素 1 受体（interleukin - 1 receptor，IL - 1R）配体诱导，使得免疫球蛋白 CD80（cluster of differentiation 80）和免疫球蛋白 CD86（cluster of differentiation 86）的表达增加。目前的研究认为 M2b 型既有促炎功能又有抗炎功能。M2c 表型则是由转化生长因子 - β（transforming growth factor - β，TGF - β）和白细胞介素 - 10（interleukin - 10，IL - 10）诱导。M2c 表型也称为"失活的小胶质细胞"，主要在炎症反应减弱时，参与组织再生。M2 型小胶质细胞分泌胰岛素样生长因子 I（IGF - I）、成纤维细胞生长因子（FGF）和集落刺激因子 1（colony-stimulating factor 1，CSF1），以及神经营养因子，如神经生长因子（NGF）、脑源性神经营养因子（BDNF）、神经营养因子（NT）4/5 和神经胶质细胞衍生的神经营养因子（GDNF）等。

（三）小胶质细胞活化的相关信号通路

1. 小胶质细胞活化与 NF - κB 通路

NF - κB 由 RelA（p65）、RelB、c - Rel、NF - κB1（p50）和 NF - κB2（p52）五个成员组成，参与各种细胞过程，尤其在介导炎症反应中发挥作用。NF - κB 信号通过典型和非典型两种途径被激活。在非活性状态下，典型途径 NF－κB 通路上的 p65/p50 二聚体被其抑制蛋白 IκB α 结合并隔离在细胞质中，阻断 NF－κB 移位至细胞核、结合 DNA 以及调节基因表达的能力。当暴露于细胞因子、病原体和危险相关分子模式等刺激下，由于磷酸化级联反应导致 IκBα 蛋白酶体降解，p65/p50 二聚体从 IκB α 释放后易位进入细胞核，与其同源的 κB 基序结合，导致 NF-κB 靶基因的激活和表达。

小胶质细胞的活化与 NF-κB 通路密切相关。BV2 小胶质细胞在体外被脂多糖激活后，IL－1β、IL－6、TNF－α 等炎症因子释放增加，磷酸化的 NF－κB、IκB α 水平升高，促进 p65 核转位。NF－κB 是调节小胶质细胞炎症反应的关键转录因子，抑制 NF-κB 通路，可抑制神经毒素分泌、炎症因子释放以及小胶质细胞的激活，减轻神经炎症反应。研究表明青蒿素可通过抑制 NF－κB 信号通路显著降低 $A\beta_{1-42}$ 诱导的 BV2 细胞中一氧化氮、活性氧和炎症因子的增加，并且抑制小胶质细胞的迁移，防止炎症级联反应的扩大，减弱神经炎症和神经元损伤。

2. 小胶质细胞活化与 JAK/STAT 通路

JAK/STAT（Janus kinase/Signal transducer and activator of transcription）是一条受多细胞因子调节的信号通路，由接收信号的受体酪氨酸激酶、转导信号的 JAK 和产生效应的 STAT 组成，其功能失调可诱导小胶质细胞激活和极化为致病表型。Janus 激酶（JAK）有四种亚型（JAK1、JAK2、JAK3 和 TYK2），STAT 有七种亚型（STAT1、STAT2、STAT3、STAT4、STAT5A、STAT5B 和 STAT6），其中 STAT1 和 STAT3 是免疫应答的重要转录因子，在脂多糖、γ 干扰素引发的炎症信号转导中发挥重要作用。

小胶质细胞的活化与 JAK/STAT 信号通路密切相关。小胶质细胞被脂多糖激活后，TNF－α、γ 干扰素、IL－6 等炎症因子释放增加，IL－10 等抑炎因子释放减少，使小胶质细胞向促炎的 M1 表型分化，JAK1 和 JAK3 磷酸化以及 STAT1 和 STAT3 磷酸化增加。磷酸化的 STAT 通过核膜转运至细胞核，调节下游相关基因的表达，参与细胞的增殖、分化、凋亡和免疫调节等过程。有研究发现 JAK 选择性抑制剂 AG490 可有效阻断其下游信号转导和转录激活因子 STAT 活化，经 AG490 预处理后给予 Aβ 寡聚体诱导的小胶质细胞释放 TNF－α 明显减少，小胶质细胞的炎症反应明显受到抑制，表明 JAK/STAT 通路是 Aβ 寡聚体诱导小胶质细胞炎症反应的重要信号转导通路之一。

3. 小胶质细胞活化与 p38 MAPK 通路

p38 MAPK 是有丝分裂原活化蛋白激酶（mitogen-activated protein kinases，MAPKs）家族中调节炎症反应的重要蛋白激酶之一，由 p38α、p38β、p38γ 和 p38δ 四种亚型组成，在应激、病原体的刺激下磷酸化激活，经多级激酶的级联反应将细胞外信号传递至细胞核，调控底物如炎症因子、凋亡蛋白的表达，介导细胞产生各种生物学反应。

小胶质细胞的活化与 p38 MAPK 信号通路密切相关。BV2 小胶质细胞被脂多糖激活后，TNF－α、IL－6 以及 M1 表型标志物 CD54 表达增高；而 IL－10、M2 表型标志物 CD206 和 CD209 表达降低，磷酸化的 p38 MAPK 蛋白表达增加。因此，通过降低 p38MAPK 的蛋白表达水平抑制 p38MAPK 信号通路，可以有效抑制小胶质细胞的活化，从而减轻其活化后诱发的神经毒性作用。

4. 小胶质细胞活化与 P2X7R 通路

嘌呤受体 P2X7（P2X7R）属于 ATP 离子门控通道，该通道允许 Na^+、Ca^{2+} 的流入以及 K^+ 流出，内外向离子通量是产生炎症的基础，P2X7R 与炎症反应密切相关。P2X7R 介导 NLRP3（Nod - like receptor protein 3）炎症小体激活和 IL - 1β 释放，成为免疫反应早期阶段的重要启动因素。P2X7R 分布于中枢神经系统小胶质细胞中，ATP 是一种关键的危险相关分子模式（DAMP），当它刺激 P2X7R ATP 门控离子通道，会触发 K^+ 外排，导致 NLRP3 炎性小体活化，活化的 NLRP3 炎症小体驱动 pro-caspase - 1 裂解为 caspase - 1，促使下游 IL - 1β 的生成和成熟，进而介导中枢神经炎症反应。有研究结果显示，当药理性阻断 P2X7R 能够促使小胶质细胞从 M1 型向 M2 型转化，有效减轻病理症状。

5. 小胶质细胞活化与 Notch 通路

Notch 信号通路主要由配体（Delta-like 1、3、4，Jagged1 和 Jagged2）、受体（Notch1 - 4）、免疫球蛋白 κJ 区重组信号结合蛋白和下游基因（如 Hes、Hcy、Herp）等组成。在此通路中，细胞表面的 Notch 受体与配体相互作用，诱导蛋白水解酶裂解，最后释放到细胞核中，与转录抑制因子重组信号序列结合蛋白 Jκ（recombination signal sequence binding protein Jκ，RBP-Jκ）结合激活靶基因的转录，调节细胞的增殖、分化和凋亡。当 BV2 小胶质细胞被脂多糖激活后，IL - 1β、TNF - α 以及 M1 表型标志物 iNOS 的表达升高，IL - 10 表达降低，Notch1、Hes1 蛋白表达升高，Hes5 蛋白表达降低，Notch 通路激活，发生炎症反应。

二、星形胶质细胞

（一）星形胶质细胞的功能

星形胶质细胞是大脑中数量最多、功能最广的神经胶质细胞，在脑稳态维持中发挥重要作用。虽然星形胶质细胞来源于神经干细胞，但其具有免疫活性，能释放和应答细胞因子，并且有抗原提呈功能，是参与神经炎症的重要细胞。正常生理状况下，除营养和支持外，星形胶质细胞在血脑屏障的调节和维持，神经突触的形成、消融和神经递质循环中也具有重要作用。胶质纤维酸性蛋白（glial fibrillary acidic protein，GFAP）是星形胶质细胞的骨架蛋白，通常作为星形胶质细胞的标志分子。在病理情况下，星形胶质细胞活化，表现为细胞增殖、胞体肥大肿胀、突起增多延长、GFAP 表达增强等，并产生多种炎症因子抑制神经轴突再生、促进神经细胞损伤。

（二）反应性星形胶质细胞的表型

星形胶质细胞对中枢神经系统疾病和损伤的反应被称为星形胶质细胞的反应性，即星形胶质细胞的活化。基于反应性星形胶质细胞在神经炎症中发挥的作用不同，可分为与神经毒性相关的促炎表型（A1 型）和神经保护相关的抗炎表型（A2 型）。

A1 型星形胶质细胞分泌促炎细胞因子如 IL - 1α、IL - 1β、IL - 6、TNF - α 等，加剧神经炎症反应，并上调经典活化补体基因的表达，介导突触损伤，具有较强的神经毒性作用。体外视网膜神经节细胞与静息星形胶质细胞共同培养诱导突触形成后，加入 A1 反应性星形胶质细胞可使突触数量减少 40%。

A2 型星形胶质细胞中多种神经营养因子表达升高，如脑源性神经营养因子（brain - derived neurotrophic factor，BDNF）上调，支持神经元生长；抗炎细胞因子如 TGF - β 的表达上调，促进突触形成，对神经元具有保护作用。此外，A2 型反应性星形胶质细胞 S100a10 的基因表达上调，对细胞增殖、膜修复和抑制细胞凋亡至关重要。

（三）星形胶质细胞活化的相关信号通路

1. 反应性星形胶质细胞与 NF-κB 通路

活化的星形胶质细胞中 NF-κB 表达增加，NF-κB 通过调控细胞因子的基因转录和细胞增殖，调节炎症反应。体外抑制 NF-κB 信号通路可抑制星形胶质细胞的活化，减少星形胶质细胞释放的趋化因子、抑制巨噬细胞和 T 细胞的浸润，并减少细胞外基质硫酸软骨素蛋白聚糖（Chondroitin sulfate proteoglycan，CSPG）的沉积，抑制胶质瘢痕的形成。有研究显示阻断 NF-κB 通路可抑制 A1 反应性星形胶质细胞活化。由此可见 NF-κB 通路可能是调节 A1 反应性星形胶质细胞活化的关键因素。

2. 反应性星形胶质细胞与 MAPK 信号通路

MAPK 信号通路转导是以三级激酶级联激活方式进行的，即 MAP3K（MAPKKK）、MAP2K（MAPKK）和 MAPK 依次被激活，共同调节细胞的增殖和分化、对环境的应激适应和炎症反应等多种重要的细胞生理和病理过程。MAPK 主要有 4 个亚家族，分别是细胞外信号调节激酶（ERK）、p38 丝裂原活化蛋白激酶（p38MAPK）、c-JUN 氨基末端激酶（JNK）和 ERK5，体外 Ras-pRaf1-ERK1/2 信号通路的下调可抑制星形胶质细胞增殖及活化，从而减少胶质瘢痕的形成。

3. 反应性星形胶质细胞与 PI3K/Akt 信号通路

PI3K/Akt 信号通路由磷脂酰肌醇 3 - 激酶（phosphatidylinositide 3-kinases，PI3K）及其下游分子丝氨酸/苏氨酸蛋白激酶 B（protein kinase B，Akt）组成。PI3K 根据其结构和底物特异性可分为 3 个亚型：Ⅰ 类、Ⅱ 类和Ⅲ类。Akt 作为 PI3K 信号通路下游的主要分子，包括 Akt1、Akt2 和 Akt3 3 个亚型，分别由 PKBα、PKBβ 和 PKBγ 编码。PI3K/Akt 信号通路的激活与神经胶质细胞增生及胶质瘢痕形成有关，在大鼠脊髓损伤（spinal cord injury，SCI）模型中抑制 PI3K/Akt 信号通路可减轻神经胶质细胞增生，减少胶质瘢痕形成，并促进轴突进入损伤部位改善运动功能。有研究发现，PI3K/Akt 信号通路参与了 A2 型反应性星形胶质细胞的活化，在体外诱导 A1/A2 反应性星形胶质细胞，当 PI3K/Akt 通路被抑制时，A2 型反应性星形胶质细胞数量明显减少。因此，PI3K/Akt 通路的激活可能有助于星形胶质细胞向 A2 表型转化。

星形胶质细胞是脑组织中糖酵解作用的主要场所，其糖酵解受到 PI3K/Akt 信号通路的调节，当 β - 淀粉样蛋白（Aβ）沉积，脑组织中星形胶质细胞反应性增生，会抑制 PI3K 的磷酸化，从而降低 Akt 在苏氨酸 308 位点的磷酸化，进而抑制 PI3K/Akt 通路活性。该通路活性被抑制，其下游糖酵解关键酶磷酸果糖激酶－1（PFK－1）表达下调，导致葡萄糖利用率下降，进而引发星形胶质细胞能量障碍，上调有氧酵解的能力下降，转运到神经元的能量减少，引发认知功能障碍。

4. 反应性星形胶质细胞与 Hippo/Yes 相关蛋白（YAP）信号通路

Hippo 信号传导主要通过大肿瘤抑制激酶 1（large tumor suppressor 1，LATS1）和大肿瘤抑制激酶 2（LATS2）的磷酸化来调节 YAP。在雄性小鼠脊髓损伤（SCI）模型中，YAP 在星形胶质细胞中以 Hippo 激酶依赖性方式被上调并选择性激活，在星形胶质细胞中有条件的 YAP 抑制可减少星形胶质细胞增殖，不利于神经功能恢复，而 YAP 的激活可促进星形胶质细胞增殖、神经胶质瘢痕形成及神经功能恢复。还有研究表明 YAP 的激活可减少星形胶质细胞释放 IL－1β、IL－6 和 TNF－α 等炎症因子，从而减轻炎症反应。总之，Hippo/YAP 信号通路在星形胶质细胞中扮演重要角色。

第二节　神经炎症参与阿尔茨海默病

神经炎症是以中枢神经系统中固有免疫细胞小胶质细胞活化为主要特征、星形胶质细胞参与的病理过程，与神经元功能的损害密切相关。此外，外周炎症、外周免疫细胞浸润脑组织，在调节中枢神经系统的神经炎症和病理改变上发挥重要作用。

一、小胶质细胞活化介导神经炎症

小胶质细胞（MG）具有双重作用。一方面，小胶质细胞发挥保护性生理作用，发挥突触清除、促进突触重塑的作用，并通过产生生长因子，如转化生长因子（TGF－β）和脑源性神经营养因子（brain-derived neurotrophic factor，BDNF），发挥神经保护作用；另一方面，小胶质细胞可被 Aβ 和多种促炎因子激活，持续活化的 MG 释放氧自由基、一氧化氮和炎性细胞因子等产生细胞毒性作用，促进老年斑的形成和 tau 过度磷酸化，加重神经元损伤乃至死亡，导致神经退行性病变。

在阿尔茨海默病（AD）发生的初始阶段，小胶质细胞极化为 M2 型，释放神经营养因子及抗炎因子，通过发生短暂的氧化应激，增强吞噬功能，加快对坏死组织清除，有助于修复中枢神经系统中的受损组织。但如果应激的持续时间延长，小胶质细胞通过 p38－MAPK、NF－κB 等信号转导途径，极化为 M1 型小胶质细胞，促炎细胞因子和细胞毒性物质分泌释放增多，造成神经元非特异性损伤。AD 中异常聚积的 Aβ、tau 蛋白可导致小胶质细胞发生慢性激活，使得 M1/M2 型小胶质细胞功能紊乱并发生免疫功能障碍，释放大量炎性介质，加速 tau 蛋白磷酸化。受损的神经元和神经毒性物质又可以进一步引起小胶质细胞活化，引发一个长期存在有神经毒性的循环，导致永久性反应性小胶质细胞周期，被称为是反应性小胶质细胞周期。

多项研究显示抑制小胶质细胞 M1 极化的药物可减弱老龄大鼠、Aβ 处理或脂多糖（lipopolysaccharides，LPS）刺激大鼠的长时程增强（long-term potentiation，LTP）损伤。

M1 极化的小胶质细胞释放 PGE－2、IL－1β，以及 MCP－1 和 MIP－1 等，均对行为能力有负面影响。衰老动物海马区 IL－1β 升高，IL－4 和 IL－10 降低，并且在大鼠海马区持续过表达 IL－1β，对依赖于海马区的学习能力有明显影响。NF－κB 和 NLRP3（Nod-like receptor protein 3）炎性小体的活化与 AD 的神经炎症密切相关，NLRP3 在调控 IL－1β 产生中发挥关键作用。小胶质细胞在试图吞噬位于胞外的聚合的 Aβ 时，激活了 NLRP3 炎性小体，后者进一步激活含半胱氨酸的天冬氨酸蛋白水解酶 1（caspase－1）促进炎性细胞因子 IL－1β 和 IL－18 的成熟和释放。

（一）Aβ 诱导小胶质细胞活化

Aβ 可以作为危险相关分子模式激活小胶质细胞表面模式识别受体如 Toll 样受体（Toll-like receptors，TLR）、髓样细胞触发受体 2（triggering receptor expressed on myeloid cells，TREM2）、清道夫受体（scavenger receptor，SR-AI/Ⅱ）、补体受体，受体晚期糖基化终产物（receptor advanced glycosylation end product，RAGE）等，引起小胶质细胞的活化。Aβ 还可以直接以浓度依赖的方式与 APP 相互作用，共同诱导小胶质细胞的活化并分泌炎性因子 TNF－α。随着 AD 病理发展，Aβ 和 Aβ 诱导的促炎因子持续相互作用使小胶质细胞过度活化转变为 M1 型，M1 型的小胶质细胞表现出神经毒性和促炎作用，释放大量促炎因子，加剧炎症反应。

小胶质细胞的多种免疫相关受体参与介导 Aβ 诱导的炎症反应或 Aβ 的清除。CD36 属于 B 型清道夫受体的一种，可以结合纤维性或可溶性 Aβ，促进小胶质细胞炎症反应，并介导 Aβ 激发的氧化应激反应，在调控 Aβ 激活 NLRP3 炎性小体过程中起重要作用。Scara1 是 A 型清道夫受体（SR-A），介导小胶质细胞对 Aβ 的摄取，AD 小鼠脑中 Scara1 的表达水平随着年龄增加而下降，APP/PS1 转基因小鼠中敲除 Scara1 导致其脑中 Aβ 聚集增多；采用药理学方法上调 Scara1 则可明显减轻 Aβ 的集聚。

有研究认为感染参与 AD 的发生。当受到细菌侵袭时，小胶质细胞会发生吞噬并释放炎症介质，炎症介质促进小胶质细胞向 M1 型转化。大肠杆菌分泌的淀粉样蛋白与 Aβ$_{42}$ 的结构和免疫原性相似，可结合小胶质细胞表面的 TLR2 受体，激活并释放炎症因子，促进小胶质细胞向 M1 表型转化。

（二）衰老伴随小胶质细胞活化

衰老是一个普遍的过程，其特征为细胞分子层面变化的积累导致生物体功能随着时间的推移而下降，表现在四个层面上：分子层面的大分子（如 DNA、蛋白质）稳态改变、细胞层面的功能异常（如溶酶体及线粒体功能异常等）、系统层面的功能失调（包括慢性炎症、代谢过程失调等）及整个机体层面的功能衰退。体内衰老细胞的数量随着生物体年龄的增长而增加，它们分泌大量的细胞因子、趋化因子、生长因子和蛋白酶，统称为"衰老相关分泌表型"（senescence-associated secretory phenotype，SASP），SASP 促进 Aβ 聚集，进而诱导小胶质细胞的 M1 型极化，加速了 AD 的进程。

小胶质细胞和神经细胞间的相互作用也调节小胶质细胞的活化，与神经细胞共培养的小胶质细胞降低了对 LPS 或 Aβ 诱导的炎症反应，这和小胶质细胞上的 CD200 和神经细胞的 CD200R 的作用密切相关，而衰老伴随 CD200 – CD200R 的降低，IL – 4 能增加 CD200 的表达。

（三）胆碱能系统功能障碍参与小胶质细胞活化

胆碱能系统中重要的神经递质乙酰胆碱有两种受体，分别是毒蕈碱型乙酰胆碱受体（M 受体）和烟碱型乙酰胆碱受体（N 受体），其中 α7 烟碱型乙酰胆碱受体（alpha 7 nicotinic acetylcholine receptor，α7nAChR）作为胆碱能神经系统和免疫系统中广泛分布的分子之一，调节机体的免疫炎症反应。相关研究发现 α7nAChR 在小胶质细胞表面存在不同密度的表达，活化 α7nAChR 可调节 M1 型小胶质细胞向 M2 型转化，并支配下游信号分子的表达，实现对炎症反应的调控。有研究通过脑室内给予 192IgG-saporin 诱导胆碱能细胞死亡，构建胆碱能神经元变性模型，发现注射 1.5 月后大鼠海马 CA3 区和 DG 区 Iba1 阳性细胞数量显著增加，更多 MG 呈现"胞体增大、突起回缩"的活化状态，并伴随神经元的丢失。

二、星形胶质细胞与 AD

近年来，越来越多的证据表明，星形胶质细胞参与 AD 的发生和发展。活化的星形胶质细胞能够释放各种各样的胞外分子，包括炎症因子、趋化因子以及各种神经营养因子，发挥双重作用。这些因子可以产生神经保护作用［如白细胞介素 –6（IL –6），转化生长因子 – β（TGF – β）等细胞因子］或者神经毒性［例如白细胞介素 –1β（IL –1β）和肿瘤坏死因子 – α（TNF – α）］。

星形胶质细胞能够分泌多种炎症因子，包括白细胞介素（ILs）、干扰素（IFNs）、肿瘤坏死因子（TNFs）、一氧化氮（NO）等，它们大部分对神经细胞有毒性作用，能够使神经细胞凋亡或坏死。这些炎症因子参与的免疫反应与 AD 的病理进展密切相关。

三、小胶质细胞与星形胶质细胞的相互作用

神经退行性疾病研究中已证明小胶质细胞与星形胶质细胞的相互作用，通常是活化的小胶质细胞诱导星形胶质细胞的神经毒性表型。环境因素例如 LPS 刺激改变脑内小胶质细胞的基因表达并引发小胶质细胞增殖，也导致星形胶质细胞释放炎性因子。有研究显示活化的小胶质细胞可通过释放炎性因子或其他信号分子调节星形胶质细胞功能，间接影响突触修剪；而星形胶质细胞释放的 IL –33 能驱动小胶质细胞的吞噬功能。说明在小胶质细胞和星形胶质细胞之间可通过释放的信号分子如细胞因子等发挥双向相互作用。

四、肥大细胞与小胶质细胞的相互作用

在健康人中肥大细胞更多在发育中的脑组织中被检测到，其功能尚不清楚。肥大细胞在小鼠整个生命周期中都能在脑组织被检测到，参与脑的发育和成熟。肥大细胞缺陷

小鼠存在学习记忆损伤和焦虑样行为。肥大细胞能产生胺神经递质类物质，如 5 - 羟色胺和组胺，发挥神经调节细胞的功能。肥大细胞能释放炎性分子，如细胞因子、趋化因子和前列腺素，参与调节脑功能并影响脑内免疫微环境。体外实验中肥大细胞条件培养基能调节小胶质细胞的活化，诱导小胶质细胞释放促炎因子；拮抗小胶质细胞的组胺受体、蛋白酶激活受体和 TLR - 4 受体，抑制了对小胶质细胞的影响。说明肥大细胞和小胶质细胞之间存在相互影响。

第三节 外周免疫参与阿尔茨海默病

中枢神经系统（CNS）曾经被认为是免疫豁免区，即由于血脑屏障、血脑脊液屏障等的作用，外源性抗原难以进入 CNS 引发适应性免疫应答，并且 CNS 中免疫调节分子及低水平的主要组织相容性复合体（major histocompatibility complex，MHC）下调了 T 细胞的功能。但系统性炎症，如脓毒症、类风湿性关节炎、2 型糖尿病和肥胖等，常伴随神经炎症的发生；外周病毒感染可导致呕吐和认知损伤，提示外周感染可导致阿尔茨海默病（AD）患者认知损伤加剧；而 AD 患者和模型动物的脑和外周血中炎症因子水平均升高，用年轻小鼠的血液输入衰老小鼠有效地逆转了已经发生的神经损伤，部分恢复了认知障碍。脂多糖（LPS）可以在低剂量下不依赖于血脑屏障损伤而激活 CNS 免疫应答。这些发现证明外周免疫系统和 CNS 免疫系统之间存在相互作用。

外周炎症、外周免疫细胞浸润脑组织，在调节 CNS 的神经炎症和病理改变上发挥重要作用。在病理条件下血脑屏障的通透性增大，外周免疫细胞包括巨噬细胞、T 淋巴细胞等浸润脑组织，影响脑内微环境，参与调节 CNS 的病理改变。

一、T 细胞参与 AD

正常情况下只有少量活化的 T 细胞进入脑参与免疫监视，但是在疾病或损伤状态，更多的 T 细胞浸润脑组织。AD 患者和模型小鼠的脑脊液和海马区可检测到 T 细胞的增多，尤其是细胞毒性 T 细胞（cytotoxic T cells，CTLs）显著增多。实验研究显示，非依赖于 Aβ 沉积、依赖于 tau 病理变化引起固有和适应性免疫反应，去除小胶质细胞和 T 细胞可阻断 tau 介导的神经退行性病变。而去除小胶质细胞可显著减少 T 细胞浸润，提示小胶质细胞介导 T 细胞浸润；而去除 T 细胞可明显抑制小胶质细胞的活化，表明固有免疫和适应性免疫之间相互作用，脑内 T 细胞浸润以及 T 细胞调节小胶质细胞活化参与神经退行性疾病脑内免疫环境。浸润脑组织的效应 T 细胞产生的 IFN - γ 促进小胶质细胞的 M1 极化，促进神经炎症，而 IL - 4 和 IL - 10 促进 M2 极化发挥控制炎症的作用。

调节性 T 细胞（Treg）发挥免疫抑制作用，也参与 AD 的进展。用 CD25 抗体去除 Treg 加速了 APP/PS1 转基因 AD 小鼠的认知功能损伤，增加了 Aβ 沉积，增加了海马 CA1 和 CA3 区域小胶质细胞/巨噬细胞的数量。但是也有研究显示清除 5 × FAD 小鼠的 Treg 后诱导了 IFN - γ 相关信号通路，使得巨噬细胞和 T 细胞向脑内 Aβ 斑块募集，促进了 Aβ 的清除。将年轻的野生型小鼠脾淋巴细胞经腹腔注射给予 APPswe/PSENldE9 转基因鼠，促进了 Aβ 清除并改善小鼠空间记忆和学习能力；而给予老年野生型小鼠脾淋巴细胞则增加了 Treg 比例并加重病理变化。患者的 CD4$^+$CD25^{high} 细胞与年轻对照者相比具有更强的免疫抑制活性。这些研究提示衰老伴随适应性免疫应答能力降低，并参与 AD 的发生。

二、外周免疫调节小胶质细胞活化

衰老伴随固有免疫应答升高，尤其是小胶质细胞表现更多的炎症表型。衰老动物或 AD 患者脑内 IL-18、IL-1β、IL-6 以及 IFN-γ 升高，而 IL-4 和 IL-10 降低。

正常生理情况下，外周造血细胞不参与脑内小胶质细胞稳态，但在病理条件下外周造血细胞来源的单核巨噬细胞能侵入脑组织参与构成小胶质细胞/巨噬细胞池。

衰老动物中小胶质细胞 MHCII 和 CD86 表达升高，脑内趋化因子单核细胞趋化蛋白-1（monocyte chemotactic protein-1，MCP-1）和巨噬细胞炎症蛋白-1（macrophage inflammatory protein-1，MIP-1α）等升高，能趋化巨噬细胞、T 细胞入脑。Aβ 特异性 Th1 细胞能体外诱导小胶质细胞表达 MHCII 和 CD40、CD54、CD80 等，并升高其炎性细胞因子水平，表明脑内效应 T 细胞能明显促进小胶质细胞活化，参与神经炎症。这些研究提示系统免疫或外周免疫参与 CNS 免疫环境、参与 AD 进展。

三、肠道菌群调节系统免疫参与 AD 免疫环境

肠道菌群参与肠道和脑之间的互作，菌群和免疫系统的互作是其重要组成部分。菌群多样性参与调节宿主的固有免疫、调节小胶质细胞成熟和活化，也参与调节适应性免疫。如，梭状芽孢杆菌是调节性 T 细胞的诱导者，T 细胞增多又能影响菌群改变；拟杆菌的减少可导致肠道免疫中 Th17 增加。衰老伴随肠道菌群的改变，如变形杆菌丰度升高、双歧杆菌减少等，菌群多样性降低。快速衰老 AD 模型小鼠（senescence-accelerated mouse prone 8，SAMP8）的肠道菌群的 16s rRNA 基因序列分析和宏基因组分析显示，与对照小鼠存在差异，给予益生菌混合剂能明显改善肠道屏障和血脑屏障功能，降低白细胞介素 6（interleulin-6，IL-6）和肿瘤坏死因子 α（tumour necrosis factor-α，TNF-α）的水平，降低血清和脑内 LPS 水平，通过抑制细胞表面 Toll 样受体 4（Toll-like receptor 4，TLR4）和视黄酸诱导基因 1（retinoic acid-inducible gene 1，RIG-1）介导的 NF-κB 通路和炎症反应发挥保护作用。

肠道菌群产生的一系列分子，包括菌群代谢产物，如短链脂肪酸（short-chain fatty acids，SCFAs）和长链脂肪酸；神经递质如乙酰胆碱、儿茶酚胺、组胺、γ-氨基丁酸、褪黑素、5-羟色胺等；以及 APP 和脂多糖（LPS）等，能影响 T 细胞、巨噬细胞等免疫细胞活化及产生细胞因子，影响肠道免疫及系统性免疫，影响肠道屏障和血脑屏障，影响神经系统，对脑内环境产生有利或不利影响。

来源于菌群的 LPS、细菌 APP 来源的 Aβ 和一些促炎性分子能进入脑，尤其是在衰

老伴随肠屏障和血脑屏障功能下降时，这些因素引起神经炎症和神经退行性病变、参与AD 的发生发展。LPS 作为病原相关分子模式与细胞表面 TLR4 作用活化 NF‒κB 信号通路驱动 AD 的慢性炎症。AD 患者大脑中 Aβ 斑块和血管周围存在 LPS，且体外实验显示LPS 增强了 Aβ 纤维的形成。肠道细菌能产生 Aβ 前体蛋白，其产物 Aβ 进入脑也参与淀粉样变性。细菌 Aβ 虽然在一级结构上与脑的 Aβ 有差异，但在生物活性上相似，能与TLR2/TLR1 受体识别而促进 IL‒17 和 IL‒22 等促炎性细胞因子产生。菌群代谢产物长链脂肪酸能促进肠道炎症效应 T 细胞的分化。

短链脂肪酸（SCFAs）是菌群对膳食纤维发酵产生的代谢产物，主要有梭状芽孢杆菌、拟杆菌、厚壁菌等产生。SCFAs 是 1~6 个碳组成的羧酸，其中乙酸、丙酸和丁酸含量较高。SCFAs 主要通过 G 蛋白偶联受体（G protein-coupled receptors，GPCRs）和抑制组蛋白脱乙酰酶（histone deacetylase，HDAC）两条途径参与调节代谢紊乱、调控机体免疫、维持肠道黏膜屏障稳态。SCFAs 能上调肠道分泌性免疫球蛋白 A（sIgA），腺嘌呤核糖核苷酸（Adenosine monophosphate，AMP），紧密连接蛋白 claudin、occludin 和 ZO‒1的表达，抑制肠道巨噬细胞炎症细胞因子的产生，增加肠道 IL‒10 的表达。丁酸盐是一种多功能分子，作为游离式脂肪酸受体 3（free fatty acid receptors 3，FFAR3）的激动剂促进神经元活性。丁酸盐可促进肠道 T 细胞的分化、促进巨噬细胞 M2 极化。在脑外伤小鼠模型中，腹腔注射丁酸钠减弱了神经损伤和脑水肿，并修复血脑屏障。在 AD 模型小鼠中，给予丁酸钠明显改善了学习记忆能力。人体血液循环中，高水平含量的 SCFAs可以缓解人体炎症。SCFAs 参与胆碱的代谢，胆碱的衍生物可作用于 nAChRs，因而产 SCFAs 菌群的改变能影响 nAChRs 的活化，进而影响肠神经元和免疫细胞功能，调节肠道稳态。

菌群紊乱、SCFAs 降低，肠道屏障功能降低，血液中 LPS 浓度增加，局部和系统性炎症的发生，进一步损伤血脑屏障，促进神经炎症，最终导致神经退行性病变。

四、胆碱能抗炎通路参与调节 AD 免疫环境

AD 患者脑组织内具有乙酰胆碱（acetylcholine，ACh）水平降低、胆碱能功能损伤的病理特征，神经递质 ACh 除了直接参与神经细胞功能，也参与免疫调节。胆碱能抗炎通路（cholinergic anti-inflammatory pathway，CAP）属于神经—免疫调节通路，CAP 的关键受体是 α7 烟碱型乙酰胆碱受体（α7nAChR）。α7nAChR 是神经细胞表面的离子通道受体，参与神经细胞功能，后来发现 α7nAChR 也广泛分布于免疫细胞表面。CAP 是指机体内迷走神经兴奋释放的递质 ACh 或者拟胆碱药物如烟碱等作用于免疫细胞表面的α7nAChR，抑制炎症反应，发挥免疫调节作用。对 CAP 的最初认识是其对外周免疫的调节作用，近年认为免疫细胞上 α7nAChR 的活化在调节 CNS 免疫环境中也发挥作用。

AD 患者中观察到迷走神经（vagus nerve，VN）兴奋性降低。VN 能通过 CAP 和下丘脑—垂体—肾上腺轴（hypothalamic-pituitary-adrenal axis，HPA）调节外周免疫发挥抗炎作用。有研究认为 VN 是肠道菌群和脑之间解剖结构上的联系，是肠—脑轴交互作用的关键。VN 能调节肠道局部免疫和肠道通透性，也影响肠道菌群。刺激 VN 通过 α7nAChR

依赖机制发挥肠道保护作用；刺激 VN 能减轻神经炎症，调节小胶质细胞活性，逆转 LPS 诱导的认知衰退。因而现有研究提示外周 α7nAChR 可能是调节肠道菌群、肠道免疫进而影响 CNS 免疫发挥抗 AD 的潜在靶标。

α7nAChR 也广泛表达于 CNS 免疫细胞表面，在调节神经炎症中的作用受到关注。活化小胶质细胞 α7nAChR 能抑制 NF－κB 活化、抑制神经炎症，而 AD 患者 CNS 中 α7nAChR 的内源性配体 ACh 水平低，即 CAP 失能，可能参与神经炎症，而 α7nAChR 激动剂烟碱等具有抑制神经炎症的作用。

综上，系统免疫或外周免疫参与 CNS 免疫环境、参与 AD 进展。传统观点通常认为药物通过血脑屏障直接作用于脑内靶点，但有不少研究表明一些药物不能通过血脑屏障却通过影响外周靶标间接对中枢神经发挥保护作用。此外，一些血脑屏障通透性好的药物也并非主要作用于脑，例如腺苷受体 A2A 激动剂 CGS21680 的神经保护作用主要依赖于外周效应，当其直接灌注于脑内反而不发挥神经保护作用。所以外周免疫与 CNS 免疫共同构成了 AD 的免疫环境，干预神经炎症和外周免疫紊乱具有抗 AD 的治疗潜力。

第四节　中医药调节免疫防治阿尔茨海默病

阿尔茨海默病（AD）属中医学痴呆范畴，认为其病位在脑，与脏腑功能失调有关，肾虚髓亏为本，痰瘀阻滞为标，五脏失调、脑髓失用为其病机特点。早在《内经》中就有关于神志思虑的关系的描述。中医学对 AD 的治疗多在辨病的基础上进行辨证施治，主要采用"补肾益气、添精益髓、活血化瘀"基本原则。随着中医药免疫药理研究的深入，中药发挥作用与免疫调节密不可分。目前中药方剂、单味药、中药活性成分通过调节免疫防治 AD 的研究不断深入，针灸在临床和实验研究中也显示出调节神经免疫、抗 AD 的治疗效果。

一、中药复方调节免疫防治 AD

（一）调节神经炎症

1. 地黄饮子

在 APP/PS1 转基因小鼠中，地黄饮子能通过抑制炎性反应信号通路 p38 和 NF－κB 的活性，降低促炎性反应因子的 iNOS、COX－2、TNF－α 和 IL－1β 表达，抑制胶质细胞激活，改善 AD 小鼠脑内炎性损伤。

2. 补肾益智方

APP/PS1 Tg 小鼠认知功能下降，脑内小胶质细胞激活且向 M1 型转化，同时脾脏单核巨噬细胞也向 M1（CD16/32、IL－12）型转化。经补肾益智抗衰方治疗后，APP/PS1

Tg 小鼠的认知功能明显改善，脑内小胶质细胞活化被抑制，高表达 iNOS、IL－6 的 M1 型小胶质细胞向 Arg－1、IL－10 表达升高的 M2 型转变；脾脏单核巨噬细胞 M1 型向 M2（CD206 和 IL－10）型转变；同时 TLR 4、Myd88、NF－κB 蛋白的表达下调。补肾益智抗衰方可能通过抑制 TLR4/Myd88/NF－κB 信号通路促进 M2 型小胶质细胞/巨噬细胞极化从而改善 APP/PS1 小鼠认知功能。

3. 黄连解毒汤

在 Aβ$_{1-42}$ AD 模型鼠中观察到黄连解毒汤可降低血清 IL－1β 水平，下调大鼠海马 NLRP3、Caspase－1、IL－1β 蛋白和 mRNA 表达，保护神经元，抑制 AD 大鼠神经炎症，改善 AD 大鼠学习记忆能力。

4. 六味地黄丸

六味地黄丸可能通过调控脑内 TXNIP/NLRP3 炎症信号轴，下调 Caspase－1、IL－1β 的表达，抑制炎症，保护神经元，从而改善 SAMP8 小鼠的学习记忆能力。

5. 四君子汤（SJZD）

经四君子汤治疗后，D－半乳糖模型 AD 大鼠海马组织中，IL－1β、IL－6 表达下调，IL－10 表达上调；同时，NLRP3 蛋白、caspase－1/4/5/11 表达下调。说明 SJZD 可以纠正 AD 大鼠中枢的炎症紊乱，通过直接或者间接调节 NLRP3 的活性，抑制了 IL－1β、IL－6 等炎症因子的释放，减轻了中枢的炎症反应，发挥治疗 AD 的作用。

6. 当归芍药散（DSS）

髓样细胞上表达的触发受体－2（TREM2）被认为是一个主要的病理诱导免疫信号中枢，Trem2 可诱导 M1 小胶质细胞向 M2 表型转移，增强 BV2 细胞的 Aβ 清除能力。DSS 通过增加 Trem2 的表达，促进 M1 小胶质细胞向 M2 表型的转移，提高了 BV2 细胞的 Aβ 清除能力，并下调炎症反应，通过调节中枢免疫发挥脑保护作用。

7. 三味豆蔻汤（DK－3）

在体外和体内研究中，DK－3 显著抑制 MAPK 和 NF－κB 信号通路，逆转了 tau 的过度磷酸化，减少了炎症相关细胞因子（COX－2、iNOS、TNF－α、IL－1β、IL－6）的产生，降低中枢炎症，发挥神经保护作用。

8. 苓桂术甘汤（LGZG）

LGZG 治疗显著抑制 Aβ$_{1-42}$ 诱导 AD 大鼠脑内 MAPK 和 NF－κB 信号通路，并减少脑内 TNF－α、IL－1β、IL－6 促炎细胞因子的产生和 Aβ 积累。LGZG 通过调节 Aβ 转运、抑制 RAGE/MAPK 和 NF－κB 信号通路，对 Aβ$_{1-42}$ 诱导的 AD 症状表现出潜在的保护作用。

此外，补阳还五汤、益心方、芍药甘草汤、麝香保心丸、环脑益聪汤等复方均可降低 AD 鼠脑内 COX－2、IL－1β、IL－6、TNF－α 和 NO 等炎症相关因子，调节中枢神经炎症发挥脑保护作用。中药复方调节神经炎症发挥神经保护作用的研究不断深入。

（二）调节外周—中枢免疫环境

1. 七圣丸

七圣丸可以降低 $A\beta_{1-42}$ 诱导的 AD 鼠模型中枢炎症因子 NF－κB、TNF－α、IL－6 水平，且七圣丸可显著调节大鼠回肠的菌群结构，调节肠道稳态，抑制炎症相关菌群的相对丰度，调节外周—中枢炎症，发挥神经保护作用。

2. 佛手散（FSS）

肠道细菌、肠道细菌脂多糖（LPS）、碱性磷酸酶（AP）和脂质过氧化是发生在肠—肝—脑轴上的常见生化信号。肠道细菌脂多糖（LPS）通过门静脉进入体循环，最终进入脑组织是 AD 炎症变性的重要原因。在 APP/PS1 转基因小鼠中，FSS 通过调节肠—肝—脑轴来调节 AP 和肠道细菌，减轻 LPS（肠、血清、脑 LPS 水平）相关的全身炎症、氧化应激（MDA），从而减轻 AD 相关的病理，改善胃肠道屏障和血脑屏障的功能，发挥脑保护作用。

二、中药单味药及其活性成分调节免疫防治 AD

（一）抑制神经炎症

1. 人参

人参为五加科多年生草本植物，根部入药，人参皂苷是人参发挥药理作用的重要活性成分之一。据报道，人参皂苷 Rg1 通过降低星形细胞上调基因 1（Aeg－1）的水平抑制星形胶质细胞激活，降低促炎细胞因子 IL－1、IL－6 和 TNF－α 的表达水平，增加端粒长度和端粒酶活性，促进海马神经发生。人参皂苷 Rg1 可以改善 AD 大鼠的学习记忆能力，其药理作用机制可能与降低神经系统炎性因子水平、抑制炎症反应发生有关。

2. 天麻

天麻是兰科天麻属多年生草本植物，以根茎入药，功效为息风止痉、平抑肝阳，还有显著的抗炎作用。天麻素是天麻发挥药理作用的重要活性成分之一，天麻素具有较好的镇静和安眠作用，同时也有健脑补脑，延缓衰老的功效。研究表明天麻素可以显著改善记忆障碍，减少 Aβ 沉积和减弱脑内神经胶质细胞的激活。实验研究表明，天麻素是通过减少核转录因子 NF－κB（p65）的表达并下调促炎因子 IL－1β 和 TNF－α 的合成发挥抑制神经炎症和 Aβ 产生的作用，在 AD 转基因小鼠中发挥神经保护作用。

3. 黄芪

黄芪是豆科多年生草本植物，根部入药，具有增强机体免疫功能、保肝、抗衰老、抗应激、降压和较广泛的抗菌作用，还能增强脑部功能，加强学习记忆能力。黄芪甲苷是黄芪中含量最高且研究最多的活性成分，它具有抗炎、抗氧化、保护心血管和免疫系统的功能。在 $A\beta_{1-42}$ 诱导的 AD 大鼠中，黄芪甲苷可减少 NF－κB 的活性，改善全身促炎性细胞因子（IL－1β、TNF－α、IL－6）的产生，能逆转大鼠海马体和大脑皮质中的神经萎缩和记忆丧失，提示黄芪甲苷可通过抗炎作用在 AD 小鼠中发挥神经保护作用。

4．枸杞

枸杞为茄科植物，以其干燥成熟果实入药，枸杞子具有抗氧化、抗衰老、神经保护、抗 AD 等药理活性。枸杞多糖（LB）是枸杞子中的主要活性成分，有调节免疫、延缓衰老的作用。研究表明，枸杞多糖可以下调中枢神经系统促炎因子，下调小胶质细胞 M1 促炎标志物（iNOS、TNF－α、IL－6 和 IL－1β）的表达，上调 M2 抗炎标志物（Arg－1、几丁质酶样蛋白 3 和 IL－4）的表达。LB 还抑制 Aβ 寡聚体诱导的小胶质细胞中 TNF－α、IL－6 和 IL－1β 的分泌，通过抑制 M1 极化及伴随的炎症反应、促进 M2 极化发挥神经保护作用。

5．石菖蒲

石菖蒲是天南星科多年生草本植物，是中医临床使用频率较高的治疗 AD 的中药。其干燥根茎入药，具有开窍豁痰和醒神益智之功效，用于神昏癫痫、健忘耳聋等。其主要活性成分 β－细辛醚，可以穿透血脑屏障，在脑中广泛分布，且在多方面都表现出神经保护作用。有研究表明，β－细辛醚可以减少 TNF－α、IL－1β 和 IL－6 等炎性细胞因子的产生，还可以显著降低自噬基因 Beclin－1 和自噬相关蛋白 LC3β 的表达，同时增加抗凋亡蛋白 Bcl－2 水平，说明 β－细辛醚通过 Bcl－2/Beclin－1 通路减轻 Aβ 诱导的炎症反应和自噬反应，并认为 β－细辛醚可能是一个潜在的 AD 预防性药物。此外，β－细辛醚还通过 NF－κB 信号通路和 JNK 信号通路抑制促炎介质的产生、抑制小胶质细胞的活化发挥抑制神经炎症的作用。

6．黄芩

黄芩是唇形科多年生草本植物，以根入药，具有清热燥湿、泻火解毒等功效。其临床抗菌性较好，而且不易产生抗药性。黄芩苷是黄芩发挥抗炎和神经保护作用的主要生物活性物质之一，黄芩苷可显著改善转基因 AD 鼠学习记忆障碍，也会减弱小胶质细胞和星形胶质细胞的激活，降低 TNF－α、IL－6 的表达。黄芩苷通过抑制 JAK2/STAT3 信号通路发挥抗神经炎症功能。除黄芩苷外，黄芩素也是从黄芩中提取的具有神经保护作用的有效物质，黄芩素可以通过干扰丝裂原活化蛋白激酶（MAPK）等信号通路，抑制 NF－κB 的活性及炎症因子的分泌来发挥抗炎作用，还可以抑制巨噬细胞和淋巴细胞的浸润，降低炎症因子 TNF－α、IL－1β 的表达，发挥抗炎和神经保护作用。

7．姜黄

姜黄是姜科多年生草本植物，以根茎入药，能行气破瘀、通经止痛，主治胸腹胀痛、肩臂痹痛等。姜黄素是从姜黄根茎中提取的一种有神经保护作用的生物活性物质，对神经系统具有抗炎、抗氧化、清除自由基的免疫相关作用。研究表明，姜黄素可以抑制脂多糖（LPS）诱导的小胶质细胞的激活和 MAPK 的活性；姜黄素显著抑制 Aβ$_{42}$ 诱导的 CD68 的表达，抑制 IL－1β、IL－6 和 TNF－α 的表达，机制研究表明姜黄素通过抑制 ERK1/2 和 p38 信号通路减弱炎症反应，发挥抗 AD 作用。

8. 银杏

银杏是银杏科多年生落叶乔木，银杏果、银杏叶和银杏根均可入药，可以益心敛肺、化湿止泻。国际标准银杏叶提取物是金纳多，又称 EGb761，具有多种药理作用，如抗氧化、抗凋亡、保护线粒体功能和抗炎作用，可以改善 AD 患者的认知功能障碍、神经精神症状。因此，EGb761 在临床上被广泛用于轻、中度 AD 的治疗与预防。研究发现，EGb761 能抑制血小板活性因子（PAF）的活性，PAF 可以调节炎症细胞因子的表达，如刺激促炎细胞因子白三烯 C4 的产生。EGb761 的抗炎作用还包括：减少小胶质细胞的数量并抑制其活化，降低 TNF $-\alpha$ 和趋化因子 CCL -2 等炎症相关细胞因子的表达，还可以通过增加 Beclin -1 和 p62 的表达激活小胶质细胞的自噬，从而抑制 Aβ 诱导的小胶质细胞分泌 TNF $-\alpha$、IL -1β 及 caspase -1，减少炎症小体 NLRP3 的聚集；并且降低海马区促炎基因和抗炎基因包括 TNF $-\alpha$、IL -1β、CCL -2 和 IL -10 等的转录，改善 AD 模型小鼠的认知功能障碍和减少其突触结构蛋白如 PSD -95、Munc18 -1 和 SNAP25 的丢失。

9. 雷公藤

雷公藤是卫矛科灌木，以根入药，具有祛风湿、解毒杀虫和通络止痛的功效。雷公藤甲素是从雷公藤提取的非甾体类抗炎药，近年来研究报道雷公藤甲素可以抑制神经胶质细胞激活，抑制 IL -1β、TNF $-\alpha$、tau 蛋白磷酸化，减少 Aβ 沉积，发挥抗炎、抗氧化作用，改善 AD 小鼠的认知能力。雷公藤多苷体内外实验证明可下调中枢 IL -1β、TNF $-\alpha$、NO、p $-$P38、P38、p $-$IκBα、Caspase -1、COX2、iNOS 发挥神经保护作用。

10. 灵芝

灵芝是多孔菌科真菌灵芝的子实体，具有延年益寿的功效。灵芝多糖是灵芝次级代谢产物，具有抗肿瘤、抗氧化、清除自由基、抗衰老、抗辐射和调节免疫等药理作用。研究表明灵芝多糖可以抑制 LPS 诱导的 BV2 细胞中促炎因子的表达，如 IL -1β 和 IL -6 的表达，以及可以促进小胶质细胞激活的 iNOS 的表达。此结果同样在 Aβ 诱导的原代小胶质细胞上得到验证，且抑制效果更佳。另外，灵芝多糖在以上两种细胞模型中均可以增加抗炎性转化生长因子 TGF $-\beta$ 的表达。这些结果提示，灵芝多糖可能通过其抗炎作用成为防治早期 AD 的潜在治疗药物。

11. 川芎

川芎是伞形科植物，以根茎入药，具有活血化瘀、祛风止痛和开郁燥湿等功效。川芎嗪是从川芎中提取的生物碱单体，具有清除自由基、抗脂质过氧化、改善学习记忆力、保护神经和抗癌等药理作用。研究表明川芎嗪可以下调 AD 大鼠脑内炎症因子 IL -1β、IL -6 和 TNF $-\alpha$ 的表达，同时还可抑制 AD 大鼠脑内高级糖化终产物受体（RAGE）的表达，RAGE 是 Aβ 的受体之一，在神经元和小胶质细胞中有较多的表达，可以促使 NF $-\kappa$B 转录 IL -1β、IL -6、TNF $-\alpha$ 和 RAGE 等靶基因，从而上调炎症反应。

12. 绞股蓝苷

绞股蓝皂苷（GP）是绞股蓝的主要生物活性成分，GP 通过改善 M1/M2 状态减弱 Aβ 诱导的小胶质细胞的激活，Aβ 暴露增加了小胶质细胞 M1 标记物的水平，包括 iNOS 的表达与 TNF $-\alpha$、IL -1β 和 IL -6 的释放，而给药 GP 逆转了 M1 标记物的增加，并提高了 M2 标记物的水平，包括 Arg－1 的表达与 IL－10、BDNF 和 GDNF 的释放。而 SOCS1－siRNA 显著消除了 GP 对小胶质细胞 M1 和 M2 标记物水平的诱导作用。

13. 红花黄

红花黄（sinlower yellow，SY）是一种中药红花的提取物，SY 可增强 $Aβ_{1-42}$ 诱导的 AD 大鼠的空间学习记忆能力，降低 iNOS、IL－1β、IL－6、TNF－α 含量，抑制神经胶质细胞的活化。此外，SY 可抑制 M1 型促炎因子（iNOS 和 CD86）的表达，增加 M2 型 Arg－1、CD206 和 YM－1 的表达，从而减轻模型大鼠的炎症反应。

14. 柴胡

柴胡乙醇提取物（BFE）或柴芩皂苷可以降低 LPS 诱导的小胶质细胞 NO、iNOS mRNA 和 ROS 的产生。它们在不影响细胞活力的情况下，将 LPS 诱导的 IL－6、IL－1β 和 TNF－α mRNA 水平降低，并通过降低 p65/RELA mRNA 的转录和 NF－κB 的核定位抑制 NF－κB 活性。BFE 也降低 LPS 诱导的小鼠海马和黑质小胶质细胞和星形胶质细胞的激活，通过抑制 NF－κB 通路抑制低神经炎症介导的神经退行性变。

15. 粉防己碱

粉防己碱是从中药粉防己中分离得到，在 5XFAD 小鼠中，粉防己碱能抑制炎症相关基因包括 TNF－α、IL－1β、IL－6、COX－2、iNOS 和 p65 的转录。粉防己碱预处理可抑制 $Aβ_{1-42}$ 诱导的 BV2 细胞 TNF－α 和 IL－1β、TLR4、p65、iNOS 和 COX－2 的表达，表明粉防己碱通过抑制小胶质细胞介导的神经炎症改善 AD。

16. 淫羊藿苷Ⅱ

淫羊藿苷Ⅱ（ICSⅡ）是一种从传统中药淫羊藿中提取的活性成分，在 LPS 神经炎症模型中 ICSⅡ降低了星形胶质细胞中 TNF－α、IL－1β、iNOS、COX－2 的水平，抑制 LPS 诱导的 IκB－α 降解和 NF－κB 活化，抑制中枢炎症发挥神经保护作用。研究显示 AD 患者中存在不断增加的 $CD4^+T$ 淋巴细胞的脑组织渗透，并且参与 Aβ 引起的神经炎症反应。因此调节 $CD4^+T$ 淋巴细胞的增殖和分化可能是影响 AD 病理生理改变的有效途径。长期淫羊藿苷（ICA）治疗能够调节 APP/PS1 小鼠体内 Th1、Th17 和 Tregs 等 $CD4^+$ T 淋巴细胞亚型的比例且能够调节 APP/PS1 小鼠外周及脑组织内炎性细胞因子的水平。

17. 丹参酮ⅡA

丹参酮ⅡA 减少了 APP/PS1 小鼠皮层和海马区小胶质细胞和星形细胞数量。丹参酮ⅡA 显著抑制 APP/PS1 小鼠脑组织以及体外培养的 BV2 和 U87 细胞的 RAGE/NF－κB 信号通路和促炎细胞因子（TNF－α、IL－6 和 IL－1β）的产生，抑制中枢炎症发挥神经保护作用。

18. 五味子素 A

五味子素 A（schizandrin A，Sch A）是五味子的主要化学成分。在体内实验中，Sch A 抑制 APP/PS1 小鼠 iNOS /Iba－1 细胞比例和 IL－6 表达，而增强 APP/PS1 小鼠 Arg－1/Iba－1 细胞比例和 IL－10 表达。在体外实验中，Sch A 降低了 BV2 细胞中 $CD16/32^+$ 细胞比例、iNOS 表达和 IL－6 水平，抑制了 M1 极化，增强了 BV2 细胞中 CD206 细胞比例、Arg－1 表达和 IL－10 水平。

19. 松脂醇二葡萄糖苷

松脂醇二葡萄糖苷（pinoresinol diglucoside，PDG）是从杜仲中分离得到的主要木脂素之一。PDG 抑制了 $A\beta_{1-42}$ 小鼠 AD 模型脑内促炎细胞因子（TNF - α 和 IL - 1β），此外，PDG 还显著降低 TLR4 的表达和 NF - κBp65 的激活，并促进 Nrf2 和 HO - 1 的表达。由此可见，PDG 可通过 TLR4/NF - κB 和 Nrf2/HO - 1 通路减轻小鼠神经炎症、神经元凋亡和氧化应激，改善 $A\beta_{1-42}$ 诱导的记忆功能障碍。

20. 白藜芦醇

白藜芦醇在 AD 患者中增加了巨噬细胞来源的趋化因子（MDC）、IL - 4 和成纤维细胞生长因子（FGF）- 2，增加血浆 MMP10，降低 IL - 12P40、IL12P70 和 RANTES，降低脑脊液 MMP9，抑制神经炎症。它还抑制 M1 小胶质细胞的激活，抑制促炎因子的产生和 Aβ 的表达，并通过增加抗炎细胞因子和 SIRT1 的表达促进 Th2 反应。

21. 肉苁蓉苯乙醇苷（PhGs）

肉苁蓉苯乙醇苷（PhGs）作为肉苁蓉的有效成分，已被证实具有神经保护作用，PhGs 使 APP/PS1 小鼠学习记忆能力增强，脑组织病理改变减轻。促炎 M1 小胶质细胞标志物（CD11b、iNOS 和 IL - 1β）表达降低，M2 小胶质细胞标志物（Arg - 1、TGF - β1）表达增加，促进小胶质细胞由 M1 促炎表型向 M2 抗炎表型转化。此外，PhGs 可下调 TLR4/NF - κB 信号通路相关蛋白的表达，上调突触蛋白的表达。PhGs 可通过调节胶质细胞的激活，抑制 TLR4/NF - κB 炎症通路，提高突触相关蛋白的表达水平，发挥神经保护作用。

22. 四羟基二苯乙烯苷（TSG）

四羟基二苯乙烯苷（TSG）是从中药何首乌中提取的有效成分，在 APP/PS1 转基因 AD 小鼠模型中，TSG 治疗后血清炎症细胞因子（IL - 1β、TNF - α）的表达及大脑皮层和海马小胶质细胞的激活均受到抑制，这可能与中枢神经系统中的环 GMP - AMP 合成酶（cGAS）和干扰素刺激基因（STING）引发的免疫反应和 NLRP3 炎症小体激活降低有关。LPS 联合 IFN - γ 诱导小胶质细胞激活的体外细胞实验表明，TSG 可逆转 M1 型小胶质细胞的极化状态，使其恢复静止状态，激活后的小胶质细胞 cGAS - STING 升高，TSG 抑制 LPS/IFN - γ 刺激的 BV2 细胞炎症反应中炎性细胞因子 IL - 1β、IL - 6、TNF - α、IFN - α、IFN - β 的产生以及 IFN 调节蛋白 IFIT1、IRF7 的表达。

除了以上中药之外，还有独活、吴茱萸碱、连翘糖苷、白芷提取物 INM - 176 等可以降低炎性细胞因子，如 TNF - α、IL - 1β、IL - 6 等在 AD 模型小鼠脑中的表达，来改善中枢系统炎症，发挥神经保护作用。

（二）调节外周—中枢免疫

1. 红景天苷

研究结果提示红景天苷（SAL）可有效减轻 SAMP8 小鼠海马依赖性记忆障碍。SAL 降低脑小胶质细胞活化，降低脑内促炎因子 IL - 1β、IL - 6、TNF - α 水平；改善肠道屏障完整性，改变肠道微生物群；降低外周循环中促炎细胞因子水平，特别是 IL - 1α、

IL-6、IL-17A 和 IL-12。SAL 逆转了 SAMP8 小鼠 AD 相关的变化，可能是通过调节微生物—肠—脑轴和调节外周循环抑制中枢神经系统的炎症。另外，SAL 还能抑制 SAMP8 小鼠大脑中 CD8$^+$T 细胞的浸润、氧化应激和炎症细胞因子，改善线粒体代谢、铁代谢、脂质代谢和氧化还原。

2. Nano-HO

厚朴酚（HO）是厚朴有效成分，纳米厚朴酚（Nano-HO）具有良好的稳定性，以提高和厚朴酚的溶解度和生物利用度。Nano-HO 能抑制 JNK/CDK5/GSK-3β 信号通路的激活，抑制 TgCRND8 小鼠大脑中 TNF-α、IL-6 和 IL-1β 的水平，阻止小胶质细胞（IBA-1）和星形胶质细胞（GFAP）的激活，抑制神经炎症，减少皮层和海马区 Aβ 的沉积，显著改善认知障碍。此外 Nano-HO 有效地预防 TgCRND8 小鼠肠道菌群失调，改善 TgCRND8 小鼠认知功能障碍。

（三）中药调节胆碱能抗炎通路干预外周—中枢免疫

中药及其活性成分能通过调节神经—内分泌—免疫网络发挥作用，在干预神经退行性疾病中具有应用潜力。胆碱能抗炎通路（CAP）是神经免疫网络中的重要通路，α7nAChR 及其内源性配体 ACh 是 CAP 关键成分，AD 中存在 CAP 的失调。

青藤碱（sinomenine，SIN）是中药青风藤的主要活性成分。青风藤味苦，性平，归肝、脾经，具有祛风湿、通经络、镇痛等功效。SIN 具有抗炎、镇痛、降压、抗心律失常等多种生物活性，是治疗类风湿性关节炎（rheumatoid arthritis，RA）的临床常用药。近年研究发现青藤碱靶向作用于 α7nAChR 通过 CAP 发挥抗炎、抗关节炎作用，并发现病理情况下 α7nAChR 表达升高，高表达的 α7nAChR 参与巨噬细胞极化，SIN 通过 α7nAChR/ERK/Egr-1 反馈下调 α7nAChR 表达，抑制巨噬细胞 M1 极化。SIN 通过调节小胶质细胞活化发挥神经保护作用，如 SIN 可抑制脑出血小胶质细胞的活化，减轻脑损伤，还可抑制 Aβ 刺激的小胶质细胞的活化。最新研究显示 SIN 通过靶向 α7nAChR 抑制神经炎症发挥神经保护作用，抑制 LPS 诱导的内毒素血症小鼠的神经炎症，抑制体外小胶质细胞 M1 极化、促进 M2 极化及吞噬功能，且 SIN 能下调活化的小胶质细胞中高表达的 α7nAChR。在东莨菪碱诱导的小鼠 AD 模型中，SIN 能逆转 ACh 的降低和 α7nAChR 的升高，发挥调节 CAP 的作用，能抑制肠道免疫紊乱和神经炎症，发挥神经保护作用。SIN 能抑制 APP/PS1 双转基因 AD 模型小鼠脑内病理改变、抑制外周炎症和神经炎症、改善认知功能、发挥神经保护作用，上述作用能被 α7nAChR 特异性拮抗剂 α 银环蛇毒素阻断，提示 SIN 能靶向 α7nAChR 发挥神经保护作用。

三、针灸调节免疫治疗 AD

针灸在 AD 治疗中得到广泛应用，临床以电针较为常见。

（一）针灸调节中枢免疫

电针（electroacupuncture，EA）刺激迷走神经、百会穴、肾俞穴、大椎穴、迎香穴、印堂穴、足三里等，以及"三焦针法"可以改善脑内炎症因子 TNF – α、IL – 6、IL – 1β 的表达，抑制胶质细胞的激活，使小胶质细胞从 M1（iNOS）向 M2（Arg – 1）表型极化。EA 可通过影响相关信号通路包括 NF – κB 通路、STAT6 通路、HMGB1/TLR4 和 RAGE/NADPH 等来影响免疫应答。另外，EA 可降低 SAMP8 小鼠海马组织中 Iba – 1、C1q 和 CD68 mRNA 和蛋白的表达水平，提高 SAMP8 小鼠的学习记忆能力，这可能与其抑制海马组织中补体 C1q 依赖的小胶质细胞吞噬突触能力有关。因此，针灸可以抑制神经中枢炎症，调节中枢免疫发挥抗 AD 作用。

（二）针灸调节外周免疫

电针可调节外周免疫发挥神经保护作用。电针刺激百会和印堂使 SAMP8 小鼠脾脏指数、免疫活性及海马和脾脏组织中 IL – 1β、IL – 6、TNF – α 蛋白的表达水平均显著降低，电针可改善 AD 小鼠的学习记忆能力，这可能与其缓解海马和脾脏组织炎症反应的作用有关。当选取小鼠头部百会穴，背部的肺俞、脾俞、肾俞，上肢部的合谷、下肢部的足三里和三阴交进行针刺治疗，针灸能够减轻 APP/PS1 小鼠脑海马区的病理损伤，降低血清 IL – 1β、TNF – α、IL – 10 和 LPS 水平，且能够改善 APP/PS1 小鼠肠道菌群多样性及结构组成，通过肠—脑轴调整肠道稳态、改善肠道炎症、调节免疫功能等发挥治疗 AD 的作用。另外采用"三焦"针法治疗血管性痴呆（VD）患者，治疗前，与正常组比较，VD 患者血清 CD3$^+$T、CD4$^+$T 细胞、CD4$^+$/CD8$^+$、treg、B 细胞、IFN – γ、IL – 10 水平均显著降低，针灸后逆转这一现象。由以上研究可知针灸可以调节外周免疫功能发挥神经保护作用。

参考文献

[1] COLONNA M, BUTOVSKY O. Microglia function in the central nervous system during health and neurodegeneration. Annual Review of Immunology, 2017, 35：441 – 468.

[2] BUTOVSKY O, WEINER H L. Microglial signatures and their role in health and disease. Nature Reviews：Neuroscience, 2018, 19 (10)：622 – 635.

[3] GHEORGHE RO, DEFTU A, FILIPPI A, et al. Silencing the cytoskeleton protein Iba1 (ionized calcium binding adapter protein 1) interferes with BV2 microglia functioning. Cellular and Molecular Neurobiology, 2020, 40 (6)：1011 – 1027.

[4] FAN Y, XIE L, CHUNG C Y. Signaling pathways controlling microglia chemotaxis. Molecules and Cells, 2017, 40 (3)：163 – 168.

[5] ECHEVERRY S, RODRIGUEZ M J, TORRES Y P. Transient receptor potential channels in microglia：roles in physiology and disease. Neurotoxicity Research, 2016, 30 (3)：467 – 478.

[6] ZHANG L, ZHANG J, YOU Z. Switching of the microglial activation phenotype Is a possible treatment for depression disorder. Frontiers in Cellular Neuroscience, 2018, 12：306.

[7] SUN E, MOTOLANI A, CAMPOS L, et al. The pivotal role of NF-κB in the pathogenesis and therapeutics of Alzheimer's disease. International Journal of Molecular Sciences, 2022, 23 (16)：8972.

[8] LABBOZZETTA M, NOTARBARTOLO M, POMA P. Can NF-κB be considered a valid drug target in neoplastic diseases? Our point of view. International Journal of Molecular Sciences, 2020, 21

（9）：3070.

[9] LI Y, LIU L, SUN P, et al. Fucoxanthinol from the diatom nitzschia laevis ameliorates neuroinflammatory responses in lipopolysaccharide-stimulated BV2 microglia. Marine Drugs, 2020, 18 (2)：116.

[10] ZHAO X, HUANG X, YANG C, et al. Artemisinin attenuates amyloid-induced brain inflammation and memory impairments by modulating TLR4/NF-κB signaling. International Journal of Molecular Sciences, 2022, 23 (11)：6354.

[11] JAIN M, SINGH M K, SHYAM H, et al. Role of JAK/STAT in the neuroinflammation and its association with neurological disorders. Annals of Neurosciences, 2022, 28 (3-4)：191-200.

[12] QU Z, ZHENG N, WEI Y, et al. Effect of cornel iridoid glycoside on microglia activation through suppression of the JAK/STAT signalling pathway. Journal of Neuroimmunology, 2019, 330：96-107.

[13] XIN P, XU X, DENG C, et al. The role of JAK/STAT signaling pathway and its inhibitors in diseases. International Immunopharmacology, 2020, 80：106210.

[14] O'SHEA J J, PESU M, BORIE D C, et al. A new modality for immunosuppression：targeting the JAK/STAT pathway. Nature Reviews：Drug Discovery, 2004, 3 (7)：555-564.

[15] MAÍRTNEZ-LIMÓN A, JOAQUIN M, CABALLERO M, et al. The p38 pathway：from biology to cancer therapy. International Journal of Molecular Sciences, 2020, 21 (6).

[16] ZHOU L, WANG D, QIU X, et al. DHZCP modulates microglial M1/M2 polarization via the p38 and TLR4/NF-κB signaling pathways in LPS-stimulated microglial cells. Frontiers in Pharmacology, 2020, 11：1126.

[17] CHEN Y H, LIN R R, TAO Q Q. The role of P2X7R in neuroinflammation and implications in Alzheimer's disease. Life Sciences, 2021, 271：119187.

[18] WANG W, HU D, FENG Y, et al. Paxillin mediates ATP-induced activation of P2X7 receptor and NLRP3 inflammasome. BMC Biology, 2020, 18 (1)：182.

[19] 王新, 任娟, 李军, 等. P2X7 受体对阻塞性睡眠呼吸暂停低通气综合征大鼠认知功能障碍的机制研究. 华南国防医学杂志, 2022, 36 (3)：163-167.

[20] HO D M, ARTAVANIS-TSAKONAS S, LOUVI A. The Notch pathway in CNS homeostasis and neurodegeneration. Wiley Interdisciplinary Reviews：Developmental Biology, 2019, 9 (1)：e358.

[21] WU J, DING D H, LI Q Q, et al. Lipoxin A4 regulates lipopolysaccharide-induced BV2 microglial activation and differentiation via the notch signaling pathway. Frontiers in Cellular Neuroscience, 2019, 13：19.

[22] JHA M K, KIM J H, SONG G J, et al. Functional dissection of astrocyte-secreted proteins：implications in brain health and diseases. Progress in Neurobiology, 2017, 162：37-69.

[23] GUTTENPLAN K A, WEIGEL M K, PRAKASH P, et al. Neurotoxic reactive astrocytes induce cell death via saturated lipids. Nature, 2021, 599 (7883)：102-107.

[24] LIDDELOW S A, GUTTENPLAN K A, CLARKE L E, et al. Neurotoxic reactive astrocytes are induced by activated microglia. Nature, 2017, 541 (7638)：481-487.

[25] GAJTKÓA, BAKK E, HEGEDÜS K, et al. IL-1β induced cytokine expression by spinal astrocytes can play a role in the maintenance of chronic inflammatory pain. Frontiers in Physiology, 2020, 11：543331.

[26] ZHANG J, ZHANG L, YI S, et al. Mouse astrocytes promote microglial ramification by releasing TGF-β and forming glial fibers. Frontiers Cellular Neuroscience, 2020, 14：195.

[27] YUAN J, LIU W, ZHU H, et al. Curcumin inhibits glial scar formation by suppressing astrocyte-

induced inflammation and fibrosis in vitro and in vivo. Brain Research, 2017, 1655: 90 – 103.

[28] JIN Y, YAO Y, EL-ASHRAM S, et al. The neurotropic parasite toxoplasma gondii induces astrocyte polarization through NF-κB pathway. Frontiers in Medicine (Lausanne), 2019, 6: 267.

[29] GUO Y J, PAN W W, LIU S B, et al. ERK/MAPK signalling pathway and tumorigenesis. Experimental and Therapeutic Medicine, 2020, 19 (3): 1997 – 2007.

[30] YUE J, LÓPEZ J M. Understanding MAPK signaling pathways in apoptosis. International Journal of Molecular Sciences, 2020, 21 (7).

[31] ZHAO X, ZHOU K S, LI Z H, et al. Knockdown of Ski decreased the reactive astrocytes proliferation in vitro induced by oxygen-glucose deprivation/reoxygenation. Journal of Cellular Biochemistry, 2018, 119 (6): 4548 – 4558.

[32] XU F, NA L, LI Y, et al. Roles of the PI3K/AKT/mTOR signalling pathways in neurodegenerative diseases and tumours. Cell & Bioscience, 2020, 10 (1): 54.

[33] DING Z, DAI C, ZHONG L, et al. Neuregulin-1 converts reactive astrocytes toward oligodendrocyte lineage cells via upregulating the PI3K-AKT-mTOR pathway to repair spinal cord injury. Biomedicine & Pharmacotherapy, 2021, 134: 111168.

[34] XU X, ZHANG A, ZHU Y, et al. MFG-E8 reverses microglial-induced neurotoxic astrocyte (A1) via NF-κB and PI3K-Akt pathways. Journal of Cellular Physiology, 2018, 234 (1): 904 – 914.

[35] 张杰, 周媛, 马云枝, 等. 基于 PI3K/Akt/mTOR 通路探讨补肾通络方对血管性痴呆大鼠海马神经元突触可塑性的影响. 中国实验方剂学杂志, 2021, 27 (18): 25 – 31.

[36] FU W, JHAMANDAS JH. Role of astrocytic glycolytic metabolism in Alzheimer's disease pathogenesis. Biogerontology, 2014, 15 (6): 579 – 586.

[37] ZHENG J, XIE Y, REN L, et al. GLP-1 improves the supportive ability of astrocytes to neurons by promoting aerobic glycolysis in Alzheimer's disease. Molecular Metabolism, 2021, 47: 101180.

[38] IBAR C, IRVINE K D. Integration of hippo-YAP signaling with metabolism. Devekionebtak Cell, 2020, 54 (2): 256 – 267.

[39] XIE C, SHEN X, XU X, et al. Astrocytic YAP promotes the formation of flia scars and neural regeneration after spinal cord jnjury. Journal of Neuroscience, 2020, 40 (13): 2644 – 2662.

[40] HUANG L, LI S, DAI Q, et al. Astrocytic yes-associated protein attenuates cerebral ischemia-induced brain injury by regulating signal transducer and activator of transcription 3 signaling. Experimental Neurology, 2020, 333: 113431.

[41] SZCZEPANIK A M, FUNES S, PETKO W, et al. IL – 4, IL – 10 and IL – 13 modulate A beta (1 – 42) —induced cytokine and chemokine production in primary murine microglia and a human monocyte cell line. Journal of Neuroimmunology, 2001, 113 (1): 49 – 62.

[42] LYNCH M A. Age-related neuroinflammatory changes negatively impact on neuronal function. Frontiers in Aging Neuroscience, 2010, 1: 6.

[43] HENEKA M T, KUMMER M P, STUTZ A, et al. NLRP3 is activated in Alzheimer's disease and contributes to pathology in APP/PS1 mice. Nature, 2012, 493 (7434): 674 – 678.

[44] THAWKAR B S, KAUR G. Inhibitors of NF-κB and P2X7/NLRP3/caspase 1 pathway in microglia: novel therapeutic opportunities in neuroinflammation induced early-stage Alzheimer's disease. Journal of Neuroimmunology, 2019, 326: 62 – 74.

[45] EL KHOURY J, LUSTER A D. Mechanisms of microglia accumulation in Alzheimer's disease: therapeutic implications. Trends In Pharmacological Sciences, 2008, 29 (12): 626 – 632.

［46］ YU Y, YE R D. Microglial Aβ receptors in Alzheimer's disease. Cellular and Molecular Neurobiology, 2015, 35（1）: 71 – 83.

［47］ MANOCHA G D, FLODEN A M, RAUSCH K, et al. APP regulates microglial phenotype in a mouse model of Alzheimer's disease. Journal of Neuroscience, 2016, 36（32）: 8471 – 8486.

［48］ EL KHOURY J B, MOORE K J, MEANS T K, et al. CD36 mediates the innate host response to beta-amyloid. Journal of Experimental Medicine, 2003, 197（12）: 1657 – 1666.

［49］ 何晓, 孙秉贵. 小胶质细胞及免疫相关受体在老年痴呆症中的作用研究进展. 药学学报, 2014, 49（6）: 774 – 780.

［50］ HANISCH U K, KETTENMANN H. Microglia: active sensor and versatile effector cells in the normal and pathologic brain. Nature Neuroscience, 2007, 10（11）: 1387 – 1394.

［51］ HILL J M, LUKIW W J. Microbial-generated amyloids and Alzheimer's disease（AD）. Frontiers in Aging Neuroscience, 2015, 7: 9.

［52］ ZHANG R, CHEN H Z, LIU D P. The four layers of aging. Cell Systems, 2015, 1（3）: 180 – 186.

［53］ JONES R S, LYNCH M A. How dependent is synaptic plasticity on microglial phenotype? Neuropharmacology, 2015, 96: 3 – 10.

［54］ WU Y J, WANG L, JI C F, et al. The role of α7nAChR-mediated cholinergic anti-inflammatory pathway in immune cells. Inflammation, 2021, 44（3）: 821 – 834.

［55］ ZHANG Q, LU Y, BIAN H, et al. Activation of the α7 nicotinic receptor promotes lipopolysaccharide-induced conversion of M1 microglia to M2. American Journal of Translational Research, 2017, 9（3）: 971 – 985.

［56］ DOBRYAKOVA Y V, VOLOBUEVA M N, MANOLOVA A O, et al. Cholinergic deficit induced by central administration of 192IgG-saporin is associated with activation of microglia and cell loss in the dorsal hippocampus of rats. Frontiers in Neuroscience, 2019, 13: 146.

［57］ AMOR S, WOODROOFE M N. Innate and adaptive immune responses in neurodegeneration and repair. Immunology, 2014, 141（3）: 287 – 291.

［58］ ZHENG X, ZHANG X, KANG A, et al. Thinking outside the brain for cognitive improvement: Is peripheral immunomodulation on the way? Neuropharmacology, 2014, 96: 94 – 104.

［59］ REZAI-ZADEH K, GATE D, TOWN T. CNS infiltration of peripheral immune cells: D-Day for neurodegenerative disease? Journal of Neuroimmune Pharmacology, 2009, 4（4）: 462 – 475.

［60］ LENZ K M, NELSON L H. Microglia and beyond: innate immune cells as regulators of brain development and behavioral function. Frontiers in Immunology, 2018, 9: 698.

［61］ CHEN X, FIRULYOVA M, MANIS M, et al. Microglia-mediated T cell infiltration drives neurodegeneration in tauopathy. Nature, 2023, 615（7953）: 668 – 677.

［62］ SOCHOCKA M, DONSKOW-ŁYSONIEWSKA K, DINIZ B S, et al. The gut microbiome alterations and inflammation-driven pathogenesis of Alzheimer's disease—a critical review. Molecular Neurobiology, 2018, 56（3）: 1841 – 1851.

［63］ PENG W, YI P, YANG J, et al. Association of gut microbiota composition and function with a senescence-accelerated mouse model of Alzheimer's disease using 16S rRNA gene and metagenomic sequencing analysis. Aging（Albany NY）, 2018, 10（12）: 4054 – 4065.

［64］ YANG X, YU D, XUE L, et al. Probiotics modulate the microbiota-gut-brain axis and improve memory deficits in aged SAMP8 mice. Acta Pharmaceutica Sinica B, 2020, 10（3）: 475 – 487.

［65］ 曹原, 曹展, 高耀辉, 等. 肠道菌群与神经免疫系统及神经退行性疾病的相关研究进展. 医学综

述, 2022, 28 (2): 209 – 215.

[66] ASTI A, GIOGLIO L. Can a bacterial endotoxin be a key factor in the kinetics of amyloid fibril formation? Journal of Alzheimer's Disease, 2014, 39 (1): 169 – 179.

[67] KELLY C J, ZHENG L, CAMPBELL E L, et al. Crosstalk between microbiota-derived short-chain fatty acids and intestinal epithelial HIF augments tissue barrier function. Cell Host & Microbe, 2015, 17 (5): 662 – 671.

[68] CAMPBELL C, RUDENSKY A. Roles of regulatory T cells in tissue pathophysiology and metabolism. Cell Metabolism, 2020, 31 (1): 18 – 25.

[69] LI H, SUN J, WANG F, et al. Sodium butyrate exerts neuroprotective effects by restoring the blood-brain barrier in traumatic brain injury mice. Brain Research, 2016, 1642: 70 – 78.

[70] 彭会清, 贺莹, 欧阳丽君, 等. 短链脂肪酸在精神疾病中的研究进展. 国际精神病学杂志, 2021, 48 (4): 577 – 579.

[71] RUEDA RUZAFA L, CEDILLO J L, HONE A J. Nicotinic acetylcholine receptor involvement in inflammatory bowel disease and interactions with gut microbiota. International Journal of Environmental Research and Public Health, 2021, 18 (3): 1189.

[72] PETRA A I, PANAGIOTIDOU S, HATZIAGELAKI E, et al. Gut-microbiota-brain axis and Its effect on neuropsychiatric disorders with suspected immune dysregulation. Clinical Therapeutics, 2015, 37 (5): 984 – 995.

[73] WANG Y, CELLA M, MALLINSON K, et al. TREM2 lipid sensing sustains the microglial response in an Alzheimer's disease model. Cell, 2015, 160 (6): 1061 – 1071.

[74] GOYAL D, ALI S A, SINGH R K. Emerging role of gut microbiota in modulation of neuroinflammation and neurodegeneration with emphasis on Alzheimer's disease. Progress in Neuropsychopharmacology & Biological Psychiatry, 2020, 106: 110112.

[75] 王玉银, 魏文悦, 郭敏芳, 等. 补肾益智抗衰方通过调节小胶质细胞和巨噬细胞的极化转变改善 APP/PS1 小鼠认知功能. 中国组织工程研究, 2022, 26 (26): 4166 – 4172.

[76] 吕回, 刘旭东. 四君子汤对阿尔茨海默病大鼠中枢海马炎症因子及 NLRP3 小体的影响. 免疫学杂志, 2022, 38 (3): 257 – 262.

[77] CHEN G, HAN M, CHEN Y, et al. Danggui-Shaoyao-San promotes amyloid-β clearance through regulating microglia polarization via Trem2 in BV2 cells. Journal of Integrative Neuroscience, 2023, 22 (3): 72.

[78] ZHU J, MU X, ZENG J, et al. Ginsenoside Rg1 prevents cognitive impairment and hippocampus senescence in a rat model of D-galactose-induced aging. PLoS One, 2014, 9 (6): e101291.

[79] CHANG W, TENG J. β-asarone prevents Aβ25 – 35 – induced inflammatory responses and autophagy in SH-SY5Y cells: down expression Beclin – 1, LC3B and up expression Bcl – 2. International Journal of Clinical and Experimental Medicine, 2015, 8 (11): 20658 – 20663.

[80] LIU X, HAO W, QIN Y, et al. Long-term treatment with Ginkgo biloba extract EGb 761 improves symptoms and pathology in a transgenic mouse model of Alzheimer's disease. Brain, Behavior, and Immunity, 2015, 46: 121 – 131.

[81] TANG L, XIANG Q, XIANG J, et al. Tripterygium glycoside ameliorates neuroinflammation in a mouse model of Aβ25 – 35 – induced Alzheimer's disease by inhibiting the phosphorylation of IκBα and p38. Bioengineered, 2021, 12 (1): 8540 – 8554.

[82] ZHI H, WANG Y, CHANG S, et al. Acupuncture can regulate the distribution of lymphocyte subsets

and the levels of inflammatory cytokines in patients with mild to moderate vascular dementia. Frontiers in Aging Neuroscience, 2021, 13: 747673.

［83］ ZHANG Y, DING N, HAO X, et al. Manual acupuncture benignly regulates blood-brain barrier disruption and reduces lipopolysaccharide loading and systemic inflammation, possibly by adjusting the gut microbiota. Frontiers in Aging Neuroscience, 2022, 14: 1018371.

［84］ YI L, LUO J F, XIE B B, et al. Alpha7 nicotinic acetylcholine receptor is a novel mediator of sinomenine anti inflammation effect in macrophages stimulated by lipopolysaccharide. Shock, 2015, 44: 188 − 195.

［85］ ZHI Y K, LI J, YI L, et al. Sinomenine inhibits macrophage M1 polarization by downregulating α7nAChR via a feedback pathway of α7nAChR/ERK/Egr − 1. Phytomedicine, 2022, 100: 154050.

（胡绍珍、张玲玉、董燕）

第十六章 中药及阿尔茨海默病相关的信息学资源介绍

近年来，系统生物学在中医药研究领域的应用取得了巨大进展。特别是中医药网络药理学作为一门新兴的跨学科科学应运而生，它将中药药理学研究与网络科学、系统生物学、计算科学和生物信息学相结合。中医以整体的方式治疗疾病，在分子水平上，中药配方是多组分和多靶点的药物组合。中药具有悠久的历史，在治疗复杂疾病如阿尔茨海默病（AD）方面具有确切的药效。然而与西药相比，中药成分复杂、靶点和机制不明。因此，在现代生物医学背景下阐明中药的作用机制仍然是一个巨大的挑战。近年来，随着多靶点药物发现理念的兴起及网络生物学研究的深入，网络药理学作为一个新的科学概念和研究模式，正逐渐被应用于中药研究中。与此同时，大量支撑网络药理学研究的信息学资源及工具被相继开发出来，进一步促进了这个学科的蓬勃发展。本章主要介绍常见的中药数据库资源、中药成分靶点预测工具，以及与 AD 相关的疾病数据库。

第一节 中药数据库资源介绍

一、中药化学成分数据库

（一）TCMSP

TCMSP 收录《中国药典》中的 499 种中药，共收集化学成分 29 384 种，疾病靶点 3 311 个，相关疾病 837 种。数据库中的药物靶点来自 HIT 数据库和预测算法 SysDT，疾病信息来自 TTD 数据库和 PharmGKB。该数据库为中药有效成分的筛选和评估提供了 12 类重要参数，包括药物相似性（DL）、口服生物利用度（OB）、人体肠吸收（HIA）、血脑屏障（BBB）、肠上皮通透性（Caco－2）、ALogP、FASA－和 H－键供体/受体数量（Hdon/Hacc）等。因此，用户可以选择具有良好药物相似性和 ADME（吸收、分布、代谢、排泄）特性的化合物，进行进一步的研究。该数据库具有两大优势：①提供通过药代动力学（PBPK）研究和药物筛选产生的 ADME 特性的信息；②通过建立药物—靶点和药物—疾病网络，有利于揭示中药的作用机制。TCMSP 在后续版本中将增加更多的药物信息和药理学数据，如药物作用模式——激动和抑制、各种疾病的药物组合等，以及基于生理学的药代动力学方法，以更真实地描述药物在各种组织和器官中的作用。

（二）TCMID

TCMID 全面集成了包括 TCM@Taiwan、TCM-ID 和 HIT 在内的各种数据资源，其包含

49 000 多个中药处方，8 159 种中草药，25 210 个化学成分，覆盖 3 791 种疾病，6 828 种药物和 17 521 个靶点，是一个较为全面的中医药数据库。TCMID 中提供了与 Drugbank、OMIM 和 STITCH 等开放访问数据库的交互链接，便于访问者查找上述链接中提供的关于相关药物、疾病和靶点的额外详细描述。目前，该数据库已升级至 TCMID 2.0 版本，集成了处方成分和质谱两个全新的数据。考虑到处方中多种药物因煎煮过程导致的混合物发生化学反应从而依次导致化学提取特性的改变，TCMID 通过文献收集的 1 072 个复方中的 897 种提取成分数据和 700 多种成分的约 4 000 个质谱（MS）光谱，发现 365 种提取的成分与可用的草药成分不匹配，证明了现有的中药化学成分数据库中成分信息存在不少的错误信息。

（三）BATMAN-TCM

BATMAN 是第一个专门为研究中药分子机制而设计的在线生物信息学分析工具，允许用户输入多个复方/中药/成分表，并提供基于相似性原则的靶点预测和靶点功能分析。其提供了多种独特的分析功能，包括：①在数据库后台对暂无靶点的成分进行在线靶向预测；②针对每种成分潜在靶点的整合分析；③多种 TCM 的比较分析。此外，BATMAN-TCM 还支持用户自定义成分表的输入，并能够在后台对不在数据库中的处方/草药进行分析。这些分析功能可以扩充当前数据库和文献挖掘中欠缺的信息，有助于全面分析处方/草药的整体作用机制。

（四）ETCM

ETCM 数据库提供了大量中药和中药复方的综合信息。中草药包含产地、药味（酸、苦、甘、辛、咸）、药性（寒、热、温、凉、平）、归经（肺经、肝经等）、适应证、所含成分、质量控制标准等信息；复方包含名称、剂型、组成、适用证、所含成分等信息；成分包含化合物的分子式、分子量、多种理化指标、ADME 参数、类药性等信息。ETCM 中所含化合物的类药性评价采用的是 Bickerton 团队于 2012 年发表于 Nature Chemistry 的算法，靶标预测采用的是药物相似性搜索软件 MedChem Studio（3.0 版），该软件用于查找与中药成分具有高度结构相似性（Tanimoto > 0.8）的已知药物，从而进行靶标预测。ETCM 根据中药成分与已知药物之间的化学指纹相似性，提供了中药成分、草药和配方的预测靶基因，促进中药的功能和机制研究。ETCM 中还开发了一个系统分析功能，允许用户探索中药、配方、成分、基因靶点以及相关途径或疾病之间的关系或建立网络。

（五）TCMIP

2019 年，中医药整合药理学研究平台 TCMIP V2.0 将中医药百科全书 ETCM 作为数据资源，运用人工智能、网络计算及可视化等方法和技术，最终分为七大整合药理学分析模块，包括："疾病相关分子集及其功能挖掘""证候相关分子挖掘及功能分析""药（含方剂）靶标预测及功能分析""中药药性相关分子挖掘及功能分析""组方用药规律分析""中医药关联网络挖掘"和"反向查找中药（含方剂）"。数据库含有的数据同上文的 ETCM。

（六） HERB

HERB 是一个以整合分析高通量药物转录组学实验数据和参考文献为导向的中药数据库，中文名为本草组鉴。近年来，药物转录组学已成为评估药物疗效和发现新药物靶点的有效方法，中药相关研究也逐渐转向通过高通量转录组学筛选草药及其成分的分子效应；目前，许多研究已经检测了中药成分的基因靶点，并与各种现代疾病联系起来。HERB 数据库系统地收集、整合了中医药的这些研究数据，建立了中医药与现代医学之间的联系。

研究人员重新分析了 1 037 个评估中药及其成分的高通量实验中的 6 164 个基因表达谱，并通过将 HERB 中的综合药物转录组学数据集映射到现代药物的最大数据集 CMap，建立了中药/成分与 2 837 种现代药物之间的联系。HERB 数据库的新颖性包括：①通过重新分析所有可用的中药高通量实验，提供了一个全面统一的中药药物转录组学数据库。使用 HERB，研究人员和药物开发人员可以查看初级数据以及中药/成分和现代化合物之间的数据驱动映射结果，从而可以轻松探索中药/成分的潜在作用机制，并确定新的潜在有效治疗方法；②基于过去十年内发表的新参考文献的手动整理，HERB 提供了高置信度的靶点和与疾病相关的中药/成分信息，这弥补了自 HIT（2011）和 TCMID（2012）创建以来的巨大差距。使用 HERB 中这些新策划的参考文献，用户可以很容易地搜索有前景的草药或成分，并根据一组候选靶点对其进行排名。

（七） HIT 2.0

2011 年，HIT 1.0 数据库被建立，10 年后的 2021 年，HIT 数据库更新为 2.0。HIT 是一个基于文献证据的中药成分和靶点信息的综合搜索平台。重点关注草药成分的靶点，涵盖 PubMed 2000—2020 年的文献。目前，HIT 2.0 拥有 1 250 种中草药、1 237 种化学成分、2 208 个靶点，10 031 对化合物—靶标。分子靶标涵盖那些被直接/间接激活/抑制的基因/蛋白质、蛋白质结合剂和酶底物或产物。还包括在单独成分的处理下调节的那些基因。对 TTD、DrugBank、KEGG、PDB、UniProt、Pfam、NCBI、TCM-ID 等数据库进行了交叉链接。更重要的是，HIT 能够从每日发布的 PubMed 文献中自动挖掘药物靶标信息。因此，用户可以检索和下载最新的摘要，其中包含感兴趣的化合物的潜在靶标，即使是那些尚未涵盖在 HIT 中的化合物。

（八） NPASS

NPASS 提供了天然产物的物种来源和生物活性方面的详细信息。该数据库收录了 96 481 种不同的天然产物（即化合物），它们来自 22 866 个物种（植物 16 581 种、细菌 1 675 种、动物 2 503 种、真菌 2 107 种），此外还关联 7 753 个靶点。所有数据可以直接下载。

（九） TCMSID

TCMSID 是一个具有高存储量、高质量和标准化的中药简化综合数据库，其不仅是一个药材化合物成分数据库，也是一个可以进行中药及复方简化的平台，通过实施靶点预测和多层次的网络构建，可以筛选出中药材的关键药理活性成分。TCMSID 数据库包含《中国药典》中的 499 种中药，20 015 种成分，3 270 个靶点以及相应的详细信息。该数据库的特点主要表现在以下几个方面：①整合了 499 种中草药和 20 015 种独特的中草药成分，在很大程度上弥补了现有数据库的不足；②对中草药所含的每种成分进行了多方面的综合信息整合，包括重要程度、ADME/T 相关特性、结构分类和可靠性；③结合了每个成分在多个靶点预测平台上预测出可靠的潜在靶点；④提供中药成分的生物活性数据，可以利用化学信息学方法研究隐藏的活性相关信息；⑤构建中药—成分—靶点—药物的多层次相互作用网络，以深入研究其作用机制。

TCMSID 的数据有 5 个层面，包括中药类别、中药材、成分、靶点和药物。凭借这些相互关联的层级，用户可以以任何关键词为切入点进行查询，并根据需要在相应的显示链接中进一步检索相关信息。为了进行中医简化和机理分析，可将药材中具有代表性的药材，即发挥药理作用的药材（通常按"君臣佐使"判断）筛选出来。成分的筛选方法是基于成分的详细信息，主要包括重要度（significance degree）、ADME/T、理化性质、结构可靠性（structural reliability）和结构特征等。同时，通过所得的关键成分、关键成分的靶标和关键成分与药物相关的信息，可以建立一个多层次的功能网络，该网络将中医药和现代医学联系了起来。

二、疾病相关的中药数据库

（一）TCMIO

TCMIO 是一个综合性的中医免疫肿瘤学相关数据库，可以用来探索中医调节癌症免疫微环境的分子机制。该数据库包括了提取自文献的大量肿瘤免疫学（IO）靶标，同时使用 UniProt 数据库对每个靶点的蛋白名称和基因名称进行标准化。然后从 ChEMBL（Version 24.0）数据库中提取作用于每个 IO 靶标的配体，再将这些配体进一步映射到中药的化学成分中，以识别与 IO 靶点相互作用的草药（见图 16 - 1）。TCMIO 所包含的方剂和中药均源自《中国药典》（2015 版），利用 Kew 药用植物名称服务（Kew medicinal plant names services）收集中药的种名。从 TCMAnalyzer 下载所含药物的化学成分，该软件整合了 TCMSP 和 TCMID 的数据。此外，该数据库能够根据化学结构相似性，应用基于网络推理的方法来识别潜在的化合物靶点，有利于推进肿瘤或癌症免疫学的相关机制、临床治疗和药物开发的研究。

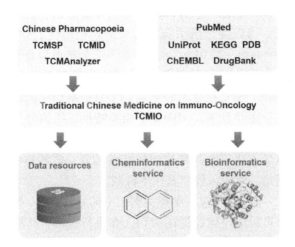

图 16 - 1　TCMIO 数据库开发的总体架构

(二) CancerHSP

CancerHSP 是一个与癌症相关的中药数据库，收录了 2 439 种抗癌中药和其中的 3 575 种抗癌成分，另外还提供成分的分子结构；包括口服生物利用度（OB），Caco - 2 渗透性（Caco - 2），血脑屏障（BBB）和 Lipinski's 五规则（MW、AlogP、TPSA、Hdon、Hacc、RBN）在内的 9 个重要的 ADME 相关的参数；基于 492 种不同肿瘤细胞系的化合物抗癌活性。除了收集文献研究的癌症相关中药的作用靶点信息外，CancerHSP 还采用了 SysDT 和 WES 两种系统工具用于成分靶点预测。SysDT 是一种系统工具，基于随机森林算法和支持向量机这两种强大的方法，有效整合化学、基因组和药理学信息，用于大规模药物靶向和发现。WES 是基于新开发的加权集成相似性方法构建的一种新的计算模型，用于大规模检测药物直接靶点。为了严格评估化合物与相应靶标之间的关系，研究者还使用了另一个内部工具 preAM，它能够基于可靠的随机森林算法将药物—靶标相互作用分类为不同作用模式（即激活和抑制）的准确模型。总而言之，CancerHSP 数据库有助挖掘抗癌的天然产物的分子机制，也有助于抗癌药物的开发。

(三) CVDSP

CVDSP 数据库提供了心血管药理学方面的信息，该数据库包含所有已知 254 种心血管药物、206 种心血管治疗靶标、268 个心血管疾病基因、98 种心血管症状。而且，它可以互相地探索药物—靶标相互作用、基因—疾病关联和靶标—基因关系以及它们的派生网络，例如药物—药物和基因—基因网络。

(四) CVDHD

CVDHD 是一个与心血管疾病相关的天然产物数据库，提供从心血管疾病相关药材中分离出来的天然产物的三维分子结构和靶点信息。

（五）SymMap

SymMap（Symptom Mapping）是一个中医药证候关联数据库，该数据库收录了 2015 年版《中国药典》包含的 499 种草药，19 595 种成分，以及对应的 1 717 个中医证候，并将中医症状对应到 961 个西医症状，同时收录了 5 235 个与这些证候关联的疾病，19 595 个草药成分，4 302 个药物靶点，它还通过直接关联或间接统计推断提供了以下六种类型的数据之间的关系：草药—中医证候—西医症状—成分—靶标—疾病关联网络。通过这种方式将中国传统医学与现代医学从表型到分子层面加以关联。

（六）NPACT

NPACT 全称是 Naturally Occurring Plant-based Anti-Cancerous Compound-Activity-Target，共收集了 762 篇论文中具有抗癌活性的植物化合物，包含对 353 个癌细胞系、284 个癌症相关蛋白靶点具有作用的 1 574 个化合物，以及 1 980 个经实验验证的化合物—靶标相互作用。对于每种化合物，NPACT 提供了它的结构、性质、针对的癌症类型、细胞系、抑制值（IC_{50}、ED_{50}、EC_{50}、GI_{50}）、分子靶标、商业供应商，以及化合物的药物相似性的信息。

（七）TIPdb

TIPdb 是一个结构化且可搜索的数据库，其中包含来自台湾本土植物的抗癌、抗血小板和抗结核植物化学物质。数据库中还整理了化学结构，为开发定量结构—活性关系模型提供了很好的机会，用于潜在抗癌、抗血小板和抗结核药物的高通量筛选。TIPdb – 3D 是 TIPdb 中植物化学物质的三维结构数据库，已完全集成到 TIPdb 中。3D 结构可通过链接下载。

上文介绍的及其他一些未介绍的中药数据库的信息总结如表 16 – 1 所示。

表 16 – 1　中药数据库信息总结

名称	网址	是否包括靶点信息	概要	参考文献	PMID
TCMSP	https://tcmsp-e.com/	是	1. 提供《中国药典》中所有注册药材的信息； 2. 提供药物的 12 种重要的 ADME 相关信息； 3. 可通过自动构建化合物—靶点和靶点—疾病网络，以探索药物的 MOA	Ru 等人，2014 年	24735618
TCMID 2.0	http://www.megabionet.org/tcmid/	是	1. 综合的中医数据库，包括约 50000 个处方，8 159 种药材，43 413 种成分，8 182 种药物和 4 633 种疾病； 2. 提供 3 895 种成分的质谱	Huang 等人，2018 年	29106634

续上表

名称	网址	是否包括靶点信息	概要	参考文献	PMID
BATMAN-TCM	http://bionet.ncpsb.org.cn/batman-tcm/	是	1. 专门用于中药分子机制研究的数据库； 2. 提供输入复方/中药成分的功能； 3. 提供整合和分析所有复方/中药成分的功能	Liu 等人，2016 年	26879404
ETCM	http://www.tcmip.cn/ETCM/index.php/Home/Index/	是	1. 提供综合的中医药信息，包括 3 962 个处方，403 种中药和 7 274 种成分； 2. 提供基于化学相似性的靶基因预测	Xu 等人，2019 年	30365030
HERB	http://herb.ac.cn/	是	由 1037 个高通量实验和药物转录组数据集建立的综合中药数据库	Fang 等人，2021 年	33264402
TCM-Mesh	http://mesh.tcm.microbioinformatics.org/	是	整合多个来源的数据而建立的数据库，包含 6 235 种中药、383 840 种化合物、14 298 种基因和 6 204 种疾病，以及中药—疾病网络	Zhang 等人，2017 年	28588237
TCMIO	http://tcmio.xielab.net/	是	1. 专门的免疫肿瘤相关的中药数据库； 2. 从多个来源收集了针对 400 个免疫肿瘤靶点的 120 000 多个小分子； 3. 通过基于网络推理的方法预测免疫肿瘤靶点	Liu 等人，2020 年	32351388
CancerHSP	http://ibts.hkbu.edu.hk/LSP/CancerHSP.php	是	1. 包括重要信息（如分子结构、ADME 参数）的癌症相关中药数据库； 2. 有助于促进抗癌和药物研发	Tao 等人，2015 年	26074488
CVDHD	http://pkuxxj.pku.edu.cn/CVDHD	是	整合多层次数据的心血管疾病相关天然产品数据库	Gu 等人，2013 年	24344970

续上表

名称	网址	是否包括靶点信息	概要	参考文献	PMID
NPACT	http://crdd.osdd.net/raghava/npact/	是	数据经实验验证的癌症相关天然植物数据库，可为用户提供有用信息	Mangal 等人，2012 年	23203877
NPASS	http://bidd2.nus.edu.sg/NPASS/	是	成分活性数据和物种来源都经过了实验验证的天然产品数据库	Zeng 等人，2017 年	29106619
SymMap	https://www.symmap.org/	是	1. 将 961 种症状与 499 种中药联系起来，建立了 5 235 种疾病、19 595 种成分和 4 302 种与症状相关靶基因的网络； 2. 促进了研发表型药物的进展	Wu 等人，2019 年	30380087
TCM Database@Taiwan	http://tcm.cmu.edu.tw/	否	1. 为虚拟筛选提供信息（如三维分子结构）； 2. 促进计算机辅助的药物设计	Chen 等人，2011 年	21253603
TCMGene DIT	http://tcm.lifescience.ntu.edu.tw/	否	1. 通过文本挖掘建立的生物医学相关的数据库； 2. 可促进对中药和基因的治疗机制的研究	Fang 等人，2008 年	18854039
HIT 2.0	http://hit2.badd-cao.net/	是	1. 包含大规模数据集； 2. 与多个数据库交叉链接，自动从 PubMed 中挖掘文献资料	Yan 等人，2022 年	34986599
TCM-ID	http://bidd.group/TCMID/index.html	是	1. 人工收集中医药书籍的信息； 2. 通过网络方法识别靶点	Chen 等人，2006 年	17088869
CHEM-TCM	http://www.chemtcm.com/	是	由中药化学数据库和靶标相关数据库等两个数据库组成	Ehrman 等人，2007 年	17381164
CEMTDD	http://www.cemtdd.com/	是	1. 包含可视化的网络工具； 2. 可促进潜在药物的发现	Huang 等人，2014 年	24952908

续上表

名称	网址	是否包括靶点信息	概要	参考文献	PMID
YaTCM	http：//cadd. pharmacy. nankai. edu. cn/yatcm/home	是	1. 包含多功能分析工具； 2. 促进中药作用机制的研究	Li 等人，2018 年	30546860
LTM-TCM	http：//cloud. tasly. com/#/tcm/home	是	1. 在分子和表型水平上将中医药和现代医学联系起来的综合性中药数据库； 2. 手动整合并纠正来自多个数据库的数据	Li 等人，2022 年	35306140

第二节　中药成分靶点预测工具

近年来，中药成分的研究也成了热点领域之一。中药包含着众多天然化合物，具有丰富的药理活性和潜在的治疗效果，然而，这些中药成分的作用机制和靶点仍然不完全明确。为了揭示中药的药理学特点和机制，准确预测中药成分靶点的工具显得尤为重要。中药成分靶点预测工具帮助我们快速而精确地识别出中药成分与蛋白质靶点之间的关联，在中药研究和开发中具有重要的意义。它可以加速对中药的作用机制的理解，发现新的潜在治疗靶点，为个体化中药治疗提供支持。本节主要介绍常见的中药成分靶点预测工具，根据预测原理的不同，可分为：基于配体结构特征的预测、基于蛋白结构特征的预测，以及基于数据挖掘的预测。

一、基于配体结构特征的预测

随着与日俱增的生物活性数据相继公开，使用统计学或机器学习方法构建可靠的药物靶点预测模型逐步成型。2007 年，Keiser 等人开发了化学相似性集成法（similarity ensemble approach，SEA），该方法基于蛋白质结合配体之间的化学相似性将蛋白质相互关联，从此，SEA 和类 SEA 方法作为具有一定潜力的预测方法，成功地应用于老药或天然产物新靶点的识别、药物副作用预测以及已批准药物的新适应证预测。

基于配体的靶点预测方法的核心是，其依赖于配体的化学结构和配体衍生物的相关生物活性。该方法通常用于预测新化合物对特定靶标的生物活性，也可用于预测一系列靶标的活性，基于预测的化合物活性，对靶标进行排名，一般来说，预测活性最高的靶标认为是该查询化合物最有可能的作用靶点（见图 6 - 2）。

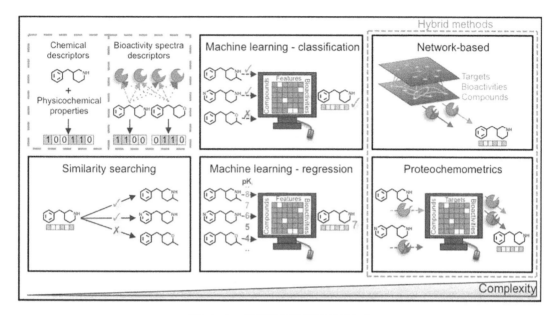

图 16 - 2　基于配体的靶标预测方法

［图片来源：SYDOW D, BURGGRAAFF L, SZENGEL A, et al. Advances and challenges in computational target prediction. Journal of Chemical Information and Modeling, 2019, 59（5）：1728 - 1742］

　　目前，基于配体结构特征预测的主要方法有化学相似性搜索和机器学习。相似性搜索方法是依据化学结构或物理化学性质相似的小分子化合物可作用于性质相同或相近的靶标这一理论假设，通过比较目标分子与具有已知靶标的活性分子的化学结构或物理化学性质，去预测目标分子的潜在作用靶标。这一类方法主要分为二维结构相似性搜索、三维形状相似性搜索和表型相似性搜索等。近些年来，由于生物信息数据库的增容以及计算技术的进步，基于配体结构的靶标预测得到了迅速的发展。机器学习方法集合了分类收集数据、匹配合适的机器学习算法、构建模型以及测试验证模型的可靠性等步骤。目前，机器学习方法多应用于含标准化注释信息的化学基因组数据库中。常见的预测方法有 MT-QSAR（multitarget quantitative structure activity relationship）、Nidhi 的多类别朴素贝叶斯算法预测模型，以及 Niwa 的概率神经网络预测模型等。

（一）相似性搜索

　　多数药物靶点预测服务器都是基于化学相似性原理来预测小分子的靶点，例如 SEA、ChEMBL、SuperPred、SwissTargetPrediction、LigTMap、ChemProt、TargetHunter 和 ChemMapper 等。

　　SEA 是 2007 年推出的一个在线靶标预测工具，基于有受体信息的小分子配体之间的相似性来给出预测结果。SEA 只支持提交 SMILES 格式的输入，在提供输入之后，提交的小分子通过与约 65 000 个已被标注靶点的小分子配体匹配二维相似性，而根据相似的小分子可以结合于相似的配体的理论，进行聚类、打分、排序，最后给出一个预测的靶点的列表。

ChEMBL 数据库是欧洲生物信息研究所（European Bioinformatics Institute，EBI）开发的一个靶点与生物活性药物数据库，收集的是药物研究和开发过程中的药物化学数据和知识，比如临床实验药物和批准药物的治疗靶标和适应证，旨在为药物化学家们提供一个非常便利的查询靶点或化合物的生物活性数据的平台。截至 2019 年 10 月 29 日，该数据库共收集了 12 482 个靶点，1 961 462 个不同的化合物和 13 382 个靶点信息。

SuperPred 是一个基于二维相似性进行靶标预测的在线网站，采取 ECFP 分子指纹计算结构相似性。该数据库是从 SuperTarget、ChEMBL 和 BindingDB 中收集化合物—靶点相互作用数据而构建的，剔除结合较弱（比如 Ki、IC_{50} 值大于 10 μm）的化合物—蛋白相互作用，该数据库包含了约 341 000 个化合物和 1 800 个靶标，涵盖了 665 000 个化合物—靶标相互作用。使用方法也同样简单，支持化合物名称、SMILES 以及用户自定义结构的查询。值得注意的是，SuperPred 目前已更新到 3.0 版本，最新版本中的 ATC 药物分类和靶标预测都经过了重新设计，现在基于机器学习模型，而非整体结构相似性，强调了官能团对小分子物质作用机制的重要性。此外，用于目标预测的数据集更加广泛，不再仅基于已确认的结合物，还包括非结合物质，以减少预测的假阳性。使用这些方法，ATC 预测的准确性较以前的版本可以提高近 5%。

与 SuperPred 相似，SwissTargetPrediction 也是利用已知配体的二维和三维结构相似性来预测靶点，并支持对多个分子的靶点预测。但是，这些基于化学描述符进行相似性搜索的靶标预测方法无法直接量化查询化合物对排名靠前的靶标的生物活性。随着生物活性数据的不断丰富，引入生物活性谱描述符就可以解决这一问题，如使用亲和力指纹来表征分子的相似性。由于生物活性谱和基因表达谱均未比较化合物的分子结构，因此，这些方法可以为类似靶标推荐新颖的潜在配体。

除此之外，TargetHunter 是基于小分子二维结构相似性的靶标搜寻器，并应用 TAMOSIC 算法进行数据挖掘。同样，ChemMapper 是一个基于三维相似性的靶点预测服务器，可用于药理学研究。ChemProt 具有预测生物活性和生成定量结构—活性关系（QSAR）模型的功能。

（二）机器学习

机器学习方法需要一个训练阶段，对已知的活性和非活性化合物进行训练。在此，将统计模型拟合到数据中，以量化化学描述符与活性的关系。与相似性搜索方法不一样的是，机器学习方法返回的不再是查询化合物的众多类似化合物结构，而是化合物—靶标的活性预测值。当应用于单个蛋白质靶标的同类化学物时，这些方法也被称为 QSAR 模型，若要应用于靶标预测，则需要考虑多个蛋白质，可以用分类或回归方法来处理预测结果，常用的算法包括随机森林、支持向量机和朴素贝叶斯等。

机器学习应用于靶标预测的一个例子是鉴定分枝杆菌二氢叶酸还原酶的新型抑制剂。研究人员使用朴素贝叶斯模型预测了一组所查询化合物的靶标，然后预测的化合物—靶标相互作用在体外得到了验证，表明了机器学习靶标预测方法的价值。

PPB（polypharmacology browser）和 HitPickV2 都是应用机器学习算法来训练预测模

型。它们将 NN（最近邻）搜索与 NB（朴素贝叶斯）模型相结合来预测目标。
DeepScreening 是一个基于深度学习的筛选网络服务器，用于加速药物发现。用户可以构
建一个深度学习模型，并生成聚焦于靶点的重新合成的资料库进行虚拟筛选。

二、基于蛋白结构特征的预测

基于蛋白结构的靶标预测方法是使用 3D 结构信息，即空间和物理化学信息，识别查
询配体最可能的靶标或查询靶标最相似的靶标。前一种方法侧重于将查询配体对接到一
组靶标（即反向筛选），或对接至一组由配体—靶点复合物推断得到的一组药效团（即
反向药效团筛选）；而后者要将查询蛋白质与一组靶标进行比较（结合位点比较），或与
一组由配体—靶标复合物推断得到的相互作用进行比较（相互作用分子指纹比较）（见
图 16 - 3）。

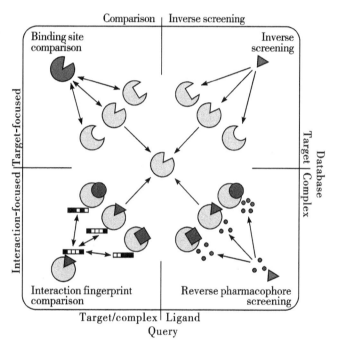

**图 16 - 3　基于结构的靶标预测：四种主要方法即结合位点比较、反向筛选、反向药
效团筛选和相互作用指纹比较**

[图片来源：SYDOW D, BURGGRAAFF L, SZENGEL A, et al. Advances and challenges
in computational target prediction. Journal of Chemical Information and Modeling, 2019, 59
(5)：1728 - 1742]

基于结构的靶标预测方法都由三个主要步骤组成，分别为：①结合位点编码，即使
用不同的描述符对结合位点和（或）配体—靶标相互作用进行编码，存储在靶标数据库
中；②靶标的筛选与比较，即根据不同的方法，对查询化合物，使用对接方法筛选靶标
数据库，对查询结合位点，使用不同的相似性度量与靶标数据库进行比较；③靶标排名，

即根据合适的打分方法对靶标进行排名。下面对基于蛋白质结构的靶标预测的四种主要方法进行简单介绍。

（一）反向筛选

分子对接一般用于预测一系列化合物对一个目标靶标的结合模式和近似的结合自由能，反向筛选（也称反向对接/面板对接）的策略则正好相反，是将一个目标化合物对接至一系列靶蛋白上以预测其最可能的靶标。理论上，大多数对接工具都可用于反向筛选，但需要将配体间排名调整为靶标间排名。反向筛选方法已广泛用于靶标预测。

（二）反向药效团筛选

所谓药效团，即靶标识别配体、触发或阻断生物学反应所必需的一种理化和空间特征的集合。基于配体的药效团只考虑配体性质，而基于结构的药效团来源于靶标复合物。与反向筛选类似，反向药效团筛选将查询化合物以基于配体的药效团形式拟合到预先计算的一组源自蛋白质—配体复合物的药效团模型中。已有多项研究使用相关标准软件包快速建立、评估药效团，开展反向药效团筛选以研究多药理学。PharmMapper 是自动化的、基于反向药效团筛选的靶标预测流程。该预测平台由华东理工大学开发与维护，是知名的药效团匹配与潜在识别靶标平台，它通过将所查询化合物的药效团与内部药效团模型数据库匹配来执行预测。当前版本的 PharmMapper 中的数据收集自 TargetBank、DrugBank、BindingDB 和 PDTD 这几个数据库，包含超过 53 000 个药效团模型。反向筛选和反向药效团筛选相关数据库如表 16-2 所示。

（三）结合位点比较

相似的蛋白质（更准确地说是结合位点）会结合相似的配体。目前已有多种结合位点比较方法。结合位点的编码策略是将结合位点的结构复杂性简化表示为标签，标签的空间排列被编码并存储在数据库中，以便与查询结合位点（按照相同方式编码）进行比较。常用的衡量结合位点相似性策略可分为基于比对的方法（较慢）和无比对的方法（较快），以及基于比对的加速方法。基于比对的方法在判断结合位点相似性时是依据相关编码特征的相互重叠和（或）均方根偏差（RMSD）计算的；相反，无比对的方法主要计算指纹相似性。

（四）相互作用指纹比较

相互作用指纹（IFPs，也称蛋白质—配体指纹）是编码配体和靶标的相互作用信息的载体，通常与筛选方法结合使用，为对接 pose 进行重新打分。目前发表的用于靶标预测的、基于 IFP 的 Pipelines 还比较少，四个主要步骤如下：①放置配体；②IFP 编码；③两个 IFPs 之间的比较；④靶标排序。

表 16-2 基于结构的靶标预测：反向筛选和反向药效团筛选相关数据库

数据库名称	编码	靶点筛选		目标排名
		对接引擎	评分函数	
反向筛选				
INVDOCK	Sphere-coated surface	DOCK deriva-tive	相互作用能	—
TarFisDock	Sphere-coated surface	DOCK 4.0	相互作用能	—
idTarget	Energetic grid map	MEDock	结合自由能（AutoDock4 评分）	基于参比配合物结合自由能的 Z-score
VTS	Energetic grid map	Glide	结合自由能（Glide Gscore）	Gscore 与参考 Gscore 的 Boltzmann 加权平均值的比较
VinaMPI	Energetic grid map	AutoDock Vina	结合自由能（Vina 分数）	—
iRAISE	Bitmap of binned triangles（3 pharmacophore features and cavity shape）	Index-based bit-map comparison	评分级联：碰撞测试、相互作用能量和参考截止、配体和口袋覆盖	基于参考复合体分数的高斯加权分数
反向药效团筛选				
PharmMapper	Hash table of binned triangles（5 个药效团特征）	Geometric hashing	拟合分数（基于匹配的特征类型和位置）	基于参考复合体拟合分数分布的 Z-score

三、基于数据挖掘的预测

与上述两种预测方法不同，基于数据挖掘的预测不需要靶标的三维结构，仅根据已知化合物与靶标的相互作用信息，即可预测连接关系。常见的有基于网络推理方法、随机游走方法、基因表达谱方法。

基于网络推理方法是指利用实验数据和计算方法推断药物—靶标二分网格的拓扑和因果关系结构，预测和实验确证疾病的蛋白质或基因网络，发现药物的新靶标或预测全新的药物—靶标相互作用关系。基于网络推理方法大致可以分为基于图论的网络扩散或概率传播算法以及基于网络拓扑结构描述符的分类器算法。华东理工大学唐赟教授等开发了一种基于网络推理（network-based inference，NBI）的方法用于 DTI 的预测。原始的

NBI 仅使用已知 DTI 网络上的拓扑信息，因此无法预测已知 DTI 网络外的新化学实体（例如新发现的天然产物或新合成的化合物）的潜在靶标。为了克服这一缺点，该团队使用化学子结构来弥补已知 DTI 网络和新的化学实体之间的差距，然后提出了两个 NBI 改进版本，即子结构药物靶标 NBI（substructure-drug-target NBI，SDTNBI）和平衡的 SDTNBI（balanced SDTNBI，bSDTNBI）。2020 年，该团队进一步开发了 NetInfer 的在线版本作为网络服务器。在这个网络服务器中，用户可以很容易地预测他们感兴趣小分子的潜在靶标蛋白、microRNAs、ATC 编码或 ADEs。预测结果可能有助于发现用户提交的分子的新治疗作用和不良反应，并有助于解释其分子机制。

随机游走方法是一类基于基因—疾病关联、随机游走的药物—靶标相互作用的预测方法。这类方法通过整合药物—靶标相互作用网络、药物化学结构相似性、靶标序列相似性三类信息，构建异质网络，并使用带有重启机制的随机游走方法进行建模，预测潜在的药物—靶标相互作用。

基因表达谱（gene expression profile）方法是指通过构建处于某一特定状态下的细胞或组织的非编码 cDNA 文库、大规模 cDNA 测序、收集 cDNA 序列片段，定性、定量分析其 mRNA 群体的组成，从而描绘该特定细胞或组织在特定状态下的基因表达种类和丰度信息，并把这些信息编制成数据表。药物研发的过程中，这些数据可用于计算药物—药物相似性，构建药物—药物网络，以及利用图论算法确定药物—药物网络中的群落（community），最后实现预测药物新靶标的目标。基因表达谱帮助药物工作者发现老药新用途的案例不在少数，除此之外，也有助于构建疾病、遗传扰动和药物行为之间的关系网络。药物靶点预测服务器信息总结如表 16-3 所示。

表 16-3　药物靶点预测服务器信息总结表

类型	名称	网址	概要	参考文献	PMID
靶点预测服务器	SEA	https://sea.bkslab.org/	SEA（相似集合方法）是通过配体之间的化学相似性来定量连接受体的方法	Keiser 等人，2007 年	17287757
	LigTMap	https://cbbio.online/LigTMap	基于相似性的靶点预测自动服务器	Shaikh 等人，2021 年	34112240
	ChemProt-3.0	https://potentia.cbs.dtu.dk/ChemProt/	将表型和副作用与几种计算方法联系起来的靶点预测服务器	Kringelum 等人，2016 年	26876982
	SuperPred	https://prediction.charite.de/	1. 结合化合物—靶点的相互作用数据和配体相似性进行靶点预测； 2. 结合 WHO（世界卫生组织）批准的药物分类，并考虑 2D 和 3D 水平进行药物分类	Nickel 等人，2014 年	24878925

续上表

类型	名称	网址	概要	参考文献	PMID
靶点预测服务器	SwissTargetPrediction	http://swisstargetprediction.ch/	1. 基于已知配体的 2D 和 3D 相似性来预测靶点； 2. 提供五种不同物种的靶点预测结果	Gfeller 等人，2011 年	24792161
	TargetHunter	https://www.cbligand.org/TargetHunter/	1. 开发用于数据挖掘的 TAMOSIC（与被查询化学物质最相似的化合物相关的靶点作为其预测靶点）算法； 2. 包含一个名为 Bioassay GeoMap 的工具，用于验证预测靶点	Wang 等人，2013 年	23292636
	ChemMapper	http://lilab.ecust.edu.cn/chemmapper/	基于三维相似性的多计算多功能的靶点预测服务器	Gong 等人，2013 年	23712658
	PPB2（Polypharmacology browser）	https://gdb.unibe.ch	1. 预测药物小分子的潜在脱靶； 2. 结合 NN（最近邻）搜索和 NB（朴素贝叶斯）机器学习，确保高统计精度	Awale 等人，2019 年	30558418
	HitPickV2	http://www.hitpickv2.com	1. 结合 K - 最近邻相似性搜索和拉普拉斯修正的朴素贝叶斯靶点模型进行靶点预测； 2. 允许预测多种配体的蛋白质靶点	Hamad 等人，2019 年	30169615
	DeepScreening	http://deepscreening.xielab.net	利用深度学习算法进行虚拟筛选	Liu 等人，2019 年	31608949
	NetInfer	http://lmmd.ecust.edu.cn/netinfer/	1. 利用基于网络推理的方法进行靶点预测； 2. 应用高质量预测模型以提高预测精度	Wu 等人，2020 年	32687354
	PharmMapper	http://www.lilab-ecust.cn/pharmmapper/	1. 通过基于反向药效团的方法预测靶点； 2. 结合基于标准得分对药物靶点进行统计显著排名	Wang 等人，2017 年	28472422

续上表

类型	名称	网址	概要	参考文献	PMID
靶点预测服务器	TarFisDock	https://www.dddc.ac.cn/tarfisdock/	结合反向配体—蛋白对接和 PDTD（潜在药物靶点数据库）预测小分子的靶点	Li 等人，2006 年	16844997
	idTarget	http://idtarget.rcas.sinica.edu.tw/	包括分治对接方法和小分子的预测靶点的评分功能	Wang 等人，2012 年	22649057

第三节　阿尔茨海默病相关的疾病数据库资源介绍

在系统药理学分析过程中，经常需要使用特定的疾病数据库来收集疾病相关信息，以构建疾病基因网络。阿尔茨海默病（AD）特定疾病数据库不仅可以应用于临床治疗和药物研发，还可以为 AD 的系统药理学研究提供准确可靠的信息。下面介绍与 AD 相关的疾病数据库。

一、AD 组学相关的数据库

（一）AlzGPS

AlzGPS 是用于 AD 药物发现的全基因组定位系统平台，其集搜索、可视化和分析多组学、各种类型的异质生物网络和临床数据库于一体，用于 AD 靶点识别以及开发预防和治疗 AD 的有效药物。AlzGPS 提出了首个 AD 多组学框架，该框架使用基于网络的方法和基于基因组的精准药物发现来治疗 AD。

AlzGPS 数据库包含三种数据类型：基因、药物和 AD 相关组学数据集，具有数据类型多样化且关联性较高的特点。其中，研究人员收集了 100 多个组学数据集，分别来自：①AD 转基因动物模型或患者来源样本的 84 个转录组学（微阵列、bulk 或单细胞 RNA-Seq）和蛋白质组学数据集；②源于文献或其他数据库的 27 个数据集；③13 个代谢组学数据组。除了提供人工整理的多组学数据，AlzGPS 还支持三种网络可视化：①大脑特异性基因邻近网络；②基于组学的内表型疾病网络；③针对 AD 治疗药物的作用机制网络。AlzGPS 将高度交互的网络可视化和最先进的网络邻近性方法相结合，促进了 AD 的靶点识别和药物再利用。

（二）AlzBase

AlzBase 中集成了多个层次的信息，用于深入的基因注释（gene annotation），其核心信息是 AD、衰老和相关疾病中的基因失调。该数据库中大量具有代表性的转录组学数据均收集自基因表达数据库（GEO，http://www.ncbi.nlm.nih.gov/geo），样本涵盖了包含海马体、内嗅皮层、额上回、后扣带回、初级视觉皮层、颞中回在内的大脑区域和外周血，包括 AD 发病的四个阶段，即衰老阶段、非痴呆阶段以及 AD 的早期和晚期。AlzBase 提供的主要信息包括：①AD 相关的基因失调，或与衰老和神经系统疾病密切相关的过程/疾病中的基因失调；②基因失调与 AD 严重程度的相关性；③功能和调节信息的功能注释；④基因—基因关系的网络连接。此外，研究人员还对 AlzBase 中排名靠前的基因进行了全面总结，旨在分析特定基因表达水平与 AD 严重程度的相关性。

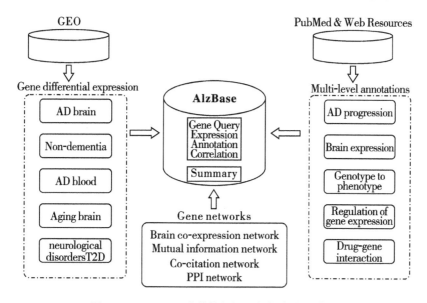

图 16 - 4　AlzBase **中的数据源、数据内容和功能**

[图片来源：BAI Z, HAN G, XIE B, et al. AlzBase: an integrative database for gene dysregulation in Alzheimer's disease. Molecular Neurobiology, 2016, 53（1）: 310 - 319]

如图 16 - 4 所示，AlzBase 中记录了三种类型的信息，包括基因差异表达、多级注释和基因网络。可以通过基因查询功能来检索信息。还提供了关于 AlzBase 和 AD 遗传学的顶尖基因的全面总结。

（三）scREAD

scREAD 是 AD 相关的单细胞 RNA-Seq 数据库，是首个专门管理 AD 患者尸体脑组织和 AD 病理小鼠模型中 scRNA-Seq 和 snRNA-Seq 数据集的数据库，该数据库对来自 10 个大脑区域的 73 个数据集提供了全面的分析结果，包括对照图谱的构建、细胞类型的预测、差异表达基因的鉴定。为了研究大脑的细胞异质性，scRNA-Seq 提供了一种替代方法，即通过分析数万个单细胞来揭示 AD 大脑中复杂的细胞变化。scRNA-Seq 可以揭示复杂和罕见的细胞群体，反映基因之间的调节关系，并跟踪不同细胞谱系在发育中的轨迹。

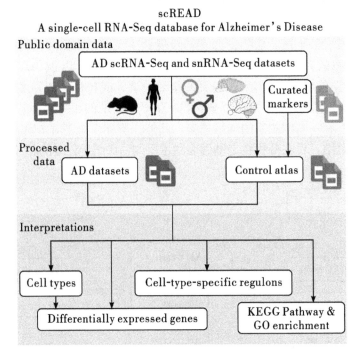

图 16 - 5 scREAD 数据集构成图

scREAD 具有几个关键特征：①它是第一个收集了来自公共领域的所有 17 个现有人类和小鼠 AD scRNA-Seq 和 snRNA-Seq 数据集的同类数据库；②它将 17 个数据集重新定义为 73 个数据集，每个数据集对应于特定物种（人类或小鼠）、性别（男性或女性）、大脑区域（内嗅皮层、前额叶皮层、额上回、皮层、小脑、室下区、顶叶上叶或海马体）、疾病或对照，以及年龄阶段（小鼠为 7 个月、15 个月或 20 个月，人类为 50 ~ 100 岁及以上）；③它为 73 个数据集中的每一个提供了全面的分析结果，包括但不限于对照图谱的构建、细胞聚类、细胞类型的预测、差异表达基因（DEGs）的鉴定和细胞类型特异性调节子（CTRS）的鉴定，以支持异质性调节子的深入分析（见图 16 - 5）。AD 病理学的单细胞层面描绘了与 AD 病理学相关的转录改变的独特细胞水平视图，促进了我们对 AD 发病机制的理解。

（四）ADatlas

ADatlas 是一个 AD 相关的综合性网络数据库，其数据主要来源于 AD 相关的大规模测序数据（基因组、转录组、蛋白质组以及代谢组学）。基于这些公共的测序数据来进行单一组学内的分析，比如转录组内部基因的相关分析；多组学的之间的交叉分析，比如 SNP 和表达之间的 eQTL（定量性状位点）分析以及测序数据和临床参数之间的分析。利用 QTL（定量性状位点）的整合与复合网络相结合，整合多个研究的数据，可以生成数据驱动的疾病网络，促进药物重定位。

二、AD 疾病基因数据库

（一）AlzhCPI

AlzhCPI 是用于预测 AD 相关蛋白质与化合物相互作用的数据库，在系统药理学和药物重定位的研究中具有应用价值。研究者基于朴素贝叶斯（naive Bayesian，NB）算法和递归区分（recursive partitioning，RP）算法构建了 204 个二进制分类器的综合信息，并利用多靶点定量构效关系（mt-QSAR）方法来预测化合物—蛋白质相互作用（CPI）。根据上述原理，AlzhCPI 可以应用于多靶点定向配体（MTDLs）的虚拟筛选和药物重定位。

AD 具有多因素病因且病程复杂的特点，传统"一药一靶点"的治疗方案缺乏有效性。目前，针对 AD 药物开发领域的许多研究都集中在多靶点、多功能的疗法上，以改变疾病过程。与多种蛋白质相互作用的命中物的实验鉴定成本高昂、耗时且劳动密集。计算机靶点预测是实验靶点识别方法的一种快速而廉价的替代方法，可以加速发现针对 AD 的多靶点定向配体（MTDL）。

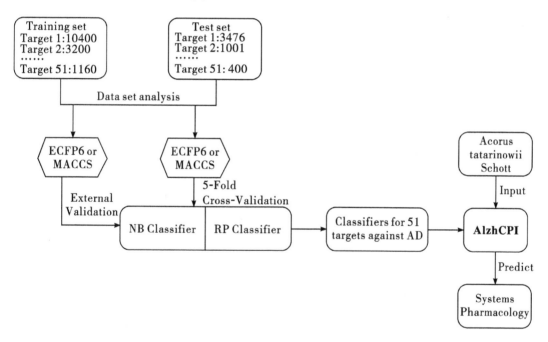

图 16－6　AlzhCPI 数据库构造

AlzhCPI 数据库运用 Thomson Reuters Integrity Database 数据库、Therapeutic Target Database（TTD）数据库和参考文献中的文本挖掘，收集到 26 个临床前试验中的 AD 靶点，连同至少进入 I 期临床试验的 25 个重要靶点，共获得了 51 个与 AD 相关的靶点（见图 16－6）。在 AlzhCPI 中，用户可以找到由朴素贝叶斯分类器给出的针对 AD 的多个靶标的重要片段，已知 AD 药物的多药物学预测的案例研究，以及针对 54 个与 AD 相关的重要靶标的详细的 204 个二元分类器。此外，用户还可以下载 204 个模型的 XML 文件，并将其导入 PipelinePilot/DiscoveryStudio 软件，以预测给定分子的活性。该服务器将促进治疗 AD 的活性化合物的靶点鉴定和虚拟筛选。

（二）AlzCode

AlzCode 是一个用于 AD 相关基因多视角分析的平台，该数据库提供了两个功能，包括单基因评估（通过多个异质分子相互作用网络对单基因与 AD 之间的关联可视化）和基因集评估（通过异质网络和统计方法评估感兴趣的基因集与 AD 之间的关联）。该平台集成了丰富的功能基因组数据集，包括 AD 样本的表达数据（基因表达、单细胞 RNA-seq 数据和蛋白质表达）、AD 特异性生物网络（共表达网络和功能基因网络）、神经病理学和临床特征（CERAD 评分、Braak 分期评分、临床痴呆评分、认知功能和临床严重程度）以及一般数据，如蛋白质—蛋白质相互作用、调节网络、序列相似性和 miRNA 靶点相互作用。这些数据为从不同角度分析基因提供了依据。除了统计分析外，用户还可以直观地可视化感兴趣的基因如何与其他基因相互作用，包括 PPI、序列相似性和 AD 特异性生物网络（见图 16 - 7）。

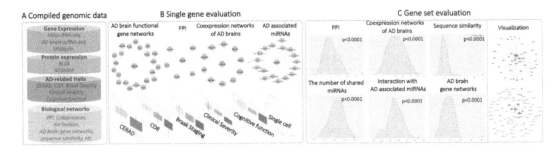

图 16 - 7　AlzCode 概述

（A）整合在 AlzCode 中的多功能基因组数据。（B）单基因评估图解。（C）基因集评估图解。

［图片来源：LIN C X, LI H D, DENG C, et al. AlzCode：a platform for multiview analysis of genes related to Alzheimer's disease. Bioinformatics，2022，38（7）：2030 - 2032］

（三）AlzData 数据库

分析大脑组织的时空表达模式和表征调节网络对于理解 AD 的病理生理学至关重要。研究人员对受 AD 影响的脑组织（684 例 AD 和 562 例对照）的表达谱进行了系统综合分析。在 AD 发展过程中，使用基于网络的融合功能基因组方法对可能的调节基因进行优先排序，然后进行功能表征，由此生成了 AD 大脑转录组网络的差异表达基因和枢纽基因的完整列表，并构建了一个供公众访问的 Web 服务器（www. alzdata. org）（见图 16 - 8）。

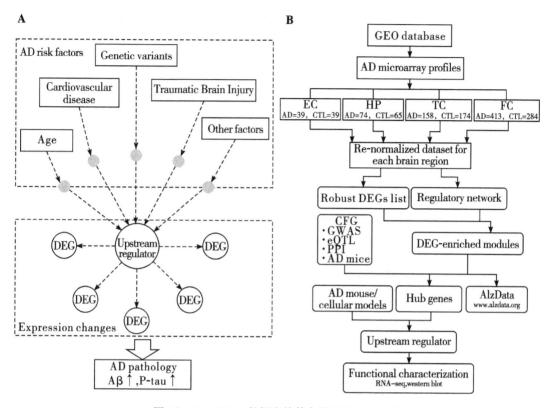

图 16 – 8　AlzData 数据库的基本原理和工作流程

（四）AlzGene 数据库

AlzGene 是 AlzForum（阿尔茨海默病论坛）下的一个收录基因组数据的数据库，它是一个专门的 AD 遗传学相关的数据库，它对 AD 基因相关的研究进行了编目，对多个病例对照样本的现有基因型多态性数据进行了元分析，可以促进 AD 相关遗传学的发展。AlzForum 作为 AD 的各种资源、信息的集散地，已经运营了近二十年，其收录的开源数据也相当丰富，包括 1 395 项研究，695 个基因、2 973 种基因多态性和 320 项 Meta 分析数据。

第四节　总结与展望

近年来，中医药及生物信息学领域在中药及阿尔茨海默病（AD）研究领域取得了显著的成果。系统药理学的发展和应用为中药的研究和应用开启了新的篇章。特别是，中药网络药理学的兴起，使我们能够更系统、更深入地理解中药的复杂成分及其对人体多靶点的影响。然而，这个领域仍然面临着许多挑战和问题，尤其是在 AD 的研究中。

一、中药数据库资源

中药数据库资源是系统药理学研究的重要工具。目前已经开发出的中药数据库如TCMSP、TCMID等，这些数据库的建立极大地提升了中药研究的效率和深度，使我们能够在短时间内获取大量的中药相关信息。然而，中药数据库的完整性和准确性仍然是一个需要进一步解决的问题。由于中药成分的复杂性，以及实验数据的局限性，现有的中药数据库仍然存在许多未知的或者不准确的信息。在未来，我们需要通过更多的实验研究和数据挖掘，来进一步完善和优化这些中药数据库。

二、中药成分靶点预测工具

中药成分靶点预测工具是另一个重要的生物信息学资源。通过这些工具，我们可以预测出中药成分可能的作用靶点，从而从更全面的角度理解中药的药效和机制。目前已经有许多中药成分靶点预测工具被开发出来，如 SwisTargetPrediction、SEA、ChemMapper 等。这些工具利用了大量已知的靶点和化合物数据，通过机器学习和数据挖掘的方法，预测出中药成分可能的靶点。这一信息对于中药的研究和应用具有重要的意义，可以帮助我们深入了解中药的多靶点作用机制，发现新的药物靶点和治疗策略。

然而，中药成分靶点预测工具也存在一些挑战和限制。首先，中药成分的复杂性和多样性使得成分靶点预测的准确性有一定的局限性。其次，现有的工具还无法解决中药成分与复杂疾病如 AD 之间的精准匹配问题。因此，未来的研究需要结合更多的实验数据、深度学习和人工智能等方法，来进一步提升中药成分靶点预测的准确性和可靠性。

三、与 AD 相关的疾病数据库

AD 是一种神经系统发生退行性变的疾病，其复杂性使得其研究和治疗面临许多挑战。为了更好地研究和治疗 AD，许多与其相关的疾病数据库被建立。这些数据库如AlzGPS、AlzBase 等，提供了丰富的关于 AD 的基因、蛋白质、药物等信息。这些数据库不仅帮助我们深入了解 AD 的发病机制，还为药物研发提供了重要的基础数据。

然而，与 AD 相关的疾病数据库仍然有一些限制。首先，数据库的数据来源和数据准确性需要进一步验证和完善。其次，数据库之间的数据整合和共享仍然面临一些挑战。因此，未来的研究需要加强不同数据库间的数据交流和整合，以提高 AD 研究和药物研发的效率和成果。

总的来说，中药与 AD 的生物信息学资源在近年来取得了显著的进展。中药数据库资源和中药成分靶点预测工具为我们提供了丰富的中药相关信息和作用机制预测，促进了中药的研究和应用。与 AD 相关的疾病数据库为我们深入了解该疾病的发病机制和药物研发提供了重要的基础数据。然而，这些资源仍然面临着一些限制和挑战，需要进一步的研究和发展来提高其准确性、可靠性和实用性。随着生物信息学技术的不断发展和进步，我们有理由相信，这些资源将在未来发挥更重要的作用，为中药与 AD 的研究和治疗提供更有效的支持。

参考文献

［1］BAI Z, HAN G, XIE B, et al. AlzBase：an integrative database for gene dysregulation in Alzheimer's disease. Molecular Neurobiology, 2016；53（1）：310－319.

［2］FANG J, WANG L, LI Y, et al. AlzhCPI：a knowledge base for predicting chemical-protein interactions towards Alzheimer's disease. PLoS One, 2017；12（5）：e0178347.

［3］JIANG J, WANG C, QI R, et al. scREAD：a single-cell RNA-Seq database for Alzheimer's disease. iScience, 2020, 23（11）：101769.

［4］LIN C X, LI H D, DENG C, et al. AlzCode：a platform for multiview analysis of genes related to Alzheimer's disease. Bioinformatics, 2022, 38（7）：2030－2032.

［5］LIU Z, CAI C, DU J, et al. TCMIO：a comprehensive database of traditional Chinese medicine on immuno-oncology. Frontiers in Pharmacology, 2020, 11：439.

［6］NOGALES C, MAMDOUH Z M, LIST M, et al. Network pharmacology：curing causal mechanisms instead of treating symptoms. Trends in Pharmacolgical Sciences, 2022, 43（2）：136－150.

［7］SYDOW D, BURGGRAAFF L, SZENGEL A, et al. Advances and challenges in computational target prediction. Journal of Chemical Information and Modeling, 2019, 59（5）：1728－1742.

［8］XU M, ZHANG DF, LUO R, et al. A systematic integrated analysis of brain expression profiles reveals YAP1 and other prioritized hub genes as important upstream regulators in Alzheimer's disease. Alzheimer's & Dementia, 2018, 14（2）：215－229.

［9］ZHANG R, ZHU X, BAI H, et al. Network pharmacology databases for traditional Chinese medicine：review and assessment. Frontiers in Pharmacology, 2019, 10：123.

［10］ZHOU Y, FANG J, BEKRIS L M, et al. AlzGPS：a genome-wide positioning systems platform to catalyze multi-omics for Alzheimer's drug discovery. Alzheimer's Research & Therapy, 2021, 13（1）：24.

（卢彦、张晓莲、代朝、胡蕴慧、方坚松）

第十七章　中药抗阿尔茨海默病系统药理学研究进展

　　复杂性疾病阿尔茨海默病的病因及病理机制尚未完全阐明，西医缺乏有效的治疗方法，中医药因其多靶点、多途径的协同作用，在防治 AD 方面具有一定的优势。然而中药复方治疗 AD 的作用机制复杂，传统的中医药研究方法难以完全阐明，系统药理学（systems pharmacology）的出现为中医药治疗 AD 等复杂疾病提供了机遇和方法。由于系统药理学的研究理念与中医药防治疾病的整体观相呼应，近年来，系统药理学在中医药抗 AD 研究中的应用日益广泛，大量研究结果表明，运用该方法能够有效鉴定中药抗 AD 活性化合物，同时阐明中药对 AD 的作用机制。

　　作为一门新兴的交叉学科，系统药理学旨在研究药物诱导的人体功能和反应的变化，致力于阐明、验证和应用理论计算结合实验的方法和技术发现小分子，确认靶标、研究疾病发病和药物的治疗机制，从而提供新的策略和工具来实现对细胞内复杂生物网络的精确控制，改变疾病的病理生理学，提高药物疗效，减少不良反应。近年来，系统药理学已被用于鉴定活性天然产物并研究天然产物的作用机制。此外，系统药理学为发现治疗 AD 等复杂疾病的新型药物组合也提供了新的策略。

　　中药是多组分、多靶点及其各组分间协同作用的复杂体系。因为其成分复杂、系统庞大，所以从混合物体系上开展研究难度极大。中药系统的复杂性使得中药的深入研究呈现巨大困难，而中药系统药理学侧重于为复杂中药系统研究提供新的思路和视角。采用系统药理学技术，研究中药活性物质及组合、识别药效成分的靶点、阐明药效物质和疾病关系的理论和方法，从而建立基于系统水平的中药药效学和中医药基础理论。

　　通常情况下，中药及复方抗 AD 系统药理学研究的大致研究流程如下：①整合中药复方化学成分，并先通过预测各类 ADME/T 参数（如口服生物利用度，类药性）评估其成分的成药性特征，预测能够起到相关疗效的重要活性成分；②利用数据库资源进行靶点预测，获得筛选化合物的药物—靶点网络；③将上述信息与从 AD 特定数据库收集的疾病靶点整合，获取交集靶点并进行网络分析，以探索中药中对 AD 具有治疗作用的有效成分、潜在靶点和重要通路，为中药系统药理学在 AD 的临床治疗和药物开发中提供策略。根据具体研究方法的不同，可以将系统药理学的抗 AD 研究的基本思路大致分为三类：①基于中医药相关数据库资源整合；②基于质谱（MS）、高效液相色谱（HPLC）成分鉴定；③基于组学数据融合的系统药理学（见图 17-1）。

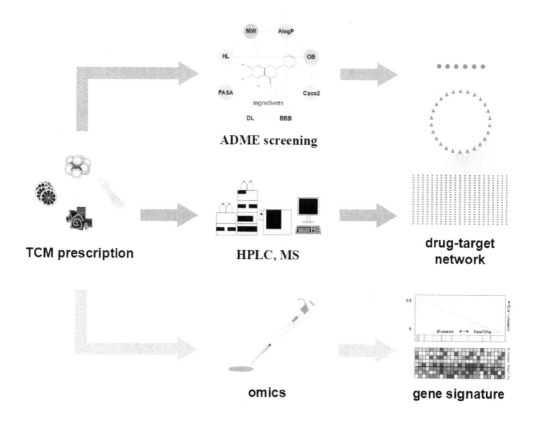

图 17-1 系统药理学方法应用于中医药抗 AD 研究的基本思路

第一节 基于数据库资源整合的系统药理学研究案例分析

基于中医药资源的方法是指利用计算平台和资源（如中药数据库）收集中药成分、药物靶点、相关通路和疾病基因信息，为后续构建药物作用或相关疾病网络，建立分析和预测模型，研究药物作用机制和发现新靶标做准备。

案例一: The mechanisms of Bushen-Yizhi formula as a therapeutic agent against Alzheimer's disease（Cai 等人，2018 年，PMID：29449587）

一、研究方法

（一）系统药理学分析部分

（1）中药数据库：从 TCMSP 和 TCM 数据库中获取补肾益智方（BSYZ）中每味中药

的化学结构，从 HIT 数据库中获取每味中药的重要化学成分。

（2）ADME 筛选：Discovery Studio（DS）4.0 对 BSYZ 中成分进行 ADME（吸收、分布、代谢、排泄）筛选，以剔除药代动力学特性差的化学成分。去除掉满足以下标准之一的成分：①溶解度值低于 −8（极低）；②BBB 值等于 3（低渗透率）；③CYP2D6 属性为"TRUE"；④吸收值等于 3（非常低的吸收）。

（3）识别 BSYZ 成分的靶标：通过三维相似性算法（WEGA，加权高斯算法）进行了目标靶标识别，相似度的阈值设置为 0.8。

（4）AD 相关靶标：从 AlzPlatform（AD 化学基因组学知识库）收集共 388 个人源的 AD 疾病相关蛋白靶标。

（5）AD 相关靶标的 GO 富集和聚类分析：进行基因本体（GO）富集分析，通过将预测的 AD 相关靶标映射到 DAVID 数据库对相关的生物过程（BP）或功能特征进行分类。对 GO 和 BP 富集结果进行功能注释聚类分析，并将 BP 划分为几个表现出不同生理功能的模块。仅保留 P 值显著（$P < 0.05$）的条目。

（6）网络构建：运用 Cytoscape3.2.1 构建成分—靶标网络（C−T 网络）和靶标—功能网络（T−F 网络）。在网络中，节点代表化合物/靶标/功能模块，边代表它们之间的连接。

（7）通路构建及分析：将预测的 BSYZ 靶标映射到 KEGG 并分类为不同类型的通路，将与 AD 密切相关的通路合并为"AD 通路"。

（二）实验验证部分

包括对 APP/PS1 小鼠进行 Morris 水迷宫、新物体识别、蛋白质印迹分析、硫黄素−s 染色、酶联免疫吸附剂测定（ELISA）和统计分析。具体内容略。

二、研究结果

（一）系统药理学分析部分

1. BSYZ 的潜在活性部分

从 TCMSP 和 TCM 数据库共收集了 688 个 BSYZ 的化学部分。在这些化合物中，有 33 种化合物是从 HIT 数据库中获得的，作为复方的主要成分。

2. ADME/T 筛选

通过计算机 ADME/T 过滤，BSYZ 中 688 个化学成分中 329 个被预测为成药性特征较好的候选化合物。其中蛇床子（SC）、人参（RS）、首乌（SW）、牡丹皮（MD）、女贞子（NZ）和枸杞子（GQ）中各包含 88、98、7、15、54 和 67 个候选化合物。

3. BSYZ 的候选靶点协同作用分析

根据中医的"君臣佐使"理论对 BSYZ 方进行分析，使用 InteractiVenn（http://www.interactivenn.net/）研究其中五味"君臣药"的靶标分布（149 个来自 SC，146 个来自 RS，120 个来自 SW，146 个来自 MD，142 个来自 GQ）。这五味药总共涵盖了 156 个靶标，其中 116 个是同时存在于这五种药材中的常见靶蛋白，表明 BSYZ 可能是基于这些共同靶标对 AD 产生协同治疗作用。这些靶标包括钙依赖性激酶（CAMK2A 和 CAMK2G）、细胞凋亡/抗凋亡激酶、金属弹性蛋白酶（MMP）、谷氨酸受体和神经生长因子受体等。组织蛋白酶 D（CTSD）是一种具有 β - 分泌酶样特性的细胞内蛋白酶，可促进 β - 淀粉样蛋白肽的聚集。丁酰胆碱酯酶（BCHE）通过乙酰胆碱的非特异性水解，增加淀粉样前体蛋白的水平并与白细胞介素 -1 相互作用，在 AD 过程中起重要作用。脂肪酸酰胺水解酶（FAAH）是一种调节内源性大麻素系统的特异性酶，涉及神经保护和抗炎过程。这些靶点与 Aβ 聚集或神经元丢失有关。

4. 整合多维度数据探索 BSYZ 对 AD 的治疗机制

通过化合物—靶点网络分析、靶点—功能网络分析和综合通路分析以阐明 BSYZ 在 AD 治疗中的作用机制。

（1）成—靶点（C - T）网络：C - T 网络由 438 个节点（6 个中药，276 个化合物，156 个 AD 相关靶标）和 13 914 对 C - T 相互作用组成，每个化合物的平均度数（每个节点与其他节点的连接数）为 50.4 个，每个靶标的平均度数为 89.2。

（2）C - T 子网络：由 910 个 C - T 对和 17 个关键成分以及 138 个 AD 相关靶点组成。在 17 个关键成分中，13 个的靶标度数（K）> 15，特别是 NZ088（圣草酚，K = 103）、GQ057（抗坏血酸，K = 100）和 SW008（大黄素，K = 97），表明这些成分在 BSYZ 的作用机制（MOA）中起重要作用。在这些靶标中，AchE（乙酰胆碱酯酶）、SIGMAR1（sigma 非阿片类细胞内受体 1）和 SLC6A4（钠依赖性 5 - 羟色胺转运体）与药物的连接度最高（N = 7），其次是 CHRNA7（神经元乙酰胆碱受体亚基 α - 11，N = 1）和 NOS11（一氧化氮合酶，脑，N = 11）。这些蛋白靶标在 AD 的发病机制中都很重要。AchE 参与调节乙酰胆碱，可以阻断胆碱能神经传递；sigma - 1 受体的激活在体内外均对神经退行性疾病表现出神经保护和神经恢复作用。BSYZ 可以通过靶向这些蛋白质来改善 AD。

（3）靶标—功能网络（T - F 网络）：基于 DAVID 分析，T - F 网络展示了 AD 相关生物过程与相关靶标之间的关系。该网络由 516 个靶标—功能对组成，将 145 个靶标与 8 个 AD 相关功能模块（包括与学习和记忆相关的神经元活动、酶活性、代谢过程、免疫和炎症活动、钙稳态和细胞死亡）连接起来。平均每个靶标涉及 3.56 个功能模块，145 个靶标中有 25 个与 5 个以上的功能模块相关。T - F 网络表明 BSYZ 可通过细胞/胞质钙离子稳态和钙离子转运途径调节钙稳态。由于 AD 与神经元钙信号异常有关，恢复钙信号稳态是抗 AD 药物发现的策略之一。

（4）通路分析：将与 AD 直接相关的通路整合到基于靶标预测和 AD 病理学的"AD 通路"网络中。整合后的 AD 通路分为几个病理模块。其中，四个具有代表性的模块揭示了 BSYZ 抗 AD 的潜在机制，分别为 Aβ 调节模块、神经原纤维缠结（NFT）调节模块、神经营养因子调节模块、长时程增强模块。

（二）实验验证部分

（1）动物行为学实验：水迷宫和新物体识别实验证明 BSYZ 改善了 APP/PS1 小鼠的认知功能。

（2）ELISA 检测实验小鼠大脑中 $A\beta_{1-42}$ 的水平：结果表明，BSYZ 减少了 APP/PS1 小鼠中 $A\beta$ 的产生和沉积。

（3）WB 实验检测了预测靶蛋白的表达水平。

上述实验结果表明 BSYZ 通过调节 $A\beta$ 代谢和神经元凋亡来提高 APP/PS1 小鼠的学习记忆能力，与系统药理学分析结果一致。

三、结论

该研究开发了一种综合系统药理学方法，通过系统药理学分析和实验验证来揭示 BSYZ 抗 AD 的药理学机制。首次通过计算 ADME/T 筛选鉴定了 329 个 BSYZ 候选化合物，通过内部的 WEGA 算法，预测了其中的 276 种化合物与 156 个 AD 相关靶标结合。通过包括化合物—靶标网络分析、靶标—功能网络分析和综合通路分析等多层次数据整合，进一步明确了 BSYZ 抗 AD 的分子机制。实验验证证明，BSYZ 通过调节 $A\beta$ 代谢和神经元凋亡从而提高 APP/PS1 小鼠的学习记忆能力（见图 17-2）。

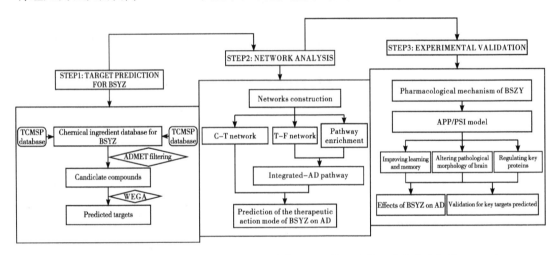

图 17-2　补肾益智方对 AD 作用的药理机制的系统药理学方法流程图

案例二：A combined molecular biology and network pharmacology approach to investigate the multi-target mechanisms of Chaihu Shugan San on Alzheimer's disease（Zeng 等人，2019 年，PMID：31563815）

一、研究方法

（一）网络药理学分析部分

（1）柴胡疏肝散（CSS）中化学成分的筛选：从 TCMSP 中筛选 CSS 中的化学成分，将口服生物利用度（OB）≥30% 和类药性（DL）≥0.18 作为 CSS 中成药性分子的筛选标准。

（2）化合物相关靶标和 AD 相关靶标的收集：从 TCMSP、SwissTargetPrediction 和 STITCH 获取化合物的作用靶标，在 SwissTargetPrediction 数据库中选择概率值（probability value）≥0.5，在 STITCH 数据库中收集置信度评分（confidence score）≥7 的靶蛋白作为化合物相关靶标，靶蛋白的标准基因名称和 UniProt ID 从 UniProtKB 数据库中选择物种 "Homo sapiens" 后获得。

从 Therapeutic Target Database（TTD）、GeneCards 和 MalaCards 数据库收集 AD 相关靶标，靶标的标准基因名称和 UniProt ID 也从 UniprotKB 数据库中获得。

网络构建与中心网络拓扑分析：由 STRING 数据库生成每个靶标的蛋白质—蛋白质相互作用（PPI），选择概率关联置信度评分（probabilistic association confidence score）≥7 的相互作用。使用 Cytoscape 3.6.1 软件构建基于 PPI 数据的 CSS 的中药—成分—靶标网络、AD—靶标网络、CSS 潜在靶标—AD 靶标网络、共同靶标网络和关键靶标相互作用网络。采用拓扑法分析中心网络。计算了度中心性（DC）、介入中心性（BC）和接近中心性（CC）等 3 种拓扑参数，以评估网络中节点的中心属性。在 CSS 潜在靶标—AD 靶标网络中，以 DC≥2×DC 中位数、BC≥BC 中位数和 CC≥CC 中位数作为筛选标准以获得关键靶点。

GO 和 KEGG 通路富集分析：使用 DAVID 进行基因本体（GO）分析并进行 KEGG 通路富集分析，P 值为 <0.05 的 GO 项和 KEGG 通路被认为具有统计学意义。

（二）实验验证部分

包括 Aβ 诱导的分化 PC12 的细胞实验、WB、统计分析。具体内容略。

二、研究结果

（一）网络药理学分析部分

CSS 的中药—成分—靶标网络：从 TCMSP 数据库筛选并删除重复项后得到 CSS 的成药性分子共 152 个。其中，38 个成药性分子来自 "君药"，20 个来自 "臣药"，86 个来自 "佐使药"。

从数据库收集并删除重复项后得到 520 个成分的作用靶标。其中，"君药" 特有靶标有 34 个，"臣药" 特有靶标有 60 个，"佐使药" 特有靶标有 59 个，此外，"君药" 与

"臣药"共有靶标为 18 个,"君药"与"佐使药"共有靶标为 62 个,"臣药"与"佐使药"共有靶标为 62 个。"君药""臣药"与"佐使药"三者共有成分相关靶标为 269 个。

构建 CSS 的中药—化合物—靶标网络以阐明中药材、活性化合物和潜在靶标之间的关系。网络由 683 个节点和 4 696 个边组成。通过拓扑分析,根据度数和中介中心性预测槲皮素、β 谷甾醇、山奈酚、柚皮素、川芎素、豆甾醇和木犀草素为重要活性化合物。PTGS2、ESR1、HSP90A、AR、PPARG、MAPT 和 PTGS1 是基于度数和中介中心性的 CSS 的关键靶标。

通过 GO 分析和 KEGG 通路富集分析明确 CSS 相关靶标特征。GO 分析表明大多数潜在靶标存在于具有蛋白质结合功能的质膜上,大多数富集在调节转录、信号转导、氧化还原过程、对药物的反应、炎症反应、细胞增殖和凋亡过程的调节中。KEGG 富集分析显示,154 条通路(P 值 < 0.05)与 CSS 有关。前 10 个富集通路包括癌症通路、神经活性配体—受体相互作用、PI3K – Akt 信号通路、乙型肝炎、MAPK 信号通路、癌症蛋白聚糖、Ras 信号通路、HTLV – I 感染、癌症和结核病中的 microRNA。

成分作用靶标与 AD 相关靶标的重叠靶标情况:从 TTD、GeneCards 和 MalaCards 数据库中,总共确定了 160 个 AD 相关的靶标,其中 142 个在 STRING 数据库生成的 PPI 图中具有高交互作用(置信度得分 ≥7)。在该网络中的这 142 个靶标中有 626 个 PPIs。520 个化合物相关靶标和 160 个 AD 相关靶标的共有靶标为 58 个。根据 STRING 数据库生成的 PPIs,55 个共同靶标具有高置信度分数(置信度得分 ≥7),表明它们具有很强的相互作用。拓扑分析表明基于度中心性的前 10 个共同靶标为 APP、Akt55、TNF、IL207、IL2B、TP1、VEGFA、MAPK6、PTGS1、NOS53。

CSS 潜在靶标—AD 靶标网络:CSS 潜在靶标—AD 靶标的 PPI 网络由 STRING(置信度得分 ≥7)构建。该相互作用网络中有 562 个节点和 5 516 条边。进行中心网络评估以获取关键靶标。最终在 CSS 潜在靶标—AD 靶标网络中获得了 60 个关键靶标和 770 条相互作用。

GO 分析表明上述 60 个靶标中的大多数富集在细胞核和细胞质中,具有蛋白质结合的分子功能,在转录调控、信号转导、凋亡过程负调控、药物反应、血管生成、基因表达调控、蛋白质磷酸化和细胞增殖正向调控等方面明显富集,表明 CSS 对 AD 的协同治疗作用涉及基因转录和表达、信号转导、细胞增殖和凋亡、血管生成等各种生物学过程。KEGG 通路富集分析表明,这 60 个关键靶标共同作用于 125 个通路($P < 0.05$)。

(二) 实验验证部分

(1)验证 CSS 对神经细胞死亡的保护作用:通过细胞实验验证 CSS 对 Aβ 诱导的分化 PC12 细胞损伤的神经细胞死亡的保护作用,证实了 CSS 抑制 Aβ 诱导的分化 PC12 细胞的凋亡。

(2)CSS 通过 Akt 信号通路阻止 Aβ 诱导的神经细胞死亡:网络药理学分析所示,CSS 抗 AD 的潜在通路显著富集到 PI3K – Akt 信号通路中。因此,通过 WB 实验检测了 Akt、磷酸化 Akt 和两个下游分子 Bax 和 Bcl2 的蛋白质水平,数据验证了 CSS 通过调节 PI3K/Akt/Bax 信号通路来预防 Aβ 诱导的神经细胞死亡。

三、结论

该研究运用网络药理学方法预测了 CSS 在 AD 治疗中的药物—靶点—疾病相互作用和多靶点机制，通过 Akt 信号通路验证了 CSS 对 Aβ 诱导神经细胞死亡的保护作用。

案例三：Systems pharmacology approach to investigate the mechanism of Kai-Xin-San in Alzheimer's disease（Luo 等人，2020 年，PMID：32317964）

一、研究方法

（一）系统药理学分析部分

（1）AD 相关基因采集：从 Malacard、DisGeNet、GWAS catalog、HGMD、AlzBase 和 AlzPlatform 等数据库收集 AD 相关基因。

（2）开心散（KXS）成分收集：从 TCMID、TCM-Taiwan、TCMD、TCMSP、TM-MC 和 TCM-MESH 等 6 个数据库收集 KXS 的成分。将每味药成分的化学结构提取合并为 SDF 文件。运用 Open Babel 生成每个化合物结构的 SMILES 和 InChIKey。将上述化合物进行去重。

（3）KXS 的靶点识别：KXS 的靶点获取采用先前构建的基于网络推理的天然产物靶点预测模型（Fang 等人，2017 年，PMID：28956927），通过 bSDTNBI（balanced substructure-drug-target network-based inference approach，基于平衡的子结构—药物—靶点网络推理）方法识别天然产物的新靶点。bSDTNBI 的参数（$\alpha = \beta = 0.1$，$\gamma = -0.5$ 和 $k = 2$）参照前人研究（Wu 等人，2016 年，PMID：27646592）。在使用不同类型的分子指纹开发的四种网络模型中，bSDTNBI_KR 表现最佳，其中 P（0.049），R（0.752），eP（27.02），eR（27.24）和 AUC（0.959）。因此，使用 bSDTNBI_KR 预测 KXS 的作用靶点。

（4）网络构建：运用 Cytoscape（3.2.1）和 Gephi（0.9.2）构建中药—靶点和化合物—靶点网络。在网络中，节点表示化合物、靶点或草药，边缘表示它们之间的联系。定量属性"度"表示链接到每个节点的边的数量，以此说明给定节点在网络中的重要性。

（5）基因本体（GO）富集分析：将 KXS 的 AD 相关基因（度数大于 2）映射到 DAVID 数据库进行生物过程（BP）解释，从而明确蛋白质靶点的生物学意义。

（6）通路构建及分析：将蛋白质靶点映射到 KEGG 以获得潜在的通路。随后，选取与 AD 病理过程相关的通路，并纳入"AD 整合通路"，以此分析 KXS 治疗 AD 的机制。

（二）实验验证部分

对昆明小鼠腹腔注射东莨菪碱（SCOP）一周建立 AD 模型，对不同组别样品进行 WB、免疫荧光、ELISA 分析等实验验证。具体内容略。

二、研究结果

（一）系统药理学分析部分

（1）KXS 化学成分收集：从上述数据库中收集 1 118 种化合物，去除重复项后，KXS 中每味中药的成分数量为 628（人参，RS）、237（远志，YZ）、119（茯苓，FL）和 210（石菖蒲，SCP）。在 1 118 种化学成分中，有 70 种化合物存在于两味或以上的中药中。例如，化合物 M449（棕榈酸）是 KXS 中的四味中药的共有成分。

（2）识别 KXS 中成分的潜在靶点：合并已知的 DTI（drug-target interaction，药物—靶标相互作用）和 bSTDNBI 预测的 DTI 后，共获得 439 种 KXS 作用的靶点。将其与数据库整合获得的 439 个 AD 相关基因进行重叠之后，获得 KXS 作用的 39 个 AD 相关靶点。

KXS 对 AD 的协同作用分析：根据中医的"君臣佐使"理论对 KXS 进行分析，RS 属于"君药"，FL 为"臣药"，两者共同起到治疗 AD 的主要作用，而 YZ 和 SCP 作为"佐使药"，用于辅助提高"君臣药"的治疗效果。通过韦恩图对 KXS 治疗 AD 的成分相关靶点进行分析，KXS 共有 39 个 AD 相关靶点，其中 RS 为 18 个、FL 为 9 个、SCP 为 16 个、YZ 为 15 个。RS 作为"君药"，覆盖的 KXS 治疗 AD 的靶点数量最多（18 个），该结果与中医理论具有一致性。

（3）构建中药—靶点网络以探索 KXS 治疗 AD 的作用机制（MOA），发现 KXS 中四味中药有 6 个共同靶点，表明 KXS 可以通过靶向这些关键靶点来发挥治疗作用，这些靶点包括乙酰胆碱酯酶（AchE，可调节胆碱能系统中的乙酰胆碱）、β - 分泌酶 1（BACE1，在神经毒性 Aβ 生成中起关键作用）、羟基类固醇 17 - β 脱氢酶 10（HSD17B10）、丝裂原活化蛋白激酶 1（MAPK1）、过氧化物酶体增殖物激活受体 γ（PPARG）和肿瘤坏死因子（TNF，可通过增强 BACE1 的表达和抑制 Aβ 的清除来促进 Aβ 的产生）。因此，KXS 的四味中药很可能同时调节 AD 的相关病理过程，对 AD 的预防及治疗起协同作用。

（4）成分—靶点（C－T）网络分析：构建了由 1 936 个 C－T 相互作用（CTI）网络（包括 40 个已知 CTI 和 1 896 个预测 CTI，将 1 021 种成分与 39 个靶点联系）从而深入了解 KXS 对 AD 的治疗机制。在 1 021 种成分中，9 种成分的靶点度（N）大于 5，包括 M909（芹菜素，$N = 9$），M638（4－氨基丁酸，$N = 6$），M326（天冬醇，$N = 5$），M429（十二烷醛，$N = 5$），M621（哈密瓜碱，$N = 5$），M8（菠菜素，$N = 5$）和 M903（DL－儿茶素，$N = 5$）。在 39 个 AD 靶点中，有 5 个被超过 100 个化合物所靶向（D）：AchE（$D = 454$），MAPK1（$D = 372$），TNF（$D = 346$），PPARG（$D = 261$），以及 BACE1（$D = 174$）。以往的研究表明，这些靶点对 AD 患者有益。

（5）GO BP 富集分析：使用 Cytoscape 中的 ClueGO 功能进行了 GO BP 富集分析以说明 KXS 治疗 AD 所涉及的相关信号通路。仅保留前 20 个显著富集（$P < 0.05$）信号通路。KXS 治疗 AD 涉及多种信号通路，包括活性氧代谢过程、神经元死亡正向调节（凋亡过程）、钙离子转运到细胞质中的调节、一氧化氮生物合成过程等，这些信号通路在

AD 相关的病理过程中起着至关重要的作用。

（6）整合通路分析：与 AD 直接相关的通路被纳入基于 KXS 和 AD 病理学靶点识别的"AD 整合通路"中，包括葡萄糖稳态信号通路、AchE 相关信号通路、Aβ 相关信号通路、tau 过度磷酸化信号通路和 TNF 诱导的炎症信号通路等，说明 KXS 对 AD 的潜在治疗机制。

（二）实验验证部分

通过 KXS 在 SCOP 诱导的 AD 小鼠进行 WB、免疫荧光、ELISA 分析等实验，从而对系统药理学分析得出的 KXS 治疗 AD 的潜在机制（包括调节胆碱能系统功能障碍和神经炎症）进行验证。

三、结论

该研究开发了一种综合系统药理学方法来研究 KXS 对 AD 的治疗机制。使用已知的靶点映射和计算机靶点预测确定了 KXS 成分的 AD 相关靶标。此外，通过多数据整合分析，包括中药—靶点网络分析、化合物—靶点网络分析、协同作用分析和综合通路分析，阐明了 KXS 在 AD 治疗中的潜在作用机制。系统药理学分析在体内实验中得到了验证。结果表明，KXS 主要通过抑制 SCOP 诱导小鼠小胶质细胞的炎症从而改善认知功能障碍。此外，该研究发现改善胆碱能系统功能障碍的治疗效果涉及胆碱能受体 CHRNB2 的上调（见图 17-3）。

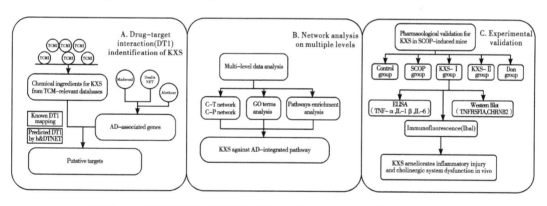

图 17-3 基于系统药理学方法研究开心散对 AD 作用的药理机制流程图

第二节 基于质谱、高效液相色谱成分鉴定的系统药理学研究案例分析

与基于中医药资源的方法不同，基于质谱、高效液相色谱的方法是指使用质谱（MS）、高效液相色谱（HPLC）或液质联用（HPLC-MS）来确定中药或中药复方的成

分，并进行系统药理学分析。与基于中医药资源的方法相比，MS 或 HPLC 检测的成分代表了更准确的中药成分，这也大大提高了所收集数据的质量。

案例一：The main alkaloids in *uncaria rhynchophylla* and their anti-Alzheimer's disease mechanism determined by a network pharmacology approach（Zeng 等人，2021 年，PMID：33807157）

一、研究方法

（一）高效液相色谱（HPLC）、网络药理学分析部分

（1）钩藤（UR，*Uncaria rhynchophylla*）主要生物碱的化学结构和 ADME 性质获取：从前人 HPLC 研究中（Zheng 等人，2021 年，PMID：33049346）获取 UR 中的主要生物碱。使用 SwissADME 对 UR 中主要生物碱的 ADME 相关性质进行评估（包括 Lipinski 五法则、拓扑极性表面积 TPSA 和溶解度 LogS 等参数）。

（2）UR 中主要生物碱的 AD 相关靶点筛选：从 PubChem 数据库收集主要生物碱的化学结构和 SMILES。运用 SwissTargetPrediction 对获得的生物碱的潜在靶点进行了预测。

（3）从 GeneCards、DrugBank、Therapeutic Target Database（TTD）和 Chemogenomics 数据库收集 AD 相关靶点，使用 Excel 删除重复项。运用韦恩图将 UR 生物碱预测靶点与 AD 相关靶点交集，共同靶点为 UR 主要生物碱抗 AD 的靶点。运用 Panther 分类系统进行蛋白质分类。

（4）PPI 网络构建和聚类分析：使用 STRING 数据库进行蛋白质—蛋白质相互作用（PPI）分析。物种设定为 "Homo sapiens"，相互作用得分 >4.3 为显著。PPI 网络的边的粗细代表结合分数，度是指一个节点所连接其他节点数量，度数越高代表该节点越重要。运用 Cytoscape 构建潜在生物碱靶点—AD 靶点网络。

（5）GO 和 KEGG 通路富集分析：运用 Metascape 进行 GO 和 KEGG 富集分析。$P < 0.01$、最小计数为 3、富集分数 > 1.5 的富集项为显著。通过在线工具（www. bioinformatics. com. cn）对前 20 个富集项进行可视化处理。运用 Cytoscape 构建抗 AD 的主要生物碱的富集靶点 KEGG 通路网络。

（6）与 AD 病理相关的生物碱靶点分析：将 UR 生物碱抗 AD 的靶蛋白 Gene symbols（基因符号）输入到 AlzData 数据库，从而进行 AD 病理学（Aβ 和 tau）的相关性分析。使用 Excel 来整理数据。使用与 AD 病理学相关的 UR 生物碱靶标进行进一步的 GO 和 KEGG 通路富集分析。利用 AlzData 的 "差异表达" 模块分析在 GEO 数据集的对照组和 AD 组中抗 AD 生物碱的归一化表达靶点。运用 GraphPad Prism 进行图形可视化。值表示为平均值 ± SD。

（二）实验验证部分

分子对接：从 PubChem 数据库收集 UR 生物碱的 3D 分子结构，并从 RCSB 蛋白质数

据库（PDB 数据库）中获取了靶蛋白的结构文件。使用 SwissDock 进行分子对接计算从而验证 UR 生物碱与预测核心靶点的结合。

二、研究结果

（一）高效液相色谱（HPLC）、网络药理学分析部分

1. UR 主要生物碱的化学结构和 ADME 性质

从一项研究中基于 HPLC 发现 UR 中的 10 种生物碱。从 PubChem 数据库中获得 UR 中主要生物碱的化学结构。使用 SwissADME 对 UR 中主要生物碱的 ADME 相关性质进行评估（包括 Lipinski 五法则、拓扑极性表面积 TPSA 和溶解度 LogS 等参数），结果表明，这些生物碱可能表现出良好的跨细胞膜渗透性。

2. UR 中主要生物碱的 AD 相关靶点筛选

运用 SwissTargetPrediction 对 10 种生物碱的潜在靶标进行了预测，获得了 365 个靶点。从 GeneCards、DrugBank、Therapeutic Target Database（TTD）和 Chemogenomics 数据库收集了 622 个 AD 相关靶点。运用韦恩图将 UR 生物碱预测靶标与 AD 相关靶标取交集，确定了 90 个 UR 主要生物碱抗 AD 的靶点。抗 AD 的 UR 生物碱的 90 种靶蛋白根据其细胞功能分为 6 个不同的类别，其中蛋白质修饰酶是最富集的一类。分析结果表明 UR 生物碱可以通过多个靶点和生物学功能预防 AD。

3. 主要生物碱抗 AD 靶标的 PPI 分析

使用 STRING 数据库进行蛋白质—蛋白质相互作用（PPI）分析以探索 90 个生物碱靶点与 AD 的关系。生成包含 90 个节点和 610 条边，平均节点度数为 13.6 的 PPI 网络。按程度排名，确定 Akt1、CASP3、MTOR、DRD2、HTR1A、MMP9、PTGS2、CCND1、GRIN2B 和 DRD4 为核心靶点，这些靶点可能在 AD 治疗中发挥重要作用。

4. 主要生物碱抗 AD 的共同靶点簇

分子复合物检测（MCODE）（k-core = 2）分析主要生物碱抗 AD 的 PPI 网络后，发现了六个簇，分别为生长抑素受体 3（SSTR3）、MET 原癌基因受体酪氨酸激酶（MET）、丁酰胆碱酯酶（BCHE）、神经营养受体酪氨酸激酶 1（NTRK1）、aph－1 同系物 B（APH1B）、细胞色素 P450 家族 2 亚家族 D 成员 6（CYP2D6）。这些集群可能与 AD 治疗最相关。

5. 构建主要的潜在生物碱靶点—AD 靶点网络

利用 UR 的 90 个共同靶点和 10 个主要生物碱构建了主要的潜在生物碱靶点—AD 靶点网络，10 种生物碱和 90 个靶点共生成 295 个成分—靶点相互作用。每个生物碱的平均靶点数为 29.5，每个靶点连接的平均化合物数为 3.3，体现了 UR 符合中药多成分多靶点的特征。这些生物碱都与多个靶点相关，菫菜碱（度数 = 48）、菫菜碱（度数 = 39）、异烟碱（度数 = 33）、二氢菫菜碱（度数 = 29）、异烟碱（度数 = 27）和赫鲁特碱（度数 = 27）。表明这些来自 UR 的生物碱极有可能成为 AD 治疗的关键成分。

6. 10 种生物碱抗 AD 的潜在协同机制

（1）基因本体（GO）富集分析：运用 Metascape 分析 UR 生物碱与 AD 之间的 90 个共同靶点并进行功能预测，主要的富集 GO 生物过程（BP）是跨突触信号传导、激酶活性的正向调节、离子转运的调节、细胞对氮化合物的反应、细胞死亡的正向调节、对无机物质的反应和对铵离子的响应。证明多个靶点和生物过程参与 UR 生物碱抗 AD 并发挥多重协同作用。

（2）通路分析以探索 AD 中主要生物碱的治疗机制：使用 Metascape 识别 UR 主要生物碱抗 AD 的靶标的富集通路，结果显示，最显著的富集通路是 AD 通路，其他主要通路有血清素能突触、钙信号通路、PI3K－Akt 信号通路、多巴胺能突触、神经营养素信号通路、Notch 信号通路和胆碱能突触。通路分析显示前 163 条通路与 AD、轴突和突触密切相关。其中 PI3K－Akt 信号通路靶标连接数（度数 = 17）最多，其靶标包括 Akt1、CCND1、ERBB2、MTOR、GSK3B、MET、NOS3 和 PDGFRB 等。其次是 AD 通路（度数 = 16），相关靶点包括 ADAM17、BACE1、CASP3、CDK5、GSK3B、PSEN1、PSEN2、PSENEN 和 NOS1 等。

7. Aβ 和 tau 病理相关生物碱靶标的生物信息学分析

运用 AlzData 数据库验证生物碱的潜在靶点与 Aβ 和 tau 病理之间的关系，结果发现 90 个靶点中有 28 个与 tau、Aβ 或 Aβ 和 tau 显著相关。将 28 个靶点的基因 ID 输入到 STRING 数据库中以构建 PPI 网络并确定 CCR5、CDK5、HTR1A、GSK3B、CCND1、NTRK2、MMP2、GRIN2B、MMP3 和 CHRM2 为核心靶标。

运用 Metascape 对 28 个靶点深入分析以进行功能预测，GO 富集分析显示 BP 项包括对 Aβ 的反应、突触信号传导、跨膜受体蛋白酪氨酸激酶信号传导通路、激酶活性的正向调节、第二信使介导的信号传导，以及细胞死亡的正向调节，其中突触信号靶标连接数最多（度数 = 11），靶标包括 ADRB2、BACE1、CDK5、CHRM2、CHRNB2、GRIN2B、GSK3B、HTR1A、HTR4、NTRK2 和 P2RX7。在 KEGG 通路分析中，与 MAPK 信号通路、内吞作用、NOD 样受体信号通路、细胞凋亡、Ras 信号通路和 PI3K－Akt 信号通路有关的靶点高度富集，其中在 AD 通路富集的靶标有 ADAM17、BACE1、CAPN1、CDK5、EIF2AK3、GRIN2B 和 GSK3B。上述结果显示生物碱靶标与 Aβ 和 tau 的病理密切相关。

（二）实验验证部分

分子对接：主要潜在的生物碱靶—AD 靶网络显示 corynoxine（度数 = 48）和 corynantheine（度数 = 39）的 AD 靶标数量最多，所以采用分子对接分析验证 corynoxine 和 corynantheine 与 AD 病理相关核心靶点的结合（Delta G 的绝对值越大，结合越稳定）。结果显示，corynoxine 和 corynantheine 与所有核心靶标的强结合。

三、结论

该研究采用基于网络计算和分子对接，揭示 UR 生物碱对 AD 的药理机制。采用网络药理学筛选 UR 生物碱 10 个，AD 常见靶点 90 个。通过 GO 富集分析和 KEGG 通路富集分析，表明 UR 生物碱通过直接作用于 Aβ 过量产生、tau 过度磷酸化、突触功能障碍和神经元丢失等多种 AD 病理过程从而起到治疗 AD 的作用。

案例二：Yuan-Zhi decoction in the treatment of Alzheimer's disease：an integrated approach based on chemical profiling，network pharmacology，molecular docking and experimental evaluation（Wu 等人，2022 年，PMID：36091836）

一、研究方法

远志汤（YZD）提取制备（略）、色谱/质谱部分：使用液相色谱结合质谱法识别 YZD 中的成分。

（一）网络药理学分析部分

1．YZD 成分收集

从 TCMSP、TCMID 和 ETCM 收集 YZD 的化学成分，结合 LC-MS（液相色谱—质谱）分析结果，生成完整的 YZD 成分列表，用于在 PubChem 中搜索，以及 SEA、STITCH、PharmMapper 和 SwissTargetPrediction 等预测工具中进行预测。

2．AD 相关靶点收集

在 Drugbank、GeneCards、OMIM、DisGeNET、GEO 等数据库搜索，搜索关键词为"Alzheimer's disease"，物种为"Homo sapiens"。将所收集的 AD 靶点合并、删除重复项并生成列表。

3．蛋白质—蛋白质相互作用（PPI）网络分析

将上述的 AD 靶标列表与 YZD 已知及潜在的分子成分列表相交，并制作韦恩图。随后，运用 STRING 数据库构建和分析 PPI 网络。

4．基因本体（GO）和 KEGG 通路富集分析

运用 KEGG 和 DAVID 数据库进行 KEGG 和 GO 分析。P 值 <0.05 的相关通路和 GO 项在 AD 治疗中具有显著意义。

5．网络构建与分析

使用 Cytoscape 3.6.0 软件构建相互作用网络以便于阐述 YZD 成分与 AD 治疗靶点的关系。

（二）实验验证部分

1．YZD 中潜在活性成分的分子对接分析

从 RCSB 数据库下载所选靶蛋白的三维结构并下载 pdb 格式文件。运用 Maestro 软件对含有所选蛋白质和相互作用的 YZD 化学成分的模型进行分子对接，并使用对接得分（GlideScore，GS）作为评判标准。

2. 实验验证

使用 APP/PS1 小鼠进行实验，包括 Morris 水迷宫（MWM）、WB、免疫组织化学分析验证。具体内容略。

二、研究结果

（一）液相色谱结合质谱法及网络药理学分析部分

识别 YZD 中的成分：运用液相色谱结合质谱法，并对中药数据库进行数据挖掘，结果显示，YZD 中共有 1 026 种成分。其中，27 种为 YZD 中特有的化学成分，发现 3 种成分为 YZD 中两味或两味以上中药的共有成分。

YZD 化学成分的潜在靶点：合并并删除重复项后获得 949 个预测靶点。

已知的 AD 相关靶点：把数据库收集的结果合并并删除重复项后获得 169 个 AD 相关靶点。在 mRNA 水平上寻找 AD 中特异性上调或下调的基因，选择 GEO 数据库中的 GSE1297 和 GSE36980 芯片系列进行分析。将这些芯片组导入到 GEO2R 在线分析工具，确定了 65 个共同表达的、有差异调节的基因，这些基因可能与 AD 有关。运用 Uniprot 数据库将这些 mRNAs 转换为通用基因名称。

（二）网络与通路分析

将 YZD 活性成分的 949 个已知分子靶点与鉴定的 3 个 AD 相关差异表达 mRNA 进行比较。韦恩图显示交集为 34 个分子，这些分子代表 YZD 化学成分对 AD 可能起作用的靶标。

使用 String 平台和 Cytoscape 构建 PPI 网络，包括 34 个节点和 137 条边，平均度值为 8.06，PPI 富集 P 值小于 1.0e − 16。将相互作用关系数据导入 Cytoscape 3.6.0，生成 PPI 网络图。计算出的平均最短路径长度、中介中心性、接近中心性和网络中节点的度数。根据网络拓扑属性，靶点从高到低（度数得分≥8）排序（度值越大，表示网络中节点的相关性越高）。确定了 YZD 在预防和治疗 AD 中可能的 17 个的关键靶点：IL6、APP、VEGFA、MPO、ITGB1、IL1B、ACE、MME、MAPT、IL4、CXCR2、GRIN2B、VCP、GSK3B、LTB4R、CHRM1 和 BACE1。

GO 富集分析，选择前 10 个 GO 项（$P < 0.05$）作为重要项，结果表明，大多数蛋白参与了 RNA 聚合酶Ⅱ启动子的转录、细胞凋亡、细胞增殖和信号转导。根据分子功能对蛋白质进行分类，它们参与了蛋白质结合、锌离子结合和药物结合，并且位于不同的细胞位置，与质膜相关，形成质膜的整体成分，或存在于细胞外空间。

KEGG 通路富集分析表明，34 个关键靶点参与 26 条不同的通路（$P < 0.05$）。最突出的 KEGG 通路包含与神经活性配体—受体相互作用和 PI3K − Akt 信号通路相关的通路。

使用 Cytoscape 3.6.0 构建网络以说明 YZD 的 27 种关键成分、KEGG 富集分析中确定的 10 种最突出的通路以及上述 4 种 AD 相关蛋白质之间的关系。结果表明，YZD 在 AD 中的作用的主要通路与 AD、PI3K − Akt 信号传导和神经活性配体—受体相互作用相关。

（三）实验验证部分

1. 分子对接

下载已确定的关键蛋白靶点的现有晶体结构，运用 Maestro 分析它们与 YZD 中确定的化学成分的对接关系。从中药成分—推定靶点—主要通路网络图中选择了 8 个蛋白质以及它们与 YZD 的 27 个关键化合物的相互作用进行对接分析。得分越低表明结合能量越高，配体与受体结合时的构象越稳定。分子对接和 Glide 能量分析的结果表明，YZD 的活性成分与从中药成分—推定靶点—主要通路网络图中选出的 8 个蛋白质之间有很强的结合。该结果验证了 YZD 成分和预测靶点的相互作用。

2. 生物系统研究

Morris 水迷宫实验数据表明 YZD 给药对 APP/PS1 小鼠的学习和记忆具有改善作用；WB 分析结果表明 YZD 可能抑制 BACE1 表达和减少 Aβ 从而对 AD 起治疗效果，并且可能与 PI3K/Akt/GSK-3β 信号传导有关；免疫组织化学结果表明 YZD 处理的 APP/PS1 转基因小鼠海马体 Aβ 斑块沉积显著降低，海马体中 tau 的沉积中也有类似的减少。

三、结论

该研究确定了 YZD 的 27 种化学成分。使用网络药理学方法结合分子对接分析明确 YZD 治疗 AD 的机制，包括对神经活性配体—受体相互作用通路，PI3K/Akt 信号通路以及 HIF-1 和钙信号传导的影响。结果表明，YZD 可改善 APP/PS1 转基因 AD 小鼠的学习和记忆缺陷，并调控了凋亡过程和信号转导。使用蛋白质印迹对相关通路的关键蛋白进行定量分析，结果表明 YZD 提取物可以抑制或激活关键蛋白通路。

案例三： **Integrating network pharmacology, UPLC-Q-TOF-MS and molecular docking to investigate the effect and mechanism of Chuanxiong Renshen decoction against Alzheimer's disease（Shen 等人，2022 年，PMID：36566207）**

一、研究方法

实验及样品制备：使用 3×Tg-AD 转基因小鼠（APPSwe，tauP301L，PSEN1dE9，雌性）和 C57BL/6 小鼠，进行 Morris 水迷宫、脑组织染色、免疫荧光染色 WB 等实验。具体内容略。

超高效液相色谱—四极杆飞行时间串联质谱（UPLC-Q-TOF-MS）测定川芎人参汤（CRD）成分。具体内容略。

（一）网络药理学分析

1. 靶点收集

运用 SwissTargetPrediction 预测 CRD 成分的潜在靶点（保留 $P > 0.1$ 的靶点）。从

Disgenet 和 Genecards 数据库收集 AD 相关靶点。将上述 CRD 成分的靶点与 AD 相关靶点交集并制成韦恩图，交集部分即 CRD 治疗 AD 的潜在靶点。

2. 蛋白质—蛋白质相互作用（PPI）网络构建

将 CRD 和 AD 的潜在靶点导入 STRING 11.0。蛋白质类型设置为"Homo sapiens"，最低相互作用得分为 0.4。将从 STRING 获得的结果导入到 Cytoscape 3.8.2，利用离心计算度中心性（DC）确定 PPI 网络的核心靶标。

3. 基因本体（GO）和 KEGG 富集分析

将 CRD 成分的核心潜在靶点输入 Metascape，并选择"Homo sapiens"进行富集分析，从而获知潜在靶点在基因功能和信号通路中的作用。

（二）分子对接验证

选择了可吸收的成分和 20 个核心靶点进行分子对接验证。从 UniProt 数据库获得核心成分的 PDB 格式，从 RCSB 数据库获得 X 射线晶体结构。运用 Discovery Studio 2016 中 LibDock 模块的分子对接功能进行成分—靶点分子对接。运用 OMIC Studio 网站绘制分子对接核心成分的热图。

二、研究结果

（一）前期实验

Morris 水迷宫结果表明 CRD 可以改善 3×Tg-AD 小鼠的空间学习和记忆障碍。

脑组织染色：H&E 染色结果表明，CRD 组小鼠经过 CRD 治疗四个月后，相对于 3×Tg-AD 组具有有序排列的神经元，这些神经元染色轻微且富含细胞质。Nissl 染色结果表明，CRD 治疗 4 个月后，尼氏体增多，核深染减少。

免疫荧光染色与 WB 分析结果显示 CRD 显著降低了 3×Tg-AD 小鼠脑中 Aβ 表达，但 tau 磷酸化水平没有改变。

UPLC-Q-TOF MS 与网络药理学分析：

CRD 成分分离与鉴定：使用 UPLC-Q-TOF MS 对 CRD 共鉴定了 95 个化学成分，通过对 CRD 组和对照组血清中的成分进行分析比较，得到 25 种差异成分。CRD 组的脑组织匀浆中有 20 种成分，对照组的脑组织匀浆中有 18 种成分，通过对 CRD 组和对照组脑组织匀浆成分进行分析比较，得到 5 种脑组织匀浆成分差异。运用 SwissTargetPrediction 数据库对这 5 个成分进行预测，获得 126 个靶点，去除重复后获得 117 个靶点。

从脑组织中鉴定的成分在治疗 AD 中的潜在靶点：从 DisGeNET 和 GeneCard 分别收集得 3 397 个和 11 038 个 AD 相关靶点。两个数据库交集的 2 720 个基因作为 AD 相关基因。AD 相关靶点与成分相关靶点相交，得到 65 个 CRD 潜在靶点。

PPI 网络分析：将上述 65 个靶标导入 STRING，生成由 64 个节点与 354 条边组成的 PPI 网络，运用 Cytoscape 制作 PPI 网络图，度值排名前 20 位的靶点为核心靶点，度数最高的靶点为 CASP3 和 EGFR。

GO 与 KEGG 通路富集分析：选择满足条件（$P < 0.01$、最小计数 3 和富集因子 > 1.5）的富集结果，得到 485 个 GO 生物功能和 105 个 KEGG 富集项。与治疗 AD 相关的 KEGG 通路包括 EGFR 酪氨酸激酶抑制剂抗性和 MAPK 信号通路。与治疗 AD 有关的 GO 功能包括行为、对无机物的反应和认知。

（二）分子对接验证

运用 DS（2016）软件将核心成分与核心靶标分子进行对接以探索其结合能力。配体与受体的结合分数越高，则表示相互作用的可能性越大。对接结果表明，上述核心成分与核心指标之间的关系一致。CASP3、EGFR 和 PTGS2 是具有高结合能力的靶点。

三、结论

该研究首先采用 Morris 水迷宫实验确定 CRD 对学习和记忆能力的保护作用。随后采用脑组织染色、免疫荧光染色和蛋白质印迹法检测 CRD 的神经保护作用。采用 UPLC-Q-TOF-MS 测定 CRD 的成分，并从 DisGeNET 和 GeneCards 数据库中获得潜在的 AD 靶点。运用 STRING 11.0 构建蛋白质—蛋白质相互作用（PPI）网络。运用 Metascape 进行通路富集分析。采用 Discovery Studio 2016（DS）软件分析 CRD 与 AD 相关基因的结合能力。最后，通过蛋白质印迹验证 CRD 对预测核心靶点 EGFR 和 CASP3 的调控作用。

第三节　基于组学数据融合的系统药理学研究

在过去的十几年研究中，积累了大量的组学数据，包括 AD 的基因组学、转录组学、蛋白质组学和代谢组学。这些组学数据有助于我们更好地理解 AD 的病理机制，同时也为基于组学的 AD 数据挖掘提供了数据基础。基于组学的方法是指应用药物干预或疾病模型引起的组学变化谱进行系统药理学分析。

案例一：Integrated network pharmacology analysis and serum metabolomics to reveal the cognitive improvement effect of Bushen Tiansui formula on Alzheimer's disease（Zhang 等人，2020 年，PMID：31683034）

一、研究方法

补肾填髓方（BSTSF）制备及动物实验：雄性 SD 大鼠侧脑室注射低聚 $A\beta_{1-42}$ 建立 AD 模型，进行 Morris 水迷宫（MWM）实验。具体内容略。

（一）网络药理学分析部分

1. BSTSF 的成分与靶点收集

从 TCMSP 和 BATMAN-TCM 收集 BSTSF 的信息，口服生物利用度（OB）≥30%，类药性（DL）≥0.18 作为筛选活性成分的条件。从 TCMSP 获得 BSTSF 的潜在靶点，使用 UniProt 将所有靶点转换为标准化标识。

2. BSTSF 作用的 AD 潜在靶点

从 GeneCards 和 OMIM 收集 AD 相关基因，将其与 BSTSF 的潜在点相交，交集即为 BSTSF 作用于 AD 的潜在靶点。

3. 富集分析与网络构建

进行基因本体（GO）富集与 KEGG 通路富集分析以探索靶点的生物学功能与潜在作用机制。将获取的靶基因导入到 STRING 以获取 PPI 网络。运用 Cytoscape 3.7.1 构建 BSTSF 治疗 AD 的潜在化合物—潜在靶点—潜在通路网络。

（二）基于 LC-MS 的血清代谢组学

1. 样品采集与制备及数据处理

具体内容略。

2. 代谢通路分析

基于 LC-MS 分析血清样品的代谢谱，使用 MetaboAnalyst 3.5 对差异代谢物进行代谢通路分析。

（三）整合分析网络药理学与代谢组学结果以探索 BSTSF 对 AD 的作用机制

具体内容略。

二、研究结果

BSTSF 对 $A\beta_{1-42}$ 诱导的学习障碍和记忆障碍的影响：MWM 实验结果表明，BSTSF 可提高 AD 模型大鼠的学习记忆能力。

（一）网络药理学部分

BSTSF 对 AD 的作用靶点预测：从数据库收集得 BSTSF 的活性成分 37 种（经 OB≥30%，DL≥0.18 筛选），基于这 37 个活性成分，收集得 BSTSF 的 74 个预测靶点。将预测靶点与 OMIM 和 GeneGard 收集的 AD 相关靶点交集，得到 64 个与 AD 治疗相关的 BSTSF 潜在靶点。

富集分析及网络构建：进行 GO 和 KEGG 通路富集分析，以探索 BSTF 的 64 个潜在靶基因对 AD 的潜在作用。GO 生物过程中排名前三的是对类固醇激素的反应、对异物刺激的反应，以及对酮的反应。在 GO 分子功能方面，主要集中在富集在神经递质受体活性、核受体活性、转录因子活性，以及直接配体调控的序列特异性 DNA 结合和序列特异性 DNA 结合。在 GO 细胞成分方面，包括突触后膜、受体复合物，以及突触膜。进行 GO 和 KEGG 通路富集分析，以探索靶点的潜在功能。根据 KEGG 的富集分析，肿瘤坏死因子（TNF）信号通路和磷脂酰肌醇 3 激酶/蛋白激酶 B（PI3K – Akt）信号传导通路明显富集（$P < 0.05$）。

构建包含 132 个节点和 481 条边的化合物—靶点—通路网络图，以深入探索 BSTSF 在 AD 上作用的分子机制。与多个靶点节点相连的前三个成分节点为山奈酚、木犀草素和槲皮素。此外，发现一些基因参与多条通路，如白细胞介素 6（IL – 6）参与包括 TNF 和 PI3K-Akt 等神经系统信号通路。这表明 BSTSF 对 AD 的多通路、多靶点、整体协同治疗作用。

运用 BSTSF 的 64 个靶基因构建 PPI 网络，其中度数较高的中心节点为有丝分裂原活化蛋白激酶 8、细胞周期蛋白 D1、IL – 6、血管内皮生长因子 A 和表皮生长因子受体。这些中心基因可能是 BSTSF 改善 AD 认知功能障碍的关键靶基因。

（二）整合网络药理学与血清代谢组学分析结果

BSTSF 和 AD 组之间发现了 78 种不同的内源性代谢物，主要与脂肪酸、磷脂和类固醇激素有关。使用 MetaboAnalyst 3.5 对差异代谢物进行代谢通路分析，获得 23 条代谢通路。整合分析网络药理学与代谢组学结果以探索 BSTSF 对 AD 的作用机制。

三、结论

该研究利用网络药理学和基于 LC-MS 的代谢组学的综合策略，阐明了 BSTSF 中的化合物，以及对血清代谢物的改变和对 AD 的可能信号通路的影响。首先，将 BSTSF 的 37 个化合物进行网络分析，64 个潜在的靶基因起到治疗 AD 作用。TNF 信号通路和 PI3K-Akt 信号通路为 BSTSF 抗 AD 的潜在通路。此外，78 种差异内源性代谢物与 BSTF 治疗 AD 大鼠有关。BSTF 可能通过调节这些差异代谢物参与的各种通路，从而起到改善 AD 的作用。血清代谢组学结果在一定程度上与网络药理学分析的结果一致。

案例二：Integrated comparative metabolomics and network pharmacology approach to uncover the key active ingredients of *Polygonati rhizoma* and their therapeutic potential for the treatment of Alzheimer's disease（Wang 等人，2022 年，PMID：35991900）

一、研究方法

样品采集与制备（略）。

（一）代谢组学分析部分

运用 UPLC-ESI-MS/MS（超高效液相色谱质谱联用）方法检测黄精（*Polygonati rhizoma*，PR）的代谢产物。使用 OPLS-DA 模式的倍数变化和 VIP 值筛选差异代谢物，倍数变化值 ≥ 2 或 ≤ 0.5 和 VIP 值 ≥ 1 的代谢物即为差异代谢物。

（二）网络药理学部分

筛选差异代谢物与成分靶标的获取：运用韦恩图筛选每个对照组中重叠的差异代谢物，从这些代谢物中进一步筛选上调的化合物。从 TCMSP 和 Swiss Target Prediction 获取这些化合物的靶标。

AD 靶点收集与潜在靶点预测：从 GeneCards、NCBI、OMIM、Drugbank 收集 AD 基因。运用 Venny 2.1.0 将 PR 靶点与 AD 靶点交集。

基因本体（GO）与 KEGG 富集：通过输入目标基因名称列表并选择物种为"Homo sapiens"，将筛选后获得的疾病相关靶标输入 DAVID 数据库。所有靶基因都以其官方基因符号命名。将阈值设置为 $P \leq 0.01$，以进行 GO 富集。随后将核心靶点导入 KOBAS 3.0 数据库，使用 KEGG 功能进行通路分析，选择满足 $P \leq 0.05$ 的前 20 个 KEGG 通路。

（三）实验验证部分

1. 分子对接

在 PubChem 数据库查找活性成分并下载 3D 结构，从 PDB 数据库获得蛋白质受体结构。运用 PyMOL 2.0 软件执行脱水/配体/受体分析。运用 AutoDock 4.2.6 软件对蛋白质进行氢化/电荷计算。将受体蛋白和配体小分子转化为 pdbqt 格式，运用 AutoDock Vina 1.1.2 使三种受体蛋白与三个小分子配体对接。

2. 体外及体内实验验证（略）

体外试验评估乙酰胆碱酯酶（AChE）抑制率、氧化应激、神经保护作用和抗炎活性，从而筛选 PR 中抗 AD 的潜在活性成分，并使用 APPswe/PS1dE9 AD 小鼠筛选 PR 中的治疗成分。

二、研究结果

（一）代谢组学部分

结果显示，SGHJ 和 HJ 之间有 106 个显著差异代谢物（85 个上调的代谢物和 21 个下调的代谢物）。在 SGHJ 和 DHJ 的比较组中，有 51 个代谢物上调，41 个代谢物下调。SGHJ 和 DHHJ 之间有 88 个显著差异代谢物（56 个上调的代谢物和 32 个下调的代谢物）。在 SGHJ 和 DYHJ 的对比组中，分别有 63 个代谢物上调和 30 个代谢物下调。此外，与对照组 SGHJ 相比，所有药用品种的上调差异代谢物都比下调的多。结果表明，这些药用品种富含次级代谢物，可能是它们质量差异的原因之一。

【注：SGHJ：*Polygonatum alternicirrhosum* Hand. -Mzt.，互卷黄精，俗称"水果黄精"；HJ，*Polygonatum sibiricum* Red.，黄精；DHJ，*Polygonatum kingianum* Coll. et Hemsl.，滇黄精；DHHJ，*Polygonatum cyrtonema* Hua.，多花黄精；DYHJ，*Polygonatum kingianum* var. grandifolium，大叶黄精。食用品种 SGHJ 为对照组，药用品种 HJ、DHJ、DHHJ 和 DYHJ 为实验组。】

（二）网络药理学部分及分子对接部分

黄精关键活性成分的筛选：构建韦恩图分析各组重叠的差异代谢物。其中，11 个化合物属于上调的重叠差异代谢物，8 个化合物属于下调的重叠差异代谢物。在上调的代谢物中，琼脂、酒石酸、异鼠李素、芦丁、咖啡醇、丁香亭－3－O－葡萄糖苷和 3－(3，4－二羟基苯基) 丙烯醛具有显著的药理活性，将其确定为关键活性成分。

黄精的靶点网络分析：运用 TCMSP 数据库和 Swiss Target Prediction，共获得了 7 种主要活性成分的 154 个靶点。利用这些数据构建了成分—靶点网络。从 DisGeNET 获得了 1 147 个 AD 的靶点（GDA 得分 >0.1）。其中，在 7 个成分的靶点和 AD 的靶点之间有 56 个重叠的靶点。深入分析表明，所有筛选得到的关键活性成分都能靶向 AD 相关的靶点。运用这些基因建立 PPI 网络，其中，ATK1、TNF、EGFR、MAPK1 和 AChE 是主要靶点。成分中只有芦丁、异鼠李素和丁香亭－3－O－葡萄糖苷靶向 AChE。用分子对接的方法进一步验证，发现这三种有效成分与 AChE 靶点的对接分数都小于－5.0，说明它们具有很强的结合活性。芦丁、异鼠李素和丁香亭－3－O－葡萄糖苷与 AChE 靶蛋白进行分子对接。结果显示，AChE 受体蛋白的结合口袋中有许多氨基酸残基与芦丁、异鼠李素和丁香亭－3－O－葡萄糖苷形成各种相互作用。

利用从 DAVID 数据库中提取的数据分析靶点与通路的相互作用，并利用 KEGG 分析筛选出前 20 条通路，BH 校正的 *P* 值小于 0.05。结果显示 PI3K-Akt 信号通路和 TNF 信号通路是这些成分治疗 AD 的主要通路。

实验验证部分：将七种重叠的上调差异代谢物确定为关键活性成分，体外验证试验结果表明咖啡醇、异鼠李素和芦丁具有乙酰胆碱酯酶抑制活性、抗炎活性和神经保护作用。体内实验结果显示，咖啡醇、异鼠李素和芦丁通过减少 Aβ 阳性点的数量和炎症细胞因子的水平，抑制 AChE 活性和增加抗氧化剂水平。上述结果表明每种化合物在 AD 的早期阶段参与不同的功能。

三、结论

该研究首次阐明了 PR 成分的物质基础和协同机制，比较了代谢组学和网络药理学对 AD 潜在治疗。七种重叠的上调差异代谢物被鉴定为关键活性成分。鉴定了 PR 治疗 AD 的潜在活性成分，并通过分子对接、体外和体内验证进行验证。

案例三：Explore the therapeutic composition and mechanism of Schisandra chinensis-Acorus tatarinowii Schott on Alzheimer's disease by using an integrated approach on chemical profile, network pharmacology, and UPLC-QTOF/MS-based metabolomics Aanalysis（Chen 等人，2022 年，PMID：35860432）

一、研究方法

五味子和石菖蒲（Schisandra chinensis-Acorus tatarinowii Schott，Sc-At）的样品制备（略）。

超高效液相色谱—四极杆飞行时间串联质谱（UPLC-QTOF/MS）测定 Sc-At 的化学成分。

（一）数据处理及网络药理学部分

1. 建立化学成分库

从 TCMSP 收集 Sc-At 的成分，并建立 Excel 表格。从 Chemical book 和 ChemSpider 数据库收集确切的分子文件并对应 CAS 号，导入 UNIFI 1.7 软件以创建数据库。对化合物进行峰提取和自动匹配鉴定，并与对照品（空白溶剂/空白血浆）的色谱和质谱信息进行比较，确认匹配化合物的结构和相应的片段信息。根据 ppm 小于 10 的标准，将 UNIFI 质谱分析软件的过滤功能"Unknown unique"认定为潜在的候选化合物。最终仅选择与标准或特征碎片离子进行比较的化合物作为 Sc-At 化学成分。

2. 网络药理学分析

从 TCMSP 收集五味子和石菖蒲的成分，结合 Sc-At 体内外成分分析结果，利用口服生物利用度（OB）≥30% 和类药性（DL）≥0.18 筛选候选化合物，并预测靶点。运用 UniProt 网站匹配预测到的靶点。运用 DAVID 预测相关通路，运用 GeneCards 预测 AD 疾病靶点。

（二）动物实验及样品制备

具体内容略。

（三）血浆样品的代谢数据分析

UPLC-QTOF/MS 获取血浆样品的代谢组学数据，分析与 Sc-At 相关的差异代谢物和代谢通路。

二、研究结果

（一）UPLC-QTOF/MS 测定 Sc-At 的化学成分

结果如下：五味子共含有 47 种化合物，包括 17 种木质素、12 种挥发油、10 种脂肪酸、4 种生物碱和 4 种杂项化合物。石菖蒲共含有 48 种化合物，包括 9 种萜类化合物、6 种黄酮类化合物、4 种苯基丙酸类化合物、2 种木质素、6 种脂肪酸和 21 种杂环化合物。

（二）网络药理学分析

从数据库和相关文献中检索并筛选后获得 Sc-At 中的 14 种活性化合物。结合 Sc-At 体外成分分析结果，预测了两者共有的 10 种化合物的靶点，获得了 67 个 Sc-At 预测目标。将它们与 AD 靶点相交，确定 58 个 Sc-At 治疗 AD 的潜在靶点。运用 Cytoscape 3.7.2 构建的潜在药物成分—靶点—疾病—通路网络。

血浆样品的代谢数据分析：对 AD 大鼠模型的代谢通路和相关代谢物进行分析，发现它们主要参与炎症、氧化应激、氨基酸代谢和神经递质降解代谢。12 种代谢物可能是 Sc-At 治疗 AD 的关键生物标志物。

（三）代谢通路分析

通过网络药理学分析了 Sc-At 中 10 个化合物治疗 AD 的潜在靶标。结果显示，有 85 条 KEGG 富集信号通路，其中主要包括鞘脂信号通路、花生四烯酸、TNF 信号通路和胆碱能突触。非靶标代谢组中差异代谢物的富集通路主要包括鞘磷脂代谢、多巴胺降解和花生四烯酸代谢。三个相互证实的通路是鞘磷脂信号通路（鞘磷脂代谢）、花生四烯酸代谢和胆碱能突触（L‑多巴降解）。这些代谢通路主要与炎症、神经递质和细胞凋亡等生物过程有关。

综上所述，Sc-At 治疗 AD 可能是通过 7 种主要成分影响 9 种关键代谢物，作用于 12 个相关靶点，并通过 3 条通路影响 9 种关键代谢物来实现的。网络药理学分析结果显示，在 Sc-At 治疗 AD 的理论信号通路中，石菖蒲中的成分山奈酚通过肿瘤坏死因子作用于鞘磷脂信号通路，该因子具有显著的统计学意义。

三、结论

该研究采用网络药理学和代谢组学方法，识别 Sc-At 的有效活性成分以及抗 AD 的活性靶点和代谢通路。从五味子和石菖蒲的乙醇提取物中鉴定出 10 种理论上抗 AD 的活性成分，并鉴定出 12 种用于治疗 AD 的 Sc-At 的潜在生物标志物。结合网络药理学分析结果，发现鞘磷脂代谢、多巴胺代谢和花生四烯酸代谢可能是 Sc-At 治疗 AD 的关键代谢通路。

第四节　基于系统药理学的天然产物药物发现与作用机理研究

迄今为止，多种中药天然产物被证实可以缓解 AD，如槲皮素、黄连素、白藜芦醇等。近年来，系统药理学方法被广泛应用于天然产物的药物发现及作用机理解析。Fang 等人开发了一个名为 AlzhCPI 的知识库，预测针对 AD 靶点的药物—靶点相互作用。

AlzhCPI 覆盖了 51 个 AD 关键靶点的 204 个二分类预测模型，在系统药理学和药物重定位（drug repurposing）上具有潜在应用。同时，AlzhCPI 还可以用来识别潜在的抗 AD 成分，并探索在 AD 治疗中研究最广泛的中药的作用机制。2017 年，Fang 等人提出了一种基于系统药理学方法，该方法结合大规模文本挖掘、药物相似性过滤、AlzhCPI 靶点预测和网络分析来识别研究中草药治疗 AD 的作用机制。具体而言，通过 PubMed 的文本挖掘得到 10 种与 AD 有显著相关性的中草药。随后，对 10 种药材进行药物相似性筛选，筛选出 1 016 个化合物，进行结构聚类，总结出药材成分的化学支架。基于 AlzhCPI 的靶标预测结果，构建了化合物—靶标（C-T）和靶标—通路（T-P）网络来解读抗 AD 中药的作用机制。美迪紫檀素是一种广泛存在于黄芪等中药中的天然蕨类植物抗生素。先前研究表明，黄芪对神经元具有良好的保护作用。然而，关于美迪紫檀素的神经保护作用及其机制的研究尚未见报道。2021 年的一项研究通过基于网络邻近度预测和体内实验的系统药理学策略，证明了美迪紫檀素在 AD 大脑对神经元凋亡和突触可塑性的调节中起到了关键作用。网络邻近度分析表明，美迪紫檀素治疗 AD 作用与神经元凋亡和突触可塑性高度相关，而进一步的实验验证发现了 GSK -3β 和 MAPK14 是发挥治疗作用的两个关键靶点。最近，Wang 等人通过结合系统药理学分析和体内实验，探讨了黄芪皂苷 IV 治疗 AD 的药理机制，他们发现黄芪皂苷 IV 可以通过多靶点协同机制预防 AD 样表型，包括减少 tau 高磷酸化、突触损伤、神经炎症和细胞焦亡。以下列举两个基于系统药理学的天然产物药物发现与作用机理研究的具体案例。

案例一: Network pharmacology-based and experimental identification of the effects of Quercetin on Alzheimer's disease（Qi 等人，2020 年，PMID：33192484）

一、研究方法

（一）网络药理学部分

1. 槲皮素（Quercetin）的作用靶点预测

从 PubChem 数据库收集槲皮素的化学结构，从 PharmMapper 和 SEA 数据库筛选槲皮素的作用靶点，随后通过 SwissTargetPrediction 分析靶基因的功能。

2. 微阵列数据和差异表达基因分析

从基因表达综合（GEO）数据库下载并使用 GPL570 平台收集微阵列数据集 GSE5281，该微阵列数据集是在"阿尔茨海默病和正常衰老大脑"的研究中产生的，该研究旨在寻找 AD 大脑的差异表达基因（DEGs）。使用 limma（用于微阵列分析的线性模型）R 包并通过 R 脚本执行不同的分析，$P < 0.05$ 和 $|logFC| > 1$ 作为筛选 DEG 的截止值。对照组的 DEGs 通过火山图展示。使用 ClustVis 生成表达数据的热图。从 GEO2R 中获得 DEGs 的表达值。

3. 网络构建

通过韦恩图观察槲皮素作用靶点与 AD 的 DEGs 交集。运用 Cytoscape 构建药物—靶标—疾病网络。运用 STRING 分析槲皮素潜在靶基因的蛋白质—蛋白质相互作用（PPI），并通过 R 脚本对核心基因进行计数。

4. GO 和 KEGG 富集分析

将靶基因导入 DAVID 数据库，从而预测生物学过程、细胞成分、分子功能和 KEGG 通路。从 KEGG 数据库获取 KEGG 信号通路图。

（二）细胞实验验证部分

运用 HT-22 细胞进行 qPCR 分析。具体内容略。

二、研究结果

（一）网络药理学部分

槲皮素靶点预测：基于 PubChem 收集的槲皮素化学结构，运用 PharmMapper、SEA 和 SwissTargetPrediction 预测获得 277 个槲皮素潜在靶点。

AD 差异表达基因：从 GEO 下载海马基因表达数据集 GSE5821，对健康组和 AD 组进行基因表达分析，结果显示 AD 组有 3 256 个 DEGs（1 227 个上调，2 029 个下调），可能与 AD 的进展密切相关。

AD 相关的槲皮素作用靶点：构建韦恩图得到槲皮素靶点与 AD 的 DEGs 交集，交集即为 AD 相关的槲皮素作用靶点，共有 46 个。构建槲皮素—靶点—AD 的相互作用网络。

槲皮素靶点的蛋白质—蛋白质相互作用分析：将 46 个 AD 相关的槲皮素靶点导入 STRING 数据库生成 PPI 网络并分析。结果显示，TP53、MAPK1、CYCS、CASP8、PIK3R1 和 MAPT 等枢纽基因可能在槲皮素治疗过程起关键作用。

槲皮素靶点功能富集分析：将上述靶点导入 DAVID 数据库进行 GO 和 KEGG 富集分析。GO 富集结果包括 76 个生物过程、13 个细胞成分和 12 个分子功能，富集在凋亡过程和神经元迁移等生物过程、细胞核和线粒体等细胞成分，以及染色质结合和 ATP 结合等分子功能。KEGG 富集结果包括 75 条富集通路，重要基因主要分布在 PI3K-Akt 信号通路，表明槲皮素可能通过 PI3K-Akt 信号通路改善 AD。

（二）槲皮素靶基因的实验验证

根据上述网络药理学分析，选择 MAPT、PIK3R1、CASP8、DAPK1、MAPK1 和 CYCS 等六个基因验证槲皮素对 AD 治疗效果。结果显示，在 GSE5281 数据集的 AD 组中，MAPT、PIK3R1、CASP8 和 DAPK1 的表达明显增加（$P < 0.05$），而 MAPK1 和 CYCS 明显减少（$P < 0.05$）。

进一步验证这六个基因是否与 AD 病理有关，运用 $A\beta_{1-42}$ 处理 HT-22 细胞并进行 qPCR 定量分析。结果显示，用 $A\beta_{1-42}$ 处理 HT-22 细胞后，MAPT、PIK3R1、CASP8 和 DAPK1 的 mRNA 水平明显升高（$P < 0.05$），MAPK1 和 CYCS 明显下降（$P < 0.05$），这与 GSE5281 数据集结果一致。而用槲皮素处理这些 HT-22 细胞 48 小时后，MAPT、

PIK3R1、CASP8 和 DAPK1 的 mRNA 水平明显下降（$P<0.05$），MAPK1 和 CYCS 明显上升（$P<0.05$），表明这六个基因作为槲皮素靶标与 AD 的治疗密切相关。

三、结论

该研究共获得 277 个槲皮素作用靶点和 3 256 个 AD 差异表达基因，功能分析表明 6 个基因（MAPT、PIK3R1、CASP8、DAPK1、MAPK1 和 CYCS）可能作为 AD 治疗靶点。为 AD 发病机制及槲皮素治疗 AD 潜在机制提高参考。

案例二：Network pharmacology reveals that Berberine may function against Alzheimer's disease via the AKT signaling pathway（Wei 等人，2023 年，PMID：37214397）

一、研究方法

动物实验部分：利用 $3 \times Tg$ AD 雌性小鼠进行包括 Morris 水迷宫（MWM）、新物体识别等行为学实验，并将脑组织切片后进行组织形态学观察。具体内容略。

（一）网络药理学部分

1. 黄连素（Berberine，BBR，又称小檗碱）药理学和分子性质的数据

从 TCMSP 中搜索并获得 BBR 的 ADME（吸收、分布、代谢、排泄）参数，从 PubChem 数据库下载 BBR 的分子结构并运用 PyMOL 2.4.0 软件处理。

2. 识别和收集 BBR 的潜在靶点

从 PharmMapper 识别和收集潜在的 BBR 靶点，所有预测靶标导入 Excel 以建立 BBR 靶标数据库。

3. AD 的 BBR 相关靶点

从 CTD、DisGeNet 和 GeneCards 输入关键词"Alzheimer's disease"搜索获得 AD 靶点，将 BBR 靶点与 AD 靶点交集，获得 BBR 相关的 AD 靶点。

4. 蛋白质—蛋白质相互作用网络构建与分析

将 AD 的 BBR 相关靶点导入到 STRING 中，蛋白质—蛋白质相互作用（PPI）的阈值设置为 0.700。使用 Cytoscape 3.7.2 软件构建网络图。使用 MCODE 和 cytoHubba 插件筛选重要的 PPI 网络模块。

5. 功能富集分析

运用 GO 和 KEGG 通路分析进行功能富集分析。运用 R 3.6.3 软件进行统计分析和可视化。使用了 ggplot2 软件包 3.3.3 和 clusterProfiler 软件包 3.14。设置 $FDR<0.05$ 为显著条件。

（二）验证部分

1. 分子对接验证

从 TCMSP 中下载 BBR 的分子结构，从 PDB（Protein Data Bank，蛋白质数据库）获得靶蛋白的晶体结构。使用 PyMOL 2.4.0 软件和 Auto Dock Tools 1.5.7 软件进行分子预对接并获得 PDBQT 文件。运用 Auto Dock Vina 1.1.2 软件进行分子对接和计算亲和力评分（亲和力评分越低表示结合力越强）。运用 PyMOL 2.4.0 软件对分子对接的结果可视化，并计算 RMSD（Root Mean Square Deviation 均方根偏差）以验证可信度（RMSD < 2 埃为可信）。

2. 逆转录 q-PCR、WB、统计分析（略）

二、研究结果

（一）动物实验部分

行为学实验结果表明 BBR 可改善 AD 小鼠识别和记忆能力。

HE 染色和 Nissl 染色以及定量分析，结果表明 BBR 可以在一定程度上保护海马神经元，防止退行性坏死。

（二）网络药理学部分

识别 BBR 的 AD 相关靶点：从 PharmMapper 数据库中获得 215 个 BBR 靶点，从 CTD 数据库中获得 24 282 个 AD 靶点，从 DisGeNet 数据库中获得 3 397 个 AD 靶点，从 GeneCards 数据库中获得 11 301 个 AD 靶点，将上述靶点制成韦恩图。

AD 病理学中 BBR 核心网络和靶点的识别：对 BBR 相关的 AD 靶点进行 PPI 分析，基于 STRING 数据库，结合 MCODE 和 cytoHubba 分析 PPI，获得 43 个基因用于下游功能富集分析。总共获得了 2 230 个 BP 项、67 个 CC 项、243 个 MF 项（$P < 0.01$ 和 FDR < 0.01）和 118 个 KEGG 项（$P < 0.05$ 和 FDR < 0.01），将 Akt1、Hsp90aa1、SRC、HRA 和 IGF1 确定为 BBR 在 AD 中的核心靶点，等待进一步研究。

核心靶点的分子对接分析：使用 AutoDock Vina 软件进行了半柔性的分子对接验证 BBR 在 AD 中的核心靶点，亲和力得分越低说明结合力越强。经过分子对接和相互作用分析，发现 BBR 以稳定的构象与其靶标结合，如低亲和力评分如下：－10.2 kcal/mol（Akt1），－6.5 kcal/mol（HSP90AA1），－9.6 kcal/mol（SRC），－5.2 kcal/mol（HRAS），－7.8 kcal/mol（IGF1），－8.4 kcal/mol（ALB），－6.6 kcal/mol（CASP3）和 －9.5 kcal/mol（EGFR）。所有 RMSD 值均小于 2A，表明分子对接结果可靠。

BBR 通过 Akt 通路作用于 AD：通过 RT-qPCR 检测核心靶标的相对表达变化，结果表明，Akt1，HSP90AA1、HRAS、IGF1 可能在 BBR 治疗 AD 中发挥重要作用。通过 WB 在检测蛋白水平以探讨 BBR 是否影响 Akt 以及 ERK 的蛋白质磷酸化。结果显示，模型组中 AKT 和 ERK 磷酸化减少，BBR 明显增加 Akt 和 ERK 磷酸化水平。

三、结论

行为学实验、HE 染色和 Nissl 染色表明 BBR 可以改善 AD 小鼠海马体的记忆和神经元损伤。鉴定出 BBR 相关的 AD 靶点，并结合蛋白质—蛋白质相互作用（PPI）网络分析结果，将基因进行下游功能富集分析，从而识别生物过程（BP）、细胞成分（CC）、分子功能（MF）和 KEGG 等。通过 PPI 网络分析筛选出 ALB、EGFR、CASP3 和 PI3K-Akt 信号通路中的 Akt1、HSP90AA1、SRC、HRAS、IGF1 等 5 个靶点，通过分子对接分析和 RT-qPCR 验证对核心靶点进行深入分析。Akt1 mRNA 表达水平在 AD 小鼠中显著降低，并在 BBR 处理后显著升高（$P < 0.05$）。模型组中 Akt 和 ERK 磷酸化降低，BBR 显著提高其磷酸化水平。

第五节　总结与展望

AD 的发病率随着人类老龄化进程的加快逐年增高，现已成为严重危害老年人健康和生活质量的疾病之一，大量的临床及实验证据表明中医药治疗 AD 具有明显的优势。由于中药的多组分、多靶点及其组分间协同作用的复杂性使得深入研究中药治疗 AD 的药理机制存在巨大的挑战，难以同时兼顾中医药的整体理念和研究细节。随着生物信息学、系统生物学的快速发展，中药系统药理学的产生为其提供了崭新的视角，即运用系统药理学的方法可以从整体的角度解读多成分中药组合背后的生物学逻辑。本章节也结合多个实际案例说明了系统药理学方法可以有效地应用于中药治疗 AD 的药理机制研究及天然产物的药物发现及机理研究当中。

同时，利用系统药理学方法还可以解释许多中药复方的理论，比如"君臣佐使""中药相须""同病异治""异病同治"等。研究者们还可以通过组合 ADMET 筛选、靶标预测、网络构建、靶标验证等来构建系统药理学的框架流程，这个流程适用于大部分中药的活性物质筛选及作用机制研究；此外还可以对于中药复方进行优化，为新药开发提供支撑。总之，系统药理学在中药理论及转化研究中都发挥着不可缺少的作用。

鉴于中医网络药理学可预测性和系统性的两个显著特点使得系统药理学方法不同于传统的药物发现方法和还原论的方法，因此它强调了从目前的"一靶点、一种药物"策略到"网络靶点、多组分"策略的范式转变，即药物的作用机制是调整，不是仅仅针对单个靶标，而是针对疾病特异性网络状态的不平衡，在特定疾病网络背景下的靶标间相互作用。

尽管系统药理学方法已经取得了一定的应用和成果，在实际应用中仍存在许多问题与挑战。一是当前的网络药理学研究大多依赖于现有的数据库，而现有的中药网络药理学相关的数据库还不够全面，数据库的数量、质量仍且存在问题；系统药理学模型主要基于计算机预测构建，这些模型的可靠性和有效性仍有待于实验和临床实践的验证，各种算法和分析工具都有待完善。二是大量的预测结果未能得到多重水平的实验验证，当前中药网络药理学研究大多侧重于静态的理论分析，需要大量的体内或体外实验来提高分析的可信度。三是药物与疾病之间普遍存在量效关系，而现有的网络药理学技术很难达到量化的目的等。相信未来，随着计算机技术和实验方法的不断发展，中药作用于 AD 的药效物质基础和药理机制等将会得到更加明确的阐述。

参考文献

[1] BUI T T, NGUYEN T H. Natural product for the treatment of Alzheimer's disease. Journal of Basic Clinical Physiology Pharmacology, 2017, 28 (5): 413 – 423.

[2] CAI H, LUO Y, YAN X, et al. The mechanisms of Bushen-Yizhi formula as a therapeutic agent against Alzheimer's disease. Scientific Reports, 2018, 8 (1): 3104.

[3] FANG J, WANG L, LI Y, et al. AlzhCPI: A knowledge base for predicting chemical-protein interactions towards Alzheimer's disease. PLoS One, 2017, 12 (5): e0178347.

[4] FANG J, WANG L, WU T, et al. Network pharmacology-based study on the mechanism of action for herbal medicines in Alzheimer treatment. Journal of Ethnopharmacology, 2017, 196: 281 – 292.

[5] LI D, CAI C, LIAO Y, et al. Systems pharmacology approach uncovers the therapeutic mechanism of medicarpin against scopolamine-induced memory loss. Phytomedicine, 2021, 91: 153662.

[6] LUO Y, LI D, LIAO Y, et al. Systems pharmacology approach to investigate the mechanism of Kai-Xin-San in Alzheimer's Ddsease. Frontiers in Pharmacology, 2020, 11: 381.

[7] SHEN Z J, FU Y B, HOU J L, et al. Integrating network pharmacology, UPLC-Q-TOF-MS and molecular docking to investigate the effect and mechanism of Chuanxiong Renshen decoction against Alzheimer's disease. Chinese Medicine, 2022, 17 (1): 143.

[8] WANG F, CHEN H, HU Y, et al. Integrated comparative metabolomics and network pharmacology approach to uncover the key active ingredients of Polygonati rhizoma and their therapeutic potential for the treatment of Alzheimer's disease. Frontiers in Pharmacology, 2022, 13: 934947.

[9] ZENG P, WANG X M, YE C Y, et al. The main alkaloids in uncaria rhynchophylla and their anti-Alzheimer's disease mechanism determined by a network pharmacology approach. International Journal of Molecular Sciences, 2021, 22 (7): 3612.

[10] ZHANG Z, YI P, YANG J, et al. Integrated network pharmacology analysis and serum metabolomics to reveal the cognitive improvement effect of Bushen Tiansui formula on Alzheimer's disease. Journal of Ethnopharmacology, 2020, 249: 112371.

（吕锦瀚、王雪、张洁其、胡蕴慧、方坚松）

和本书相关的部分专家的集体合影

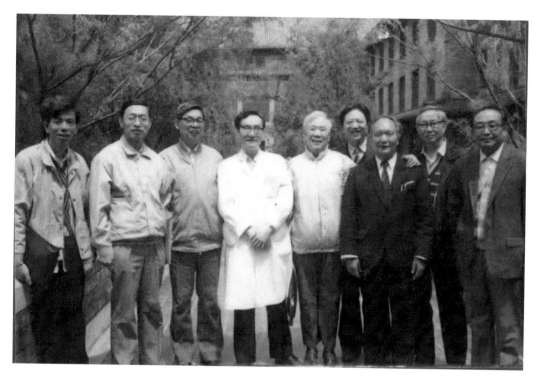

　　1989 年 4 月，中国临床流行病学网（ChinaCLEN）成立大会召开，选举：主任委员王家良（四川华西医院），副主任委员林果为（上海复旦大学附属华山医院）、艾钢阳（北京协和医院）、赖世隆（广州中医学院）。

　　上图从左到右依次为赖世隆、林果为、王家良、艾钢阳、曹家琪（北京大学公共卫生学院）、傅荫宇（中南大学湘雅二医院）、陶志（上海交通大学医学院）、周有尚（华中科技大学公共卫生学院）、李绍忱（山东大学公共卫生学院）。

　　上图照片拍摄于 1991 年，在北京协和医院，ChinaCLEN 第二次工作会议时。

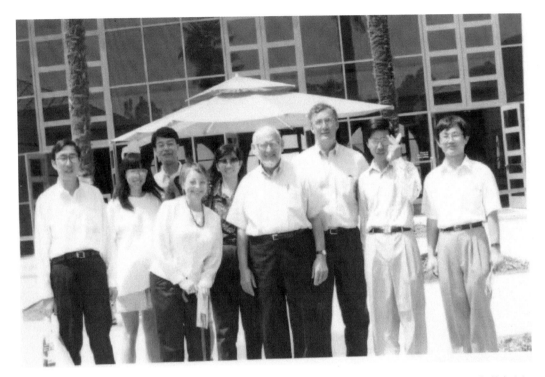

    1995 年 8 月，作者和王奇老师赴美国加州大学圣迭戈分校 Katzman 教授的实验室，与他们团队合作开展了 AD 和 ApoE 遗传关系的研究工作。

    上图左一为陈云波，左三为 Tsunao Saitoh（Katzman 实验室的主任），左五为 Elena Yu（加州圣迭戈州立大学），右四为 Robert Katzman，右二为陈佩俊（加州大学圣迭戈分校 AD 研究中心），右一为王奇。

    上图照片拍摄于 1995 年，在加州大学圣迭戈分校的 Scripps 海洋研究所前。

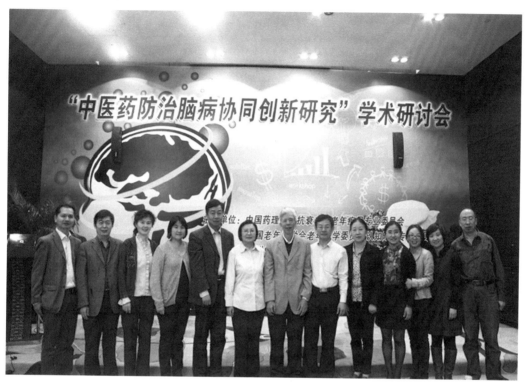

　　2013 年 11 月，作者所在的赖世隆教授团队和中国药理学会抗衰老与老年痴呆专业委员会的主要负责人和部分专家在广州参加"中医药防治脑病协同创新研究"学术研讨会。

　　上图从左到右依次为温泽淮（广州中医药大学）、罗焕敏（暨南大学医学院）、刘屏（解放军总医院）、张兰（首都医科大学宣武医院）、张永祥（中国药理学会理事长）、李林（首都医科大学宣武医院）、赖世隆（广州中医药大学）、王奇（广州中医药大学）、孙建宁（北京中医药大学）、周文霞（军事医学科学院毒物药物研究所）、章海燕（中国科学院上海药物研究所）、尹琳琳（首都医科大学宣武医院）、陈云波（广州中医药大学）。

　　上图照片拍摄于 2013 年，在广州卡丽酒店学术研讨会会场。

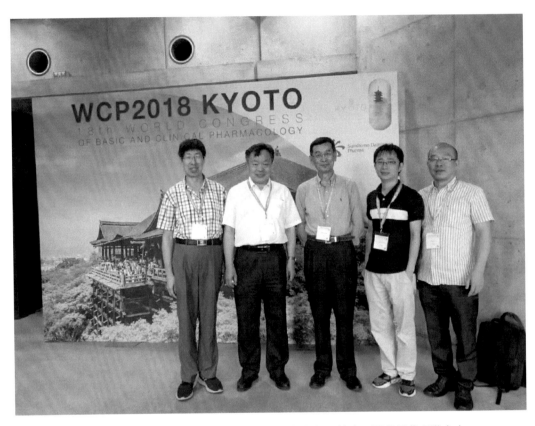

　　2018 年 7 月，本书的三位主要作者出席在日本京都举行的第十八届世界药理学大会。
　　上图从左到右依次为陈云波（广州中医药大学）、杜冠华（中国药理学会名誉理事长）、王晓良（中国医学科学院药物研究所）、方坚松（广州中医药大学）、李伟荣（广州中医药大学）。
　　上图照片拍摄于 2018 年，在京都国际会议中心。